DIE ÄTIOLOGIE DER BÖSARTIGEN GESCHWÜLSTE

NACH DEM GEGENWÄRTIGEN STANDE DER KLINISCHEN ERFAHRUNG UND DER EXPERIMENTELLEN FORSCHUNG

VON

PROFESSOR DR. CARL LEWIN

BERLIN

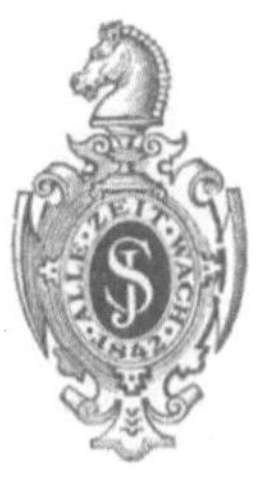

BERLIN

VERLAG VON JULIUS SPRINGER

1928

NEUBEARBEITET AUF GRUND EINES BEITRAGES
IN „ERGEBNISSE DER HYGIENE" VIII. BAND

ISBN-13: 978-3-642-90039-6   e-ISBN- 978-3-642-91896-4

DOI: 10.1007/ 978-3-642-91896-4

DEM

INSTITUT FÜR KREBSFORSCHUNG
IN BERLIN
ZUR FEIER SEINES 25JÄHRIGEN BESTEHENS
GEWIDMET

Vorwort.

Die Fortschritte, welche unsere Kenntnisse von der Ätiologie der bösartigen Geschwülste erfahren haben, werden am besten gekennzeichnet durch einen Vergleich der Lehrbücher, die dieser Frage gewidmet sind. Ribbert in seinem Buche über das Carcinom vom Jahre 1911 übergeht völlig die experimentelle Krebsforschung, obwohl doch auch damals schon mancherlei für die Ätiologie der Tumoren bedeutsame Tatsachen vorlagen. Den Krebs der Tiere erwähnt er überhaupt nicht. Damit vergleiche man die Darstellungen von Sternberg, Borst oder B. Fischer-Wasels „Allgemeine Geschwulstlehre". Sie wird vollkommen beherrscht von den Ergebnissen der experimentellen Forschung. Es wird also nicht wundernehmen, daß das vorliegende Buch ganz auf den Arbeiten der experimentellen Krebsforschung aufgebaut ist. Nur relativ wenige klinische Erfahrungen sind gleichsam als Illustration eingefügt; auf histologische und histogenetische Auseinandersetzungen wird ganz verzichtet. Gewiß hat uns das Experiment das Krebsproblem noch nicht gelöst. Die Frage, wie wird die Zelle zur Geschwulstzelle, harrt auch heute noch ihrer Beantwortung. Aber wir kommen doch endlich los von den rein theoretischen Auseinandersetzungen, die sich auf anatomische Zustandsbilder stützen, die nichts aussagen über den Ablauf des Geschehens. Von dieser Art der Betrachtung hat uns die experimentelle Forschung endlich befreit. Nachdem wir gelernt haben, Krebs willkürlich bei Tieren zu erzeugen, kann eine Theorie der Geschwulstursachen nur dann Anspruch auf Beachtung machen, wenn sie über eine experimentelle Begründung verfügt.

Eine ungeheure Arbeit liegt vor, die in wenigen Jahren geleistet worden ist. Es bedarf der Sichtung und Ordnung der Tatsachen, wenn wir nicht die Orientierung verlieren wollen. Ihr dient in erster Linie dieses Buch. Es will eine Übersicht geben über die fast unübersehbar gewordene experimentelle Literatur für alle, die ihre Arbeit dem Krebsproblem widmen. Darüber hinaus aber will es die Kenntnis des gegenwärtigen Standes dieser wichtigsten aller Fragen jedem Arzt und Biologen vermitteln, für den das Krebsproblem auch heute noch von überragender wissenschaftlicher und praktischer Bedeutung ist.

Ich habe mich bemüht, sachlich zu schildern, auch dort, wo ich nicht auf Kritik verzichte, zu der ich mich auf Grund eigener Arbeiten für berechtigt halte. Als Grundlage meiner Darstellung benutze ich eine Arbeit im VIII. Bande der „Ergebnisse der Hygiene, Bakteriologie usw.", herausgegeben von W. Weichardt. Ihm und der Verlagsbuchhandlung bin ich für ihr Entgegenkommen zu Dank verpflichtet.

Berlin, im November 1927.

C. Lewin.

Inhaltsverzeichnis.

Seite

A. Einleitung 1
   Die Beziehungen der ätiologischen Krebsforschung zur Immunobiologie . . . 1

B. Die Theorien der Geschwulstbildung und ihre experimentelle Begründung 2

  I. Cohnheims Embryonaltheorie und ihre experimentelle Begründung . . . 4
     Kellings Krebstheorie 16

  II. Ribberts Krebstheorie und die Anschauungen von B. Fischer-Wasels 17

  III. Die Entstehung maligner Geschwülste durch Reizungsvorgänge (R. Virchow). (Exogene Faktoren der Geschwulstbildung) 21

    1. Physikalische Reize mechanischer Art. Kieselgurtumoren. Tumoren durch Haferfütterung 21

    2. Licht und Wärme als Ursache von bösartigen Tumoren 26

    3. Röntgen- und Radiumkrebs 28

    4. Chemische Reize als Ursache von Krebs 31
      a) Klinische Beobachtungen über die Entstehung maligner Geschwülste durch chemische Reize 31
      b) Die experimentelle Erzeugung maligner Geschwülste durch chemische Substanzen (Teer, Ruß, Arsen usw.) 38
        Der experimentelle Teerkrebs 39
        Die Organe, in denen Teerkrebsbildung erzielt werden kann. Das Verhalten verschiedener Tierarten gegen chemische Krebserzeugung. Die Bildung von Teersarkomen und Melanomen 44
        Das krebsbildende Agens im Teer. Andere krebserzeugende Substanzen. S. 49. — Begünstigung und Hemmung der Teerkrebsbildung. S. 55. — Örtliche oder allgemeine Wirkung des Teers ? S. 62.

    5. Experimentell erzeugte histologisch neuartige maligne Geschwülste nach homöoplastischen und heteroplastischen Tumorimpfungen 67
      a) Entstehung neuartiger Tumoren nach Impfung artgleicher Tiere . . 67
      b) Die Entstehung maligner Geschwülste nach Impfung von Tumorzellen auf artfremde Tiere 71
        α) Gelungene Transplantation von malignen Tumoren auf artfremde Individuen 72
        β) Bildung eines neuen Tumors aus den Zellen des geimpften Tieres nach der Übertragung von Tumorzellen auf artfremde Tiere . . 76

    6. Parasiten als Ursache maligner Geschwülste 82
      a) Makroskopische Parasiten als Ursache von Tumoren. Die Experimente von Fibiger und Bullock und Curtis 84
      b) Mikroskopische Parasiten als Ursache maligner Geschwulstbildungen. Isolierung von Mikroparasiten aus malignen Geschwülsten und experimentelle Erzeugung von Tumoren mit solchen Parasiten 88
        Der Pflanzenkrebs. S. 91. — Vorkommen von tumefaciens-ähnlichen Bacillen in menschlichen und tierischen Geschwülsten. Experimentell mit diesen Bakterien erzeugte Tumoren. Andere carcinogene Mikroorganismen. S. 93. — Die Entstehung maligner Geschwülste durch zellfreies Filtrat von Tumorzellenemulsionen. Die Frage eines invisiblen Krebsvirus. S. 96. — Die übertragbaren Hühnergeschwülste. S. 101.

Seite

C. Die endogenen Faktoren der Geschwulstbildung. (Konstitution, Disposition, angeborene und erworbene Immunität) 119

    a) Die Frage der Erblichkeit des Krebses 121
    b) Endokrine Drüsen und Tumorbildung 125
    c) Die Altersdisposition 129
    d) Art- und Rasseneinflüsse 130
    e) Gewebe- und Zelldisposition 132
    f) Einfluß der Ernährung auf die Krebsempfänglichkeit 134
    g) Biochemische Grundlagen der Krebsdisposition 141
    h) Die Immunitätserscheinungen bei malignen Geschwülsten 149

D. Das Wesen der Reizwirkung 181

    a) Morphologische Zellveränderungen 185
    b) Biochemische Änderungen der Zelle 187
    c) Biologie der malignen Zellen bei der künstlichen Züchtung 199

E. Schlußbetrachtungen 206

Literatur 208

A. Einleitung.
Die Beziehungen der ätiologischen Krebsforschung zur Immunobiologie.

Die Entwicklung, welche die Krebsforschung in den letzten 20 Jahren genommen hat, zeigt uns deutlich, daß sowohl die rein theoretischen wie die praktischen Seiten des Krebsproblems immer inniger in Beziehung treten zu denjenigen Fragen, welche das Arbeitsgebiet der Immunitätswissenschaft im weitesten Sinne bilden. Dabei sei gleich bemerkt, daß für unsere folgenden Ausführungen der Begriff „Krebs“ für alle malignen Neubildungen Geltung hat, daß für unsere Betrachtungen also nicht eine einzelne Tumorart und deren anatomische Struktur die Grundlage bildet, sondern daß die Fragen der Ätiologie, der Diagnostik und Therapie des Krebses zugleich diejenigen aller anderen malignen Geschwülste darstellen.

Daß die spezifische Diagnostik der malignen Geschwülste ein Sondergebiet der Immunitätslehre und ihrer Methoden geworden ist, ist eine Selbstverständlichkeit. Daß auch die Immuno- oder Chemotherapie der Tumoren zur Immunobiologie gehören, bedarf ebenfalls keiner weiteren Erörterung. Aber selbst die Strahlentherapie gewinnt heute, da eine rein lokale Wirkung der Bestrahlung auf die Krebszellen nicht mehr ausschließlich angenommen wird und die Erfolge der Röntgen-Radiumbestrahlung wesentlich auch auf Allgemeinwirkungen zurückgeführt werden, als eine Reizkörpertherapie Beziehungen zur Immunobiologie. Viel geringer war bis vor wenigen Jahren die Verknüpfung der Immunitätswissenschaft mit der Ätiologie der malignen Geschwülste. Der ganz selbstverständliche Zusammenhang zwischen Immunitätsforschung und Bakteriologie, den wir von den Infektionskrankheiten her kennen, fiel, so schien es, bei den malignen Tumoren ganz weg. Ein Erreger kam für die malignen Geschwülste, so wurde immer behauptet, nicht in Frage. Nur so viel lehrte der Fortschritt der experimentellen Krebsforschung, daß wahrscheinlich alle malignen Geschwülste in ihrer Entstehung auf einen einheitlichen Vorgang zurückzuführen sind, auf einen chronischen Reiz, der irgendwo irgendwelche Körperzellen trifft. Der Beweis, daß ein solcher Reiz auch durch Parasiten hervorgerufen werden kann, ließ die ersten Beziehungen des malignen Wachstums mit der Parasitologie entstehen, und die Ergebnisse der Forschung gerade in den letzten Jahren haben erwiesen, daß diese Beziehungen viel inniger und umfangreicher sind, als wir noch vor kurzem anzunehmen wagten. Immerhin aber gab es Tumoren, bei welchen nur schwer an eine parasitäre Ätiologie gedacht werden konnte. Es waren jene malignen Neubildungen, die wir willkürlich durch chemische oder physikalische Ursachen im Experiment entstehen sahen und andere, die wir schon immer klinisch als Folgen solcher unbelebten chronischen Reize betrachtet haben, die

kaum in Beziehung zu bringen waren zur Parasitologie. Die Tatsache aber,
daß neuerdings wieder die Entstehung aller malignen Geschwülste durch ein
invisibles Virus von ernsthaft zu nehmenden Forschern auf Grund beachtlicher
experimenteller Untersuchungen behauptet wird, läßt auch hier neue Gesichtspunkte auftauchen und Beziehungen zwischen ätiologischer Geschwulstforschung
und Immunitätswissenschaft ergeben sich, die bis vor kurzem als Spekulation
und kühne Hypothese kaum angedeutet werden durften. Man sollte es aber endlich aufgeben, auf Grund theoretischer Vorstellungen ein „Niemals" oder „Unmöglich" in der Wissenschaft zu behaupten. Wir haben gerade in der experimentellen Krebsforschung schon so viele Überraschungen erlebt, daß wir nunmehr
der Forschung und dem Experiment und nicht der Theorie das letzte Wort
überlassen wollen.

Wenn es sich aber herausstellen sollte, daß ein einheitlicher Krebserreger nicht
existiert, wenn als Ergebnis unserer Arbeiten lediglich die Tatsache resultieren
sollte, daß der zur Krebsbildung führende Reiz durch die allerverschiedensten
Vorgänge bedingt ist, von denen wir heute schon eine Reihe kennen und zu denen
morgen neue hinzutreten können, selbst dann hätten wir Beziehungen der ätiologischen Krebsforschung zu den Problemen der Immunitätswissenschaft in Hülle
und Fülle. Es bliebe die Frage zu klären, warum dieser oder jener Reiz in dem
einen Körper eine maligne Geschwulst entstehen läßt, in dem anderen aber nicht,
ein Problem, welches die angeborene Immunität gegen die bösartige Geschwulst
bzw. die angeborene Disposition für eine maligne Wucherung berührt. Wir
kennen aus der experimentellen Krebsforschung weiter die Tatsache, daß selbst
das Hineinbringen bösartiger Zellen von größter Wachstumsenergie in einen
Körper durchaus nicht genügt, um hier das Entstehen des bösartigen Tumors zu
gewährleisten. Der Körper verfügt über natürliche Abwehrkräfte nicht nur gegen
die Vorgänge, welche zur Umwandlung normaler Zellen zu Krebszellen führen,
sondern auch gegen das Weiterwuchern und die Fortentwicklung von Krebszellen
selbst. So sehen wir, die Frage der Krebsätiologie steht in engstem Zusammenhange mit den immunobiologischen Prozessen, die sich im normalen Körper sowohl
wie in dem schon erkrankten Organismus abspielen. Sie bedeuten den endogenen
Faktor der Krebsentstehung gegenüber dem exogenen Faktor der Reizbildung,
als deren gemeinsames Produkt wir die maligne Geschwulst anzusehen haben.
Es ist somit unsere Aufgabe, wenn wir über den Stand der ätiologischen Krebsforschung berichten wollen, nicht nur alle diejenigen äußeren oder inneren
Einflüsse zu schildern, denen eine ätiologische Bedeutung für die Entstehung
bösartiger Geschwülste nach unseren klinischen Erfahrungen und nach den
Ergebnissen der experimentellen Forschung zukommt. Es bedarf noch der
Darstellung, welche Faktoren diesen äußeren oder inneren Einflüssen zu Hilfe
kommen müssen, damit es zur Bildung einer malignen Geschwulst kommen kann.

B. Die Theorien der Geschwulstbildung und ihre experimentelle Begründung.

Die Anschauungen über die Entstehung der malignen Geschwülste haben
von Zeit zu Zeit gewechselt. Ihre Zahl im einzelnen ist nicht gering, und auch
heute noch wird in jedem Jahre eine neue Krebstheorie geboren. Ich werde mich

mit ihnen allen nur insoweit beschäftigen, als sie durch experimentelle Versuche gestützt werden können. Nachdem wir wissen, daß es möglich ist, im Experiment willkürlich bösartige Tumoren zu erzeugen, müssen wir verlangen, daß jede Krebstheorie ihre Berechtigung durch das Experiment beweist. Gelingt ihr das nicht, so müssen wir sie zunächst ablehnen. Das haben diejenigen sehr wohl begriffen, welche die bekanntesten Theorien von den Ursachen des Krebses aufgestellt haben, und darum hat es auch von jeher schon eine experimentelle Geschwulstforschung gegeben, die sich bemühte, die jeweils neu aufgestellte Krebstheorie durch entsprechende Experimente zu stützen. Diese experimentelle ätiologische Geschwulstforschung lag lange Zeit in den Händen der pathologischen Anatomie, zu deren Arbeitsgebiet die Lehre von den bösartigen Geschwülsten ausschließlich zu gehören schien. Das hat von selbst dazu geführt, daß eine gewisse Einseitigkeit der Auffassung vom Wesen der bösartigen Geschwülste aufgekommen ist, eine Einseitigkeit, von der sich nur wenige Pathologen freigemacht haben. Denn im allgemeinen wurde das ganze ätiologische Krebsproblem lediglich vom Standpunkte der Morphologie und der Histogenese aus betrachtet. Das hatte anfangs seine Berechtigung, nachdem eben erst Virchow die anatomischen Grundlagen der Lehre von den malignen Tumoren geschaffen hatte. Es galt, die histologische Unterscheidung der verschiedenen Geschwulstformen untereinander durchzuführen, anatomische Kriterien der Bösartigkeit gegenüber gutartigen Tumoren zu finden, ihre Entstehung aus den verschiedenen Geweben zu verfolgen, die Art und Weise ihres Wachstums, die Verbreitung der Metastasen und ihre Entwicklung an den verschiedenen Körperstellen aufzuklären. Wie sehr aber diese histologische und histogenetische Geschwulstforschung „überwertet und fehlerhaft angewendet" worden ist, das setzt B. Fischer-Wasels in seiner Allgemeinen Geschwulstlehre eingehend auseinander, auf dessen Kritik ich hier ausdrücklich hinweisen möchte. Als endlich die Bakteriologie auf den Plan trat, war es notwendig, Geschwulstprozesse, als deren Ursache Mikroorganismen erkannt wurden, anatomisch von den bösartigen Tumoren zu trennen. Die bakteriologische Ära brachte es mit sich, daß auch nach belebten Ursachen maligner Tumoren gesucht wurde. Daß sie nicht gefunden wurden, weil weder Mikroskop noch Kulturverfahren mannigfachster Art sie nachweisen konnte, hat zu dem Dogma geführt, daß sie nicht da sein können, und daß zwischen Geschwulstbildungen, deren Erreger gefunden wurde, und den malignen Tumoren ganz prinzipielle Scheidungen gemacht werden mußten. Wieweit das auch heute noch berechtigt ist, davon werden wir noch zu sprechen haben. Da also bisher bei der mikroskopischen Untersuchung der malignen Geschwulst eine einheitliche belebte Ursache nicht nachgewiesen wurde, ganz im Gegensatz zu den meisten der sog. Infektions- und Granulationsgeschwülste, wurde eine Erklärung der Ätiologie der bösartigen Tumoren auf anderem Wege gesucht.

Die bekanntesten dieser Erklärungen der Ursachen der malignen Neubildungen bilden die Theorien von R. Virchow, von Cohnheim und Ribbert. R. Virchow hat die Lehre aufgestellt, daß die malignen Tumoren einer chronischen Reizung von normalen Zellen ihre Entstehung verdanken. Danach ist die maligne Geschwulst ein örtliches Übel, ein Produkt von außen kommender irritativer Prozesse auf das normale Gewebe, wobei aber eine lokale Prädisposition des Gewebes eine große Rolle spielen kann. Diese lokale Prädisposition wird nur dort am ausgiebigsten wirken, wo die günstigsten örtlichen Bedingungen für die Reizung gegeben sind oder wo sich diese am häufigsten wiederholen. Das sind bestimmte Stellen der menschlichen Organe, welche durch chemische, mechanische und thermische Ursachen stärker als andere geschädigt werden. Diese Anschauungen R. Virchows erhalten eine gewichtige Stütze in klinischen Erfahrungen über den Einfluß von Reizen auf das Entstehen maligner Tumoren, von denen ich noch ausführlicher sprechen will. Aber es erscheint selbstverständlich, daß die Reiztheorie doch so lange eben nur eine Theorie bleiben mußte, als es nicht gelang, im Experiment durch chronische Reizung einen malignen Tumor zu erzeugen, obwohl gewisse klinische Erscheinungen beinahe den Charakter eines Experimentes trugen. Es mußte daher das Ziel der experimentellen Geschwulstforschung sein, durch entsprechende Versuche am Tier die Richtigkeit der Reiztheorie R. Virchows zu erweisen. Solche Versuche sind in großer Zahl angestellt worden. Aber sie blieben bis in die jüngste Zeit hinein sämtlich negativ, und erst in den letzten Jahren sind sie von Erfolg gekrönt worden. Das Versagen aller dieser Experimente ist zweifellos ein wesentlicher Grund dafür, daß die Lehre R. Virchows als unbefriedigend abgelehnt und an ihrer Stelle nach anderen Erklärungen der Geschwulstentstehung gesucht wurde. Von diesen Theorien nenne ich in erster Linie die bekannte Embryonaltheorie von Julius Cohnheim und ihre Erweiterung und Ergänzung durch Ribbert.

I. Cohnheims Embryonaltheorie und ihre experimentelle Begründung.

Nach Cohnheim liegt bekanntlich die Ursache für alle malignen Neubildungen in einer angeborenen Anlage. Es werden in einem frühen Stadium der Entwicklung mehr Zellen produziert, als für den Aufbau der einzelnen Teile nötig sind. Von diesem überschüssigen Zellenmaterial werden Teile aus dem Zusammenhange gelöst und bleiben dann bei der weiteren Entwicklung als mehr oder minder ausdifferenziertes Material liegen. Der Zeitpunkt dieser überschüssigen Zellbildung wird von Cohnheim in die Zeit zwischen vollendeter Differenzierung der Keimblätter und der Anlagebildung für die einzelnen Organe verlegt. Daraus erklärt sich die Tatsache, daß die versprengten embryonalen Zellen sich zu besonders gebauten Geschwülsten innerhalb eines anderen Organes entwickeln, nicht aber zu einer allgemeinen Größenzunahme dieses Organes Veranlassung geben. Damit diese versprengten Keime zu Geschwülsten werden, bedarf es einer Gelegenheitsursache. Diese ist bedingt durch eine stärkere Blutzufuhr nach Traumen, Entzündungen usw. Auch Pubertät, Schwangerschaft usw. können durch Änderung der Blutzufuhr zu Geschwulstbildung Veranlassung geben. Jeder embryonale Keim trägt also die Bedingungen des abnormen Wachstums in sich. Im jugendlichen Alter vermögen die Nachbargewebe die Entwicklung der embryonalen Geschwulstanlage zu hemmen, da sie das Ernährungsmaterial für sich verbrauchen. Werden aber im Alter die Widerstandskräfte der Gewebe schwächer, so vermag der embryonale Keim in die Nachbarschaft vorzudringen, und so erklärt sich die Entstehung maligner Tumoren vorwiegend erst im späten Alter. Auch Entzündungen schwächen die Gewebswiderstände und bilden damit die Ursache für die Entstehung von Carcinomen. Es ist also die Malignität der embryonalen Zellen bedingt durch die Verminderung des Gewebswiderstandes, sie liegt nicht im Wesen der Zellen selbst. Je nach dem embryonalen Stadium der Zellen wachsen die aus ihnen sich bildenden Tumoren ungleichmäßig und mit verschiedener Intensität. Als Stütze der Cohnheimschen Anschauungen dienen die klinischen Beobachtungen über maligne Tumoren im frühen Kindesalter, über die aus Naevi hervorgehenden bösartigen Geschwülste, ferner die Hypernephrome, die branchiogenen Carcinome, und die Plattenepithelcarcinome in drüsigen Organen. Die Häufigkeit der Carcinome an den Orificien — Auge, Präputium, Rectum, Portio vaginalis, Zunge, Lippe, Cardia, Pylorus — wird so erklärt, daß gerade hier in irgendeinem Stadium der Embryonalzeit Einstülpungen eines Keimblattes, Vereinigungen mit anderen Keimblättern, Trennungen in verschiedene Organe vor sich gehen und daß es dabei besonders leicht zur Abtrennung von Epithelgruppen bzw. zu überschüssigen Bildungen solcher Zellen kommt, aus denen dann später maligne Tumoren werden.

Die Cohnheimsche Embryonaltheorie hat sich im allgemeinen nicht durchsetzen können. Die Mehrzahl der Pathologen lehnt sie ab und läßt sie nur für eine beschränkte Zahl von Tumoren gelten, insbesondere für die Mischgeschwülste, die Teratome. Von Lubarsch, Orth, v. Hansemann, Borst und Albrecht werden triftige Gründe gegen die Anschauung geäußert, daß alle Tumoren aus embryonalen Zellen hervorgehen. Diese Einwendungen im einzelnen hier aufzuführen, ist nicht meine Aufgabe. Für uns von größerer Bedeutung ist die experimentelle Begründung dieser Theorie. Zu ihrer Stütze sind nämlich zahlreiche Versuche unternommen worden, durch Injektion oder Implantation von embryonalen Zellen und Geweben bei Tieren ein malignes Wachstum zu erzeugen. Man hat einzelne embryonale Gewebe in Stückchen oder als Zellemulsion, ebenso embryonale Organe und schließlich den ganzen Embryo in gleicher Weise auf artgleiche oder artfremde Tiere übertragen, um alle die Verhältnisse künstlich zu schaffen, die nach Cohnheim und Wilms zur Entstehung maligner Geschwülste führen könnten. Es gelang dabei nach der Inokulation oder Injektion von ganzen Embryonen vielfach Tumoren vom Charakter des menschlichen Teratoms hervorzurufen, die Askanazy als Teratoide bezeichnet. Solche Tumoren, die z. B. viele Jahre persistierten, sind bei Hühnern, Kaninchen, Mäusen, Meerschweinchen, Tritonen und vor allem bei weißen Ratten beobachtet worden. Aber alle diese Geschwülste haben in keinem einzigen Falle einen bösartigen Charakter angenommen, bis auf die Beobachtungen, von denen noch ausführlicher gesprochen werden soll. Hie und da fand sich einmal destruierendes Wachstum, so in einem Falle von Feré ein Knorpelherd, der von einem sarkomähnlichen Gewebe umgeben war, das aber nach Lubarsch junges, den Knorpelherd abkapselndes Bindegewebe war. Von Tiesenhausen beobachtete nach der Impfung in die Augenkammer des Huhnes ein sarkomartiges Gewebe mit Durchwachsen der Iris und der Cornea. Es handelt sich aber nach Askanazy um ausgereiftes Gewebe. Ferner beschreiben Lecene und Legros sowie Petroff nach der Einimpfung von Embryonenbrei in die Niere von Meerschweinchen infiltrierendes Wachstum, das wieder von Askanazy als Folge der Injektion des Organbreies selbst bezeichnet wird, da das eingeimpfte Gewebe leicht in die Nachbarschaft infiltrieren und sogar in die Blutgefäße hineingeraten kann, so daß ein bösartiges destruierendes Wachstum nur vorgetäuscht wird. Sind somit alle diese Versuche als negativ anzusprechen, so gilt dasselbe auch von den unter

Roux' Leitung ausgeführten Experimenten von Belogolowy, der nach Implantation von nackten Frosch- und Krötenmorulae, -blastulae und -gastrulae in die Bauchhöhle von erwachsenen Kröten und Fröschen sarkomähnliche Tumoren entstehen sah, die in das Wirtsgewebe hineinwuchsen und das Tier schließlich töteten. Aber die von Belogolowy beschriebenen Sarkome sind keineswegs mit Sicherheit als solche zu bezeichnen, und alle Nachprüfungen haben seine Ergebnisse nicht bestätigen können. Insbesondere haben Untersuchungen von Teutschländer, Bierich, Piette und Anders zu einer vollkommenen Ablehnung der Deutungen geführt, welche Belogolowy seinen experimentellen Versuchen gegeben hat. Ich glaube, daß es sich um Reizwucherungen des Peritoneums des geimpften Tieres selbst handelt, die vielleicht durch beigemischte Infektionserreger hervorgerufen worden sind, wie auch Bommer annimmt.

Allen diesen zahlreichen negativ gebliebenen Experimenten stehen nun eine Anzahl von Versuchen gegenüber, welche über die Entwicklung maligner Tumoren durch Impfung von embryonalen Zellen berichten.

Askanazy fand in einem 1909 beschriebenen Falle auf dem Boden eines fast 5 Jahre lang gewucherten Teratoids, das unter der Bauchhaut einer weißen Ratte gewachsen war, einen grobhöckerigen großen Tumor mit allmählich auftretender rötlicher Verfärbung, Ulceration und raschem Wachstum, der den Tod des Tieres herbeiführte. Der Tumor war ein Sarkom, in dem noch „drüsig muskulöse Reste des Teratoids" zu erkennen waren und ließ sich mit Erfolg auf eine andere Ratte verimpfen. Neuhäuser verpflanzte Nebennieren von Kaninchenembryonen in die Nieren erwachsener Tiere. In einem Falle bildete sich eine Geschwulst, die fast den dritten Teil der Niere einnahm, aus Nebennierengewebe bestand und deutlich infiltratives Wachstum zeigte. Schon früher hat bekanntlich Lubarsch nach der Implantation von Speicheldrüsenstückchen in die Niere eines Kaninchens einmal die Entwicklung eines embryonalen Adenosarkoms beschrieben. Er hat die Geschwulst freilich so gedeutet, daß am Orte der Impfung selbst ein embryonaler Keim vorhanden war, der unter dem Einflusse des Implantationsreizes in maligne Wucherung geraten ist. Jnamoto sah in seinen zahlreichen Versuchen einmal die Entstehung eines Fibrosarkoms auf dem Boden eines experimentellen Teratoms und Skubisŕewsky fand unter 178 Hühnern, denen er embryonale Zellen eingeimpft hatte, in 3 Fällen die Bildung eines Sarkoms. Ähnliche Beobachtungen sind noch von v. Meyenburg und Wereschinsky mitgeteilt worden, auf die ich noch zu sprechen komme. Im Gegensatz zu allen diesen Mitteilungen, die immer nur sehr vereinzelte positive Ergebnisse enthalten, stehen die Beobachtungen von Ikematsu, der nach Impfung von Embryonalzellen bei Hühnern in sehr großer Zahl die Bildung von Fibrosarkomen beschreibt, die infiltratives Wachstum zeigten, Metastasen bildeten und sich auf andere Tiere überimpfen ließen. Es läßt sich allerdings aus den Mitteilungen von Ikematsu nicht erkennen, welchen Ursachen die große Zahl seiner positiven Ergebnisse zuzuschreiben ist.

Askanazy hat alsdann versucht, durch Zusatz von chemischen Reizstoffen, welche das Wachstum fördern, bessere Resultate seiner Experimente mit embryonalen Zellimpfungen zu erzielen. Fr. Reinke hatte nämlich durch Behandlung von Zellen mit Ätherwasser bei Kaltblütern atypische epitheliale Wucherungen erzeugen können. Askanazy behandelte daraufhin Embryonalbrei 3 bzw. 5 Tage mit Ätherwasser und beobachtete bei zweien der geimpften Ratten maligne Tumoren, die aber nicht an der Stelle der Impfung aufgetreten waren. Einmal fand sich ein scirrhöses Carcinom im vorderen Mediastinum, das andere Mal ein hämorrhagisches Sarkom mit Riesenzellen, Knochen- und Knorpelgewebe am Halse, bei beiden Tieren ca. 6 Monate nach der Impfung zu gleicher Zeit ungefähr entstanden. Ein weiterer Befund betraf eine Ratte, der er Embryonalbrei nach Vorbehandlung mit Chloralhydrat, das ebenfalls ein Reizmittel für die Zellen darstellt, eingespritzt hatte. Zuerst wuchs ein Teratoid, das 1 Jahr lang ziemlich unverändert blieb, dann aber nach weiteren 2 Monaten knorpelhart wurde, leicht abscedierte und $^1/_2$ Jahr später zum Tode des Tieres führte. Der Tumor zeigte den Typus eines verhornenden Plattenepithelcarcinoms. Endlich hat Askanazy einen Versuch beschrieben, bei dem er einer trächtigen Ratte einen ihrer eigenen Embryonen als Brei zerrieben und mit einer zerstückelten Schabe (Blatta germanica) gemischt in die Bauchhaut an der Stelle der Laporatomiewunde injizierte. Es sei hier vorweg bemerkt, daß die Vermischung mit Schaben offenbar im Hinblick auf die Versuche Fibigers erfolgte, der bei Mäusen und Ratten durch Verfütterung von bestimmten Schaben (Blatta orientalis) maligne Geschwülste des Magens erzeugen konnte. Bei der Ratte Askanazys entstand zuerst ein Teratoid. Beim Tode des Tieres, $1^1/_2$ Jahre nach der Impfung, fand sich aber in der Laparotomienarbe nach der peritonealen Seite zu ein kleines Plattenepithelcarcinom. Im unteren Teile der Bauchhöhle war ein 2. Tumor von knolligem Aussehen gewachsen, der mikroskopisch gleichfalls als Plattenepithelcarcinom mit Verhornung identifiziert wurde. Im Teratoid selbst fand sich kein malignes Wachstum. Askanazy glaubt, daß der von ihm gefundene Plattenepithelkrebs aus dem Epithel des geimpften Embryos selbst hervorgegangen sei, da sich in den Organen der geimpften Ratte ein Tumor nirgends feststellen ließ. Weiter hat dann Askanazy mitgeteilt, daß es ihm durch Einwirkung kleiner Mengen von Radiumemanation auf embryonale Zellen gelungen sei, einen ganz außergewöhnlich großen malignen Tumor bei einer Ratte zu erzeugen. Somit wäre also die Reizung von embryonalen Zellen ein Mittel, die Entwicklung maligner Tumoren im Experiment häufiger hervorzurufen, als das ohne solche Einwirkungen bisher gelungen ist. Aber die Deutung dieser Versuche im Sinne der Cohnheimschen Anschauungen ist nicht ganz einfach.

H. v. Meyenburg hat nämlich neuerdings über einen Versuch berichtet, der auch für die Entstehung des malignen Tumors nach Impfung von fetalen Geweben eine andere Erklärung zuläßt. Nach einer experimentell herbeigeführten Bauchschwangerschaft bei einem Kaninchen fand sich nach 2 Jahren im Anschluß an die röntgenologisch nachgewiesene Einheilung des Fetus in die Bauchhöhle die Entwicklung eines metastasierenden Sarkoms. Dieses Sarkom ist nach der Auffassung v. Meyenburgs aus den Zellen des Muttertieres hervorgegangen, denn alle fetalen Gewebe sind in ihm restlos verschwunden. Der Fetus bzw. seine Reste haben als Fremdkörper wirkend die Gewebe des Muttertieres zur Wucherung gebracht, die, angeregt durch den von der Peritonitis ausgehenden Entzündungsreiz, zunächst zur Einkapselung führte. Die Wirkung dauerte aber weiter und wurde zum chronischen Reiz, der schließlich die Zellen zu überschüssiger Wucherung und damit zur Sarkombildung brachte. Er hält es außerdem für möglich, daß die embryonalen Zellen zu dem Fremdkörperreiz noch einen besonderen ihnen eigentümlichen Reiz hinzufügten und daß die Summierung dieser Reize schließlich die Entstehung der malignen Geschwulst bedingte.

Die Deutung, daß hier ein von den embryonalen Geweben ausgehender besonderer Reiz die Bildung der Geschwulst verursacht hat, trifft offensichtlich auf den von A. Wereschinsky mitgeteilten Befund zu. Hier war ein Meerschweinchen subcutan mit fein zerkleinertem Nieren- und Nebennierengewebe geimpft worden, das einem Fetus eines trächtigen Meerschweinchens entnommen worden war. Schon 2 Monate nach der Impfung entstand eine feste unbewegliche Geschwulst am Impfort, deren Bau nach vorgenommener Probeexcision den Charakter eines Spindelzellensarkoms darbot. Nach der Probeexcision verkleinerte sich die Geschwulst schließlich bis zu einem kleinen Knötchen, aber 4 Wochen später bildete sich eine Metastase am Oberschenkel, die ebenfalls als Spindelzellensarkom sich erwies.

Inzwischen hat nun die neue Ära der experimentellen Geschwulsterzeugung durch Verwendung von Teer und anderen chemischen Substanzen als Reizmittel eingesetzt und es lag nahe, auch auf embryonale Zellen diese chemischen Körper einwirken zu lassen, die wir als geschwulstbildend oder doch mindestens als Erreger von Zellwucherungen aus klinischen und experimentellen Erfahrungen kennengelernt haben.

Die ersten Versuche dieser Art haben Carrel und Murphy und Landsteiner mitgeteilt. Carrel hat einen Brei von Embryonalzellen mit Arsen oder Indol versetzt und konnte durch Verimpfung der so vorbehandelten Zellen auf erwachsene Hühner schon in 12 Tagen Sarkome von besonderer Bösartigkeit hervorrufen. Von Bedeutung ist dabei der Grad der Verdünnung der Arsenlösung. Bei einer Dosis von 1:50000 des Anhydrids der arsenigen Säure fiel jeder Versuch negativ aus. Dagegen erwiesen sich Verdünnungen von 1:125000 bis 1:150000 als außerordentlich wirkungsvoll, denn von 5 Versuchen ergaben 4 die Bildung von Spindelzellensarkomen.

Murphy und Landsteiner gelang es dann, denselben Effekt durch Zusatz von Teerprodukten zu erzielen. Sie gewannen aus einem Rückstand der Teerfabrikation durch Lösen in Benzin, Waschen und Wiedereindampfen dieser Lösung eine Substanz, die sie zusammen mit Embryonalzellen des Huhnes in die linke Brust von jungen Hennen injizierten. Nach ca. 5 Monaten fanden sie bei 2 von 10 so behandelten Tieren maligne Geschwülste vom Typus des Spindelzellensarkoms, nachdem die anfänglich dort gewachsenen teratoiden Tumoren bereits zugrunde gegangen waren. Einer dieser Tumoren war besonders bösartig, bildete Metastasen in Leber und Lunge und erwies sich auch als transplantabel. Versuche, mit dem Extrakt oder Filtrat dieses Tumors oder mit getrocknetem Tumorpulver die Geschwulst bei anderen Hühnern zu erzeugen, so wie das bei dem bekannten Hühnersarkom von Peyton Rous gelungen ist, fielen negativ aus. Auch durch Injektion von Teer direkt in die teratoiden Tumoren erzielten sie Umwandlung des Tumors in Sarkom. Carrel hat ferner beobachtet, daß, wenn man Hühnern eine dünne Teerlösung intravenös injiziert und die Tiere gleichzeitig mit Embryonalzellen subcutan impft, die sich zuerst bildenden Teratome z. T. sarkomatös werden, rezedivieren und sich auf andere Hühner weiter impfen lassen. Das gleiche Resultat beobachtete er bei Tieren, die längere Zeit hindurch mit Arsenwasser gefüttert worden waren.

A. Fischer hat dann durch Zusatz von arseniger Säure zu einer Kultur von embryonalen Hühnermilzzellen diese in vitro zu malignen Zellen umgewandelt, so daß sie bei der Impfung auf erwachsene Hühner Sarkome bildeten. Dieses Arsensarkom A. Fischers hat Carrel mit anderen Sarkomen, die ebenfalls durch chemische Reize entstanden sind, verglichen. Das Fischersche Sarkom ließ sich auf andere Hühner transplantieren und bildete Metastasen in den Lungen. Wässerige Extrakte des Tumors wurden durch Berkefeldfilter filtriert und zugleich mit Embryonalgewebe auf Hühner geimpft. Bei einem Huhn entwickelte sich ein typisches Sarkom, ein anderes zeigte ein Teratom mit sarkomatösen Partien, bei einem anderen Huhn bildete sich der zuerst gewachsene Tumor wieder zurück. Demnach enthält also das Fischersche Sarkom ein filtrierbares Agens. Es unterscheidet sich nur wenig von anderen Arseniksarkomen und zwar ist es etwas weniger maligne. Das Plasma der Kulturflüssigkeit wird von den Zellen des Tumors besonders schnell verflüssigt. Seine wichtigste Eigenschaft ist sein Gehalt an einem Virus gleich dem Rousschen Hühnersarkom, das uns noch eingehend beschäftigen wird.

Das gleiche Resultat wie A. Fischer erhielt Carrel durch den Zusatz von stark verdünnten Teerlösungen zur Zellkultur. Auch hier kam es zur Sarkombildung. Laser benützte als Nährboden ein Plasma, das von Hühnern stammte, denen er vorher längere Zeit hindurch Injektionen von Teer gemacht hatte. Züchtete er nun in diesem Plasma Milzgewebe eines 18 Tage alten Hühnerembryos und impfte er alsdann nach 7 Tage langer Züchtung diese Zellkultur auf ein erwachsenes Huhn, so beobachtete er schon nach 18 Tagen eine Sarkombildung. Das Tumortier starb nach 26 Tagen und zeigte massenhafte Metastasen in allen inneren Organen. In diesem Zusammenhange sei darauf hingewiesen, daß auch bei Mäusen durch Vorbehandlung mit Teerinjektionen ein besonders hoher Grad von Tumordisposition erzielt werden kann. Es ist also anzunehmen, daß sich im Blute so vorbehandelter Tiere Substanzen bilden, welche die Zellproliferation anzuregen imstande sind. Juhász-Schäffer arbeitete mit einer Kultur von embryonalen Bindegewebszellen eines 9 Tage alten Hühnerembryos in Plasma + Locke-Lewisscher Lösung, zu der niedrige Destillationsprodukte von Teer, die nur geringe geschwulstbildende Wirkung haben oder Benzolextrakte von Teerprodukten, die bei über 300° destillieren, hinzugesetzt wurden. Es bildeten sich in diesen so behandelten Kulturen Zellen von rundlicher embryonaler Form mit häufigen Mitosen, erhöhter Motilität und der Tendenz, das Nährmaterial zu verflüssigen, eine Eigenschaft, die als charakteristisch für Tumorzellen angesehen wird.

Der gleiche Vorgang einer blastomatösen Umwandlung von Embryonalzellen ließ sich auch durch Zusatz von Extrakten oder Filtraten aus malignen Geschwülsten zu embryonalen Zellen nachweisen. Aus Untersuchungen von Chambers und Scott geht hervor, daß in malignen Tumoren Substanzen gebildet werden, welchen eine Anregung des Wachstums zukommt. Ludford glaubt, daß bei der Autolyse von zugrundegehenden Tumorzellen sowohl wie vielleicht auch durch Absonderungen der lebenden Tumorzellen chemische

Körper in die Zirkulation gelangen, die ihrerseits wieder eine besondere Stimulierung der Tumorzellen hervorrufen. Chambers und Scott erhielten durch Autolyse des Jensensarkoms eine chemische Substanz, welche das Wachstum von Tumorzellen in vivo anregt. Diese Substanz bildet sich unter Bedingungen, unter denen sich Bakterien nicht vermehren und widersteht Temperaturen von 100° bis zu 10 Minuten Dauer. Es handelt sich wohl um Körper, die aus den Kernbestandteilen der Tumorzellen stammen. Auch Bisceglie leitet aus seinen noch zu erwähnenden Versuchen die Existenz von Wachstum anregenden Stoffen in den Tumorzellen her. Auf die Versuche von Burrows werden wir noch später zurückkommen.

Carrel züchtete nun Milzfragmente von Hühnerembryonen in Mengen von 0,5 ccm zusammen mit 0,5 ccm des Filtrats von einem durch Teer erzeugten Hühnersarkom. In der Kultur starben die aus der Milz ausgewanderten Makrophagen ab und es trat eine Auflösung des in der Nachbarschaft der Milzfragmente befindlichen Koagulums ein, die durch mehrfache Zusätze von neuem Plasma nicht aufzuheben war. Nach der Transplantation eines solchen Koagulums auf erwachsene Hühner trat schon nach 12 Tagen eine gewaltige Tumorbildung auf. Bisceglie endlich hatte beobachtet, daß wenn er Mäuse mit Filtraten eines Mäusecarcinoms vorbehandelte, eine nachfolgende Impfung des Carcinoms sehr erheblich bessere Resultate ergab, daß also der Tumor schneller wuchs und Metastasen bildete, die in den Kontrollen fehlten. Er vermutete, daß in den malignen Zellen wachstumsfördernde Substanzen sich bilden und impfte Hühner mit einer Mischung von 2—5 Tage alten Hühnerembryonalzellen und eines Filtrats von Mäusekrebs im Verhältnis von 1:5. In der Brustmuskulatur dieser Hühner entwickelten sich darauf sarkomatöse Tumoren mit Metastasen im Magen. Es waren also die normalen Embryonalzellen durch den Zusatz eines zellfreien Filtrats von Mäusekrebs sarkomatös (nicht carcinomatös, was sehr auffällig ist) geworden. Gleiche Versuche von Bisceglie mit Mäuseembryonen bei Mäusen ausgeführt, blieben völlig negativ. Proger mischte Hühnerembryonalbrei mit dem zellfreien Filtrat des Roustumors. Nach der Impfung der Mischung in die Brustmuskulatur von Kücken entstanden hier übertragbare Tumoren (Sarkom), in denen kein embryonales Gewebe mehr nachweisbar war. Embryonale Netzhautzellen + dem Filtrat ergab Spendelzellensarkome mit Pigment, das aber bei weiterer Transplantation verschwindet.

Während aber alle diese geschilderten Versuche immer nur bei Hühnern gelangen, ist es neuerdings Askanazy geglückt, ähnliche Ergebnisse auch bei Ratten zu erzielen. Askanazy fütterte Ratten, bei denen er experimentell Teratoide erzeugt hatte, längere Zeit hindurch mit Arsenwasser oder injizierte sehr dünne Arsenlösungen in den embryonalen Tumor. Nach ziemlich erheblicher Latenzzeit (6—16 Monate) entwickelten sich bei einer Reihe von Tieren maligne Geschwülste zum Teil von carcinomatösem Bau. Auch in die Magenwand implantierte Embryonalzellen konnten nach Fütterung der Tiere mit Arsenwasser zu maligner Geschwulstbildung gebracht werden. Ein so entstandenes Sarkom mit Metastasen führte nach 13 Monaten zum Tode.

Betrachten wir nunmehr zusammenfassend zunächst die Versuche der Geschwulsterzeugung durch embryonale Gewebsimplantation ohne jeden weiteren Zusatz von Reizmitteln dieser oder jener Art, so finden wir bei Askanazy einmal die Bildung eines Sarkoms auf dem Boden eines Teratoids. Es ist in hohem Grade auffällig, daß auch bei allen anderen positiven Ergebnissen nach der Impfung von Embryonalzellen immer nur die Entstehung von Sarkomen beobachtet worden ist (Jnamoto, Skubisrewsky, Ikematsu, v. Meyenburg, Wereschinsky). Es ist nicht von der Hand zu weisen, daß für alle diese Sarkome die Erklärung von v. Meyenburg zutrifft, daß das neugebildete Sarkom gar nicht aus dem überimpften embryonalen Gewebe stammt, sondern eine von den Zellen des geimpften Tieres selbst gebildete Geschwulst ist. Diese Erklärung kann sehr wohl auch für den Fall von Askanazy Geltung haben, auch wenn hier im Sarkom noch drüsige Gebilde vorhanden waren, welche vom zuerst entstandenen teratoiden Tumor stammen. Diese Deutung ist umso naheliegender, als wir nach den Erfahrungen bei der künstlichen Züchtung von Gewebszellen wissen, daß gerade Embryonalzellen die für das Leben von Zellkulturen notwendigen Stoffe in besonders reichem Maße enthalten und daß der Zusatz von Embryonalzellenextrakt zur Zellkultur die Zellen lange Zeit hindurch zum Wachstum und zur Proliferation bringt. Die Auffassung v. Meyenburgs, daß den Embryonalzellen also noch eine besondere Reizwirkung zukommt, gewinnt dadurch erheblich an Wahrscheinlichkeit. Es sei auch darauf aufmerksam gemacht, daß Murphy und Landsteiner in ihren Versuchen ausdrücklich bemerken, daß sich die Hühnersarkome erst bildeten, nachdem sich die zuerst entstandenen Teratoide wieder zurückgebildet hatten. In den beiden Fällen von Askanazy, wo am Orte der Impfung selbst jedesmal ein Plattenepithelkrebs mit Verhornung entstand, scheint dieselbe Deutung durchaus berechtigt. Besonders in dem Falle, bei dem zugleich eine zerstückelte Schabe mit verimpft wurde, könnte die Entwicklung des Plattenepithelcarcinoms so erklärt werden, daß durch die Schabe irgendwelche Parasiten mit übertragen wurden, welche das neue entstandene Carcinom verursacht haben. Wir werden ja später noch sehen, daß eine solche Deutung nichts Gezwungenes an sich hat. Schwerer sind jene Tumoren zu erklären, die gar nicht am Orte der Impfung selbst entstanden sind. Daß hier die Embryonalzellen selbst den Boden der Geschwulstbildung gegeben haben, erscheint sehr wenig wahrscheinlich. Man müßte viel eher auch hier an Reizungen denken, die von der Impfstelle selbst nach anderen Stellen verschleppt worden sind und hier die malignen Tumoren erzeugt haben.

Ich habe es schon als auffällig bezeichnet, daß auch in denjenigen Experimenten, wo in den durch Embryonalbreiimpfung zuerst entstandenen teratoiden Tumoren durch sekundäre Reize (Arsen, Teer) später ein maligner Tumor sich bildete, meist ebenfalls eine Sarkomentstehung beschrieben wird und nur sehr vereinzelt ein Carcinom, obwohl doch die Cohnheimsche Theorie gerade für die Krebsgenese in erster Linie eine Erklärung geben sollte. Es erscheint auch hier nicht unwahrscheinlich, daß alle diese malignen Tumoren gar nicht aus den Embryonalzellen stammen, sondern daß auch hier das geimpfte Tier selbst die neuentstandenen malignen Tumoren aus seinen Zellen selbst gebildet hat. Wir wissen ja, wie sehr z. B. Hühner und Ratten, bei denen doch alle diese Experimente nur glücken, zur Bildung von Bindegewebsgeschwülsten neigen. Gehört doch die übergroße Mehrzahl aller spontanen Tumoren dieser beiden Tierarten zur Gruppe der Sarkome und nur sehr selten finden sich bei ihnen epitheliale maligne Geschwülste, was Apolant und ich und auch Teutschländer bei den Rattentumoren immer betont haben.

Aber selbst, wenn wir alle diese malignen Tumoren, die nach der Impfung von Embryonalzellen entstehen, aus diesen selbst hervorgehen lassen, so ist damit keineswegs die Richtigkeit der Cohnheimschen Embryonaltheorie erwiesen. Denn wie B. Fischer mit Recht bemerkt, haben sich ja — abgesehen von den Experimenten mit Zellkulturen — die geimpften embryonalen Zellen in der erheblich langen Zeit, die zwischen Impfung und Tumorentwicklung liegt, nach vielen Richtungen hin im Teratoid vollkommen ausdifferenziert, sind also im Moment der Geschwulstbildung gar nicht mehr embryonale, sondern voll ausdifferenzierte Zellen eines erwachsenen Individuums. Auf diese hätte dann die chemische Reizsubstanz genau so gewirkt, wie wir das z. B. bei Teergeschwülsten von erwachsenen, nicht embryonalen Tieren beobachten. Wir könnten uns höchstens wundern, daß diese Versuche nicht in viel größerer Zahl positiv ausfallen, zumal ja auch von den embryonalen Zellen selbst, die massenhaft zugrundegehen, ein starker wachstumsanregender Reiz ausgeht, der sich also zu dem äußeren chemischen Reiz verstärkend hinzugesellt. Für die Cohnheimsche Theorie sprächen also solche Versuche nur, wenn man annehmen wollte, die neugebildeten Tumoren stammten von persistierenden, embryonal gebliebenen, undifferenzierten Zellen des Impfmaterials. Dafür aber ist irgendein Beweis nicht erbracht worden, das bliebe eine bloße Hypothese. Wenn dann von Carrel, A. Fischer und Laser u. a. durch Hinzufügung von Reizstoffen zu einer Kultur von embryonalen Zellen diese in kurzer Zeit in maligne Zellen umgewandelt wurden, so habe ich schon darauf hingewiesen, daß das gleiche Resultat von Carrel und von Haagen auch bei einer Kultur von Makrophagen aus dem Blute erwachsener Individuen beobachtet werden konnte. Ich vermag also auch in allen diesen neuen Experimenten keineswegs eine Stütze für die Cohnheimsche Geschwulsttheorie zu erblicken, daß die Tatsache der embryonalen Keimausschaltung die Grundlage für die Bildung der malignen Tumoren bildet. Wenn irgendwo im Körper undifferenziert gebliebene embryonale Zellen zu malignen Tumorzellen werden, so bedarf es dazu eines Wachstumsreizes, also eines zweiten Faktors, ganz in der gleichen Weise, wie wir die normalen Hautzellen der Versuchstiere durch Teer usw. reizen müssen, um sie in maligne Tumorzellen umzuwandeln. Und wir können sogar sagen, daß uns das experimentelle Teercarcinom bei erwachsenen Tieren viel häufiger gelingt als die Erzeugung eines Tumors nach Embryonalimpfung, die doch nicht so oft beschrieben wird.

Die Erfahrungen der in vitro-Kultur, bei der die Embryonalzellen ein ähnliches Verhalten aufweisen wie die Zellen bösartiger Geschwülste und namentlich die Beobachtungen über gewisse Ähnlichkeiten im Stoffwechsel von Embryonal- und Geschwulstzellen, durch die sich beide Zellarten von normalen Zellen unterscheiden, haben die Cohnheimsche Geschwulsterklärung in jüngster Zeit wieder eine besondere Bedeutung gewinnen lassen.

Albert Fischer hat die Embryonalzelle und die Krebszelle verglichen. Er weist zunächst darauf hin, daß auch normale Zellen eine erhebliche Proliferationskraft zeigen und sogar infiltrativ wachsen können (Chorionzotten, Pacchionische Granulationen), so daß hier nur quantitative, nicht aber speziell qualitative Verschiedenheiten bestehen.

Nach Harrison, Uhlenhuth und Fischer ändern sich in der Gewebskultur je nach den physikalisch-chemischen Änderungen der Ernährungsflüssigkeit auch die äußeren Zellformen. Carrel und Ebeling zeigten sogar, daß ruhende Zellen des erwachsenen Organismus wieder embryonalen Charakter annehmen, wenn man sie unter besondere Ernährungsbedingungen bringt. Danach ist also die Morphologie verschiedener Zellen (Fibroblasten) nicht danach verschieden, weil sie vom Erwachsenen oder vom Embryo stammen, sondern offensichtlich spielt für die äußere Gestalt der Zellen lediglich das Vorhandensein oder die Konzentration gewisser Nährsubstanzen in der pericellulären Flüssigkeit die entscheidende Rolle. Die Ähnlichkeit von embryonalen und Tumorzellen kann also nicht durch morphologische Gleichheit begründet werden.

Bei der Kultur von Gewebezellen in vitro zeigen Geschwulstzellen eine sehr viel lebhaftere Eigenbewegung als normale Zellen; aber bei Änderung der Konsistenz der Kulturflüssigkeit gewinnen auch ausgereifte Gewebszellen Eigenbewegung und in halbflüssigem Züchtungsmedium zeigen die normalen Bindegewebszellen sogar amöboide Beweglichkeit. Die embryonale Zelle schafft sich ebenfalls diese amöboide Beweglichkeit in der Kultur in vitro durch Verflüssigung des Kulturmediums durch Proteolyse, und zwar in um so stärkerem Grade, je jünger sie ist. Die gleiche Eigenschaft zeigen allerdings auch Zellen Erwachsener und zwar Leukocyten und Makrophagen, die also beide damit am meisten embryonalen Zellen ähneln. Die Verdauung der Kulturflüssigkeit ist die charakteristische Eigenschaft aller malignen Zellen, während normale embryonale Zellen das gleiche Verhalten nicht immer zeigen, sondern nur bei gewissen Zuständen der Kulturflüssigkeit, namentlich abhängig von ihrer Zusammensetzung. Die Metaplasie normaler Zellen zu bösartigen Geschwulstelementen beruht gleichfalls in ihrer Fähigkeit, das umgebende Gewebe zu verdauen, also in dem Besitz proteolytischer Enzyme, worauf ja schon die Untersuchungen von F. Blumenthal, C. Neuberg und H. Wolff hingewiesen haben.

Geschwulstzellen und embryonale Zellen gleichen sich nach A. Fischer ferner insofern, als sie in ihren Lebensbedingungen anspruchsloser sind als die erwachsenen normalen differenzierten Körperzellen. So leben Hühnersarkomzellen im Blutplasma auch ohne Zusatz von embryonalem Gewebesaft, während normale Fibroblasten darin schnell zugrunde gehen. Sarkomzellen sowohl wie Embryonalzellen bauen also ihr Protoplasma auf aus den Serumbestandteilen, normale Gewebezellen (Fibroblasten) jedoch nicht. Diese können nur leben, wenn der Kulturflüssigkeit embryonaler Gewebesaft oder nach Carrel-Bakker höhere Eiweißabbauprodukte zugesetzt werden. Aber auch die den Embryonalzellen nahestehenden Makrophagen und Lymphocyten des Erwachsenen können ihr Protoplasma aus den Serumbestandteilen allein aufbauen, ein Zusatz von Embryonalsaft ist für sie unter Umständen sogar tödlich. Embryonalzelle und Geschwulstzelle besitzen also Enzyme, die gewisse Eiweißkörper abbauen, welche aber den ruhenden, stark differenzierten Gewebszellen fehlen. Ebenso sind embryonale Zellen und Geschwulstzellen imstande, in heterologem Plasma zu wachsen, während normalen Zellen diese Fähigkeit fehlt. So konnten A. Fischer und Kiaer menschliche Sarkomzellen in Hühnerplasma unter Zusatz von Hühnerembryonalextrakt 2 Monate lang züchten. Es zeigen demnach embryonale und Tumorzellen eine größere Wachstumsenergie und stellen geringere Ansprüche an das umgebende Gewebe. Ihre nicht ausdifferenzierten Enzyme befähigen sie, ihr Protoplasma aus anderen fremden Eiweißkörpern aufzubauen. Daher wachsen sie auch eine Zeitlang bei Transplantation auf artfremde Individuen. Immer wieder aber betont A. Fischer, daß alle diese Fähigkeiten auch normalen Leukocyten und Makrophagen zukommen.

Das von normalen Gewebszellen abweichende Verhalten embryonaler und Tumorzellen sehen wir nun scheinbar auch in manchen Stoffwechselvorgängen ausgeprägt.

Nach Hess und Saxl bewirkt Phosphor bei Tumorzellen und Embryonalzellen nicht die sonst bei normalen Zellen auftretende Fettumwandlung, und sie ziehen aus dieser Tatsache den Schluß, daß eine biologische Gleichheit von Geschwulstzellen und embryonalen Zellen wahrscheinlich ist. Kraus und Ishiwara beobachteten, daß normales Serum sowohl Embryonalzellen wie Carcinomzellen auflöst, nicht aber normale Zellen. Auch löst fetales Serum weder Krebs- noch Embryonalzellen auf, was gleichfalls auf eine biologische Übereinstimmung beider Zellarten hindeutet. Nach Magath zeigen Krebszellen gegenüber normalen Zellen eine Änderung ihres physikalisch-chemischen Verhaltens in ähnlicher Weise wie embryonale Zellen. Ihre Quellung in Säuren wird durch Vorherbehandlung mit Calcium vermindert, die des normalen Gewebes aber vergrößert. Insbesondere haben aber O. Warburgs Befunde über den Kohlehydratstoffwechsel von Geschwulstzellen und Embryonalzellen erneut den Gedanken einer biologischen Gleichheit beider Zellarten zur Diskussion gestellt. O. Warburg hat nämlich gefunden, daß die Krebszelle sehr erheblich mehr Zucker zu Milchsäure spaltet als die normale Zelle und zwar auch unter anaeroben Bedingungen, und daß auch rasch wachsende normale Zellen, also auch die Embryonalzellen, einen erhöhten Zuckerstoffwechsel aufweisen. Auch daraus sollte eine biologische Übereinstimmung beider Zellarten resultieren. Die Umwandlung der normalen Zelle zur Geschwulstzelle sollte eine Embryonalisierung aller ihrer biologischen Eigenschaften darstellen. Aber es ist auch hier bemerkenswert, daß die Leukocyten und Makrophagen des normalen Blutes die gleiche glykolytische Fähigkeit zeigen wie die Geschwulstzellen, und daß z. B. die Netzhautzellen, also ausgereifte und hochdifferenzierte Körperzellen, noch erheblich größere Glykolyse aufweisen wie selbst Tumorzellen. Da nach Warburg die Knochenmarkzellen keine erhöhte Glykolyse zeigen, sind also die ausgereiften Blutzellen den Tumorzellen ähnlicher als ihre embryonalen Vorstufen!

Wir werden auf diese hier kurz skizzierten Vorgänge der in vitro-Kultur und des Stoffwechsels von Tumorzellen und normalen erwachsenen wie embryonalen Zellen noch zu sprechen kommen. Wenn nun in der Ähnlichkeit des Verhaltens von embryonalen Zellen und Geschwulstzellen eine neue Stütze für die embryonale Geschwulsttheorie gesehen wird, so muß doch mit allem Nachdruck darauf hingewiesen werden, daß die gleiche Ähnlichkeit mit den Tumorzellen auch die Makrophagen und Leukocyten im Blute Erwachsener zeigen und niemand wird auf den Gedanken kommen, diese als Grundlage für die Entstehung der malignen Tumoren anzusehen, obwohl Carrels und Haagens Versuche beweisen, daß aus ihnen bei Hühnern künstlich ebenso Sarkome sich bilden lassen wie aus embryonalen Zellen. Man kann aus allen diesen Experimenten doch nur den Schluß ziehen, daß bei der Umwandlung normaler Zellen in Geschwulstzellen biologische Veränderungen in der Zelle vor sich gehen, welche sich in ähnlicher Weise auch in Embryonalzellen und in weißen Blutzellen nachweisen lassen, und insofern kann man von einer Embryonalisierung sprechen. Die Cohnheimsche Theorie aber besagt, daß alle Carcinome aus embryonalen Zellen sich bilden, daß also die Geschwulstzellen von Anfang an embryonale Zellen sind und daß daraus allein ihre besonderen Eigenschaften hergeleitet werden müssen, die ihre Bösartigkeit erklären. Daß aber die Zellen der malignen Tumoren einfach mit embryonalen Zellen zu identifizieren sind, das ist, wie ich schon gesagt habe, gerade von den meisten Pathologen durchaus abgelehnt worden. Auch Bernhard Fischer spricht sich gegen diese Identifizierung aus, obwohl er an sich der embryonalen Keimversprengung eine erhebliche Rolle für die Ätiologie der malignen Geschwülste beimißt.

Wenn auch nach B. Fischer darüber kein Zweifel bestehen könne, daß auch embryonale Zellen zu Geschwulstbildungen führen, so sei von wesentlicher Bedeutung aber die Frage, ob das Wesen der Geschwulstbildung darin liegt, daß die Zelle embryonale Eigenschaften annimmt, ob also die Malignität durch das Embryonalwerden der Zellen erklärt werden kann. Darauf sollte ja, wie behauptet wird, vor allem das gesteigerte Wachstum des malignen Tumors beruhen. Aber das Wachstum der malignen Geschwulst unterscheidet sich prinzipiell und wesentlich von dem Wachstum der embryonalen Zelle. Die Schnelligkeit der Zellbildung ist nur ein äußerliches Merkmal. Der wesentliche Unterschied der Embryonalzelle gegenüber der Tumorzelle liegt in dem Besitze von Entwicklungsfähigkeiten, von Differenzierungsanlagen und Potenzen. Es ist eine charakteristische Eigenschaft der Embryonalzelle gegenüber allen anderen Körperzellen, daß sie sich ändert, neue Zellrassen bildet und sich nach verschiedenen Richtungen hin differenziert; diese fundamentale Eigenschaft der Embryonalzelle aber fehlt der Geschwulstzelle völlig. Züchteten z. B. Ekmann und Stöhr die Zellen eines embryonalen Amphibienherzens, die noch keine Pulsation zeigen, so differenzieren sich diese Zellelemente in der künstlichen Kultur zu typischen Herzmuskelzellen, die nun rhythmische Pulsation aufweisen. Die embryonale Zelle bleibt also nicht embryonal, sie hat vielmehr die Tendenz, sich auch bei künstlicher Züchtung weiter auszudifferenzieren, während die Tumorzelle gerade bei fortschreitender Zellteilung, z. B. bei der Transplantation und Metastasenbildung, ihre funktionellen Eigenschaften immer mehr abstreift und sich sowohl morphologisch wie physiologisch immer mehr entdifferenziert. Child hat, wie Fischer weiter bemerkt, gerade aus der Unfähigkeit der Geschwulstzellen zur Regulation geschlossen, daß es sich hier um hochspezifizierte Zellen handelt, also um das gerade Gegenteil von Embryonalzellen. Aus dem biologischen Verhalten beider Zellarten geht also hervor, daß das Wesen der Embryonalzelle und der Geschwulstzelle an und für sich nichts miteinander zu tun hat und beide völlig getrennte Dinge sind. Embryonale Zellen zeigen durchaus keine unbegrenzte Wachstumstendenz; sie haben vielmehr das Bestreben, zu einem Endstadium der Entwicklung zu gelangen, zu einem Organ zu werden, das den Krebszellen vollkommen fehlt.

Kellings Krebstheorie.

In diesem Zusammenhange will ich auch die Kellingschen Versuche besprechen, die sich in ihrer Deutung durch Kelling aus der Reihe aller Geschwulst theorien wesentlich herausheben, insofern sie die Geschwulstzellen selbst als artfremde, dem Körper von außen zugeführte Gebilde erklären. Zu diesen allen unseren Feststellungen widersprechenden Anschauungen ist Kelling durch die Beobachtung gekommen, daß es heterotype Geschwülste gibt, welche aus Zellen bestehen, die sich nicht von den Zellen ihres Mutterbodens ableiten lassen, ohne daß man zu komplizierten und deswegen unwahrscheinlichen Erklärungen und gezwungenen Deutungen greifen muß. Alle diese Befunde erklären sich leicht, wenn man annimmt, daß artfremde Keime an den Ort der Entstehung der Geschwülste gelangt sind. Diese artfremden Zellen sind embryonale Gewebe, die in den Körper des Menschen und der Tiere durch die Nahrung (leicht angebrütete Eier) oder durch die Stiche fleischfressender Insekten, namentlich von Hautparasiten, hineinkommen. Ein Teil der zur Stütze dieser Anschauungen unternommenen Experimente dient dem Nachweis, daß embryonale Zellen von artfremden Tieren in den Organismus eines Versuchstieres eingeimpft hier weiterwuchern und zu Geschwülsten sich ausbilden können. Kelling hat z. B. Hühnerembryonen im Alter von 3—5 Tagen zerrieben und in die Bauchhöhle von Hühnern gebracht und gleichzeitig den Hühnern 1—2 ccm Taubenblut jede Woche in die Rückenmuskulatur eingespritzt. Die nach 3—4 Wochen in der Bauchhöhle des Huhnes gewachsenen Tumoren werden nun Tauben eingeimpft und wachsen hier weiter. Kelling schildert weiter ein Experiment, in dem es ihm gelang, einen Knorpeltumor (Fibrochondrom) aus Hühnerembryonalzellen in 4 Passagen 168 Tage lang auf Tauben zu überimpfen. Die Tumorstückchen wurden auf die Unterfläche der Leber gelegt und wuchsen hier weiter, wenn gleichzeitig den Tauben bei der Impfung 2—3 ccm Hühnerserum in die Bauchmuskulatur gespritzt wurde. Auch ohne die beschriebene Vorbereitung der Tiere läßt sich embryonales Gewebe, allerdings viel weniger leicht, direkt auf andere Tierarten (Huhn auf Taube) verimpfen. Bei der Impfung von Hühnerembryonalzellen in den Hoden von alten Tauben sah Kelling einmal eine Geschwulst vom Typus eines Carcinoms wachsen. Ein weiterer carcinomatöser Tumor entstand, als er bei Hühnern mit Kalkbeinen, einer von Teutschländer näher beschriebenen wahrscheinlich parasitären Erkrankung, das gesunde Bein mit einer Aufschwemmung von Entenembryonalzellen impfte. Bei einem Tier entwickelte sich ein maligner Tumor, der den Knochen durchwucherte und den Typus des verhornenden Hautkrebses darbot.

Auch die Überimpfung embryonaler Zellen auf alte Säugetiere und hier die Entwicklung von allerdings gutartigen Tumoren gelang Kelling wiederholt, so von Schweineembryonen, von embryonalen Hühnerzellen und Meerschweinchenzellen auf Hunde.

Es gelang Kelling auch durch Verimpfung von Meerschweinchenplacenta auf Mäuse die Entwicklung eines chorionepitheliomartigen Tumors mit infiltrativem Wachstum bei 2 Mäusen. Endlich konnte er in zwei Fällen durch Verimpfung einer Mischung von Zellen von Ovarien von Meerschweinchenfeten mit den Hoden von frisch geworfenen Mäusen in die Bauchhöhle von Mäusen hier Tumoren, einmal vom Typus eines Angiosarkoms, erzeugen. Kelling glaubt, daß das eine der beiden geimpften Gewebe das andere zur Bildung des Tumors angereizt hat und daß der Tumor aus diesem hervorgegangen ist. Kelling erklärt also die meisten von ihm beobachteten, fast immer gutartigen Geschwülste als Wucherungen von embryonalen Zellen in einer anderen Tierart. Eine Bildung einwandfreier maligner Tumoren ist ihm nur in 2 Fällen gelungen. Die carcinomatöse Geschwulst, die im Hoden einer Taube nach Impfung von Hühnerembryonalzellen entstand, läßt er aber selbst höchstwahrscheinlich aus den Hodenzellen der Taube auf den Reiz der fremden Embryonalzellen hervorgehen. Was das Carcinom bei dem Huhn mit Kalkbeinerkrankung betrifft, so erscheint es mir als sehr wahrscheinlich, daß hier durch Miteinimpfung der nach Teutschländer das Kalkbein verursachenden Milben auf das gesunde Bein die Krebsentwicklung zurückzuführen ist, wie ja Kelling selbst den Tumor aus den Zellen des geimpften Huhnes hervorgehen läßt. Diese beiden Fälle gehören also in dieselbe Kategorie wie etwa die Tumoren, die nach Impfung artgleicher embryonaler Zellen entstehen. Sie sind die Folgen von Reizen, die vielleicht durch die Zellen selbst oder aber durch Parasiten, die mit ihnen übertragen werden, auf die Zellen des geimpften Tieres einwirken. Kelling scheint offenbar auch an die Möglichkeit eines invisiblen Virus zu glauben, das mit den Keimzellen übertragen wird. Alle anderen Tumoren, die er erzeugt hat, sind gutartige Wucherungen. Ob nicht auch sie durch den Reiz der geimpften Zellen auf die Gewebe des neu geimpften Tieres von diesen produziert worden sind, läßt sich nicht ausschließen. Läßt man sie aus den überimpften Embryonalzellen selbst hervorgehen, so wäre das eine Frage, die noch später im Zusammenhang mit der Möglichkeit der Überimpfbarkeit von Tumoren einer Tierart auf die andere zu besprechen wäre. Die beiden Fälle von sicherer Carcinombildung, die Kelling beschreibt, beweisen aber für seine Theorie nichts, da zweifellos in beiden Fällen die überimpften embryonalen Zellen selbst nicht an der Bildung des Tumors beteiligt sind, sondern nur als Wucherungsreiz dienen. Im übrigen sei gesagt, daß alle von Kelling angegebenen biologischen Reaktionen, welche beweisen sollen, daß eine große Reihe von malignen Tumoren des Menschen aus artfremden Zellen bestehen, einer Nachprüfung nicht standgehalten haben. Seine Theorie wird deshalb auch einmütig abgelehnt.

II. Ribberts Krebstheorie und die Anschauungen von B. Fischer-Wasels.

Ribbert hat sehr wohl erkannt, daß in der Ätiologie der malignen Tumoren den embryonalen Zellen keine Sonderstellung eingeräumt werden kann. Darum sah er in der Trennung irgendwelcher Zellen aus ihrem geweblichen Zusammenhange den entscheidenden Vorgang der Geschwulstbildung. Ihm ist es gleichgültig, ob es sich um embryonale oder postfetale Zellen handelt. Das Wesentliche ist lediglich, daß es durch Wucherungsvorgänge irgendwelcher Art, bei denen Gewebe in- und durcheinander geraten, durch die Isolierung von Zellen und Zellkomplexen, also durch ihre Lostrennung vom Mutterboden, zu einer vollständigen Unabhängigkeit dieser losgetrennten Zellen kommt, so daß sie ihre Proliferationstätigkeit fortsetzen, ohne sich in der Richtung des Mutterbodens auszudifferenzieren. Eine Umwandlung normaler Zellen in Krebszellen wird von Ribbert geleugnet. Die Krebszellen zeigen, wie er meint, durchaus keine wesentlichen Unterschiede gegenüber den normalen Zellen, und lediglich der Umstand, daß sie zu ihrem Nachbargewebe keine organische Beziehung finden können, verleiht ihnen jene Eigenschaften, die wir als besondere Eigentümlichkeiten den malignen Zellen zuschreiben. Zuletzt kam Ribbert zu der Anschauung, daß es überhaupt keine Geschwulstbildung aus anderen als angeborenen Geschwulstkeimanlagen geben könne, daß also jede Geschwulst im Körper präformiert sei.

Die Unrichtigkeit der Anschauungen Ribberts ist wohl heute unbestritten. Daß sich zunächst die Zellen der malignen Geschwülste im allgemeinen von normalen Körperzellen in wesentlichen Dingen unterscheiden, das lehren uns sowohl die Erfahrungen der experimentellen Zellzüchtung wie die Ergebnisse der Untersuchungen von O. Warburg über den Kohlehydratstoffwechsel der Tumorzellen. Eine experimentelle Erzeugung maligner Tumoren durch Verlagerung oder Verpflanzung von Zellen erwachsener Individuen ist niemals gelungen. Mehr als Cystenbildung wurde nicht beobachtet.

Auch B. Fischer-Wasels hebt hervor, daß sich die maligne Zelle biologisch, experimentell, morphologisch, chemisch und physikalisch wesentlich von normalen Zellen unterscheidet. Obwohl er der embryonalen Anlage für die Bildung zahlreicher Geschwülste eine große Bedeutung zuerkennt, kommt er aber doch auf Grund der vorliegenden klinischen und experimentellen Erfahrungen zu dem Schlusse, daß bei einer großen Reihe von malignen Tumoren eine embryonale Anlage ausgeschlossen ist, daß also diese These Ribberts in ihrer Allgemeingültigkeit nicht richtig ist. Die Grundlage jeder Geschwulstbildung ist eine streng umschriebene, ja meist mikroskopisch kleine Geschwulstkeimanlage. Diese geht in einer Reihe von Fällen auf embryonale Entwicklungsstörungen zurück. Aber nicht die mechanische Verlagerung eines Gewebskeims, nicht die Ortsveränderung, sondern die Ausschaltung eines Gewebskomplexes aus den physiologischen Beziehungen zum Gesamtkörper, insbesondere zum Stoffwechsel des einheitlichen Organismus, bildet die Grundlage der Geschwulstbildung. Die postembryonalen Geschwulstkeimanlagen kommen dadurch zustande, daß es sich bei ihnen allen um dauernde und wiederholte Schädigungen des Epithels handelt, welche zu ständig wiederholten und durch dieselbe Schädigung beeinflußten Regenerationen führen. Nach den Grundgesetzen der Biologie hat aber gerade der Vorgang der Regeneration die Fähigkeit, neue Zellgruppen, neue Gewebekomplexe, neue Organanlagen zu bilden, und so kommt es auf diesem Wege durch einen grundsätzlich dem embryonalen ganz analogen Entwicklungsvorgang wiederum zur physiologischen Ausschaltung eines Zellkomplexes. Erst diese ist der entscheidende Vorgang. Alle Organe des Körpers wirken nämlich gegenseitig aufeinander ein. Die Einheit des organischen Stoffwechsels jedes Individuums ist bedingt durch den spezifischen chemischen Stoffwechsel des Erbplasmas und der daraus entwickelten spezifischen Organgewebe. Sie wird bewerkstelligt durch den Einfluß der spezifischen chemischen Produkte des einzelnen Organs auf die anderen Organe des Körpers, wobei für dieses chemische Zusammenarbeiten der einzelnen Teile des Organismus die Erregungsleitungen, insbesondere die Erregungen und Übertragungen durch das gesamte Nervensystem, von großer Bedeutung sind. Wird diese gegenseitige Einwirkung verändert oder vollkommen verhindert, so treten eine Reihe von Störungen ein, die zu einer Isolierung der einzelnen Teile führen. Diese im embryonalen Leben oder postembryonal durch Regenerationsvorgänge hervorgerufene Isolierung einzelner Zellkomplexe aus dem Gesamtkörper hat stets Vermehrungsprozesse zur Folge, und so kommt es denn zur Bildung von Geschwülsten aus den isolierten Zellkomplexen, den Geschwulstkeimanlagen. Diese Tatsachen lassen nach B. Fischer es auch verständlich erscheinen, daß mit fortschreitendem Alter die Disposition für die Geschwulstbildung größer wird. Im Alter tritt eine Abnahme der Korrelation der Organe ein. Diese Abnahme der Korrelationen führt bei den differenzierten Gewebszellen schließlich zur Atrophie, zum Greisenschwund. Bei undifferenzierten, aus embryonalen oder Regenerationsprodukten bestehenden Zellen aber führt diese senile Abnahme der Organkorrelationen zur Entwicklung, und damit ist das Altern als ein wichtiger Faktor der Entwicklungserregung undifferenzierter Gewebskomplexe erkannt.

Was zunächst diesen letzteren Punkt anlangt, so werden wir später sehen, daß alle Theorien, welche die Geschwulstentstehung auf eine besondere Altersdisposition beziehen oder sie wesentlich mit dem Alter identifizieren, dadurch widerlegt sind, daß die experimentelle Erzeugung maligner Tumoren bei sehr jungen Tieren ganz ebenso gelingt wie bei ausgewachsenen Individuen. Das hat schon Fibiger für das durch Spiroptera bei Ratten erzeugte Magencarcinom betont und auch bei der Teerkrebsbildung hat sich dasselbe gezeigt. Daß, wie Ribbert annahm, durch eine entzündliche Wucherung des subepithelialen Bindegewebes das Wachstum des verlagerten Epithels und die Umwandlung in Krebszellen ausgelöst wird, lehnt, wie schon früher die meisten Pathologen, auch B. Fischer ausdrücklich ab, und er dehnt diese Ablehnung auch aus auf die der Ribbertschen Auffassung ähnlichen Gedankengänge Bierichs, obwohl Bierich das Primäre doch den Epithelien zuschreibt. B. Fischers Anschauungen über die Krebsentstehung beruhen im wesentlichen auf der Annahme, daß die Geschwulst aus einem einzigen eng umschriebenen Zellkomplex, der Geschwulstkeimanlage, hervorgeht, so wie ein Organ im Embryo nur aus einem Organkeim sich bildet. Sobald dieser Organkeim fertig ist, erfolgt nie mehr eine Umwandlung anderer Zellen in solches Organgewebe. So entsteht auch der Tumor aus einem eng umschriebenen Geschwulstkeime durch Wachstum aus sich selbst heraus ohne Miteinbeziehung des Epithels der Nachbarschaft, also ohne appositionelles Wachstum, wie es Ribbert gelehrt hat. Eine Umwandlung normaler Körperzellen in Geschwulstzellen gibt es nicht. Wo sie sich scheinbar zeigt, geht der Vorgang immer über regenerative Prozesse und erst aus der regenerativen Gewebswucherung entsteht die Geschwulstkeimanlage.

Nun hat schon Hauser für den Darmkrebs die direkte und appositionelle Umwandlung des normalen Epithels in Krebsepithel behauptet, und Versé ist, wie Fischer bemerkt, ebenfalls zu dem Schlusse gekommen, daß es von der normalen Magen-Darmschleimhaut zur Bildung von Adenomen, Polypen und Carcinomen kontinuierliche Übergänge gibt und daß daher die Entstehung der Carcinome nicht auf einer primären Anlage, sondern auf einer Umwandlung vorher normaler Zellen beruht. Versé behauptet auch, daß die Carcinome nicht ausschließlich aus sich selbst heraus wachsen, sondern daß an ihrem Rande oder in ihrer Nachbarschaft weitere primäre biologische Umwandlungen des normalen Epithels in Carcinomzellen eintreten können, auf dem Boden einer lokalen Disposition zur Carcinombildung. Auch Goldzieher und Rosenthal vertreten die gleiche Anschauung. B. Fischer bestreitet die Richtigkeit dieser Beobachtungen, die im übrigen auch von Marchand, Orth, Lubarsch u. a. vertreten wird. Für das experimentelle Teercarcinom hat aber Deelman nachgewiesen, daß es nicht unizentrisch, sondern multizentrisch und multicellulär entsteht. In einem bestimmten Gebiet entsteht ein hypertrophisches Zellwachstum, das sich von einem Zentrum aus nach allen Richtungen hin über die umgebenden Epithelien erstreckt. In dem Zentrum, dem ältesten Teil der Wucherung, zeigt sich zuerst atypisches Wachstum, das aus sich selbst heraus in die tiefer gelegenen Teile hineingeht. Während der Prozeß fortschreitet, zeigen aber benachbarte hypertrophische Zellen wieder den Beginn eines atypischen Wachstums, so daß sich das beginnende Carcinom durch Apposition vergrößert. Später tritt dann das unaufhaltsame infiltrative Wachstum dazu, welches das appositionelle Wachstum und schließlich das Wachstum des Tumors durch immer neue „krebsige Entartung" der Nachbarzellen vollkommen verdeckt. Dieselbe Entstehung durch multizentrische Zellumwandlungsherde zeigt nach Deelman auch das menschliche Carcinom. Wie Deelman bemerkt, ist es, als ob ein geheimnisvoller Vorgang sich nach allen Seiten hin auf Epithelien verbreitet und sie krebsig verändert. In seiner neuesten Studie über die Entstehung der Geschwülste behauptet auch Schiller die Umwandlung der Nachbarzellen in Krebszellen, die sich „schlagartig" aus den an das Carcinom angrenzenden Epithelien bilden und daher ganz scharfe Grenzen von normalen und Krebszellen ergeben. Vorstadien der Krebsumwandlung zeigen sich als ödematöse Degeneration am Kern der Epithelien. Präcarcinomatöse Zustände führen also ganz plötzlich und nicht langsam zur Krebsbildung. Normale und präcanceröse Zellen sind graduell, präcanceröse und Krebszellen aber prinzipiell voneinander unterschieden. Von Pentimalli, wie neuerdings von A. Fischer, wird für das Roussarkom, das doch B. Fischer als echte maligne Geschwulst anerkennt, auch die Bildung von Tumoren nicht durch die Tumorzellen sondern durch Neuerkrankung der Organzellen, hervorgerufen durch das wirksame tumorerzeugende Prinzip des Tumors, behauptet. Auch mehren sich die Mitteilungen über erfolgreiche Übertragung maligner Geschwülste bei Ratten und Mäusen durch zellfreies Filtrat (Gye, Rh. Erdmann, Haagen, Sittenfield). Ebenso ist die Erzeugung maligner Tumoren von neuartigem histologischen Typus nach Tumorimpfung nur durch Neuerkrankung vorher normaler Zellen zu erklären. Sie ist eine sicher beobachtete Erscheinung, wie wir noch zeigen werden. Ich verweise ferner auf die Beobachtungen von E. Möller und Bonne u. a. über multiples Auftreten primärer Lungencarcinome bei Ratten und Mäusen nach Hautteerung. Ich kann also nicht finden, daß die Anschauungen B. Fischers über das Entstehen der malignen Geschwülste durch die Ergebnisse des Experiments genügend gestützt werden.

B. Fischer sagt denn auch selbst, daß, so richtig und notwendig auch die Annahme der Bildung eines besonderen Geschwulstkeimes ist, wir doch noch vollkommen im unklaren sind über diejenigen wesentlichen kausalen Momente, welche gerade den Charakter dieses Keimes als Geschwulstkeim bestimmen.

Das Problem, das noch zu lösen ist, lautet nach B. Fischer: Warum führt in dem einen Falle die Ausschaltung aus dem physiologischen Verbande zu Entwicklungs- und Vermehrungsvorgängen, die sich ganz im Rahmen des normalen und regenerativen Organisationsplanes halten, warum führt im anderen Falle die Ausschaltung zur Geschwulstbildung? Es müssen, das gibt B. Fischer zu, noch andere Faktoren hinzutreten, entweder eine lokale Beeinflussung der Embryonalzellen durch chemische Schädigungen (Teer, Arsen, Indol) oder eine allgemeine Einwirkung auf den Organismus, wodurch auch die Embryonalzelle gezwungen wird, sich zur Tumorzelle umzuwandeln. Das beweisen die bereits geschilderten Experimente. Dieselben Reize führen, wo eine embryonale Geschwulstanlage nicht angenommen werden kann, auch zu den Regenerationsvorgängen, die B. Fischer für die Entstehung maligner Geschwülste als Voraussetzung ansieht. Denn nur bei diesen ist die Möglichkeit gegeben, daß dabei abnorme Zellen, pathologische Zellrassen, also auch maligne Zellen gebildet werden.

Wir sehen in diesen äußeren Faktoren, die zur Geschwulstentstehung auch nach B. Fischer-Wasels unerläßlich sind, die wesentlichen Vorbedingungen der Geschwulstentstehung. Wir haben geschildert, daß fetale Zellen lediglich unter dem Einflusse von Reizen zu maligner Geschwulstbildung gebracht werden. Es ist von Wichtigkeit zu betonen, daß also eine Bildung bösartiger Geschwülste ohne äußeren Reiz selbst bei embryonalen Zellen im Experiment sich nur in sehr seltenen Fällen oder überhaupt nicht mit Sicherheit erzielen läßt. Die Tatsache aber, daß es gelingt, durch äußere Reize im Experiment willkürlich und in großer Zahl bei erwachsenen Tieren aus normalen Zellen bösartige Geschwülste zu bilden, beweist uns, allen Einwendungen zum Trotz, daß die Virchowsche Reiztheorie die einzige ist, welche durch das Tierexperiment, ob es sich um embryonale oder um postfetale Zellen handelt, gestützt werden kann. Diese geschwulstbildenden Reize können durch physikalische, chemische oder parasitäre Einwirkungen verursacht sein.

III. Die Entstehung maligner Geschwülste durch Reizungsvorgänge (R. Virchow). (Exogene Faktoren der Geschwulstbildung.)

1. Physikalische Reize mechanischer Art. Kieselgurtumoren. Tumoren durch Haferfütterung.

Von den Reizen, welche wir als physikalische bezeichnen, kommen zunächst in Frage das einmalige oder das chronische Trauma, also die Schädigung durch eine äußere Gewalteinwirkung, wie Druck, Zug, Reibung usw. Es kann an dieser Stelle nicht meine Aufgabe sein, über alle jene klinischen Arbeiten zu berichten, welche die Entstehung von malignen Geschwülsten nach einmaligem oder chronischem Trauma behaupten. Diese Frage spielt ja in der Unfallrechtsprechung keine geringe Rolle. Nach Jordan und Thieme kann zwischen einem einmaligen Trauma und einer Geschwulstbildung nur dann ein Zusammenhang angenommen werden, wenn die Geschwulst auch wirklich am Orte des Traumas sich entwickelt und durch eine Reihe von Symptomen beide so verbunden sind, daß ein Zusammenhang sich deutlich ergibt. Legt man diesen Maßstab an, so finden wir in der Literatur eine Reihe von Fällen, auf die ein solcher Zusammenhang durchaus zutrifft. Namentlich Sarkome werden oft als die Folge eines einmaligen Traumas beschrieben. So habe ich selbst vor kurzem ein Sarkom von ganz ungewöhnlicher Größe am Oberschenkel eines jungen Mädchens gesehen, das unzweifelhaft im Anschluß an ein Trauma (Stoß einer Kuh) entstanden war. Bashford beschreibt Melanosarkome an der Fußsohle bei den Eingeborenen Südafrikas als Folge von Dornverletzungen. B. Fischer-Wasels beobachtete ein Gliom des Gehirns, das genau an der Stelle einer schweren Schußverletzung des Gehirns entstanden war. M. Slye, Holmes und Wells berichten, daß unter 87 Sarkomen, die sie bei Mäusen beobachteten, 11 mal ein Trauma der Geschwulstentwicklung vorangegangen war. Für das Sarkom wird denn auch die traumatische Ätiologie ganz allgemein zugegeben.

Dagegen gibt es eine große Reihe von Pathologen und Klinikern, die für das Carcinom die Entstehung nach einem einmaligen Trauma leugnen. Sie besteht aber nach meiner Überzeugung für einzelne Fälle in der Literatur zu Recht. Das wird auch von Sauerbruch auf Grund seiner klinischen Erfahrungen unter Mitteilung entsprechender Fälle wieder betont. Abbe beobachtete einen Krebs der Lippe nach einer Ballverletzung, Halke sah ein Epitheliom des Gaumens nach einer Verletzung durch eine zerbrochene Pfeife, Schönborn beschreibt ein Magencarcinom, das nach einem Stoß gegen die Magengegend unmittelbar aufgetreten war. Bommer berichtet über einen Fall von Mamma-krebs bei einer Frau, die am 4. Oktober von einem Kalb gegen die Brust ge-stoßen worden war. Die Stelle des Stoßes war einige Tage schmerzhaft. Im November des gleichen Jahres trat ein Knoten in der linken Brust auf, an derselben Stelle, gegen die der Stoß erfolgt war. Im Januar war der Tumor, ein Carcinom, schnell gewachsen. Ähnlich liegen die Fälle von Schöppler und von F. Blumenthal. Dieser konnte bei einer Frau, die vorher bestimmt keinen Tumor in der Brust hatte, nachdem ihr ein Blumentopf auf die Brust gefallen war, 6 Wochen später einen Tumorknoten in der Mamma beobachten. Über Krebs durch chronisches Trauma wird ebenfalls wiederholt berichtet. Graw und Schrankel beschreiben Carcinombildung an beiden Brüsten bei einer Frau, die Krücken trug, welche auf beide Mammae drückten. Krebs-bildung durch das Tragen von Brillen an der Stelle fortgesetzter Reibung be-obachteten Morton, Sutton und Pierre. Aber die Kritik, die Bommer an allen solchen Fällen übt, ist sicher berechtigt. Es läßt sich niemals aus-schließen, daß vorher doch nicht schon die Geschwulst bestanden hat. Ex-perimentell habe ich längere Zeit durch Trauma, Schlag mit dem Hammer auf das Kaninchenohr bei gleichzeitiger Injektion von Scharlachöl oder Indol und Skatol nach B. Fischer, Schmincke usw. ein Carcinom zu er-zeugen versucht, immer ohne Erfolg. Aber, wie A. Silberstein beobachten konnte, war für die Entwicklung eines Impfcarcinoms bei Ratten ein vor-heriges Trauma stets ein wachstumbegünstigendes Moment. Zusammenfassend läßt sich also sagen, daß, wie auch Orth annimmt, die Entstehung eines Car-cinoms nach einmaligem Trauma möglich, daß es sich aber wohl doch um ein relativ seltenes Vorkommnis handelt. Der Zusammenhang von einmaligem Trauma und Geschwulstbildung ergäbe sich zwanglos aus einer durch das Trauma bewirkten Zellwucherung, die, wie wir ja wissen, fast immer die Grundlage der Geschwulstbildung bilden kann.

Von dem Grade und der Art der Wucherungsvorgänge hängt auch die Entstehung von malignen Geschwülsten nach chronischem Trauma ab. Daß beim chronischen Trauma ein Zusammenhang mit der Bildung maligner Geschwülste besteht, wird wohl von keiner Seite bestritten. Fast immer führt das chronische Trauma zu Verletzungen und Entzündungen oder zu Narbenbildungen, die als „präcanceröse Zustände" (Orth) der Entwicklung maligner Tumoren den Boden bereiten. Es ist allerdings zu bedenken, daß physikalische und chemische und ebenso toxisch-infektiöse Einwirkungen nicht immer zu trennen sind. So ist der von v. Hansemann beschriebene Unterlippenkrebs des Pfeifenrauchers nicht nur durch den ständigen Druck der Pfeife, sondern auch wohl noch durch die chronische Reizung des Tabaks entstanden zu denken, ebenso wie der Scrotalkrebs der Schornsteinfeger physikalische und chemische Ursachen hat. Solche gleichzeitig physikalischen und chemischen Faktoren wirken offenbar auch bei dem von Bashford zuerst beschriebenen Carcinom des Mundbodens zusammen, das in Indien und auf Ceylon bei den eingeborenen Frauen als Folge des Kauens der Betelnuß entsteht. Mendelson und Ellis sahen diesen Betelnußkrebs auch in Siam. Das „Priemchen" besteht aus Betelblatt, Arecanuß, weißem Kautschuk, Kalk, Gelbwurz und Tabakblatt. Zuerst zeigt sich eine adstringierende Wirkung, dann kommt es zu Atrophie der Alveolarfortsätze und Zahnfleischveränderungen. Die Zähne lockern sich und bewirken dadurch dauernde mechanische Reizungen. Dazu tritt der chemische Reiz und nun entwickeln sich üppige Papillargeschwülste, denen dann die Krebsbildung folgt. Das Durchschnittsalter der Kranken beträgt 31 Jahre, ist also ein relativ frühzeitiges. Leitch bezweifelt allerdings diesen Betelnußkrebs ganz und gar, weil ihm die Zahl der Erkrankungen gegenüber der großen Menge der Betelnußkauer in Indien sehr geringfügig erscheint (B. Fischer-Wasels). Bei den europäischen Frauen, die diese Angewohnheit nicht kennen, kommt der Mundbodenkrebs nur sehr selten vor. Es können aber bei allen solchen Tumoren auch noch infektiöse Prozesse eine Rolle spielen. Denn chronische mechanische Reizungen, die zu maligner Geschwulstentwicklung Anlaß geben können, sind nicht selten mit toxischen oder infektiösen Vorgängen vergesellschaftet. So die Zungen- und Wangenschleimhautcarcinome als Folge defekter Zähne, die Gallenblasencarcinome bei der Gallensteinkrankheit oder der Uterus- und Vaginakrebs als Folge des Druckes von schlechtsitzenden Pessaren. Die Gallenblasencarcinome werden neuerdings von Luelsdorf, wie schon früher von Lentze, mit der Steinbildung in der Galle in Zusammenhang gebracht. Kazama hat die Einwirkung von chronischen mechanischen Schädigungen teilweise kombiniert mit chemischen Reizwirkungen (Pityrol oder Teer), experimentell an den Hohlorganen von Tieren studiert. Er nähte gewöhnliche Steine oder menschliche Gallensteine in die Gallenblase, in Magen oder Harnblase von Ratten, Kaninchen, Meerschweinchen und Hunden und beobachtete dabei Epithelwucherungen atypischer Art bis zur Bildung von Adenocarcinomen. Bei diesen Versuchen entstanden die meisten malignen Geschwülste in der Gallenblase von Meerschweinchen; auch bei Kaninchen beobachtete er häufiger Gallenblasenkrebs, weniger oft bei Ratten und Hunden. Von 244 Tieren sah Kazama in 41%, also bei 101, infiltrierend wachsende Adenocarcinome, davon 10% mit Metastasen, ein Ergebnis, das B. Fischer mit Recht als auffallend und der

Nachprüfung wert ansieht. Leitch hat in der Gallenblase von Tauben durch Kieselsteine und menschliche Gallensteine Tumoren erzeugt, welche infiltrierend in Leber, Zwerchfell und Netz wuchsen. Er sieht diese Geschwülste als Folge dauernder, immer wieder zu Regenerationen führender mechanischer Schädigungen an. Als Folge mechanischer Insulte und infektiöser Prozesse dürfen wohl auch die Carcinome am Unterkinn von Schweinen, die sich am Futtertrog wundscheuern (Eggeling), betrachtet werden. Auf das Zusammenwirken beider Faktoren führt Beatti auch die in Carcinom übergehenden hyperplastischen bzw. keratotischen Veränderungen zurück, die er an den Ohren argentinischer Schafe beobachtet hat, als Folge von Verletzungen an den Dornsträuchern der Pampas.

Daß auch beim Menschen chronische rein mechanische Insulte zur Krebsbildung führen können, beweist der Fall von Schusterdaumenkrebs, den Stahr beschreibt. Hier war am Daumen eines jungen Schuhmachers als Folge der dauernden Verletzung mit der Schusterahle ein bösartiges epitheliales Gewächs entstanden. Auch die allseitig festgestellte Zunahme des Lungenkrebses wird von Hampeln als die Folge chronischer Reizung durch den Straßenstaub, also durch chronische mechanisch-chemische Reize bedingt, angesehen. In gleicher Weise erklärt Schmorl die Häufigkeit des Bronchialkrebses durch Straßen- und Kohlenstaubwirkung. Es kommt zu einer Anthrakose und Chilikose der Lungen und der bronchialen Lymphknoten, die zu Schädigungen der Bronchien, zu Pigmentdurchbrüchen und dadurch bedingten Narben und Verengerungen führen, aus denen dann der Krebs entsteht. Stähelin allerdings weist auf das Teeren der Straße als mögliche Ursache des häufigen Lungenkrebses hin, also auf chemische Reize, und auch Heilmann glaubt nach Breckwoldt, daß die Ursache chemischer Art sei, hervorgerufen durch Automobilgase, welche Destillationsprodukte des Teers enthalten, so daß hier also eine Teerkrebsbildung vorläge. Von anderen Autoren wird dagegen an Folgezustände grippöser Veränderungen gedacht. (B. Fischer, Askanazy, Werner.) Es gibt weiter eine Reihe von Beobachtungen, welche bei Tieren die Krebsbildung durch chronisches mechanisches Trauma fast mit der Beweiskraft eines Experimentes bezeugen. So die Tumoren der Zunge von Pferden an der Druckstelle der Mundstange oder das Carcinom der Rinder in Indien, das nur an der rechten Hornwurzel, an der das Zuggeschirr angebracht wird, niemals aber am linken Horn aufzutreten pflegt.

Im Tierexperiment sind schon seit langer Zeit Versuche gemacht worden, durch chronische mechanische Reizung einen malignen Tumor zu erzeugen. Sie sind, soweit Stoß, Schlag, Quetschung usw. in Frage kommen, negativ geblieben. Die Versuche von Kazama und Leitch habe ich schon erwähnt. Einen anderen Weg schlug Podwyssotzki ein, der durch Einspritzung von Kieselgur in die Bauchhöhle von Meerschweinchen einen chronischen Reizzustand schaffte, der zur Bildung von Geschwülsten führte, die allgemein als Fremdkörpergranulationstumoren aufgefaßt werden. Sie bestehen vornehmlich aus Riesenzellen mit hyperchromatischen Kernen, und Podwyssotzki nennt sie „Riesenzellengranulome" oder „Synzitiengranulome". Zu den gleichen Ergebnissen kommt Schirokogoroff, welcher solche Kieselguraufschwemmungen intraperitoneal bei Kaninchen und Hunden injizierte. Deton, der alle diese

Versuche nachprüfte, impfte die entstandenen Tumoren ohne Erfolg auf andere Tiere. Im Gegensatz zu Podwyssotzki und Schirokogoroff behandelt er alle diese Gebilde als Granulationswucherungen, die direkt proportional der Menge des injizierten Kieselgurs sich entwickeln. Es entstehen genau soviel Riesenzellen, als zur Umhüllung sämtlicher Kieselnadeln und Diatomeenpanzer nötig sind, dann hört jedes Wachstum auf. Er erkennt die Kieselgurtumoren nicht als echte Geschwülste an und leugnet ihre Bedeutung für die Frage der Entstehung maligner Tumoren durch formative Reize. Auch H. Hirschfeld hat diese Versuche wiederholt. Die von ihm beobachteten Tumoren bestanden lediglich aus Riesenzellen, Fibroblasten, Rundzellen, Plasmazellen und polymorphkernigen Leukocyten.

Ich habe mehrfach darauf hingewiesen, daß zwischen Granulationstumoren und Sarkomen sehr viel innigere Beziehungen bestehen als gemeinhin zugegeben wird. Nach den Ergebnissen neuer Versuche ist ein solcher Zusammenhang immer deutlicher geworden. Es besteht kein Zweifel mehr, daß aus solchen Granulationstumoren echte maligne Neubildungen hervorgehen können, daß sie also als Matrix bösartiger Tumoren dienen können. Sie sind Durchgangsstadien von Wucherungsvorgängen, aus denen sowohl gutartige wie bösartige Neubildungen entstehen können. Welche Tumorform entsteht, hängt von individuellen Eigenschaften des Organismus und von der Dauer der äußeren Einwirkung ab. Ich glaube, wenn im großen Stile die Weiterimpfung solcher Kieselgurgranulome versucht würde, daß sich sehr wohl auch positive Ergebnisse ergeben werden. Das beweist eine Arbeit von Stieve, der die Transplantation solcher Kieselgurgranulome vorgenommen hat.

Er stellte sich von den primären Kieselgurtumoren Zellaufschwemmungen und Gewebsstückchen her, die er anderen Meerschweinchen intraperitoneal einimpfte. Im allgemeinen wurden die Zellen hier resorbiert. In 3 Fällen aber, wo größere Stücke transplantiert wurden, entstanden Tumoren bis zur Größe von Dattelkernen, die dem Darm fest aufsaßen und innig mit ihm verwachsen waren, sich also wesentlich von allen übrigen Geschwulstknoten unterschieden. Sie stehen, wie Stieve bemerkt, echten Blastomen näher als jungem Granulationsgewebe und ließen ausgesprochenes infiltratives Wachstum erkennen. Die jungen Zellen wuchsen in die Lymphgefäßbahnen der Darmwand hinein und es zeigten sich pathologische Mitosen, so wie wir sie nur in bösartigen Geschwülsten, nie bei Entzündungsvorgängen kennen. Es unterliegt nach Stieve keinem Zweifel, „daß in diesen Fällen die übertragenen Zellen unter wesentlicher Steigerung ihrer Wachstumsenergie und Anaplastischwerden ihrer Elemente scheinbar bösartig weitergewuchert sind". Stieve fordert zu weiteren Versuchen dieser Art auf, die leider bisher ganz unterblieben sind, weil sich jeder, der sie begann, durch die zuerst entstandene sogenannte Granulationsgeschwulst von der Transplantation zurückschrecken ließ. Aber Stieve hat es schon klar ausgesprochen, daß alle solche durch Injektion von Fremdkörpern hervorgerufenen bindegewebigen Wucherungen, die sonst nur den Organismus vor Fremdkörperreizen schützen, bei Übertragung auf artgleiche Individuen eine solche Wachstumssteigerung erfahren können, daß sie durch ihr überstürztes infiltratives Wachstum histologisch und biologisch den Zellen maligner Tumoren ähnlich werden. Wir werden später noch sehen, wie sich diese Anschauungen Stieves durch weitere experimentelle Arbeiten bestätigen lassen.

Während die Versuche der Tumorerzeugung durch Kieselgur nur im Falle Stieves einen positiven Erfolg hatten, ist neuerdings durch andere mechanische Reize die Bildung epithelialer maligner Geschwülste mehrfach gelungen Es handelt sich um die zuerst von Stahr beschriebenen Haferfütterungen von Ratten, in deren Verlaufe es zu geschwulstähnlichen Prozessen an der Zunge der Versuchstiere kommt, die Stahr als carcinomähnliche Bildungen ansieht. Die Haferhaare bohren sich in die unpaare umwallte Papille am Zungengrunde ein, und das Epithel in der Tiefe des Spaltes, auf dessen Grunde die Papille liegt, wird gegen die fortdauernde Reizung durch die Haferhaare besonders empfindlich und gerät in Wucherung. Es kommt zu soliden tumorartigen Anschwellungen, die aber wieder zerfallen. Mikroskopisch zeigten sich nur Epithelhyperplasien mit Mitosen, die nicht atypisch sind, ohne infiltratives Wachstum. Diese Versuche von Stahr hat Secher in großem Umfange fortgesetzt, und während er in den meisten Fällen nur die Ergebnisse Stahrs bestätigen konnte, gelang ihm zunächst in einem Falle die Bildung eines typischen Plattenepithelcarcinoms. An der rechten Zungenseite entstand die Geschwulst, die infiltrierend in die Muskulatur hineinwuchs und auf das Zahnfleisch übergriff. Der Tumor entwickelte sich, nachdem die Haferfütterung 7 Wochen lang aufgehört hatte, nicht in den entzündeten Gewebspartien selbst, sondern in ihrer Nachbarschaft; es bestand also kein direkter Zusammenhang mit der Entzündung. Ebenso ist Fibiger auf die gleiche Weise in mehreren Fällen nach Hafer- und Gerstefütterung die Bildung echter Zungencarcinome gelungen.

Freilich läßt sich bei diesen Versuchen nicht mit Sicherheit sagen, daß lediglich eine reine mechanische Reizung vorliegt, es kann sich sehr wohl um die gleichzeitige Mitwirkung von parasitären oder chemischen Faktoren handeln wie in manchen schon erwähnten Experimenten. Diese von Bommer ausführlich begründete Vermutung erhält eine wesentliche Stütze durch die später zu besprechenden Versuche von F. Blumenthal und seinen Mitarbeitern, die mit einem mechanischen Faktor (Kieselgur) und gleichzeitig mit Parasiten zu sehr bemerkenswerten Ergebnissen gelangten. Pickhan fand denn auch nach Kieselgurgranulomerzeugung beim Meerschweinchen, daß eine Impfung dieser Tumoren mit den neoplastischen Bakterien Blumenthals zu einer völligen Veränderung des histologischen Bildes der Tumoren führte. Unter Verlust der Riesenzellen und Zunahme der epithelialen Bestandteile nahm der Tumor das histologische Aussehen einer echten malignen Geschwulst an. Alle diese Tatsachen beweisen also, daß durch mechanische Reizungen sowohl sarkomatöse wie epitheliale maligne Neubildungen sich bilden können, und daß es gelingt, solche Tumoren auch im Experiment hervorzurufen.

2. Licht und Wärme als Ursache von bösartigen Tumoren.

Als Faktoren, die durch chronischen Reiz die Bildung maligner Tumoren hervorrufen können, dürfen weiterhin Licht- und Wärmewirkungen angesehen werden. Es ist Stahr zuzustimmen, wenn er verlangt, daß man nur die Einwirkungen der strahlenden Wärme in diese Kategorie rechnen darf, nicht aber jene, bei denen es zu schwereren Verbrennungen mit Geschwürsbildung kommt. Reine Lichteinwirkungen als Ursache von malignen Geschwülsten hat schon Thiersch bei den relativ häufigen Carcinomen des Gesichtes der Bauern angenommen, die dauernd dem Sonnenbrande ausgesetzt sind. Auf den glühenden Sonnenbrand führte auch Brault das häufige Vorkommen von Gesichtskrebs in Algier zurück. In die gleiche Kategorie gehören die bei Seeleuten nicht seltenen schweren Veränderungen der Gesichtshaut, die „Seemannshaut" als Folge der Sonnenbestrahlung, auf deren Boden sich häufig ein Ulcus rodens entwickelt. Kossanovic fand in 14 Fällen von Gesichtskrebs im Harn Hämatoporphyrinausscheidung als Folge von Lichteinwirkung, die sich bei anderen Carcinomen und bei Gesunden nicht findet.

Den Zusammenhang von Lichtwirkung und Geschwulstbildung beleuchtet auch ein Fall von Simon, der nach dreimaliger Quarzlichtbestrahlung einer seit 8 Jahren bestehenden Narbe in ihr ein Jahr später die Entwicklung eines Spindelzellensarkoms beobachtete. Noch deutlicher findet sich dieser Zusammenhang ausgeprägt bei den als Xeroderma pigmentosum bezeichneten Hautveränderungen von manchen hereditär disponierten Kindern, bei denen es schließlich zur Krebsbildung, oft an verschiedenen Stellen kommt. Die Krankheit betrifft meist mehrere Kinder gleichen Geschlechts in derselben Familie. Zuerst kommt es im Laufe des 1. oder 2. Lebensjahres bei Beginn des Frühjahres zu Lichterythemen an den freien Körperstellen, die verschwinden, sich im Laufe der Jahre aber immer wieder einstellen. Nach mehrmaliger Wiederholung erfolgt, wie Tomaszewski schildert, die Bildung von Pigmentflecken; daneben bestehen pigmentlose weiße narbige Atrophien mit dünner glänzender Haut, und in diesen zeigen sich zahlreiche Gefäßbildungen. So gewinnt die Hautfarbe ein marmorartiges Aussehen, und durch Schrumpfung der Haut zeigt schließlich das Gesicht ein maskenartiges Bild. Allmählich stellen sich dann die gleichen Hautveränderungen ein, die, worauf Halberstädter hinweist, bei den durch Röntgenbestrahlung entstehenden Hautcarcinomen auftreten: Hypertrophie der Epidermis und Hyperkeratosen- und Warzenbildung, daneben weiße narbige Atrophien und Gefäßektasien mit Pigmentschwund. Aus den Warzen gehen schließlich die Carcinome hervor. Hier spielt also das Sonnenlicht dieselbe ätiologische Rolle, welche wir noch in den Radium-Röntgenstrahlen kennenlernen werden. Offenbar ist die Haut der an Xeroderma pigmentosum leidenden Kinder schon gegenüber dem Sonnenlicht überaus empfindlich, so daß hier dieselben Veränderungen entstehen, wie sie erst die viel intensiver wirksamen Röntgen- und Radiumstrahlen in relativ großer Zahl bei Erwachsenen entstehen lassen.

Als Folgen rein thermischer Reizeinwirkung schildert Bashford den Oesophaguskrebs bei Chinesen, der ganz überwiegend bei Männern vorkommt, welche die Gewohnheit haben, den Reis in sehr heißem Zustande zu essen, während die Frauen, die sie zuerst bedienen und die dann später die schon abgekühlte Speise zu sich nehmen, dadurch von der Erkrankung verschont bleiben. In diesem Zusammenhange erwähnt Leitch auch die Häufigkeit des Magenkrebses bei Köchinnen. Stahr hält es wie viele Kliniker für sehr wahrscheinlich, daß das Essen von übermäßig heißen Speisen an der Entstehung des Speiseröhrenkrebses einen hervorragenden Anteil hat, z. B. bei den Japanern, wo nach Yamagiwa das Oesophaguscarcinom besonders häufig ist. Hier kommt auch das Trinken von heißem Reisschnaps (Nake) ebenso wie in Argentinien des Mate als thermische Schädigung in Betracht. Bullrich sah in Argentinien im Verlaufe von 3 Jahren 19 Fälle von Oesophaguskrebs ausnahmslos bei Leuten, die diesen Mate im Übermaß zu trinken pflegten. Stahr beschreibt einen Fall von Krebs als Berufsschädigung, wo die strahlende Wärme als immer wieder in Wirkung tretender schwächerer Reiz wie im Experiment die maligne Geschwulst entstehen ließ. Es handelt sich um einen jungen Schlosser, der auf einer Schiffswerft an einem starke Hitze ausstrahlenden Kessel arbeitete. Er hat sich deshalb die Arme oft freigemacht, und an diesen bildete sich seit Jahren ein Ekzem heraus. Gerade an der Stelle aber, die bei seinen Hantierungen am meisten bestrahlt wurde, kam es zur Entwicklung eines Cancroids. Weniger deutlich erscheint die Rolle thermischer Reize als Ursache von malignen Tumoren bei dem bekannten Kangrikrebs der Einwohner Kaschmirs. Kangri sind Gefäße, die von Korbgeflecht umschlossen, von der ärmeren Bevölkerung des Landes auf dem bloßen Leib getragen werden. Dadurch kommt es zu häufigen Verbrennungen, und auf dem Boden dieser Brandnarben entwickelt sich überaus oft ein Carcinom der Haut. Neve beobachtete in Kaschmir unter 2491 malignen Neubildungen überhaupt 2000 = 84% auf diese Weise entstandene Carcinome. Die Lokalisation der Tumoren ist hauptsächlich die Innenseite des Oberschenkels und die Bauchhaut oberhalb und unterhalb des Nabels. Vaughn meint, daß dieser Kangrikrebs wohl auch als Teer- oder Rußkrebs aufgefaßt werden könnte. Da es dabei immer zu schweren Verbrennungen kommt, kann der Kangrikrebs auch als Folge der Narbenbildung erklärt werden, bei denen ja relativ oft Carcinome beobachtet werden. Als Brandnarbencarcinom ist auch, wie Stahr mit Recht betont, das Auftreten von Carcinom bei australischen Rindern an der Stelle, wo das Herdenzeichen eingebrannt wird, zu erklären. In gleicher Weise ist die Mitteilung von Hawkins, Pherson und Howsat zu bewerten, wonach in Bengalen relativ häufig als Folge des Durchpeitschens und der Anwendung des Glüheisens Narbencarcinome beobachtet worden sind. Brandnarben sind, wie schon erwähnt, ein besonders günstiger Boden für die Entstehung maligner Geschwülste. So hat Orth über einen Fall berichtet, bei dem auf multiplen Brandwunden an verschiedenen Stellen des Körpers multiple Hautcarcinome entstanden sind. Bommer beschreibt einen Kranken, bei dem ähnlich wie in einem Falle, den v. Bergmann mitteilt, 38 Jahre nach einer ausgedehnten Verbrennung am Rücken, ein 2 Handflächen großes Carcinom entstanden ist. Auf die Experimente B. Fischers über die Erzeugung von Carcinomen in Brandnarben bei gleichzeitiger Teerung anderer Hautstellen, möchte ich schon hier hinweisen. Auch Frostnarben können zur Krebsbildung Veranlassung geben, ebenso wie Callusmassen, Magenulcusnarben, Operationsnarben. Hier kommt aber auch wieder die Einwirkung chemischer oder infektiöser Reize hinzu, auf die wir an dieser Stelle noch nicht eingehen wollen.

3. Röntgen- und Radiumkrebs.

Zu den bekanntesten physikalischen Ursachen der Entstehung maligner Tumoren gehören endlich die Röntgen- und Radiumstrahlen. Der Röntgenkrebs ist, wie Bommer betont, vielleicht das beste, wenn auch unfreiwillige Experiment, das mit dem Resultat Geschwulstbildung gemacht worden ist, zumal der Mensch als Versuchsobjekt diente. Halberstädter hat diese Carcinome besonders eingehend studiert. Sie treten fast immer an den Händen bei Ärzten, Technikern, Röntgengehilfen usw. auf, die sich mit Röntgen beschäftigen, ferner bei zahlreichen therapeutischen Bestrahlungen an den verschiedensten Stellen der Haut und zwar nicht bloß, wie Borst meint, auf der Grundlage einer Lupuserkrankung, sondern auch dann, wenn die vorher vollkommen intakte Haut bestrahlt wird. So habe ich einen Fall klinisch beobachten können, bei dem infolge einer irrtümlich auf Magenkrebs gestellten Diagnose eine intensive Röntgenbestrahlung des Bauches vorgenommen wurde, die zu einer schweren Röntgenverbrennung und alsdann zur Entwicklung eines großen Carcinoms der Bauchhaut führte. Wie Halberstädter beschreibt, entstehen die Röntgencarcinome meistenteils an den Händen der berufsmäßig mit Röntgenstrahlen beschäftigten Ärzte, Gehilfen, Techniker usw. auf dem Boden chronischer Hautveränderungen, also einer Röntgendermatitis schwerster Art; sie sind Endstadien von langwierigen Entzündungsvorgängen, die von Orth, wie schon mehrfach erwähnt, als präcanceröse Zustände bezeichnet werden.

Diese Röntgencarcinome sind lange Zeit fast die einzigen primären malignen Geschwülste gewesen, welche durch ganz bestimmte physikalische Schädigungen beim Menschen hervorgerufen werden können und deren Ätiologie somit scheinbar klar zu erkennen ist.

Aber alle Versuche, durch Röntgen- oder Radiumbestrahlung experimentell bei Tieren eine maligne Geschwulst hervorzurufen, sind früher bis auf einen von Marie, Clunet und Raulot-Lapointe mitgeteilten Befund negativ ausgefallen. Diesen Autoren war es als einzigen gelungen, 2 mal bei Ratten nach einer 2 Jahre hindurch fortgesetzten Radiumbestrahlung Spindelzellensarkome zu erzeugen. Bierich sah schon nach kurzer Röntgenbestrahlung in der Haut der Versuchstiere ähnliche Veränderungen, wie er sie nach Arsen und nach Teerpinselung im ersten Stadium der Teerwirkung beobachtete. Im Verlaufe weniger Minuten zeigte sich nach der Bestrahlung eine Auflockerung der Grundsubstanz und des geformten Bindegewebes mit Vermehrung der Mastzellen und der elastischen Fasern. Eine Tumorbildung hat Bierich nicht erzielt. Es ist deshalb von erheblicher Bedeutung, daß es Bloch geglückt ist, den Vorgang der Erzeugung eines Carcinoms durch Röntgenbestrahlung im Tierversuch nachzuahmen. Er hat zum ersten Male zeigen können, daß sich durch die öfters und während langer Zeit wiederholte Applikation von Röntgenstrahlen beim Tier — und zwar bisher am Ohr des Kaninchens — artefiziell ein echtes malignes metastasierendes Carcinom hervorrufen läßt. Bei 2 Kaninchen gelang das Experiment. Es kommt, wie Bloch ausführt, zum Gelingen des Versuchs darauf an, daß die Tiere bei richtiger Dosierung der Bestrahlung lange genug am Leben bleiben. Zur Frage der Dosierung wird gezeigt, daß es weniger auf die Zahl und Größe der einzelnen Dosen und die Dauer der Bestrahlung ankommt, als auf die gesamte verabfolgte Strahlenquantität. Eine Totalmenge von 888 X erwies sich als ungenügend, sie führt nur zur Bildung benigner Papillome. Eine Quantität von 2404 X hat sich andererseits als zu massiv erwiesen. Sie führte wohl zur Nekrosenbildung und zum Ulcus, aber nicht zur Krebsentwicklung. Die Ca-Dosis liegt zwischen 1200 X und 2000 X. Die Zeit vom Beginn der Bestrahlung bis zum Beginn der Ca-Entwicklung betrug in dem einen Falle 32, im anderen 22 Monate. Im ersten Falle beginnt das Ca noch während der Bestrahlung, im zweiten etwa 9—10 Monate nach Schluß der Bestrahlung. Die Höhe der Einzeldosis betrug in den positiven Fällen 5—6 X bei 20 X, in den negativen 2—3 resp. 20 X. Sie war also ohne Belang. Es müssen sich demnach zum Gelingen des Experimentes die Wirkungen der einzelnen Strahlenmengen summieren und die Gesamtsumme dieser Wirkungen stellt das ausschlaggebende Moment der Krebsentstehung durch Röntgenbestrahlung dar. Das entspricht durchaus den Erfahrungen beim Menschen. Weitere experimentelle Versuche werden nun die Wirkung und den Wert jedes einzelnen Faktors — Zeit, Einzel- und Gesamtdosis, Strahlenhärte, Filterung, Individualität des Tieres — gesondert prüfen müssen. Insbesondere will Bloch untersuchen, ob es durch Verabfolgung weniger, aber hoher und rasch aufeinanderfolgender Einzeldosen gelingt, die Zeit bis zur Entstehung des Carcinoms erheblich zu verkürzen. Bemerkenswert ist, daß die Röntgencarcinome Blochs sich nicht aus präcancerösen verrukösen Papillomen wie beim experimentellen Teer-Ca oder bei den von Ca befallenen Radiologen entwickeln, sondern daß sie auf dem Boden des durch Nekrose entstandenen Ulcus und zwar an dessen sklerotischem, abgeheilten Rand entstehen. Von Bedeutung ist auch, daß das Allgemeinbefinden absolut ungestört bleibt. Das eine der Versuchstiere hat mehrmals Junge geworfen, ohne daß sich sein gutes Befinden dabei verändert hätte. Erst nach der Metastasenbildung setzte ein rapider Kräfteverfall ein.

Lazarus-Barlow hat dann bei Ratten durch intraperitoneale Einführung kleiner Radiumbromidmengen in Glasröhrchen, die er dort längere Zeit (279 Tage) liegen ließ, bei gleichzeitiger wiederholter Applikation schwacher Röntgendosen Zellwucherungen hervorgerufen, die sich in einzelnen Fällen bis zu echter Carcinombildung steigerten. Daels und Baeten erzielten bei Ratten ebenfalls durch Versenken von radiumhaltigen Glascapillaren unter die Haut Sarkombildung. Auch bei Mäusen brachten sie in das subcutane Gewebe Glascapillaren, in die sie einige Tropfen Radiumbromidlösung (1:10 Wasser) gefüllt hatten. Nach 322 Tagen entwickelte sich ein kirschgroßer ulcerierender Tumor vom Bau eines Plattenepithelkrebses bei einer Maus. In einem weiteren Falle sahen sie Zellwucherungen von präcancerösem Typus. Sie halten diese Methode für die beste zur Erzielung experimenteller Tumorbildung. Goebel und Gérard haben durch fortgesetzte Bestrahlung mit weichen Röntgenstrahlen (60 000 Volt, 2 M-A, 20 cm Abstand, ohne Filter $9 \times$ je $^1/_2$ Stunde) bei einem Meerschweinchen die Bildung eines Sarkoms erzielen können. Zuerst kam es zu einer Ulcusbildung, im Verlaufe von 15 Monaten entwickelte sich alsdann der rasch letal endende Tumor mit Perforation der Rückenmuskulatur und der Wirbelsäule. Bemerkenswert ist auch hier die lange Zeit, welche der Tumor zu seiner Entwicklung brauchte und die Schnelligkeit des Wachstums nach der Entstehung. Eine Transplantation auf andere Tiere glückte nicht.

Der Wert solcher experimenteller Röntgen- und Radiumcarcinome für das Krebsproblem ist mit Bloch sehr hoch einzuschätzen. Seine Bemerkungen darüber sollen noch an entsprechender Stelle Berücksichtigung finden. Ich möchte auch an dieser Stelle auf die Experimente von Mottram hinweisen.

Wenn wir also zusammenfassend die durch rein physikalische Ursachen hervorgerufenen malignen Geschwülste betrachten, so haben wir eine große

Reihe von klinischen Beobachtungen kennen gelernt, welche durchaus für den Zusammenhang von physikalischen Einwirkungen und malignen Tumoren sprechen. Aber klinische Beobachtungen sind vielseitiger Deutung fähig, und jede Geschwulsttheorie hat sie für sich als Beweis in Anspruch genommen. Je mehr es aber dem Tierexperiment gelingt, die Geschwulsterzeugung durch physikalische Schädigungen willkürlich nachzuahmen, desto höher ist die Bedeutung solcher Experimente einzuschätzen. Die Versuche von Stieve, Stahr, Secher und Fibiger sind Grundlagen für die zukünftige Forschung. Wenn der Versuch von Stieve, durch Kieselgurreizung maligne Zellen zu erzeugen, nur einmal geglückt ist, so sind die durch Haferfütterung hervorgerufenen Zungencarcinome bei Ratten wiederholt beobachtet worden. Mit der Methode von Bloch aber scheint uns ein überaus wichtiger und bedeutungsvoller Weg der experimentellen Geschwulsterzeugung eingeleitet. Das experimentell hervorgerufene Röntgencarcinom ist vielleicht diejenige Form der Erzeugung maligner Geschwülste, welche uns die Bedingungen der malignen Entartung normaler Zellen am ehesten wird deutlich machen können. Welche Bedeutung diesen Experimenten für die Frage der ätiologischen Geschwulstforschung zukommt, darüber wollen wir noch ausführlich sprechen.

4. Chemische Reize als Ursache von Krebs.

a) Klinische Beobachtungen über die Entstehung maligner Geschwülste durch chemische Reize.

Auch die Frage der chemischen Ätiologie maligner Tumoren ist zunächst auf Grund klinischer Beobachtungen in positivem Sinne beantwortet worden. Gewiß lassen sich chemische und etwa physikalische Momente nicht immer leicht trennen. So haben wir schon auf den Mundbodenkrebs der indischen Betelnuß kauenden Frauen hingewiesen, wo neben den chemischen Reizen wohl auch noch mechanische Schädigungen der Mundschleimhaut mitwirken. Ebenso kommt beim Pfeifenraucherkrebs der Lippen neben dem Druck der Pfeife der Tabak als chemischer Reiz in Betracht. Die Rolle des Tabaks beim Zustandekommen krebsiger Neubildungen wird von manchen Seiten recht hoch eingeschätzt. Besonders das Pfeifenrauchen wird als schädlich angesehen. Broders hat eine Statistik veröffentlicht, wonach beim Lippencarcinom das Pfeifenrauchen in besonders hohem Grade als Ätiologie in Frage kommt. Von 537 Fällen von Lippenkrebs der Mayoschen Klinik waren 80% Raucher, davon 78% Pfeifenraucher. Auch nach Brewer sollen sich 95% aller Lippencarcinome bei Rauchern finden. Pettit sah in Columbia bei Frauen über 70 Jahren bei Farbigen viermal so viel Fälle von Lippenkrebs als bei Weißen und führt das auf das Pfeifenrauchen der Eingeborenen zurück. Nach Bloodgood spielt der Tabak auch für die Ätiologie des Zungenkrebses eine erhebliche Rolle. Allerdings betont B. Fischer auch die Rolle der Lues bei allen Carcinomen der Mundhöhle. Wacker und Schmincke glauben, daß für die zuweilen bei Tabakarbeitern vorkommenden Lungencarcinome die Tabakbeize als ätiologischer Faktor besonders schädlich wirkt. Das erscheint um so mehr glaubhaft, als gerade in den Ländern, wo kurze Ton- und Kupferpfeifen geraucht werden, die Tabakbeize also besonders intensiv wirken kann, das Lippencarcinom auffallend häufig beobachtet wird, z. B. in Krain (Meltzer). Auch dem Alkohol wird namentlich für die Carcinome des Verdauungstrakts eine große Bedeutung zugewiesen. Wir sehen von dem schon erwähnten Trinken heißer alkoholischer Getränke ab, bei denen ja auch noch thermische Schädigungen in Frage kommen. Kolb berichtet aber, daß in Gegenden mit erhöhtem Bierkonsum Darmkrebs besonders häufig ist, während bei Wein- und Schnapsgenuß Oesophaguskrebs prävaliert. Nach J. Wolff ist der in der Normandie häufiger vorkommende Krebs der Verdauungsorgane auf den dort sehr verbreiteten Genuß sauren Weins zurückzuführen. Janowitz gibt an, daß von 46 krebskranken Säufern 30,43% an Oesophaguskrebs litten, und daß von insgesamt 123 an Oesophaguskrebs Erkrankten 11,38% starke Trinker waren. Sarmento Moraes berichtet sogar, daß von 127 an Oesophaguskrebs Leidenden 90% Potatoren waren, und Bommer meint, daß auch nach den Erfahrungen des Heidelberger Instituts in der Mehrzahl solcher Fälle regelmäßiger Schnapsgenuß zu eruieren war. Auch schon nach einmaligen chemischen Einwirkungen kann es zur Krebsbildung kommen. B. Fischer berichtet über eine beginnende Krebsbildung bei einem Soldaten, der in 35 Tagen nach einer Kampfgasschädigung starb. Das winzige Carcinom saß in der Epiglottis neben einer Randnekrose der Schleimhaut. Ferner beobachtete er die Bildung eines Unterlippenkrebses 5 Monate nach einer Verätzung mit Kalilauge. Nach Findlay beschrieb Story die Entwicklung eines Krebses am Augenlid 4 Monate nach Verätzung durch rohe Carbolsäure. Kliment berichtet über einen Fall von Oesophaguskrebs bei einem Patienten, welcher viele Jahre hindurch aus therapeutischen Gründen Schwefelblüte einnahm. Ob hier wirklich ein ätiologischer Zusammenhang besteht, läßt sich kaum beweisen. Als chemisch bedingte Ursachen von malignen Geschwülsten kommen endlich eine Reihe von Schädigungen in Frage, die bei manchen Berufen besonders häufig sind. Es handelt sich hier geradezu um Berufskrebserkrankungen. Als Folge einer chemischen Schädigung gilt z. B. seit langer Zeit der sogenannte Schneeberger Lungenkrebs, der sich bei den Schneeberger Bergleuten, wie man annimmt, als die Folge der Einatmung von Kobaltarsen oder von anderen giftigen Stoffen in fast 75% (Hesse) entwickelt. Rostoski, Saupe und Schmorl haben alle für den Schneeberger Lungenkrebs in Betracht kommenden ätiologischen Faktoren neuerdings wieder untersucht. Nach Rostoski entwickelten sich die Tumoren auf dem Boden chronisch-entzündlicher Prozesse. Schmorl betont, daß einfache Staubinhalation als Ursache des Lungencarcinoms nicht angesehen werden könne. Es muß bei den Schneeberger Bergleuten wohl noch ein Faktor hinzukommen, durch den es auf dem Boden der mechanischen Reizung zur Tumorbildung kommt. Wir lassen die Frage unentschieden, welcher Art der Tumor anatomisch ist, ob echtes Carcinom mit sarkomähnlichen Lymphdrüsenmetastasen, oder Endotheliom oder Lymphosarkom, da das für unsere Betrachtungen gleichgültig ist. Interessanter wäre es schon, wenn es sich dabei um die Einwirkung von Lebewesen, Parasiten, handelt, die aus den Grubenwässern stammen, wie Cohnheim und Weise annehmen. Wir haben ja aber der Möglichkeit des Zusammenwirkens verschiedener Faktoren schon öfters gedacht, und es wäre sehr wohl möglich, daß in allen diesen Fällen chemische, physikalische oder schließlich auch infektiöse Ursachen neben- und miteinander in Frage kommen.

Die bei Anilinarbeitern beobachteten malignen Tumoren der Blase, meist
Carcinome, die wohl zuerst Rehn beschrieben hat, gelten als die Folge einer
chemischen Einwirkung der Anilinfarbstoffe. Sie treten vornehmlich im Uro-
genitalsystem auf. Gegenüber Leitch, der den Anilinkrebs der Harnblase
nicht als Berufsschädigung anerkennen will, bemerkt B. Fischer, daß es keinem
Zweifel unterliegen könne, daß diese Blasengeschwülste auf die Beschäftigung
mit Anilinfarbstoffen zurückgeführt werden müssen, selbst wenn in England
solche Anilintumoren nicht vorkommen. Nach Nassauer sollen bei Anilinarbeitern in 27% Blasentumoren auftreten, nach Oppenheimer ist diese Zahl
noch zu niedrig, während Curschmann sie niedriger einschätzt. Er fand bei einer
Belegschaft von 80—100 000 Arbeitern nur 177 Fälle im ganzen. Tumoranregend
sollen nach Curschmann und Engel aromatische Basen und β-Naphthylamin
sein, während Nassauer lediglich das Anilin anschuldigt. Oppenheimer sieht
als geschwulsterregend an Anilin, Benzidin, Anilin + Naphtylamin bzw. + Benzol
+ Toluol, Benzidin + Toluidin, Amidonaphthol bzw. Naphthylamin + Kresol-
dicarbonsäure. Leuenburger hält für die schädlichsten Substanzen Anilin,
Toluidin und Naphthylamin. Allen gemeinsam ist eine Amidogruppe, durch
deren Hydrooxylierung die carcinomerzeugenden Substanzen entstehen sollen.
Nach Kuchenbecker können aus Benzidin und Naphthylamin solche hydro-
oxylierten aromatischen Amidoverbindungen sich nicht bilden. Kuchenbecker
konnte aromatische Amidoverbindungen auch bei den Arbeitern nachweisen,
welche den mit den schädlichen Substanzen behafteten Staub in den Fabriken
einatmen. Leuenburger beobachtete den Anilinkrebs auch bei solchen
Arbeitern, die die Anilinsubstanzen anwenden, nicht nur bei denen, die mit
ihrer Fabrikation beschäftigt sind. Ganz sicher gelangen die schädlichen
Substanzen durch Einatmung in den Körper und werden durch den Urin
ausgeschieden.

Offensichtlich besteht nun nach Oppenheimer eine besondere biologische
Affinität der Epithelien der ableitenden Harnwege zu den schädlichen Giften.
Diese verankern sich nach Leuenburger an den Zellen des uropoëtischen
Systems, bewirken eine Umstimmung ihrer biologischen Eigenschaften und ein
dauernd gesteigertes Assimilationsvermögen der neugebildeten Zellen. Diese
Beeinflussung der Zellen durch die schädlichen Gifte geht weiter, selbst wenn die
Arbeit in der Fabrik längst aufgehört hat. Die Tumorbildung tritt sogar bei
Arbeitern auf, die nur in der Nähe der Fabrik wohnen, gar nicht in ihr beschäftigt
sind (Oppenheimer). Von den in den Betrieben Arbeitenden, welche erkrankten,
war die Arbeitszeit nach Oppenheimer 2—28 Jahre. Von Beginn der Arbeit bis
zur Entwicklung des Tumors dauerte es $9^1/_2$—28 Jahre, im Durchschnitt 18 Jahre.
Schwerin berechnet die Entstehungszeit für Fuchsin auf 12 Jahre, für Rubin
auf 16—19 Jahre, Benzidin-Naphthionat 5, Benzidin 6, Naphthylamin 8 Jahre.
Auch er sah Tumorbildung nach einer jahrelangen schädigungsfreien Periode.
Die Revolutionierung der Gewebe bleibt also dauernd weiter bestehen, selbst
wenn die Schädlichkeit aufgehört hat (Oppenheimer). Art und Intensität der
Einwirkung ist weder für das zeitliche Entstehen noch für die Art des Tumors, ob
gutartig oder bösartig, entscheidend. Dieselbe Substanz kann auch an verschiedenen Stellen zu histologisch ganz verschiedenen Geschwülsten führen. Von den
durch Anilinwirkungen entstandenen malignen Geschwülsten sind die meisten

Carcinome, nur wenige Sarkome. Leuenburger fand in gutartigen Papillomen eine sarkomatöse Umwandlung des Stromas.

Zu einer wesentlich anderen Auffassung des Anilinkrebses ist jedoch Hamilton gelangt. Er sieht mit Wignell die allen diesen erwähnten Substanzen gemeinsame Schädlichkeit in ihrem Arsengehalt. Nachdem in allen Destillationsprodukten des Teers, zu denen ja die Anilinfarbstoffe gehören, und ebenso in den Schmierölen von Slosse und Bayet Arsen nachgewiesen worden ist und 39% der von Hamilton Untersuchten zugleich auch an Hautkrebs litten, sieht er als einheitliche Erklärung auch der Anilintumoren das Arsen an.

Daß Arsen als Ursache von malignen Geschwülsten in Frage kommt, wird schon von Hutchinson angenommen. Es zeigt sich nach lange fortgesetztem innerlichen Arsengebrauch eine Arsendermatitis, auf deren Boden sich nach v. Hansemann ein Carcinom entwickelt. Auch bei den sogenannten Arsenessern kommt es nach Borst zur Entstehung von Hautcarcinomen. Nutt, Beattie und Pye-Smith haben z. B. 26 Fälle von Krebsbildung nach längerem Arsengebrauch beobachten können. Leitch und Kennaway glauben allerdings nicht, daß es einen Arsenkrebs gibt. Sie sind überzeugt, daß es meist Hautaffektionen (z. B. Psoriasis!) selbst sind, die den Boden der Krebsbildung abgeben. Da aber bei solchen Hautleiden fast immer Arsen genommen wird, so werde dem Arsen selbst eine ursächliche Rolle nur fälschlich zugeschrieben. Indessen teilt O'Donovan doch 3 Fälle von Arsenikkrebs bei Arbeitern der Arsenindustrie mit. Kennaway wendet sich besonders gegen die Behauptung von Hamilton, daß auch der Anilinkrebs letzten Endes durch Arsen hervorgerufen werde. Das sei schon deswegen nicht der Fall, weil beim sogenannten Arsenkrebs es sich niemals um eine Blasenaffektion wie beim Anilinkrebs handelt. Der Arsenkrebs verhält sich also schon durch seine Lokalisation lediglich auf der Haut prinzipiell verschieden von der durch Anilin nur in den Harnwegen hervorgerufenen Tumorbildung.

Cookson rechnet auch die Beschäftigung mit Kreosot zu den Berufen, die zur Krebsbildung Anlaß geben können. Er beschreibt nämlich Fälle von Krebserkrankung als Folge von Kreosotschädigungen bei Arbeitern einer Kreosotfabrik. O'Donovan sah Krebs als Berufskrankheit auch bei Anthracenarbeitern. Hier handelt es sich also um Krebserkrankungen in der Teerindustrie.

Eine sehr große Bedeutung kommt nämlich in der Ätiologie des Berufskrebses dem Teer und den Produkten der Teerfabrikation, dem Pech, dem Paraffin, dem Ruß, den Schmierölen usw. zu, die namentlich in der englischen Industrie eine erhebliche Rolle als Ursache von Geschwulstbildungen zu spielen scheinen. Von den Berufen, die hier in erster Linie in Frage kommen, seien die Schornsteinfeger, die Ruß- und Paraffinarbeiter und überhaupt alle mit Teer und Teerprodukten beschäftigten Arbeiter genannt. Neuerdings haben englische Fabrikärzte auch auf die bei Baumwollspinnern häufigen Krebserkrankungen unsere Aufmerksamkeit gelenkt, bei denen ebenfalls Teerprodukte (Mineralöle) als Ursache angesehen werden müssen. Nach Hubeny muß wohl in England dem Krebs als Berufskrankheit besonders große Beachtung geschenkt werden. Es besteht dort wie jetzt auch bei uns eine Anzeigepflicht z. B. für den Teerkrebs. Hubeny berichtet, daß in einer einzigen englischen Fabrik im I. Quartal 1920 unter 350 Arbeitern 3 Fälle von Teerkrebs vorgekommen sind.

H. C. Roß, dem wir eine umfassende Arbeit über den Berufskrebs auf Grund des amtlichen englischen Materials verdanken, bezieht die Erkrankung auf eine Prädisposition, welche durch eine Reihe von Industrieprodukten verursacht wird. Er meint also, daß diese chemischen Substanzen nur die Vorbedingung für den Tumor schaffen, zu der noch ein auslösendes Moment hinzutreten müsse. Die größte Gruppe der Erkrankungen wird durch Substanzen der Steinkohlendestillation hervorgerufen, namentlich bei den Arbeitern der Brikettherstellung. Die Beschäftigung mit Kohle und Kohlenstaub gehört nicht zu den krebserzeugenden Faktoren, auch nicht die mit den harten Kohlensorten, die im Hochofenprozeß verwendet werden. So ist auch der Hochofenteer harmlos. Dagegen ist die weiche erdpechhaltige Kohle, mit der die Gaswerke betrieben werden, von großer ätiologischer Bedeutung. Namentlich bei der fraktionierten Destillation des Gaswerkteers sind die Schädigungen der damit beschäftigten Arbeiter besonders erheblich. Es werden bei dieser Destillation bekanntlich Benzol, Phenol, Pyridin und Chinolinbasen, Naphthalin, schwere Mineralöle, Anthracen, Phenantren und Derivate dieser Stoffe gewonnen. Die mittleren Fraktionen, dann das rückständige Pech und der ihm gleiche Ruß machen die wesentlichsten Schädigungen, der Ruß begünstigt durch seinen Ölgehalt, wie Roß betont, die Resorption des wirksamen Agens noch besonders. Ein mechanisches Moment lehnt er ab, da gerade bei allen den verschiedenen krebserzeugenden Substanzen die mechanische Reizung sehr gering ist, während sie z. B. beim Kohlenstaub, der nie Krebs verursacht, am größten ist. Aus der Verschiedenheit der verwendeten Teerarten erklärt sich nach Roß die von Courmont behauptete Seltenheit des Teerkrebses in der französischen Industrie.

Der Rußkrebs ist schon von Percival Pott 1775 bei Schornsteinfegern beschrieben worden und er findet sich hier meist auf der Scrotalhaut lokalisiert. Doch wechselt der Sitz der Erkrankung je nach Art der Beschäftigung und der dadurch am meisten exponierten Körperregion (Bommer). So zeigte sich die Entwicklung eines Rußkrebses bei Gärtnern, die Ruß als Düngemittel verwendeten, ferner bei Arbeiterinnen, die Ruß beim Verpacken mit den Füßen stampften, bei Trägern von Rußsäcken am Ohr und bei Ofenheizern in Minenwerken an der Nasolabialfalte. Daß bei Schornsteinfegern der Ruß als schädigendes Moment die Ursache der Erkrankung ist, erweist die Abnahme der Erkrankung in Edinbourgh, als eine neue Methode der Schornsteinreinigung eingeführt wurde und umgekehrt ihr Auftreten in Hannover (Baum) mit dem Übergang von Holz- zur Kohlenfeuerung, wie Bommer hervorhebt.

Die Hautcarcinome in der Braunkohlenteer- und Paraffinindustrie hat schon v. Volkmann genauer beschrieben. Ruß, Teer und Paraffin reizen die Haut. Es kommt zu Entzündungen, Hyperplasien des Epithels, vermehrter Talgdrüsensekretion; später wird dann die Haut spröde und rissig, es kommt zu vermehrter Schuppenbildung durch starke Hornbildung und Talgdrüsensekretion, dann zu Flecken und Papeln, und diesem ekzematösen Stadium der „Teer- oder Paraffinkrätze" schließt sich sodann nach O. Küntzel ein chronisch-hyperplastischer Zustand mit papillären Bildungen und Übergang in Kankroid an. Der Vorgang gleicht ganz dem schon beim Röntgenkrebs und anderen Berufskrebsen beschriebenen und wird auch, wie wir noch sehen werden, im Tierexperiment in gleicher Form beobachtet. Nach Ullmann macht reines Paraffin niemals Hautreizungen, denn in Ceresin- und Kerzenfabriken gibt es keine Hautveränderungen. Diese müssen wohl durch bestimmte Substanzen bei der Paraffinfabrikation hervorgerufen werden. Nach Scott entwickelt sich der Paraffinkrebs auffallend häufig bei den Erdölarbeitern an den oberen Extremitäten und am Hodensack, der auch bei Brikettarbeitern Hauptsitz der Erkrankung ist. Zweig, der sich mit der Krebserkrankung bei Brikettarbeitern besonders beschäftigt hat, glaubt über den Modus seiner Entstehung folgendes beobachtet zu haben: Die polarisierte Kohle kommt bei der Brikettherstellung mit Pech oder Teer in offenen Flammenöfen, also bei großer Hitze, in Verbindung. Dabei sind die unbedeckten Körperteile der Arbeiter besonders den Dämpfen ausgesetzt, in denen Teer, Paraffin, auch Gase, wie Benzol, Ammoniak, Schwefel usw., enthalten sind. Wie bei allen Berufskrebserkrankungen ist auch hier das multiple Auftreten der Erkrankung charakteristisch. Prädilektionsstellen sind nach Zweig für den Brikettarbeiterkrebs Gesicht, Hand und Scrotum. Von Interesse ist, daß Jong, Meyer und Martineau über Krebsentwicklung nach therapeutischer Anwendung eines Teerpräparates (Gudrolin) bei einem Ekzem berichten. Veiel beobachtete einen 68jährigen Mann mit einem Ekzem des Scrotums, das mit einer 33,3proz. Lösung von Fichtenteer lange Zeit behandelt wurde. Es kam nach 23 Jahren zu warzenähnlichen Verdickungen der Haut mit Ausbildung eines Plattenepithelcarcinoms, das er ebenfalls auf Teerwirkung bezieht. Auch Truffi sah Krebsbildung nach kontinuierlicher Teerpinselung bei einem 80jährigen Patienten.

Cochrane, Crawford, Scott, Southam und Wilson, Leitch u. a. haben dann in Baumwollspinnereien eine bemerkenswerte Häufigkeit des Hautkrebses festgestellt. Berg hat die einschlägige Literatur darüber neuerdings zusammengestellt. Auf 2000 Todesfälle der Spinnereiarbeiter stellt Leitch einen Fall von Scrotalkrebs fest, während allerdings bei den Schornsteinfegern schon auf 1140 Todesfälle ein Scrotalkrebs kommt. Bei den Baumwollspinnern ist die krebserregende Substanz in den zum Schmieren der Maschinen gebrauchten Mineralölen zu sehen, die ganz übereinstimmende Wirkungen mit den Paraffinsubstanzen haben. Die reihenförmig angeordneten rotierenden Spindeln laufen in Lagern, die mit diesen Mineralölen eingefettet werden, dabei wird die Genitalgegend bei der Arbeit gegen eine Stange gedrückt, die mit dem Schmieröl in Berührung kommt. Die Arbeiter schwitzen stark in der feucht-warmen Atmosphäre der Fabrikräume. Ihre leichte Leinenkleidung durchtränkt sich völlig mit dem Öl, das dann die Affektion der Scrotalhaut hervorruft. Es kommt hier also auch ein mechanisches Moment (heftiger Druck) hinzu, um gerade die Scrotalgegend zum Sitz der Erkrankung zu machen, ebenso wie ich ja auch den Schornsteinfegerkrebs und seine Lokalisation am Scrotum mit dem mechanischen Insult der Reibung an der Kleidung und an dem Stricke, an dem sich der Schornsteinfeger herabgleiten läßt, in Verbindung bringe. Leitch betont, daß die reichliche Fettsekretion der Drüsen der Scrotalhaut ein gutes Lösungsmittel für die chemisch wirksamen Substanzen darstellt, daß sie dadurch eine sehr intensive Wirkung hat. Pechrückstände und Ruß in Talgdrüsenfett oder Ovarialcystenfett gelöst, machen auch im Tierexperiment an der talglosen Scrotalhaut der Mäuse besonders leicht Tumoren. Kennaway kann sich nicht der Ansicht anschließen, daß die Häufigkeit des Scrotalkrebses bei den Kaminfegern auf die besondere Beschaffenheit der Scrotalhaut, insbesondere auf ihren Reichtum an Talgdrüsen, zurückzuführen sei. Es gibt Berufskrebserkrankungen, die gleichfalls eine besondere Prädilektionsstelle aufweisen. Zwei Drittel aller durch Pech verursachten Carcinome betreffen Gesicht und Scrotum. Andere Hautstellen, die der Pechwirkung in gleicher Weise ausgesetzt sind, erkranken aber viel seltener. Bei den Spinnereiarbeitern ist das Scrotum fast ausschließlich betroffen, obwohl Penis und Bauchhaut der schädlichen Wirkung des Mineralöles in gleicher Weise ausgesetzt sind. Anilinkrebs tritt fast nur in der Blase und zwar an der hinteren Wand auf. Arsenarbeiter erkranken vorwiegend an Fingern, Rumpf und Beinen. Bei Kohlen- und landwirtschaftlichen Arbeitern betrifft die Erkrankung an Krebs mehr den Penis als das Scrotum. Das hängt also offenbar auch mit Affinitäten der Schädlichkeit zu bestimmten Organen und Geweben zusammen, auf die wir an anderer Stelle noch ausführlich zurückkommen werden.

Hamilton, der, wie erwähnt, alle durch Anilinfarbstoffe hervorgerufenen malignen Tumoren auf den Arsengehalt der Substanz zurückgeführt hat, macht auch das Arsen in Ruß, Teer und Pech allein oder doch in erster Linie für die krebserzeugende Wirkung diese Stoffe verantwortlich. Bayet hält den Teerkrebs absolut für identisch mit dem Arsenkrebs. Bei beiden zeigt sich zuerst als Folge der Intoxikation eine Veränderung der Pigmentierung und Verhornungsprozesse der Haut. Insbesondere findet sich bei beiden eine Pigmentation der Conjunctiva, wie wir sie sonst bei keiner anderen Affektion beobachteten. Auch die Teleangiektasien und Xerodermien bei beiden Intoxikationen sprechen für ihre Identität. Die Teerkrankheit ist nichts als eine chronische Arsenvergiftung. Fibiger und Bang haben aber in dem von ihnen zur experimentellen Krebserzeugung verwendeten Teer nur 0,0003% Arsen gefunden. Bierich und Möller, sowie Teutschländer verwendeten zu ihren Versuchen einen Teer, der überhaupt kein Arsen enthielt und dabei doch krebsbildend wirkte. Del Buono hält gleichwohl den Steinkohlenkrebs für identisch mit dem Arsenkrebs. Der niedrige Gehalt des Teers an Arsen spreche nicht dagegen, weil sehr kleine Mengen von Arsen zur Krebserzeugung ausreichten. Dagegen spielt nach Coulon der Arsengehalt des Teers keine Rolle. Leitch betont, daß der Hochofenteer, der überhaupt nicht krebsbildend ist, ebenso viel Arsen enthält wie alle die Teerarten, die wir als Ursache von Krebs kennen. Auch Kennaway hat die Auffassung von Bayet für unhaltbar erklärt. Er verweist auf die vollkommen verschiedene Lokalisation z. B. des Anilinkrebses (Blase) und des Arsencarcinoms (ausschließlich die Haut). Der Arsenkrebs der Haut entwickelt sich nur in 20% am Scrotum, während der Krebs der Teerarbeiter fast in 54% aller Fälle die Scrotalhaut betrifft. Der Arsenkrebs lokalisiert sich fast ausschließlich an der Haut der Finger, der Arme und des Rumpfes, aber der Krebs nach Pech, Teer oder Mineralölen findet sich an diesen Stellen höchstens in 40% der Fälle. Alles das läßt schwer an die Identität von Arsenkrebs und dem Krebs der Industriearbeiter glauben.

Der Teerkrebs der Industriearbeiter bedarf im allgemeinen einer ziemlich langen Entwicklungsdauer. Nach O'Donovan ist die kürzeste Zeit, in der die Krankheit auftritt, 10 Jahre, die längste 40 Jahre. In einem Falle hatte der Kranke seit 28 Jahren nicht mehr mit Teer gearbeitet, als sich die Carcinomentwicklung zeigte, und Blaud Sutton berichtet sogar, nach O'Donovan, über einen Arbeiter mit Rußkrebs, der 35 Jahre nach dem Aufhören seiner Beschäftigung mit Ruß auftrat. Das Alter spielt ersichtlich keine große Rolle. Denn unter 16 Kranken O'Donovans waren 4 zwischen 33 und 39 Jahre alt, 1 zwischen 40 und 49, 3 standen im 50. bis 59. Lebensjahr, 6 waren 60 bis 69 Jahre alt und 2 zwischen 70 und 75 Jahren. Die Prognose dieser Erkrankung ist nach dem gleichen Autor günstig. Er hat papillomatöse Tumoren mit mikroskopisch sichergestellter Krebsentwicklung nach 2—3 Monate Dauer sogar von selbst heilen gesehen. Auch Schamberg betont die gutartige Natur der Krankheit und ihre Tendenz zu Spontanheilung. Daß aber die Erkrankung an Berufskrebs auch in kurzer Zeit entstehen kann, beweisen die Fälle von Huguenin und Bang. Huguenin berichtet über einen 35 jährigen Arbeiter mit Rohöl, der häufig leichte Verbrennungen durch das heiße Öl erlitten hatte, die ohne weitere Spuren zu hinterlassen geheilt waren. Einmal aber traf das heiße Öl eine alte von einem Steinkohlenofen herrührende Verbrennungsnarbe. Schon eine Woche später trat eine kleine Papel auf, die rapide wuchs und in 25 Tagen Walnußgröße erreichte. Sie erwies sich histologisch als ein Hornkrebs.

Bang beobachtete einen Gasarbeiter, bei dem nur wenige Tage, nachdem ihm ein Tropfen heißen Teers auf die Haut des Nasenlochs gespritzt war, an der verletzten Stelle sich ein erbsengroßes Carcinom entwickelte. Wir erinnern in diesem Zusammenhang an die schnelle Entwicklung des Sarkoms aus embryonalen Zellen unter Einwirkung des Teers bei Carrel, A. Fischer und Laser.

Der Krebs in der Teerfabrikation war noch 1918, als die Studie von Roß erschien, nur klinisch bekannt. Nunmehr wissen wir aus den zahlreichen Arbeiten, die mit Teer, Ruß und anderen Substanzen im Tierexperiment Krebserzeugung beschreiben, über alle diese Dinge sehr viel mehr. Der experimentelle Teerkrebs ist diejenige Form der künstlich hervorgerufenen Tumoren, der für unsere Kenntnisse von der Ätiologie der malignen Tumoren heute wohl die größte Bedeutung zukommt.

b) Die experimentelle Erzeugung maligner Geschwülste durch chemische Substanzen (Teer, Ruß, Arsen usw.).

Versuche, durch Injektionen von chemischen Substanzen experimentell die Bildung bösartiger Geschwülste hervorzurufen, sind in großer Zahl angestellt worden. Ich erinnere an die Arbeiten von B. Fischer mit Scharlachöl und ihre Nachprüfung durch Stoeber, Stahr, Jores u. a., weiter an die Experimente mit Indol und Skatol von Wacker und Schmincke, von Ch. P. White mit höheren Fettsäuren und Terpentin, die allesamt nicht zur Bildung maligner Geschwülste geführt haben. Dagegen ist es Takeuchi gelungen, durch Injektion von Scharlachöl in die männliche Milchdrüse von Kaninchen adenomatöse Zellwucherungen zum Teil mit infiltrativem Wachstum zu erzeugen. Yamagiwa und Ohno haben unter 41 Hühnern, die sie mit Einspritzungen von Scharlachöl in den Eileiter behandelten, in 3 Fällen die Bildung eines Adenocarcinoms beobachten können. Dabei traten auch peritoneale Metastasen auf. Es ist das wohl als die erste durch chemische Substanzen experimentell hervorgerufene bösartige Geschwulstbildung anzusehen. Ferner berichtet U meha ra, daß er durch Injektion von Sudan III-Olivenöl in ein Fibrom der Ratte eine sarkomatöse Umwandlung der Geschwulst hervorgerufen hat. Dieses Sarkom bildete Metastasen und ließ sich transplantieren. Dabei bildeten sich bald polymorphzellige Sarkome, bald Fibrosarkome, Spindelzellensarkome, Rundzellen- und Myxosarkome ohne scharfe Ausprägung der verschiedenen Typen. Winternitz soll nach Joannovics durch Verätzung der Bronchien mit Salzsäure einmal ein Bronchialcarcinom bei Kaninchen haben entstehen sehen. Schon früher will Martin nach intravenöser Injektion von Crotonöl epitheliale Lungengeschwülste beobachtet haben. Man hat weiter auch versucht, durch Einatmen von Anilin, Toluidin, Naphthylamin und Benzidin bei Kaninchen, Ratten und Mäusen Blasentumoren zu erzeugen (Jaffe). Diese Versuche sind ebenso negativ geblieben wie die von Haxthausen, durch Einwirkung von Anilin auf die Kaninchenhaut zu einem Ergebnis zu gelangen. Mehr wie atypische Epithelwucherungen ließ sich nicht erreichen.

Auch die bekannten Experimente von Hanau, Brosch, Cazin u. a. mögen aus historischen Gründen hier erwähnt sein. Sie waren alle auf dem richtigen Wege, als sie ihre Versuche mit Teer, Ruß und Paraffin unternahmen. Das gilt besonders von den Versuchen von Bayon, der Teer in das Kaninchenohr injizierte und ausgedehnte Epithelproliferation erzeugte. Aber sie haben alle ihre Arbeiten zu früh aufgegeben, wie Orth meint. Orth hielt es für notwendig, alle diese Versuche über einen längeren Zeitraum auszudehnen, um so die intensivere Einwirkung solcher Substanzen beim Menschen besser nachzuahmen. In der Tat hat die längere Zeit durchgeführte Teerpinselung durch Yamagiwa und Ichikawa schließlich zu dem gewünschten Resultat geführt und das experimentelle Teercarcinom ist heute die am leichtesten zu erzielende experimentelle Geschwulst geworden und damit die sicherste Stütze der Reiztheorie.

Der experimentelle Teerkrebs. Yamagiwa und Ichikawa benutzten zu ihren grundlegenden Versuchen die innere Fläche des Kaninchenohres, die sie nach der Beschreibung Yamagiwas jeden 3. oder 4. Tag mit Steinkohlenteer an einem bestimmten Bezirk durch japanische, an der Spitze abgestutzte Federn bepinselten. Die alte Teerschicht wurde jedesmal mittels Pinzette abgehoben und gereinigt, wobei öfters ein Epithelpfropf mit hinausgerissen wurde und kleine Blutungen entstanden. Im Zeitraum von $1-1^1/_2$ bis mehreren Monaten nach dem Beginne der Teerpinselung sieht man an der Innenfläche des Ohres einzelne oder meist multiple bis reiskorngroße Knötchen (bis über 20 an der Zahl) entstehen, die sich allmählich vergrößern, so daß daraus bald gestielte polypöse oder papillomatöse, bald mehr breitbasische platte Folliculoepitheliome wachsen. Diese Folliculoepitheliome bilden sich bei den Tieren, welche über 150—175 Tage die Behandlung vertragen, in 70—100%.

Die Bildung dieser Folliculoepitheliome geschieht nach der histologischen Untersuchung in folgender Reihenfolge: Hyperkeratose als direkte Folge des Teerreizes, Retention der Hornschuppen im Haarfollikel, Horncystenbildung, daran anschließend anfänglich einfache typische, später atypische hochgradige Hyperplasie der Basalzellen an der äußeren Haarscheide, danach Bildung von Epithelsprossen, welche in die Umgegend, später auch in die Tiefe eindringen. Man trifft als Wachstumszentren der so entstandenen Folliculoepitheliome dann ein bis mehrere Haarfollikel.

Das aus den Basalzellen der äußeren Haarscheide hervorgehende Folliculoepitheliom ist noch eine präcanceröse gutartige Epithelialgeschwulst, die mit dem Aufhören oder selbst während der Fortsetzung der Teerpinselung sehr häufig sich zurückbilden kann. Mit der fortschreitenden Anaplasie der immer weiter hyperplasierenden Epithelzellen beobachtet man jedoch allmählich Übergangsformen des einfachen Folliculoepithelioms in beginnendes Carcinom und endlich die Entstehung von ausgesprochenem Cancroid mit Metastasenbildung unter zunehmender Kachexie der Versuchstiere, so daß durch alleinige Fortsetzung der Teerpinselung an der Innenfläche des Ohrflügels bei 178 Tieren bzw. 275 Ohren 16 Fälle von ausgesprochenem Cancroid (5,8%), 25 Fälle von beginnendem Cancroid (9,1%) und 22 Fälle von Übergangsformen des Folliculoepithelioms in Cancroid (8%) erzeugt werden konnten. Das Teercancroid am Kaninchenohr pflegt bald geschwürig zu zerfallen, die Knorpelschicht zu durchwuchern und den ganzen Ohrflügel schließlich zu perforieren. In 3 Fällen kam es zu Metastasen der gleichseitigen Ohrwurzellymphknoten, in einem Falle auch der Submaxillardrüsen. Diese Tiere gingen unter starker Abmagerung, bis auf die Hälfte reduziertes Körpergewicht, zugrunde. Bemerkenswert ist, daß die schwach hyperkeratotischen breitbasischen Formen des Folliculoepithelioms mit schmieriger Oberfläche die meisten Fälle krebsiger Umwandlung geliefert haben. Alle 25 Fälle von beginnendem Carcinom und die meisten von den 16 ausgesprochenen Cancroidfällen sind aus dieser Form hervorgegangen. In 2 Fällen entwickelte sich das Carcinom aus einem gestielten Papillom, aus dem sich zuerst ein Hauthorn gebildet hatte. Vom Beginn der Pinselungen bis zum Auftreten des Carcinoms verging eine mehr minder lange Zeit. Die kürzeste Dauer betrug 103 Tage, die längste 565 Tage. Von Bedeutung ist die schon bei dieser Gelegenheit beobachtete Tatsache, daß die Wucherung auch nach dem Aufhören der Pinselung nicht sistierte.

Halberstädter, dem es ebenfalls gelang, am Kaninchenohr Teercarcinome zu erzeugen, weist darauf hin, daß Entstehung und Verlauf dieses experimentell hervorgerufenen Carcinoms weitgehende Ähnlichkeit mit den entsprechenden Verhältnissen beim Röntgencarcinom des Menschen haben. Nur ist die Entwicklung bei diesem über viele Jahre hingezogen, während sie beim Teercarcinom in mehreren Monaten beendet ist. Bei beiden entwickeln sich zunächst multiple Warzen, die gutartig bleiben oder ganz verschwinden können. Nur eine kleine Zahl dieser Warzen geht in Carcinome über. Bemerkenswert ist ferner der Hinweis Halberstädters, daß die präcancerösen Warzen nach vorhergehendem Haarausfall auch an den Stellen des Ohres auftreten, wo nicht direkt mit Teer gepinselt wurde. Auch Borst ist die Erzeugung von Krebs des Kaninchenohrs durch Teerpinselung gelungen, und ebenso waren Ménetrier und Surmont bei ihren Experimenten am Kaninchen erfolgreich. Sie hatten besonders gute Erfolge, wenn sie mit Teer in Petroleum gelöst nur die Innenseite des Ohres pinselten und so allgemeine toxische Schädigungen möglichst vermieden. Itchikawa und Baum sahen Krebsbildung am Kaninchenohr schon nach 35—45 Tagen, am 83. Versuchstage hatten sie bei 35% aller Versuchstiere, nach 102 Tagen bei allen Tieren Krebsbildung beobachtet. Auch B. Fischer berichtet über Plattenepithelkrebsentstehung an der Innenseite des Kaninchenohres schon nach 35 Tagen Teerapplikation.

Yamagiwa und Ichikawa haben ferner nach dem Vorgange von Bayon Gemische von Lanolin mit Teer bzw. Extrakten des Teers in die Mamma von Kaninchen eingespritzt und in 12 Fällen unter 72 Tieren von den Milchdrüsengängen ausgehende Plattenepithelcarcinome oder Adenocancroide beobachtet, in einem Falle mit Metastasenbildung. Als Ergebnis ihrer weiteren Versuche dieser Art buchten Yamagiwa und Murayama, daß sie in $12^1/_2\%$ aller mit Teerinjektionen in die Mamma behandelten Kaninchen Carcinombildung beobachten konnten. Bei 188 Tieren entwickelten sich 9 mal Plattenepithelcarcinome, 5 mal Epitheliome und 6 glanduläre Formen. 3 Fälle zeigten verschiedenartigen Bau. In 2 Fällen kam es zu Drüsenmetastasen. Endlich hat Yamagiwa über neue Versuchsreihen berichtet, bei denen nur weibliche Tiere benutzt wurden, um zugleich den Einfluß von Schwangerschaft und Geburt zu studieren. Injiziert wurden Lanolinteerextraktgemische, reiner Teer und Lanolinteergemische. Es gelingt dabei stets die Erzeugung von bösartigen Epithelialgeschwülsten. Injektion von Teerextraktlanolingemisch ruft aber eine weniger starke Hyperplasie der Epithelien hervor als die Einspritzung von reinem Teer oder einem Gemisch von Teer und Lanolin. Wiederholte Injektionen von Teer bzw. Lanolinteer wirken auf die Injektionsstelle teerabsceßbildend und regen Hyperkeratose und atypische Hyperplasie der Oberflächen- bzw. Follikelepithelien, metaplastische Hyperplasie und Carnifikation der Milchgangsepithelien an. Dadurch entstehende Horncysten und Teerabsceßhorncysten treiben aus ihrer Wand in das umgebende Granulationsgewebe Epithelsprossen, welche darin infiltrativ zu wachsen beginnen und Epithelnetze und -schläuche bilden. Aus den metaplasierten Milchgangsepithelien werden in mehreren Fällen Epithelzapfen nach dem Lumen oder in die Umgebung neugebildet, so daß in 2 Fällen Adenocancroide entstehen. Ein reiner Drüsenkrebs ließ sich nicht erzeugen, das Drüsenparenchym, also der sezernierende Teil des Organs, geht durch die Injektionen offenbar zugrunde. Im ganzen ist es Yamagiwa und seinen Mitarbeitern gelungen, bei 23 von 188 Kaninchen, also in 12,23%, durch monatlich ein bis 2 malige Injektion von wäßrigem Teerextrakt, reinem Teer, Gemisch von Teer und Lanolin, teerhaltigem flüssigen Paraffin oder Olivenöl, flüssigem Paraffin von etwa 0,3 bis 0,5 ccm in die Mamma Cancroid oder Adenocancroid, aber kein Drüsencarcinom zu erzeugen. Die Zahl ist bemerkenswert hoch angesichts der Tatsache, daß bei Kaninchen Brustdrüsenkrebs spontan überhaupt nicht oder doch nur verschwindend selten vorkommt. Endlich berichten Yamagiwa, Suzuki und Mirayama über die Entstehung eines Mixofibrosarkoms bei einem Kaninchen nach 13 Injektionen von Teerextraktlanolin, Lanolinteer und reinem Teer in die Milchdrüse. Der Tumor war sehr langsam in ca. 2 Jahren zu Mandarinengröße herangewachsen, wurde alsdann exstirpiert und erwies sich als Spindelzellensarkom. Es trat dann ein Rezidiv auf, von dem ein Teil entfernt wurde und sich auf das Ohr von Kaninchen transplantieren ließ. Der zurückgelassene Tumorteil wuchs bösartig weiter, machte Lungenmetastasen und richtete das Tier schließlich unter zunehmender Kachexie zugrunde. Diese Tumorbildung wird als die Folge des chronischen Teerreizes auf die Bindegewebselemente erklärt. Ichikawa berichtet, daß ihm die experimentelle Teerkrebsbildung am Kaninchenohr nunmehr in 100 % gelinge.

Wesentlich umfangreicher als die Experimente an Kaninchen sind indessen die zahlreichen Arbeiten, die sich mit der Erzeugung von Teertumoren bei Mäusen beschäftigen, die sich als besonders geeignete Versuchstiere erwiesen haben. Hier hat zuerst der japanische Forscher Tsutsui grundlegend gearbeitet. Er pinselte eine beschränkte Stelle der Rückenhaut und fand unter 67 Mäusen, die mehr als 100 Tage nach Beginn der Steinkohlenteerapplikation noch lebten, bei 35 Tieren Papillombildungen, die in 16 Fällen als echte Carcinome, in einem Falle als ein Sarkom sich erwiesen. In 2 Fällen kam es zur Bildung von Lungenmetastasen. Später nahm dann Fibiger in großem Maßstabe und mit bemerkenswertem Erfolge in Gemeinschaft mit seinem Mitarbeiter Bang diese Versuche bei weißen Mäußen auf, und zwar pinselten sie jeden 2. Tag Steinkohlenteer an derselben Stelle der Rückenhaut. Zuerst kam es zu Entzündungserscheinungen an der gepinselten Stelle mit diffuser Keratosenbildung, zu hornartigen Warzen oder Papillomen, die von enormen Schichten verhornenden Epithels bedeckt waren und zu großen Hauthörnern sich entwickelten. Am Boden oder in der nächsten Umgebung dieser Bildungen kam es dann zur Entwicklung echter Carcinome, meist erst nach vielen Monaten (über $^1/_2$ Jahr), und zwar bei sämtlichen 23 Mäusen, die die erste Teerpinselung mehr als 6 Monate überlebten, in 21 Fällen zu stark verhornenden Cancroiden, bei 2 Tieren zu Carcinosarkomen. In 6 Fällen zeigten sich Lymphdrüsenmetastasen bis zu Haselnußgröße, in anderen Fällen auch Lungenmetastasen bis Erbsgröße. Eine Reihe der so erzeugten malignen Geschwülste ließ sich transplantieren, wobei insbesondere die Transplantation des Carcinosarkoms schließlich zur Entwicklung rein sarkomatöser Tumoren führte, wie wir das auch schon früher in der experimentellen Geschwulstforschung beobachten konnten. Die Versuche sind dann noch später von Bang fortgeführt worden, mit dem Ergebnis, daß von 52 Mäusen, die 6—7 Monate mit Teer gepinselt worden waren, 50 Tiere Carcinombildung zeigten. Von 86 beobachteten Tumormäusen nach Teerpinselung traten bei 22 Tieren Metastasen auf.

An die Mitteilungen der japanischen Autoren und Fibigers schloß sich dann eine große Anzahl von Experimentaluntersuchungen, die besonders an die Namen Deelman, Bloch und Dreifuß, Lipschütz, Bierich, Teutschländer, Borst, Mertens, Döderlein, Ménetrier, Leitch, Kennaway, Murray, Seedorf, Parodi, Woglom und vieler anderer Autoren anknüpfen, auf die ich, soweit sie wichtige Ergebnisse mitteilen, im Verlaufe dieser Darstellung noch eingehen werde. Daß ich nicht alle Namen an dieser Stelle nenne, soll also kein Werturteil bedeuten. Als wichtigstes Ergebnis dieser Arbeiten sei schon jetzt hervorgehoben, daß es nicht nur mit Teer, sondern auch mit einer großen Reihe von anderen Substanzen, die klinisch von Bedeutung sind, gelungen ist, im Tierexperiment maligne Tumoren zu erzeugen.

Nach der Teerung der Haut von Mäusen kommt es zunächst zu Juckreiz und Haarausfall, und zwar schon nach wenigen Tagen. Nach 10—12 Wochen bilden sich dann in wechselnder Zahl kleine kuppelförmige Erhebungen, die sich nach Deelman als runde, scharfbegrenzte Verdickungen der Oberhaut repräsentieren. Aus einem kleinen Teile dieser Fleckchen entstehen dann kleine gestielte Papillome, ein anderer Teil zeigt bald geschwürigen Zerfall, der dann immer größere Ausdehnung annimmt. Die Papillome können früher oder später abfallen und hinterlassen dann einen Epitheldefekt, aus dem sich schließlich ein Carcinom bilden kann.

Deelman hat die mikroskopischen Veränderungen, die die Teerung im einzelnen macht, in ihren verschiedenen Phasen — er unterscheidet 3 Stadien — folgendermaßen geschildert. Das 1. Stadium zeigt rein papillomatöses Wachstum oder Haarsäckchen- bzw. Talgdrüsenwucherungen. Hier fehlt das Tiefenwachstum vollkommen, es kommt lediglich zu hyperplastisch-hypertrophischen Epithelwucherungen, die von den Deckzellen, den Zellen der Haarsäckchen und der Talgdrüsen ausgehen. In einigen von diesen Gebilden zeigt sich zwar ein schnelleres Wachstum, aber es ist nirgends ein Anzeichen von Bösartigkeit zu beobachten. Im 2. Stadium aber sieht man bereits atypische Wucherungen auftreten, Unregelmäßigkeiten der Verhornung und beginnendes Tiefenwachstum. Alle diese Abweichungen von der einfachen Hypertrophie und Hyperplasie entstehen, was von Deelman besonders hervorgehoben wird, multipel, so daß sich das ganze Papillom oder die Haarsäckchenhypertrophie an dieser Atypie beteiligt. Endlich kommt es zur ausgesprochenen Carcinombildung. Das atypische Wachstum der geschilderten hypertrophischen Epithelgebilde erfolgt in immer größerem Umfange in bösartiger Weise, und zwar nicht nur an einer Stelle, sondern multipel an verschiedenen Stellen, also multizentrisch. Die Krebsentwicklung geschieht also in den Zentren des zunächst gutartigen Wachstums. Auch in den frühesten Stadien der Entstehung der Geschwulst war der Ausgang des Tiefenwachstums fast immer inmitten einer gutartigen Epithelhypertrophie nachzuweisen. Die Schilderung der mikroskopischen Vorgänge zeigt bei fast allen Untersuchern dasselbe Bild, wir werden auf Einzelheiten, die von prinzipieller Bedeutung sind, noch zurückkommen. Bloch und Dreifuß meinen allerdings, daß sich das Carcinom lediglich im ektodermalen Anteil des Hautorgans entwickelt, nicht aber in den Haarfollikeln, eine Anschauung, die Deelman ablehnt. Ménetrier unterscheidet ausdrücklich Formen, die aus den Zellen der Haarfollikel hervorgehen und solche, die aus diffusen, papillomatösen Bildungen entstehen. Yamagiwa betont, daß sich die Haarfollikel bei Kaninchen und Mäusen verschieden verhalten. E. Möller konnte schon nach den ersten 2 Wochen der Teerpinselung in der äußerlich normalen Haut die Epithelhypertrophien miskroskopisch nachweisen. Döderlein sah neben unzweifelhaften Carcinomen auch öfter Tumoren sich bilden, die er mit Borst als Carcinoide bezeichnet, die gleichsam eine Mittelstellung zwischen Papillomen und echten Carcinomen einnehmen, während eine dritte Kategorie von Tieren nur atypische Epithelwucherungen zeigten, die nicht mehr bösartigen Charakter annahmen. Nach Yorstad reizt Teer die Zellen nicht, zieht sie vielmehr an. Das Wachstum erfolgt erst, wenn eine größere Zahl von Zellen sich im Teer angesammelt hatte und dadurch von den sie ernährenden Gefäßen entfernt wird. Daher ist die Teerwirkung auch in den zellreichen embryonalen Geweben größer als im zellarmen Gewebe der Erwachsenen. Diese Wirkung ist eine physikalische, die in ähnlicher Weise auch von pflanzlichen Ölen ausgeübt wird. Eine wichtige Rolle spielt nach Bierich bei der Krebsbildung auch das Bindegewebe; sie ist von gleichgroßer Bedeutung wie die Vorgänge an den

Epithelzellen. Die Veränderungen am Bindegewebe bestehen in der Umwandlung der kollagenen in elastische Fasern als Folge einer spezifischen kolloidchemischen Zustandsänderung (Quellung) der Bindegewebselemente und erfolgen zeitlich noch vor der Epithelwucherung. Solange diese Veränderungen am Bindegewebe noch nicht eingetreten sind, bleibt das Epithelwachstum lokal beschränkt, es ist noch nicht infiltrativ. Beim Abbau der kollagenen Fasern kommt es zur Bildung einer mit Resorcin-Fuchsin färbbaren Substanz, alsdann verlieren die Fasern diese Färbbarkeit und werden schließlich aufgelöst. Die anfärbbare Substanz ist nach Bierich ein unlösliches Abbauprodukt der kollagenen Fasern, und aus diesem bilden sich die elastischen Fasern. Die Substanz, welche diese Vorgänge im subepithelialen Gewebe hervorruft, muß aus den veränderten Epithelien in das Bindegewebe übertreten.

Bierich glaubt, daß primär in den Epithelien Milchsäure gebildet wird, welche auf das Bindegewebe im Sinne solcher Veränderungen wirkt. Durch Milchsäure ließen sich wenigstens in normalen Hautstückchen ähnliche Veränderungen im Bindegewebe künstlich hervorrufen. Dieser Abbauvorgang wird sowohl durch Teer wie durch Arsen und Röntgenstrahlen ausgelöst. Bizzozero fand aber weder beim Teerkrebs noch beim Röntgencarcinom eine Vermehrung der elastischen Fasern, noch eine solche der Mastzellen, die von anderer Seite behauptet wird.

Philippson bestätigt dagegen die Angaben Bierichs über das Auftreten elastischer Fasern im subepithelialen Bindegewebe. Nach Yamagiwa und Itchikawa kommt es durch die Teerung zu Erweiterungen der Blutgefäße, die nach Itchikawa und Baum auf Nerveneinflüsse zurückzuführen ist. Döderlein sah Rundzelleninfiltration 3 Wochen nach der Teerung und konnte später außerdem Granulationsgewebe unmittelbar unter den Epidermiszellen nachweisen. Lipschütz beschreibt das Auftreten von Fibroblasten und Mastzellen zugleich mit starker Erweiterung der Blutgefäße. Bloch und Dreifuß sehen ebenfalls sehr erhebliche Blutgefäßerweiterungen. Im subcutanen Fettgewebe kommt es zur Anhäufung von Fibroblasten, Lymphocyten und Mastzellen. Nach Borrel Boez und de Coulon ist im ersten Stadium der Teerwirkung eine starke Anhäufung von Mastocyten zu sehen mit Bildung von fast naevusartigen Zellanhäufungen. Nach Peyron fehlt aber diese Mastzellenreaktion bei geteerten Kaninchen, ist also nur bei Mäusen nachweisbar und beweist damit, daß sie kein essentieller Vorgang bei der Teerkrebsentstehung sein kann. Foerster fand bei Anwendung von Vitalfärbemethoden vor dem Auftreten des Carcinoms schon nach 2—3 Wochen eine erhöhte Färbbarkeit im subepithelialen Bindegewebe. Diese Farbstoffspeicherung wuchs mit dem Stadium der Papillombildung und erreichte ihren Höhepunkt mit dem Auftreten der Krebsbildung.

Die Organe, in denen Teerkrebsbildung erzielt werden kann. Das Verhalten verschiedener Tierarten gegen chemische Krebserzeugung. Die Bildung von Teersarkomen und Melanomen.

Nach diesen allgemeinen Feststellungen müssen nunmehr eine Reihe von Fragen besonders besprochen werden. Unsere bisherigen Mitteilungen berichten meist über Hautcarcinome durch Teerwirkung. Wir haben aber schon bemerkt, daß bei Kaninchen von Yamagiwa, Suzuki und Mirayama durch Injektion von Teer in die Mamma bösartige Mammageschwülste hervorgerufen werden konnten. Aber bei weißen Mäusen ließ sich im allgemeinen durch Teerung der Haut nur ein Plattenepithelcarcinom der Haut erzeugen. Indessen hat schon Seedorf durch Injektion von reinem Teer in die Mamma von weißen Mäusen nach 8—9 Monaten die Entwicklung eines echten Adenocarcinoms der Brustdrüse beobachtet, bei dem auch Metastasen in den Lungen und in den inguinalen Lymphdrüsen auftraten und das auch transplantabel war. Philippson beschreibt ein Adenocarcinom der Maus in der Mamma nach Pinselung von Petroläther 1:250 6 Monate lang. Bei Kaninchen ist Seedorf, was bemerkenswert ist, im Gegensatz zu den Beobachtungen der japanischen Autoren, durch Einspritzung von Teer in die Mamma niemals eine Krebsbildung gelungen. Zunächst also war bei Kaninchen Carcinombildung nur an der Haut des Ohres und in der Brustdrüse, bei Mäusen Krebs fast ausschließlich an der Rückenhaut, nur vereinzelt auch in der Brustdrüse durch Teereinwirkung hervorgerufen worden. Es ist nun von großer Bedeutung, daß Bonne auch an der Rückenhaut von Kaninchen nach Teerpinselung Carcinombildung erzielte. Nach 13 Pinselungen beobachtete er schon nach ca. 10 Wochen das Auftreten eines Geschwürs von Epitheliomcharakter mit Metastasen in der Inguinalgegend. Bonne berichtet ferner, daß er bei Mäusen, die nach einer beschränkten Zahl von Teerpinselungen längere Zeit am Leben bleiben, und bei denen sich die Hauttumoren erst nach längerer Latenzzeit entwickeln, im Magen Papillombildung in großer Zahl, bei einem Tier mit Ausgang in typisches Carcinom der Magenwand erzielen konnte. Brancati beschreibt schon vor ihm Carcinome am Vormagen von Mäusen und Ratten durch Fütterung der Tiere mit Teer und Milch. Bonne glaubt, daß diese Tumorbildung im Magen durch das Verschlucken von Teerpartikeln erklärt werden müsse. Wenn er die Hautteerung kombinierte mit einer Teerpinselung im Munde und um den Mund herum, so stieg die Zahl der Tiere, welche am Magen Papillombildung aufwiesen, erheblich an. Magenkrebs zeigte allerdings keines dieser Tiere. Aber bei 2 Mäusen beobachtete er die Entstehung von Oesophaguskrebs, bei einer Maus ein Unterlippencarcinom, bei einer anderen Oesophaguskrebs und einmal auch ein Carcinom des Gaumens. Eines der Tiere mit Oesophaguskrebs war vorher mit Radium bestrahlt, die Maus mit dem Gaumentumor erfolglos mit Teerkrebs subcutan geimpft worden. Aber Bonne glaubt nicht, daß diese Manipulationen für die Bildung des Carcinoms von Bedeutung waren.

Bei einer Reihe von Mäusen entwickelten sich nach Teerpinselung der Mundschleimhaut, der Lippen und der Haut der Lippen und des Kinns Lippencarcinome. Bonne beschreibt ferner Lungencarcinome bei Mäusen, die auf der Haut geteert wurden, aber auch bei Tieren, die selbst nicht geteert waren und lediglich mit geteerten Mäusen in einem Käfig sich aufhalten. Schon Bloch und Dreifuß sahen Lungencarcinome bei hautgeteerten Mäusen, die nicht gut als Metastasen, sondern als echte Neubildungen der Lungenepithelien angesehen werden konnten. Ebenso sah Lipschütz Cancroidbildung in der Lunge bei Fehlen jedes Hauttumors. Auch Murphy und Sturm haben solche nicht metastatischen, bösartigen Lungentumoren bei Mäusen nach Hautteerung beschrieben, obwohl auf der Haut ein Krebs nicht entstanden war. Diese Lungencarcinome fanden sich bei 60—78% der zwölfmal an je drei Hautstellen geteerten

Mäuse. Die nicht geteerten Mäuse zeigten sie nur in 5%. Die Versuche wurden angestellt bei einem Mäusestamm, bei dem diese 5% spontane Lungencarcinome in einem bestimmten Alter aufzutreten pflegten. Sie führen die Bildung der Lungentumoren auf die Einatmung von Teer zurück, mit dem die Sägespäne und das Heu im Käfig reichlich durchtränkt waren. Bonne und Stöel pinselten die Haut von Mäusen 2—3mal wöchentlich bis zur Krebsbildung, die nach $4^1/_2$ Monaten aufzutreten pflegte. Wenn diese Mäuse 4—6 Wochen später starben, so zeigten sie lediglich metastatische Geschwülste der inneren Organe. Wurde aber die Teerung vor der Hautkrebsbildung unterbrochen, so bildete sich das Hautcarcinom erst sehr viel später, und gerade bei diesen Tieren fanden sich Lungencarcinome und die Papillome der gastro-intestinalen Organe, die Bonne beobachtet hat. Auch Murphy und Sturm haben die Bildung der Lungencarcinome bei solchen Tieren beobachtet, bei denen die Hautgeschwülste nach Unterbrechung der Teerung erst nach längerer Latenzzeit entstehen. Die Zahl dieser Lungencarcinome kann nach Bonne sehr groß sein; ein halbes Dutzend ist nichts Außergewöhnliches; sie treten multipel in verschiedenen Lungenregionen auf und erreichen ansehnliche Größe.

Solche Lungencarcinome hat nun Möller auch bei Ratten beschrieben, also bei einer Tierart, die zunächst ebenso wie das Meerschweinchen refraktär erschien gegen die Einwirkung der Teerung. Wir haben aber schon erwähnt, daß Kimura durch Einblasen von Teer in die Trachea nach Tracheotomie bei einem Kaninchen, aber auch bei einem Meerschweinchen Lungencarcinome erzeugen konnte. Möller berichtet nun, daß er nach der Teerpinselung der Haut von Ratten die negativ ausgefallen war, bei 6 von 24 Tieren Knötchenbildung in den Lungen sah.

Mikroskopisch handelte es sich um Plattenepithelcarcinome, die er als primäre Krebsbildung ansieht, entweder hervorgerufen durch Aufnahme gewisser krebsbildender Stoffe aus der geteerten Haut in die Blutbahn und damit hämatogen entstandene Reizung des Epithels der Bronchien (evtl. durch Ausscheidung dieser Substanzen durch die Lungen) oder durch direkte Aspiration der krebsbildenden Substanzen in die Bronchien. Wir sehen also, daß die schon erwähnte Anschauung Stähelins, der die Ursache der Häufung des Lungenkrebses in den Städten dem Teer zuschreibt, experimentell wohl gestützt wird. Auch Bonne beschreibt bei zwei Ratten, die er am Munde geteert hatte (2mal wöchentlich, 40mal), Plattenepithelcarcinom der Lungen. Wir haben früher berichtet, daß Kazama außer bei Kaninchen namentlich bei Meerschweinchen, seltener bei Ratten, Gallenblasenkrebs experimentell hervorrufen konnte, wenn er auf die Schleimhaut nach künstlich gesetzten Ulcerationen noch Teer, Pityrol oder Lanolin einwirken ließ. Auch Polettini beschreibt einen Fall von Carcinom der Gallenblase bei einem Meerschweinchen nach Injektion von Teer in das Lumen des Organs. Wucherungsvorgänge der Schleimhaut, zugleich mit Steinbildung kombiniert, leiteten wie bei Kazama zur Entwicklung des malignen Tumors über. Es ist also das Meerschweinchen sowohl wie die Ratte keineswegs gänzlich refraktär gegen die carcinogene Wirkung des Teers. Allerdings scheint nur die Haut dieser beiden Tierarten gegen die Teerwirkung unempfindlich zu sein, nicht aber die Schleimhäute der inneren Organe, wie eben gezeigt wurde. Der einzige Autor, welcher auf der Haut von Ratten Carcinombildung beschreibt, ist Herly. Er arbeitete mit Teer in Glycerin gelöst (1:1), zu dem noch 1:100 arsenige Säure hinzugesetzt wurde. Die Pinselung wurde lange Zeit durchgeführt und mehrfach unterbrochen. Nach 511 Tagen zeigte eine Ratte ein Hautcarcinom, das auch transplantabel war. Ménetrier und Derville haben ausführlich berichtet über ein Carcinom, welches Ménetrier durch wiederholte Injektion kleiner Teermengen in das perigastrische Gewebe bei einer Ratte in der Schleimhaut des Vormagens erzeugt hat. Es kam zu Entzündungserscheinungen ausschließlich am Plattenepithel des Vormagens mit Papillombildung und Übergang zu einem malignen Epitheliom, ein bemerkenswertes Spiegelbild aller der Vorgänge, die wir beim Spiropterakrebs Fibigers kennen lernen werden. Maisin und Picard berichten, daß ihnen die experimentelle Erzeugung eines Blasenkrebses bei einer Ratte gelungen sei. Sie spritzten eine geringe Menge eines Gemisches von Paraffin + Teer + Scharlachrot und später noch einmal einige Tropfen Teer allein in das Blasenlumen und sahen 5 Monate später eine Carcinombildung der Blasenschleimhaut mit Metastasen in einer Lymphdrüse. Teutschländer hat nach Injektionen von Teer in den Uterus bei einer Ratte ein Cancroid der Uterusschleimhaut beschrieben, während bemerkenswerterweise Vulva und Vagina von der Erkrankung frei blieben.

Neuerdings berichtet Choldin über die Erzeugung von Teergeschwülsten bei Hühnern. Es wurden 3 Serien von Hühnern an verschiedenen Hautstellen gepinselt bzw. Injektionen in die Kloake und die unteren Teile des Darmes und Eileiters bzw. subcutane Injektionen vorgenommen. In jeder Gruppe wurden reiner Teer oder Teer + Olivenöl im Verhältnis von 1:1 oder ein Ätherextrakt des Teers verwendet. Die Teereinwirkung auf die Hühner ist sehr intensiv, die Tiere sterben in großer Zahl. Nach Pinselung mit dem Teerätherextrakt bildeten sich mehr als ein Jahr nach Beginn des Versuchs große Hauthörner mit infiltrierendem Wachstum, die er für ein typisches Cancroid ansieht. Bei einem Huhn wurde nach subcutaner Injektion von Teeröllösung ein echtes Sarkom gebildet mit metastatischen Knötchen in der Leber, das sich transplantieren ließ.

Die Ursache des Ausbleibens der Teerkrebsbildung der Haut von Ratten und Meerschweinchen sehen Itchikawa und Baum in dem Fehlen jeglicher Gefäßreaktion und in der durch Teer bei diesen Tieren erzeugten Atrophie der oberflächlichen Epithelien, der Haarfollikel, Talgdrüsen und des Bindegewebes. Auch Paszkiewicz beschreibt bei der Rattenhaut die gleichen Veränderungen nach der Teerung, d. h. Atrophie der Haut, intensive Hornbildung und Wucherung der Epithelien in das Bindegewebe mit hyaliner Degeneration und Verschwinden der elastischen Fasern. Deelman glaubt, daß in der Rattenhaut die für die Krebsbildung notwendige enge Berührung von Teer und Epithel ausbleibt.

Es wirkt also der Teer, wie wir bisher gesehen haben, schädigend und krebsbildend in erster Linie auf die Epithelien. Es ist dabei bemerkenswert, daß fast ausschließlich Plattenepithelien auf den Teerreiz mit Krebsbildung reagieren. Nur ganz vereinzelt werden Drüsencarcinome nach Teer beschrieben und auch an den Schleimhäuten der inneren Organe zeigen sich fast immer nur Plattenepithelcarcinome.

Auf Bindegewebszellen wirkt offensichtlich der Teer im Tierexperiment nur selten geschwulstbildend. Wie beim Menschen finden wir nach Teer auch bei Tieren eine Sarkombildung nur ausnahmsweise. Indessen hat schon Tsutsui über ein Spindelzellensarkom bei einer Maus berichtet, ebenso beschreiben Deelman, Lipschütz, ferner Mandl und Stöhr und Truffi Sarkombildung bei Mäusen; Russel beobachtete nach subcutaner Injektion von Teer sowohl bei Mäusen wie bei Ratten echte Sarkome, einmal sogar ein Osteosarkom. Leitch fand nach der Teerung der Haut im subcutanen Bindegewebe vereinzelt auch Sarkombildung und schließt also, daß derselbe Reiz demnach verschiedenartige Tumoren erzeugen kann. Fibiger und Bang beschreiben Carcinosarkombildung nach der Teerung bei Mäusen. Eines dieser Carcinosarkome war transplantabel und dabei überwucherte der Sarkomanteil vollkommen das Carcinom ganz in gleicher Weise, wie wir das auch bei transplantablen Teertumoren finden. In 115 Teertumoren (Carcinomen) bei Mäusen fand Bang 5mal auch sarkomatöse Stellen. Borst hält alle diese angeblichen Sarkome lediglich für rein morphologische Gestaltveränderungen der ursprünglichen epithelialen Zellen der Geschwulst, also nicht für bindegewebige Geschwülste. Den gleichen Standpunkt vertreten Roussy und Leroux sowie Roussy, Leroux und Peyre. Sie behaupten, daß sie auch in einem Carcinosarkom Fibigers in den sarkomatösen Stellen noch Epithelperlen nachweisen konnten und berichten über Lungenmetastasen eines solchen Spindelzellensarkoms von Cancroidtypus. Ebenso lehnen Bloch und Dreifuß sowie E. Möller es ab, daß die sog. Teersarkome wirkliche Bindegewebstumoren seien, halten sie vielmehr auch für lediglich spindlig umgewandelte Epithelzellengeschwülste. Woglom und Murray beobachteten nach der Transplantation eines anscheinenden Carcinosarkoms lediglich die Bildung von Carcinomen.

Itchikawa und Baum sahen solche „Spindelzellencarcinome" auch bei der Teerung von Kaninchenohren. Azuma teilt nach Woglom mit, daß auch Yamagiwa geneigt ist, alle solche Spindezellentumoren für spindelzellige Carcinome zu halten.

B. Fischer sieht in allen solchen Teersarkomen ebenfalls Carcinome, deren epitheliale Zellen völlig entdifferenziert sind, die Spindelzellen hält er also lediglich für Folgen einer Pseudometaplasie und so beurteilt er auch, wie wir noch sehen werden, die Sarkombildung nach der Impfung von transplantablen Tiercarcinomen.

Lipschütz konnte aber durch Färbung nach van Gieson, Mallory und Bielschowsky nachweisen, daß die von ihm beschriebenen Sarkome nach Teerpinselung echte bindegewebige Tumoren, keineswegs epitheliale Geschwülste sind. Fibiger hat einen solchen sarkomatösen Tumor durch 31 Generationen fast 3 Jahre lang weitergeimpft, ohne daß sich die Spindelzellennatur der Zellen veränderte. Bierich und Möller konnten ein solches Carcinosarkom nach Teerpinselung in seine beiden Bestandteile trennen und jeden Tumor gesondert weiterimpfen. Shimoda pinselte ein Kaninchen mit einem aus Reiskleie gewonnenen Teer und beobachtete am Ohr die Bildung eines Carcinosarkoms mit rein sarkomatösen Metastasen. Histologisch sind Carcinom- und Sarkomzellen völlig getrennt. Deelman beschreibt ebenfalls ein Sarkom, das er durch Teerung bei einer Maus erzeugen konnte. Dieser Tumor ließ sich im Gegensatz zu seinen sämtlichen Teercarcinomen weiter transplantieren, ohne daß sich in 16 Impfgenerationen sein Zellcharakter änderte. Er sieht gerade die leichte Transplantabilität des Tumors für den Beweis dafür an, daß es sich um ein Sarkom handelt. Diese lassen sich immer besser weiterimpfen als die Teercarcinome. Daß schließlich das von Russel beschriebene Osteosarkom nicht gut aus epithelialen Zellen hervorgegangen sein kann, ist nicht besonders hervorzuheben. K. Löwenthal sah Spindelzellensarkombildung bei weißen Mäusen nach intraperitonealer Injektion von Teeröl. Lacassagne und Monod injizierten einige Tropfen Teer in den Hoden von Kaninchen und fanden bei einem der Versuchstiere nach ca. 1 Jahre ein echtes Sarkom des Hodens mit infiltrativem Wachstum, aber ohne Metastasenbildung, das sich auch nicht weiterimpfen ließ. Yorstad sah auch im zelligen Mesenchym von Embryonen nach Teerinjektionen dichte Massen von Bindegewebszellen, die unter weiterer Teerzufuhr sarkomatös wurden. Es sei ferner an alle die schon beschriebenen Sarkombildungen bei Hühnern hingewiesen, welche durch Impfung embryonaler Zellen bei gleichzeitiger Einwirkung von Teer, Arsen, Indol usw. von Carrel, A. Fischer, Askanazy, Laser, Murphy und Landsteiner hervorgerufen werden konnte. So kann also kein Zweifel darüber bestehen, daß nach Teer auch echte Sarkome entstehen können.

Lipschütz beschreibt Fälle von multipler Melanombildung nach der Teerung bei schwarzen und bunten Mäusen. Diese Beobachtung ist bisher vereinzelt geblieben, ebenso wie die Mitteilung von Schreus über die Entstehung eines Mastzellentumors.

Das krebsbildende Agens im Teer. Andere krebserzeugende Substanzen. Der zu allen diesen Versuchen benutzte Teer ist, wie bekannt, ein Gemisch von sehr verschiedenen Substanzen. Lunge, Kennaway, Jordan u. a. haben die Bestandteile des Teers, so weit sie für unsere Untersuchungen von Bedeutung sind, analysiert. Wie Woglom meint, sind die Schwierigkeiten der Fragestellung deswegen so groß, weil es sich um viele hunderte von Substanzen handelt, die in Betracht kommen. Auch sind, wie Lunge betont, die verschiedenen Teerarten, die aus verschiedenen Kohlensorten gewonnen werden, sehr verschieden vom Gasteer, der nur sehr wenig aromatische Kohlenwasserstoffe und Phenole enthält. Steinkohlen- bzw. Gasteer enthalten von aromatischen Substanzen Benzene, Naphthalene, Anthracen und Phenantrene. Ferner sind immer kleine Mengen von aliphatischen Kohlenwasserstoffen, namentlich Paraffine und Olefine nachweisbar. Daneben enthält der Teer Phenole, Schwefel und N-haltige Stoffe meist basischen Charakters. Lunge hat 4—6 verschiedene Fraktionen durch Destillation festgestellt. Die ersten beiden isolierte er bei einer Temperatur von 105° und bei 210°. Beide enthalten die Leichtöle. Bis zu 240° destillieren die Mittelöle oder Carbolöle, welche die meisten Phenole und Naphthalene enthalten, bei 270° die Schweröle oder Creosotsubstanzen. Oberhalb 270° gehen die Anthracenöle über, der Destillationspunkt hängt ab von der mehr oder weniger harten Beschaffenheit des Pechrückstandes, der gewünscht wird. Indessen schwanken bei den verschiedenen Autoren die Angaben über die Destillationsprodukte und die Höhe der Temperaturen ziemlich erheblich, z. B. gibt Jordan Zahlen von 70—180° für die flüchtigen Kohlenwasserstoffe und Leichtöle, von 300° für die Schweröle, über 300° für das Rohanthracen. Was nach 400° übrigbleibt, ist der Pechrückstand. Es war von Interesse zu untersuchen, welche Teersorten am besten wirken, ferner, ob und welche einzelnen Bestandteile des Teers zur Krebsbildung besonders geeignet sind und weiter, ob es auch noch andere chemische Substanzen gibt, welche wie der Teer carcinogene Eigenschaften zeigen.

Als geeignet zur Krebserzeugung haben sich am meisten die Gaswerkteere erwiesen. Aber es bestehen große Differenzen, welchen Anteil die verschiedenen im Gasteer enthaltenen Stoffe an der Krebsbildung haben. Bloch und Dreifuß haben gefunden, daß sich im Teer als die wichtigste Substanz eine bei 370—440°, also sehr hoch siedende, in Benzol lösliche, von niedrigsiedenden Kohlenwasserstoffen, Basen und Phenolen befreite Fraktion gezeigt hat. Mit dieser Fraktion gelang ihnen in 4 Monaten in fast 100% die Erzeugung maligner Geschwülste, mit 80% Metastasen, die 3 mal so oft in den Lungen als in den regionären Lymphdrüsen auftreten. Die niedrig siedenden Phenole und Basen des Rohteers sind nicht krebsbildend, sie bilden nur gutartige Epithelwucherungen. Während aber Bloch auch nitrogenfreie Fraktionen als wirksam befunden hat, macht Philippson darauf aufmerksam, daß das wirksame Prinzip des Teers bei der Krebsbildung eine N-haltige organische Base ist. Darüber aber besteht jetzt allgemeine Übereinstimmung, daß die wirksame Substanz immer in den über 200° destillierten Fraktionen enthalten ist. Freilich hat Bierich mit Pyrrol, das bei 133° siedet, wenn auch nur bei einer Maus, Krebsbildung beobachtet. Das ist aber doch eine Ausnahme, denn Fukuda und Kinoshita betonen ausdrücklich die Unwirksamkeit der flüchtigen Öle. Jordan hat auf Veranlassung von Teutschländer ähnliche Versuche wie Bloch und Dreifuß angestellt. Mit dem Teerrückstand, der bei Destillation über 400° als Gasteerpech zurückbleibt, ließ sich, wie Teutschländer berichtet, bei 95 Tieren nur in 3 Fällen ein Carcinom erzeugen, das ist in 3% bzw. 16% der über 4 Monate gepinselten Mäuse. Auch mit Anthracenöl hat sich nur einmal eine Carcinombildung erzielen lassen, wobei bemerkt sei, daß das Anthracenöl bei 400° in das Destillat übergeht, also doch noch in dem von Bloch und Dreifuß benutzten optimal wirksamen Rückstand vorhanden ist. Teutschländer gibt an, daß seine Resultate mit Anthracenöl und Teerpech entschieden schlechter sind als mit Vollteer. Bei der Pechbehandlung treten zwar die ersten Veränderungen der geteerten Haut viel schneller auf, aber die maligne Entartung bleibt meist aus. Der verschiedene Gehalt von Rückständen (Pech) im Steinkohlenteer (Gasteer) ist nach Teutschländer ein Grund für die Beobachtung, daß an verschiedenen Gasanstalten ein sehr verschieden wirksamer Teer geliefert wird (Deelman). So erklären sich wohl auch die Differenzen mit den Mitteilungen von Bloch und Dreifuß. Murray hat vergleichende Pinselungen mit Vollteer und ätherischen und alkoholischen Extrakten gemacht und die besten Erfolge mit dem ätherischen, die schlechtesten mit dem alkoholischen Extrakt erzielt. Mertens fand das Destillat von 280° bis 380° völlig unwirksam, während Petit mit den über 300° siedenden Destillaten des Teers die besten Resultate erzielt hat. Er glaubt, daß dem reichlichen Gehalt an Acridin die Wirkung zuzuschreiben sei. Maisin fand im Gegensatz zu Bloch und Dreifuß auch in den Destillaten zwischen 300 und 350° eine erhebliche cancerogene Wirkung. Die größte Wirkung aber findet er in dem in Benzol löslichen, nach Destillation über 350° zurückbleibenden

Anteil, der zugleich weniger toxisch ist als die niedriger siedenden Produkte, während wieder Parodi betont, daß das wirksame Prinzip in Benzol, Äther und Xylol nicht löslich ist. Murray aber hat eine äußerst wirksame Substanz aus Vollteer durch Extraktion mit Wasser, Alkohol und Äther gewonnen, die in 50% krebsbildend war. Am besten wirkte der Ätherextrakt. Beim Gasteer fand Deelman und ebenso Döderlein die in der horizontalen Retorte entstandene Teerfraktion wegen ihres hohen Pechgehalts gegenüber den in der vertikalen, bei Temperaturen von 900—1000° entstandenen Produkten erheblich wirksamer. Kennaway bemerkt, daß im Holzkohlenteer nur der bei hoher (über 600°) Temperatur gewonnene Bestandteil wirksam ist, während die Wirkung des bei niedrigeren Hitzegraden gewonnenen Produkts ihm fraglich erscheint. Dagegen ist ein Unterschied der krebserzeugenden Wirkung zwischen dem bei hohen oder niedrigen Temperaturen gewonnenen Hochofenteer nicht vorhanden. Im Gaswerkteer ist die Carcinom-bildende Komponente bei 250° der Kreosotbestandteil, bei 500° das Pechdestillat. Deelman fand die bis 345° destillierenden Substanzen des Teers nicht carcinombildend. Aus dem Rückstande lassen sich mit Toluol, Aceton und Benzol die carcinogenen Substanzen extrahieren. Nach Entfernung des Toluols im Rückstand bei fraktionierter Destillation war die Fraktion zwischen 150° und 255° am wirksamsten. Nach Bloch und F. E. Widmer ist die krebsbildende Wirkung des Teers an neutrale Kohlenwasserstoffe geknüpft. Diese werden bei der Destillation durch hohe Temperaturen nicht zerstört, sind also nicht sehr labil. Die Fraktion bis 230° ist wirkungslos, die bis 250° von schwacher Wirkung, am meisten wirksam ist die Fraktion zwischen 250° und 293°. Die carcinogene Substanz gehört zu den cyclischen Kohlenwasserstoffen. Woglom ist überzeugt, daß alle diese Differenzen auf der Verschiedenheit des verwendeten Teers beruhen. Gibt es doch Teersorten, denen die krebsbildende Wirkung gänzlich fehlt. Das kann ich aus meiner eigenen Erfahrung bestätigen. Denn trotz vieler Mühe ist es mir bisher nicht gelungen, mit dem von mir benützten Teer eine Krebsbildung zu erzielen. Woglom bemerkt weiter, daß keine der in allen Teerarten vorkommenden Substanzen das wirksame Prinzip sein kann, und daß es mehr als eine carcinogene Substanz im Teer geben muß. Sehr beachtenswert ist ein Experiment von Russell, der durch mehrfach wiederholte Einpflanzung von kleinen Steinkohlenteerstückchen bei Ratten und Mäusen Krebsbildung, einmal auch ein Osteosarkom entstehen sah.

Die experimentelle Krebserzeugung ist außer mit Teer mit allen Substanzen gelungen, welche für die Ätiologie des Berufskrebses in Betracht kommen.

Leitch hat mit Paraffin und mit den aus Ölschiefer gewonnenen Mineralölen bei weißen Mäusen Carcinome und Sarkome hervorrufen können und Passey hat mit dem Ätherextrakt einer erstarrten Rußleimpaste ebenfalls experimentellen Krebs entstehen sehen. Ausführlicher berichtet er mit Carter-Braine über diese Versuche. Die wirksame Substanz stellten sie aus Erdpechruß durch Behandlung mit ungelöschtem Kalk, Lösen in Äther und Wiedervertreiben des Äthers her. Nach dem Pinseln mit dieser Fraktion bilden sich zuerst Warzen, aus denen nach monatelanger Pinselung dann wie beim Teerkrebs die malignen Tumoren entstehen. Carcinomerzeugend ist besonders der über 190° siedende Anteil dieser so gewonnenen Substanz. Teutschländer hat mit Recht darauf hingewiesen, daß, wenn auch die niedrig siedenden Bestandteile des Teeres sich nicht als brauchbar erwiesen, sie sich doch aus Bestandteilen zusammensetzen, deren krebsätiologische Bedeutung (Paraffin, Anilin) längst bekannt ist. Hoffmann, Schreus und Zurhelle erhielten nach Paraffinpinselungen gestielte Talgdrüsenadenome mit maligner Entartung, nach Steinkohlenteer ulcerierte Hauthörner mit Übergang in Hornkrebs und nach Neutralöl flache Knoten von papillomatösen, carcinomatösem Bau. Sie messen also der verwendeten Substanz einen besonderen Anteil an dem Charakter der Neubildung bei.

A. Sternberg hat auf Veranlassung von K. Herxheimer mit Vollteeren gearbeitet, die seit Jahren speziell in der Frankfurter Universitätsklinik therapeutisch verwendet werden. Er gebrauchte Carboneol, einen in Tetrachlorkohlenstoff gelösten Steinkohlenteer, dann Lithantrol (Teer in Chloräthyl und Alkohol gelöst) und endlich Carboterpin, eine Lösung von Steinkohlenteer in Terpenen. Mit allen 3 Lösungen gelang die Erzeugung von Hautkrebs 6 Monate nach Beginn der Pinselung als deutlich ulcerierter Tumor nachweisbar, 2 mal mit Metastasenbildung. Die Erzeugung von Carcinom gelang wie schon erwähnt, auch mit Pyrrol und Benzidin (Bierich).

Kennaway stellte sich Teere aus sehr verschiedenem Material her. Er arbeitete mit Acetylen von 700°, 800° und 900°, mit ebenso heißem kalifornischen Petroleum, ferner mit Isopren, Kohle, menschlicher Haut und Hefen. Die Substanzen wurden durch eine Siliciumtube geleitet, die zur entsprechenden Temperatur erhitzt war und in deren vorderem Drittel die betreffende Substanz enthalten war, während in den hinteren zwei Dritteln poröser Ton und in angeschlossenen Vorlagen Kaliumpermanganat, Schwefelsäure, Silbernitrat und Ätzkalk vorhanden war. Das Kondensationsprodukt (Ammonkarbonat, Kohlenstoff, Wasser und Teer) wurde in kalten Vorlagen aufgefangen und mit Wasser und Äther geschüttelt, die ätherische Lösung mit Wasser behandelt, der Äther im Vakuum abgezogen und der Rückstand — ein schwärzliches Öl — 2 mal in der Woche Mäusen zwischen die Schulterblätter eingespritzt. Die bei höheren Temperaturen aus Kohle, Petroleum und Isopren erzeugten Teere bewirken schnellere und in höheren Prozentzahlen auftretende Krebsbildung, bei den niedrigeren Temperaturen entstandene Derivate aus diesen Stoffen waren weniger wirksam. Dagegen waren Acetylenprodukte bei 700° wirksamer als bei 800° und 900°, weil offenbar bei den höheren Temperaturen das Acetylen in Wasserstoff und Kohlenstoff zerfiel. Als besonders interessant sei die Tatsache verzeichnet, daß Kennaway auf diese Weise auch aus der normalen, von Fett völlig befreiten Haut von Menschen eine Substanz gewann, die bei Mäusen Krebs hervorruft. Auch Teer, der sich als nicht wirksam erwiesen hatte, zeigte nach Erhitzen auf 900° in dem alsdann entstandenen Produkt die Fähigkeit zur Krebsbildung. Die krebsproduzierende Substanz des Teers ist also an die Temperatur gebunden. Je höher diese ist, desto größer ist die krebserzeugende Fähigkeit. Kennaway berichtet, daß er aus dem Isopren durch Erhitzen bei 820° in Gegenwart von Wasserstoff einen Isoprenteer herstellen konnte, mit dem er nach monatelanger Pinselung bei 16 von 27 Mäusen maligne Geschwülste hervorrufen konnte.

Auch Leitch fand, daß kalifornisches Petroleum, das vorher keinen Krebs erzeugte, nach Erhitzung auf 880° carcinogen wird. Er hält diese durch Erhitzung des vorher unwirksamen Materials bewirkte Krebsbildung für die Folge einer Umwandlung aliphatischer Substanzen in aromatische Körper. Die Bedeutung der bei der Herstellung von Teer aus Kohle verwendeten Temperaturen geht auch aus Kennaways Versuchen hervor, der mit drei bei verschiedenen Temperaturen aus demselben Kohlenmaterial gewonnenen Teersorten arbeitete. Dabei erwies sich der bei 450° gewonnene Teer weniger wirksam als das bei 560° bzw. 1250° hergestellte Produkt. Das letztere war wieder das am meisten krebsbildende, so daß Kennaway zu dem Schluß kommt, daß das wirksame Prinzip aus der Kohle in den Teer bei 450—560° übergeht, und zwar in immer stärkerem Grade zwischen 560° und 1250°.

Kennaway vergleicht alsdann die carcinogene Fähigkeit der einzelnen Teerbestandteile mit dem Vorkommen von Berufskrebs in der entsprechenden Industrie. Bei den bei niedriger Temperatur siedenden Substanzen (Naphtha, Leichtöl, Carbolöl) kommt der Berufskrebs nicht vor, ebenso sind alle experimentellen Versuche der Krebserzeugung damit negativ ausgefallen. Mit dem Creosotöl (Siedepunkt 275°) sind keine experimentellen Versuche angestellt worden. Aber das Creosotöl ist in der von Bloch und Dreifuß als nicht krebsbildend angesprochenen Fraktion enthalten, die unterhalb von 300° siedet. Im Gegensatz dazu aber ist in der Creosotindustrie der Berufskrebs durch Creosot bekannt. Anthracenöl, das bei 320° siedet, ist sowohl für die betreffenden Industriearbeiter wie im Tierexperiment als krebsbildend bekannt. Die Substanz ist für die Versuchstiere außerordentlich toxisch und nur wenige Tiere bleiben am Leben. Die 40proz. Anthracene sind in der Industrie ebenfalls krebsbildend. Im Tierexperiment konnte Kennaway nur bei einer Maus unter 100 ein Papillom erzeugen mit einem ätherischen Extrakt der Anthracenefraktion. Mit Pech haben Leitch, Passey, Passey und Woodhouse, Passey und Carter Braine bei Mäusen Krebs erzeugen können. Kennaway fand Pechdestillate für Mäuse besonders stark wirksam bezüglich der Krebsbildung. Somit zeigen die Erfahrungen der Industrie wie des Tierexperiments, daß der krebserzeugende Faktor in den Fraktionen liegt, die zwischen 250 und 500° destillieren. Aber im einzelnen die Substanzen zu isolieren, gelang Kennaway nicht. Das Acridin, dem die Krebs verursachende Tätigkeit zugeschrieben wird, weil es eine besonders reizende Wirkung auf die Haut zeigt, ist im Tierversuch wirkungslos.

De Coulon hat völlig unwirksamen Vakuumteer mit einer Reihe von verschiedenen Substanzen versetzt und dann mit diesen Mischungen Kaninchen gepinselt. Bei einer Mischung von 10 Teer + je 5 Lanolin und Vaselin + 0,3 Carbazol + 0,3 Anthracen + 0,3 Naphthalin + 0,3 Acridin gelang ihm in einem Falle die Erzeugung eines taubeneigroßen Papilloms, das in Carcinom überging. Demnach hält er die Anwesenheit eines oder mehrerer dieser Stoffe im Teer für die Krebsentwicklung für notwendig.

Wir haben also gesehen, daß es im Experiment gelingt, mit Ruß, Paraffin und mit Teer aus Kohle, Isopren, Petroleum, aus menschlicher Haut und Hefen die Bildung maigner Geschwülste (Carcinom und Sarkom) bei Kaninchen und Mäusen, aber auch bei Ratten und Meerschweinchen hervorzurufen.

Daß auch dem Arsen die Fähigkeit zukommt, Krebs zu erzeugen, beweisen die Experimente von Leitch und Kennaway. Es gelang ihnen durch Pinseln von Mäusen mit 0,12% Arsenoxydlösung nach 85 Tagen Warzenbildung, nach

162 Tagen die Entwicklung eines Carcinoms hervorzurufen. Auch Carrels Versuche mit Arsen seien hier erwähnt. Nakamura hat mit Pityrolpinselungen am Kaninchenohr ebenfalls Krebs hervorrufen können, und selbst mit gewöhnlicher Salzsäure oder Kalilauge in Lösungen von 3—6% hat Narat durch Pinseln der Haut Carcinombildung bei Mäusen erzielt. Es bildeten sich die gleichen Veränderungen wie bei Teermäusen, d. h. es zeigten sich 10 Wochen nach Beginn der Behandlung die ersten Hautveränderungen, nach 4—5 Monaten Papillome, und schließlich bei 15% der Tiere ein Hautkrebs mit infiltrativem Wachstum. In 6—8% treten Rezidive auf. Das Experiment ist allerdings nur in einer Versuchsreihe gelungen. In zwei anderen Reihen mißlang es, wohl als Folge fehlender Disposition der Versuchstiere, die auch auf Teer nicht reagierten.

Welche Substanzen aber speziell im Teer die Krebsbildung hervorrufen, darüber besteht auch heute noch keine Sicherheit. Kennaway schließt aus allen seinen Experimenten, daß jedenfalls die Teerwirkung mit einer Reizwirkung auf die Hautorgane nicht gleichzusetzen ist. Denn Hochofenteer und manche Petroleumsorten reizen die Mäusehaut erheblich mehr als Acetylen- oder Isoprenteer, und doch wirken sie bei Mäusen nicht krebsbildend. Chlorhaltiger Acetylenteer wirkt mehr als Entzündungsreiz als nicht gechlorter Teer und hat doch nur geringe carcinogene Wirkung. Auch die Temperaturen, bei welchen der Teer gewonnen wird, sind letzten Endes nicht entscheidend. Denn Steinkohlenteer, Isoprenteer und Teer aus menschlicher Haut und Hefe zeigten bei den höchsten Temperaturen die größte Wirkung, während Acetylenteer, der bei niedriger Temperatur gewonnen wird, sich als der wirksamere erweist. Kennaway meint, es sei nicht von der Hand zu weisen, daß Acetylen in allen den krebsbildenden Substanzen enthalten ist, die im Steinkohlenteer, Mineralöl und allen den aus den verschiedensten Stoffen gewonnenen Teerarten die Krebsbildung bedingen. Somit wäre das Acetylen die eigentlich carcinogene Substanz. Dann müßte freilich, wie Kennaway bemerkt, der Acetylenteer der wirksamste sein und das ist nach seinen Erfahrungen tatsächlich nicht der Fall.

E. Möller (Bierich) beobachtete in mikroskopischen Präparaten sowohl in der Grundsubstanz des Bindgewebes wie im Epithel intra- und intercellulär, in den Basalzellen perinucleär angeordnete kleine schwarze, zum Teil staubförmige Partikel, die sich durch Auswaschen der Präparate mit Chloroform und Xylol entfernen lassen. Diese Substanzen finden sich besonders im Epithel des Reti Malpighi, wo auch die ersten morphologischen Veränderungen des Epithels auftreten. Aber E. Möller hebt hervor, daß im Teer auch farblose, gut diffundierende und voraussichtlich auch lösliche Verbindungen enthalten sind, die sich mit unseren mikroskopischen Reaktionen nicht nachweisen lassen. Welchen Anteil diese an der Krebsbildung haben und ob sie nicht letzten Endes auch in anderen krebsbildenden Substanzen vorhanden sind, ist vorläufig noch nicht entschieden. Wir wissen bisher nur, was Teutschländer betont, daß der Teer ein Gemisch verschiedener cancerogener Substanzen ist, die er nicht im Gegensatz zu Leitch für spezifisch hält. Vielleicht ist die Auffassung Kennaways richtig, der zu dem Resultat kommt, daß die krebserzeugenden Momente im Teer in so geringer Zahl vorhanden sind. wie die Hormone in der Körperflüssigkeit oder die Vitamine in der Nahrung. Sie können sich aus sehr verschiedenen Substanzen isolieren lassen, und selbst in normaler menschlicher

Haut sind sie nachweisbar. Ob sie schließlich alle einheitlicher Art sind, ganz gleich, woher sie stammen, ist eine Frage, die noch zu lösen ist.

Begünstigung und Hemmung der Teerkrebsbildung. Im allgemeinen wird von fast allen Autoren angegeben, daß zur Erzielung der Krebsbildung eine größere Zahl von Teerapplikationen nötig ist. Itchikawa und Baum raten, bei Kaninchen 3 mal in der ersten Woche, in jeder folgenden Woche 2 mal zu teeren. Auf diese Weise erzielten sie in 47 Tagen schon Carcinombildung. Nach Woglom bilden sich Carcinome bei Kaninchen bei 2—3 malignen Teeren in der Woche in einem Zeitraum, der zwischen 47 und 565 Tagen liegt. Im Durchschnitt sind 150 Tage bis zur Krebsbildung notwendig.

Bei Mäusen pinselte Tsutsui alle 2—3 Tage und sah Krebsbildung nach 100 Tagen. Murray und Woglom sahen Carcinome zuerst in der 16. Woche, ebenso Bierich und Möller. Bang hält 2—3 Monate Teerung für notwendig, Krebsbildung trat erst nach 6—7 Monaten ein. Deelman sah schon nach 50 bis 60 Tagen Carcinome entstehen, und auch Förster beschreibt Tumorbildung nach 11 Wochen. Findlay hat aber über ein Experiment berichtet, bei dem er 75 Mäuse mit einem auf 70° erhitzten Chloroformextrakt von Teer nur einmal pinselte und nach Monaten bei 3 Tieren an der gepinselten Stelle die Entwicklung eines Carcinoms beobachten konnte. Es sei hier an die schon mitgeteilten klinischen Beobachtungen von Bang und Huguenin erinnert sowie an die Experimente von Carrel über die Sarkombildung bei Hühnern nach einmaliger Teerinjektion. Es zeigen sich also doch größere Differenzen, die von der Art des Teeres, von der Empfänglichkeit des Tieres und von anderen noch unbekannten Momenten abhängen. So sahen Roussy, Leroux und Peyre bei Pinselung der Haut über der ganzen Wirbelsäule die Krebsentwicklung nur in der Interscapulargegend. Wenn mehrere Tumoren sich bilden, so zeigt sich hier auch immer der erste Tumor und es wachsen hier auch die Geschwülste schneller und sind von größerer Malignität. Also ist die Haut nicht überall gleich empfänglich. Nach Burckhardt weist die Rückenhaut die größte Empfindlichkeit für die Teerwirkung ganz allgemein auf.

Eine große Reihe von Experimenten beschäftigt sich nun mit der Frage, ob es möglich ist, eine künstliche Hemmung oder Begünstigung der Teerkrebsbildung herbeizuführen. Itchikawa und Baum sowie Deelman legen großes Gewicht darauf, daß eine möglichst große Hautfläche geteert wird. Aber nach Murray hängt der Erfolg nicht von der Größe der geteerten Hautfläche ab.

Deelman hat beobachtet, daß die Entwicklung des Teercarcinoms durch Kratzwunden der Versuchstiere begünstigt wurde. Er ahmte dieses Trauma durch künstliche Verwundung der Haut in Form von Scarificationen nach und fand dann eine erhebliche Steigerung der Carcinombildung. Selbst die Rattenhaut, auf deren dicken Epithelschichten die Teerung sonst ohne Einfluß bleibt, zeigte Carcinombildung nach vorheriger Scarification. Der Krebs entsteht dann in den Wundrändern in den dort stärker wuchernden jungen Zellen, die merklich auf Teer mehr reagieren. Diese Angaben Deelmans konnten auch Teutschländer und Reding bestätigen. So konnte Reding bei 3 maliger Teerung in der Woche und gleichzeitiger Scarification nach 7—9 Wochen in 100% Carcinombildung bei Mäusen erzielen, während Parodi und Mandl und Stöhr den begünstigenden Einfluß der Scarification leugnen. Roussy, Leroux und Peyre sahen zuweilen sogar Hemmung der Krebsentwicklung durch die Scarification und auch Daels sah bei schwerer und langdauernder Reizung der Haut durch Traumen aller Art eher eine Verzögerung der Krebsbildung. Dagegen betont auch Döderlein sehr nachdrücklichst die wichtige Rolle sekundärer Verletzungen an der geteerten Hautstelle für die Teerkrebsentstehung. Petit macht aber darauf aufmerksam, daß eigentlich die Mäuse schon von selbst sich durch Kratzen solche Wunden beibringen und zwar viel mehr und wirkungsvoller als das durch künstliche Scarification geschieht. Truffi sah zwar eine Beschleunigung der Papillombildung, aber keinen Einfluß auf die Entstehung des Carcinoms, ebensowenig Bizzozero. Nach Domagk begünstigt Röntgenbestrahlung in kleinen Dosen die Teerkrebsbildung, Radium ist nach Roussy, Leroux und Peyre aber ohne Einfluß. Diese Autoren berichten andererseits, daß sie bei Kaninchen schon nach 6 Wochen Krebsbildung beobachteten, wenn sie die gepinselten Ohren immer wieder vom Teer reinigten. Die entsprechenden Kontrolltiere erkrankten erst nach 4—5 Monaten. B. Fischer bestätigt die Beobachtungen von Deelman und führt die Differenzen der verschiedenen Autoren auf den verschiedenen Zeitpunkt der experimentellen Schädigung zurück, welche den Regenerationsreiz bewirkt, den er bekanntlich als Ursache der Krebsbildung ansieht. Derom versuchte die Teerwirkung durch Wärmereize zu beschleunigen. Er fand, daß eine Erwärmung des Teers auf 70° die Carcinombildung förderte, niedrigere Temperaturen blieben ohne Einfluß. Auch wenn er die zu teerende Hautstelle mit einem erhitzten Zinkblech mehrere Sekunden lang täglich vorbehandelte, sah er bei leichter Reizung — Erwärmen bei 50° — eine Beschleunigung der Carcinombildung. Höhere Grade der Erhitzung, welche Verbrennungen setzten, hemmten aber die carcinogene Wirkung des Teers. Ciechanowski und Wilhelmi vermissen dagegen den beschleunigenden Einfluß durch Erwärmen des Teers. Kotzareff und Morsier fanden nach der vorhergehenden Behandlung des Teers mit dem elektrischen Gleichstrom von 20—110 Volt schon nach 16 bis 17 Tagen eine Teerkrebsbildung bei Kaninchen. Den elektrischen Strom von 110 Volt läßt er vor der ersten Applikation eine Stunde, vor jeder folgenden 10 Minuten lang auf den Teer einwirken. Das Kontrolltier zeigte erst nach 23 Tagen eine Epithelmetaplasie. Auch Peyre und Kotzareff sahen bei Wiederholung des Experiments die Teerkrebsbildung schon am 17. Tage, und zwar erscheint das Carcinom vom negativen Pol etwas früher als nach der Teerapplikation vom positiven Pol. Kotzareff glaubt, daß dieses Resultat erreicht wird durch Dissoziation der Teermoleküle, so daß der Teer leichter in die Zellmembran eindringt. Raposo und Cordato mischten Steinkohlenteer mit Sodalösung und ließen einen elektrischen Strom hindurchgehen. Am schnellsten war die Krebsbildung, wenn sie den Teer nicht reinigten; der gereinigte Teer wirkt viel langsamer.

Murray gibt an, daß länger wirkende milde Reize besser zur Carcinombildung führen als kurze kräftige Reize. Die Anwendung eines 2. Reizes beschleunigt immer die Wirkung des Teers. So sahen auch Mandl und Stöhr nach Anoperieren des Teercarcinoms eine erhebliche Wachstumsbeschleunigung, und auch Krotkina berichtet über exzessives Wachstum von Teercarcinom des Kaninchens nach Probeexcision. Nach Ichikawa und Kotzareff läßt

sich durch Resektion des Nerv. auric. ein Teerkrebs am Kaninchenohr zur Rückbildung bringen, selbst wenn die Teerung fortgesetzt wird. Die Resektion des
Sympathicus begünstigt dagegen das Geschwulstwachstum.

Auler dagegen resezierte das Cervicalganglion auf einer Seite und pinselte
diese Kaninchen mit Teer. Die operierten Tiere zeigten aber keine Krebsbildung,
zu einer Zeit, wo sich bei den Kontrolltieren schon Tumoren (Carcinome) zeigten.
Rémond, Bernardbeig und Sendrail wiederholten diese Experimente, um
diese so verschieden ausgefallenen Resultate zu klären. Nach der Neurektomie
wurde die Carcinombildung verzögert, wenn die Nervenverbindung mit dem
Rückenmark unterbrochen wurde. Resektion des cervicalen Sympathicus-
stranges verzögerte zwar die Bildung des Tumors, beschleunigte aber ihr Wachstum. Gleichzeitige Neurektomie und Sympathektomie zeigte ein Überwiegen
der Sympathicuswirkung. Auch Cramer untersuchte den Einfluß des Nerven-
systems auf die Teerung. Er trennte ein Stück Rückenhaut ab und nähte es so
wieder ein, daß es gänzlich von jedem Nerveneinfluß losgelöst war. Teerte er
nun diese Hautlappen, so fanden sich nach 9 Monaten auf der ebenfalls geteerten
normalen Haut bei 12 Mäusen Krebsbildung, aber nur bei 5 Tieren dieser Serie
kam es auch auf dem isolierten Hautlappen zu Carcinomentwicklung. Nur
bei einem dieser Tiere entwickelte sich der Tumor zuerst auf dem isolierten
Hautlappen, während die Tumorbildung bei 3 anderen Tieren dort sehr viel
später erfolgte als auf der normalen Haut und weniger Malignität zeigte. Er
schreibt also dem Nerveneinfluß bei der Entstehung des Krebses durch Teerpinselung eine erhebliche Bedeutung zu.

Eine lokale Begünstigung der Krebsbildung durch Teer und teerähnliche
Substanzen läßt sich auch durch die Vorbehandlung der Haut mit Petroläther
(nach L. Blumenthals Angaben) erreichen. Wenigstens hat Bittmann auf
diese Weise eine Beschleunigung des Prozesses erreichen können. Durch Vorbehandlung mit Äther ließ sich der gleiche Effekt erzielen. Nach Bartozeck
zeigte sich auf diese Weise die Bildung des Carcinoms schon nach 68 Tagen,
während bei den Kontrollen dazu 103 Tage nötig waren.

Eine Beeinflussung der Krebsentwicklung läßt sich nicht nur durch örtliche, sondern auch durch allgemeine Maßnahmen erreichen. Schon die Wahl
der Versuchstiere soll von Bedeutung sein. Yamagiwa und Itchikawa
und auch Leroux und Simard finden schwarze oder schwarzweiße Kaninchen
besser geeignet für den Versuch, während nach Ciechanowski, Morozowa
und Wilhelmi auch weiße Kaninchen Carcinombildung zeigen. Ein Unterschied nach der Hautfarbe der Mäuse wurde von Woglom nicht gesehen. Die
Heredität ist nach Parodi ohne Einfluß auf die Entstehung des Teerkrebses.
Lynch beobachtete das gleiche Verhalten der Teerkrebsentstehung bei Mäusen
aus krebsfreien Stämmen und aus einem Stamme mit großer Neigung zur Entstehung spontaner Mammacarcinome. Wenn also auch ein Organ nicht empfänglich ist für spontane Krebsentwicklung, kann die Haut für den experimentellen
Krebs vollkommen anders sich verhalten. Nach Roussy, Leroux und Peyre
ist Geschlecht und Alter der Versuchstiere ohne Einfluß, was schon Fibiger
betont hat. Bang, Leitch, Polettini und Parodi beobachteten Teerkrebs
schon bei jungen, 2 Monate alten Tieren. Nach Leitch spielt das Alter überhaupt keine Rolle. Es kommt nur auf die Länge der Reizwirkung an. Bierich hat

festgestellt, daß die innerliche Verabreichung von Arsen die Carcinombildung bei Mäusen verzögert, wie er meint, durch Steigerung der Reaktionsfähigkeit des Bindegewebes gegenüber den wuchernden Epithelzellen. Im Gegensatz dazu wollen Ciechanowski und Wilhelmi durch Fütterung mit Arsen eine Beschleunigung der Carcinombildung am Kaninchenohr beobachtet haben. Leitch sah eine Sensibilisierung der Teerkrebsbildung durch vorhergehende Injektion eines Extraktes von nicht mehr transplantablen Teertumoren. Nach Maisin und v. d. Vyver ist eine Injektion von Teerkrebszellenemulsion während der Teerung ohne Einfluß, während Parodi eher eine Hemmung der Teerkrebsbildung durch subcutane Injektion eines Extraktes von Teerkrebs beobachtete. Cramer exstirpierte den Versuchstieren die Milz, zerrieb sie und spritzte die Zellemulsion ins Peritoneum. Er fand danach erhebliche Beschleunigung der Teerkrebsbildung, die nicht auf die Exstirpation der Milz, sondern auf Resorption der Zellen zurückzuführen ist. Murray fand, daß nach der Entwicklung eines Teertumors die Bildung eines zweiten Teertumors verhindert wird. Bei Tieren mit Teertumoren bleibt nach Murray auch die Entstehung spontaner Geschwülste aus. Wenn er einen Spontantumor exstirpierte, konnte er auf keine Weise einen Teertumor experimentell hervorrufen, selbst wenn er zur Unterstützung der Teerung scarifizierte. Es verhütet also der erste vorhandene Tumor die Entstehung einer neuen bösartigen Geschwulst, wahrscheinlich durch konstitutionelle Einflüsse. Wird eine zweite Teerung vor der Ausbildung des ersten Teercarcinoms unternommen, dann ließ sich die Entwicklung des Teertumors beschleunigen. Die Versuche von Murray sind von Cramer bestätigt worden. Aber Truffi sah nicht nur eine zweite Teerkrebsbildung bei schon bestehendem Teercarcinom, diese zweite Krebsbildung wird sogar begünstigt und beschleunigt. Lynch sah auch nach Exstirpation eines Spontantumors keine Verhinderung einer Krebsbildung durch die Teerung. Yamagiwa, Katsusaburo, Tamotsu, Fukuda, Yoshimoto, Kaneko und Toshiro Azuma berichten, daß nach Teerpinselung eines Kaninchenohres sowohl an diesem Ohr wie nach einer Teerung des zweiten Ohres auch hier die Krebsbildung eintritt. Ebensowenig läßt sich bei Mäusen durch Exstirpation der Geschwulst die Bildung eines neuen Teertumors verhüten. Impften sie ein Mammacarcinom in die Nähe eines Teercancroids, so verhält sich dieses in seinem Wachstum umgekehrt proportional zu dem des Impftumors. Mehrfach negativ geimpfte Mäuse zeigen auch ein schlechteres Ergebnis bei der experimentellen Teerkrebsbildung. Parodi konnte nach Milzexstirpation und nach Kastration keine Beeinflussung der Teerkrebsentstehung feststellen. Auch Fibiger und Maisin sahen von der Milzexstirpation keinen Einfluß. Seel glaubt aber, daß innersekretorische Vorgänge bei der Bildung von Teertumoren eine Rolle spielen. So hemmt die gleichzeitige Injektion von Pituglandol die Bildung des Teerkrebses. Borza und Béla Melly beobachteten dagegen durch innersekretorische Präparate eine Steigerung der Teerkrebsbildung. Nach Yamagiwa scheint Schwangerschaft und Geburt die Teerkrebsentstehung beim Kaninchen zu begünstigen. Parodi leugnet jeden Einfluß der Gravidität. Auch Krotkina und ebenso Caspari sahen unter dem Einfluß der Gravidität eine bemerkenswerte Beschleunigung des Teercarcinoms beim Kaninchen. Während der Lactation aber beobachtete er rapiden Rückgang auch großer Tumoren. Kyrle sah nach vorheriger Kastration niemals ein Teercarcinom sich bilden. Nach Maisin, de Smedt und Jacqumin dagegen ist Kastration bei männlichen Mäusen ohne jeden Einfluß, aber die carcinomatöse Entartung der gutartigen Papillome tritt bei den kastrierten Tieren früher ein und es treten häufiger Metastasen auf. v. Witzleben sowie Münzner und Rupp u. a. beschreiben eine Hemmung der Teerkrebsbildung durch das Insulin.

Von Einfluß auf die Krebsbildung durch Teerung ist nach Mandl und Stöhr die Ernährung, während Fibiger der Ernährung jede Bedeutung abspricht. Rondoni beobachtete eine Förderung der Teerkrebsbildung bei gleichzeitiger Zuckerzufuhr. Nach Yorstad schützt die Zufuhr von Vitamin A vor der cancerogenen Wirkung des Teers, während Vitamin B das Wachstum der Tumorzellen begünstigt. Passey aber sah keinen Einfluß vom Vitamin A. Der Zusatz von Lanolin und Cholesterin bewirkt indessen eine starke Beschleunigung der Tumorbildung. Yamagiwa hat schon durch die gleichzeitige Injektion von Lanolin und Teer eine Begünstigung des infiltrativen Wachstums der Epithelien erzielt, die offenbar infolge der durch Lanolin bewirkten starken Lipoidanhäufung in den Geweben leichter in diese hineinwuchern können. Fukuda und Kinoshita sahen diese Lipoidosis der Gewebe auch nach der Lanolinfütterung auftreten. Es entsteht dadurch eine Auflockerung des cutanen Bindegewebes, wodurch das Tiefenwachstum der Epithelien gefördert wird. Lee, Fukuda und Kinoshita und auch Ri konstatierten denn auch die Begünstigung des Wachstums von Teercarcinom am Kaninchenohr durch Lanolinfütterung, während Kashiwagi, Fukuda und Ogawa bei Mäusen durch gleichzeitige Lanolinfütterung und Teerpinselung ein sicheres Resultat nicht beobachteten, weil die Lanolinfütterung die Tiere so schädigte, daß sie schon meist vor der Krebsbildung starben. Durch abwechselnde Pinselung mit Teer, Paraffinöl, β-Naphthylamin am Kaninchenohr bei dauernder Cholesterinüberfütterung erzielte Borst kolossale Wucherungen und multiple Carcinombildung. In einem Falle trat schon in der kurzen Frist von 3 Wochen ein typischer Krebs auf, der sich aber nach der Probeexcision bemerkenswerterweise wieder zurückbildete. Die Cholesterinfütterung begünstigt nach Borst die Entzündungserscheinungen wie die carcinomatösen Epithelwucherungen fast in 50% gegenüber den Kontrollen. Auch Eber, Klinge und Wacker glauben bei Mäusen durch Zusatz von Cholesterin zur Nahrung eine Beschleunigung der Krebsentwicklung und der Metastasenbildung beobachtet zu haben. Der Cholesterinzusatz macht auch bei nicht geteerten Tieren Wucherungen der Leberzellen und die Entwicklung eines der Lebercirrhose ähnlichen Bildes.

Reding konnte durch Implantation eines Stückchens von Magnesiummetall das Angehen des Teerkrebses erheblich verlangsamen, durch kontinuierliche Darreichung von kolloidalem Magnesium und Calcium im Laufe von 4 Monaten vollkommen verhindern. Die Wirkung des Teers blieb gänzlich aus.

Woglom hält allerdings diese Experimente wegen der geringen Zahl der Versuchstiere nicht für beweiskräftig. Nach Lecloux läßt sich durch Injektion von ölsaurem Natron zwischen den einzelnen Teerungen die Entwicklung der ersten Papillombildungen verzögern. Wenn die Carcinomentwicklung einsetzte, war sie ebenso schnell da wie bei den Kontrolltieren, aber das weitere Wachstum der Geschwulst war bei den Versuchstieren doch geringer. Ebenso wirkt die

Injektion von Ölsäure. Es handelt sich also wohl um eine Säurewirkung. Rondoni injizierte Kaninchen vor der Teerung ein Gemisch von alkoholischem Organextrakt (Lipoide enthaltend) und Schweineserum. Sowohl durch das Lipoidgemisch wie durch Injektion von Serum allein läßt sich die Bildung des Teerkrebses verzögern.

Wir haben schon gesehen, daß bei den verschiedenen Autoren die Zahl der erreichten Krebsbildung durch Teer großen Schwankungen unterworfen ist. Ich habe, wie auch andere Untersucher, überhaupt niemals Krebsbildung erreicht, Mertens und auch Renaud und Dentici sahen nur geringe Ausbeute, andere Autoren (Bloch und Dreifuß, Yamagiwa u. a.) sprechen von 100%. Es kommt natürlich darauf an, wie viele Versuchstiere lang genug am Leben bleiben. Nach Teutschländer ist diese Lebensdauer auf mindestens 4 Monate zu berechnen und Maisin und De Smedt, Deelman und Teutschländer betonen, daß jede Maus, die lange genug lebt, Carcinom bekommt.

Woglom meint, alle diese Differenzen seien wesentlich mitbedingt durch die Verschiedenheit des zur Pinselung benutzten Teeres, aber auch durch Unterschiede der Empfänglichkeit bei den Mäusestämmen. Er selbst glaubt, daß bei 4 Monaten Lebensdauer eine Ausbeute von mindestens 70% zu erzielen ist. Es kommt aber nach Woglom auch darauf an, nach welchen Gesichtspunkten der Experimentator die Diagnose stellt, was er also schon für Krebs hält und was nicht. Das hat schon Borst scharf hervorgehoben, der ausführt, daß durchaus nicht alles Carcinom ist, was die Autoren als solches erklären. Für die Diagnose sei erforderlich nicht nur atypisches Wachstum, sondern auch Metastasenbildung. Murray und Woglom halten für die Frage der Bösartigkeit der Wucherung folgende Kriterien für wichtig. Es muß das Wachstum des Tumors auch nach dem Aufhören der Teerung weitergehen und der Tumor muß, wenn man ihn an eine andere Stelle desselben Tieres transplantiert, auch hier weiterwachsen. Weiter muß nach unvollständiger Operation Rezidivbildung eintreten und mikroskopisch muß selbstverständlich infiltratives Wachstum und weiter auch Metastasenbildung sich zeigen. Die Transplantationsfähigkeit auf andere Tiere ist von geringerer Bedeutung, weil ja bekannt ist, daß auch spontane Carcinome sich nicht immer weiterimpfen lassen. Aber die Autotransplantation auf andere Stellen desselben Tieres fällt fast immer positiv aus und stellt den besten Beweis für die Diagnose der Malignität dar. Sie impfen daher sofort nach der Exstirpation eines Teertumors Stückchen der Geschwulst in beide Flanken. Wächst er weiter, so ist er bösartig, auch wenn sein mikroskopisches Bild nicht dafür spricht, weil nicht bösartige Gewebe nicht autoplastisch weiterwachsen. Dagegen betont Leitch, daß auch die gelungene Transplantation histologisch zweifelhafter Tumoren kein zwingender Beweis für die Bösartigkeit ist. Fukuda sah die Autotransplantation auch zweifellos maligner Tumoren doch negativ ausfallen. Es gibt also keine sicheren Kriterien, wann wir den Tumor für bösartig halten müssen, und wir werden uns an jene Merkmale halten müssen, die wir auch beim Menschen für die Diagnose verlangen. Gerade Hauttumoren machen zu Anfang nur wenig Metastasen; dieses Kriterium kann also für die Teertumoren nicht sehr in Betracht kommen. Begg hat die Metastasenbildung bei den Teertumoren an 140 Fällen untersucht und fand fast in 18,5% Metastasenbildung durch Invasion in die Nervenbahnen, ein Befund, der sehr erheblich abweicht von dem Verhalten der uns bekannten Spontantumoren. Sehr häufig finden sich Lungenmetastasen, die hierher wohl meist auf dem Wege der Lymphbahnen gelangen. Was die Transplantabilität der Teergeschwülste anlangt, so waren Yamagiwa und Itchikawa damit nicht sehr erfolgreich, wohl weil sie leicht ulcerieren und weil sich Plattenepithelcarcinome überhaupt schlecht transplantieren lassen. Itchikawa hat aber einen Kaninchentumor durch 3 Generationen weiterimpfen können. Die Transplantation von Teertumoren von Mäusen ist ferner von Kashiwagi, Fibiger und Bang, Borrel, Boez und de Coulon, Murray und Woglom oft mit Erfolg ausgeführt worden, Bierich ist sie immer gelungen. Deelman meint, daß die Transplantation von sarkomatösen Tumoren am meisten erfolgversprechend ist, weniger die von Carcinomen. Nach Roussy, Leroux und Peyre ist die starke Infektion der Teertumoren oft die Ursache der schlechten Überimpfbarkeit. Dieselbe Erfahrung haben wir bekanntlich auch bei der Transplantation der spontanen Tiergeschwülste gemacht. Wie bei diesen kommt es auch bei den Teertumoren zu Spontanheilungen, wie besonders Yamagiwa, Itchikawa und Baum mitteilen und die auch Borst beschreibt. Sie sind nach Itchikawa und Baum bedingt durch starke Bindegewebsreaktionen, welche die Zellwucherung hemmen und die Krebszellen durch Kompression zerstören.

Von allen Seiten ist immer hervorgehoben worden, daß der Krebsentwicklung durch Teer örtliche Entzündungsvorgänge und gutartige epitheliale Wucherungen vorausgehen. Dagegen betonen Fibiger und Bang, daß ein Zusammenhang zwischen Entzündung und papillomatösem Höhenwachstum oder heterogenem Tiefenwachstum mit der Blastombildung weder beim Teerkrebs noch beim Spiropteracarcinom zu bestehen braucht. Bloch kommt zu der gleichen Ansicht, und auch Bizzozero betont das Fehlen jeglicher Entzündung beim Teerkrebs, ebenso wie Ménetrier, Peyron und Surmont, Itchikawa und Yamagiwa, Leroux und Simard sowie Bittmann. Kennaway hat ja schon darauf hingewiesen, daß auch solche Substanzen krebsbildend wirken, die nur wenig oder gar keine Hautreize hervorrufen, während durchaus nicht alle die stark entzündlich wirkenden Stoffe krebsbildend sind. Leitch meint, daß jegliche Hautveränderung vor der Carcinombildung fehlen kann, und daß das Carcinom trotzdem an scheinbar ganz unveränderten Hautstellen entsteht, während die Epithelwucherungen (Warzen) sich zurückbilden. Die Krebsentwicklung hängt also nicht von dem Grade der Reizung ab oder von der Ausbildung präcanceröser Zustände. Sicher ist, daß die Unterbrechung der Teerung kein Aufhören der Krebsentwicklung bedeutet. Die Umwandlung der bis dahin gutartigen Zellwucherungen in eine maligne Geschwulst geht unaufhaltsam auch nach dem Aufhören der Schädlichkeit vor sich (Fibiger, Bang, Leitch, Bierich, Lipschütz u. a.). Murray und Woglom haben sogar beobachtet, daß nach Überpflanzung gutartiger Warzenbildungen, die nach der Teerung entstanden waren, auf andere Tiere auch hier die weitere Entwicklung der Wucherung zum Carcinom vor sich geht. Bang sowohl wie Lecloux haben das bestätigt, während Kreyberg diesen Vorgang nicht beobachtet hat. Lipschütz sah nach der Transplantation solcher Warzen außer Carcinom- auch Sarkom- und Melanombildung. Die biologische Umwandlung der Epithelien maligner Tumorzellen mit allen ihren charakteristischen Eigenschaften ist also offenbar schon frühzeitig da, auch wenn die Zellwucherung scheinbar noch gutartig ist, die Zellen also noch kein Zeichen maligner Entartung zeigen. Die Latenzperiode, von Bang als Entwicklungszeit bezeichnet, wird von ihm in 2 Perioden eingeteilt, die präparatorische, mit einer Dauer von 2—3 Monaten, und die eigentliche Latenzzeit, die dann bis zum Erscheinen des Carcinoms dauert. Das kann ca. 8—9 Monate in Anspruch nehmen, also fast $1/3$ der Lebenszeit der Maus. Dem entspricht für den Menschen 20—30 Jahre und so erklärt sich auch die Tatsache, daß der Industriekrebs noch 20 Jahre nach dem Aufhören der schädlichen Beschäftigung auftreten kann. Die Umwandlung der normalen Zellen zu Geschwulstzellen sollte nach den Mitteilungen fast aller Autoren immerhin einer längere Zeit hindurch fortgesetzten Applikation der wirksamen Substanz bedürfen. Man hat ja in der zu kurze Zeit durchgeführten Teerung geradezu die Ursache des Scheiterns aller früheren Teerversuche, wie der von Hanau und Brosch, gesehen. Aber wir haben schon bemerkt, daß Borst die Krebsentwicklung schon in 3 Wochen beobachten konnte, wenn er gleichzeitig Cholesterin verfütterte, also doch nach nur wenigen Teerpinselungen, und wir erinnern an die Experimente von Kotzareff, der Teerkrebsbildung schon nach 2 Wochen erzielte. Es kommt demnach nicht allein auf die Dauer der Teerpinselung an, andere Momente, die wir im einzelnen noch nicht kennen, müssen ebenfalls eine Rolle spielen.

Örtliche oder allgemeine Wirkung des Teers? Es erscheint nun von großer Wichtigkeit die Frage, ob wir in der Tumorbildung nach Teerpinselungen eine örtliche Reizwirkung oder eine allgemeine Beeinflussung des Organismus zu sehen haben. Nach Mertens ist der Teer in fast allen inneren Organen nachweisbar, wird also sicher durch das Gefäßsystem im ganzen Körper verschleppt. Hier werden schwere Veränderungen an Leber, Milz, Nieren usw. hervorgerufen, die von Lipschütz, Polettini, Dentici, Mertens, Döderlein u. a. beobachtet worden sind. Schwere Veränderungen der inneren Organe beschreiben ferner Bierich, Itchikawa und Baum, Paszkiewicz, Mandl und Stöhr, E. Möller bei Kaninchen und Mäusen, Choldin auch bei Hühnern. Es ist wohl Lipschütz zuerst gewesen, der darauf hingewiesen hat, daß die Teerung eine allgemeine Erkrankung zur Folge hat, von der die Carcinombildung nur eine Einzelerscheinung des Hautorgans ist. Dafür sprechen zunächst die Beobachtungen über Tumorentstehung an Stellen, wo nicht geteert worden war. Solche Fernwirkungen der Teerung sind von Maisin, Lipschütz, Teutschländer, Mertens, Bierich, Borst, Krotkina, Halberstädter, Truffi, Parodi, Dentici, Petit, Kyrle, Burckhardt und Müller und vielen anderen Autoren beobachtet worden. Hierher gehören insbesondere die Beobachtungen über das Auftreten von Teertumoren in den Lungen bei Tieren nach der Teerung der Haut, die ich ausführlich bereits geschildert habe (Möller, Murphy und Sturm, Bonne u. a.). Buschke und Langer sahen nach Injektion von Teer in den Mastdarm von Ratten am Vormagen papillomatöse Wucherungen auftreten, wie ja auch Ménetrier ein Schleimhautcarcinom des Magens nach perigastrischen Teerinjektionen beobachtete. Puhr hat die von Buschke und Langer beobachteten Magenveränderungen auch nach der Teerung der Haut gesehen, und zwar schon nach 25—26 Tagen. Im Gegensatz zu Buschke und Langer glaubt er allerdings, daß die Tiere selbst sich den Teer in den Magen bringen,

daß also doch örtliche Teerwirkungen vorliegen. Gleicher Ansicht ist auch
Bonne. Die von ihm nach Teerung der Haut der Lippen beobachteten Tumorbildungen des Gaumens, Oesophagus und Magens sind nach ihm direkte Einwirkungen des verschluckten Teers und auch die Lungentumoren sind nach
Bonne zu erklären durch direkte Einwirkung des Teers. Auch Woglom bezweifelt nicht, daß der Teer auf andere nicht geteerte Stellen der Haut durch
die Tiere selbst übertragen wird. Doch können die an anderen nichtgepinselten
Stellen der Haut entstandenen Veränderungen auch durch Fernwirkung erklärt werden. Es wandern also die Teerteilchen entweder selbst durch den
ganzen Organismus und wirken dort, wo sie empfängliche Zellen finden, oder
aber es werden, wie Lipschütz annimmt, Wuchshormone bzw. Blastine bei
der Umstimmung des ganzen Körpers durch die Teereinwirkung gebildet, die ihrerseits zur Tumorentstehung Veranlassung geben. Auch nach Bierich passiert
der Teer den ganzen Körper und reagiert mit allen Gewebssystemen in spezifischer Weise. Eine solche Allgemeinwirkung des Teeres wird auch wahrscheinlich
gemacht durch die Tatsache der sarkomatösen Umwandlung von Embryonal-
zellenkulturen in einem Plasma, das von Tieren stammt, welche mit Injektionen
von Teer vorbehandelt waren (Laser) und auch die Versuche von Beck über
die Steigerung der Teerkrebsbildung nach vorheriger intravenöser Injektion
von Teer können nicht gut etwas anderes als die Folgen einer allgemeinen
Wirkung des Teers bedeuten, ebenso wie die schon erwähnten Versuche von
Carrel, der Teratome bösartig werden sah bei Tieren, denen er nur einige
Tropfen Teer intravenös injizierte.

Die Frage, ob eine Fernwirkung des Teeres anzunehmen ist, hat Mertens
durch intramuskuläre und intraperitoneale Injektionen einer Lösung von 4 ccm
Teer auf 50 ccm Öl zu entscheiden versucht. Er konnte den Teer im ganzen
Körper nachweisen Wie bei hautgeteerten Tieren kam es zu Haarausfall, zur
Vermehrung der Mastzellen in der Haut und zu schweren Schädigungen der
inneren Organe, wie sie schon Lipschütz beschrieben hat. Maisin pinselte
Mäuse zunächst 2 Monate lang an der Nackenhaut, dann aber unterbrach er
die Teerung. Eine zweite Gruppe wurde ebenso behandelt, dann aber am
Schwanzende geteert. Bei der ersten Gruppe zeigte sich nach 180 Tagen nur
ein Carcinom, in der zweiten Gruppe aber unter 7 überlebenden Tieren bei
5 Mäusen ein Teerkrebs, und zwar ausschließlich an der zuerst gepinselten
Nackenhaut. Maisin und de Smedt fanden weiter, wenn sie eine Gruppe
von Mäusen 3mal wöchentlich 2 Monate lang mit Teer pinselten, einer zweiten
Gruppe aber die gleiche Zahl von Teerungen aber über 4 Monate ausgedehnt
verabfolgten, daß dann die letztere Gruppe ein Carcinom bei allen überlebenden
Tieren zeigte, während in der ersten Gruppe nur ein einziges Carcinom am
310. Tage auftrat. Sie schließen daraus, daß der Teer, der längere Zeit hindurch gepinselt war, länger Zeit hatte resorbiert zu werden und so eine Allgemeinwirkung zu entfalten. Maisin und Masse injizierten dann alle 2 Wochen
durch 4 Monate subcutan an der Bauchhaut einen Tropfen Teer. Alsdann
pinselten sie die Mäuse 3mal wöchentlich an der Nackenhaut und erzielten hier
bei 86% der Tiere Krebsbildung, aber nur 17% in den Kontrollen. Also halten
sie den Teer für ein Allgemeingift, das den Körper für die Krebsbildung
empfänglich macht. Polettini sah freilich im Gegensatz zu diesen Versuchen

keinen Unterschied in der Teerkrebsbildung zwischen normalen Tieren und solchen nach Vorbehandlung mit Teerinjektionen oder mit physikalischen .Schädigungen (Brandwunden). Cramer bestreitet, daß der Teer eine allgemeine Wirkung ausübt. Er sah Carcinombildung nur 3mal außerhalb des geteerten Bezirks und dabei nur ganz in seiner nächsten Nähe. Die Versuche von Maisin konnte er ebensowenig wie Murray bestätigen. Cramer hat selbst durch Resorption von Milzzellen Förderung der Teerkrebsbildung gesehen und bestreitet an sich nicht das Vorhandensein allgemeiner, die Krebsbildung fördernder Faktoren, aber er hält sie nicht durch die Teerung hervorgerufen. Döderlein hält ebenfalls die Allgemeinschädigung durch den Teer für einen wichtigen Faktor der Krebsbildung, aber die primäre Umwandlung des Epithelcharakters an der geteerten Stelle selbst scheint ihm doch das Wesentliche des Prozesses zu sein.

Daß durch die lokale Teerpinselung allgemeine Reaktionen im Organismus ausgelöst werden, könnte man auch aus Versuchen von Sachs und Takenomata folgern. In ihren Experimenten gingen sie von der Annahme aus, daß als Folge der Teerung zuerst „krebsfähige" Zellen sich bilden, die zunächst ihre Entwicklung zu Krebszellen gegen die natürliche Resistenz des Körpers durchsetzen, also erst den Widerstand des Körpers überwinden müssen. In dieser Latenzzeit sind im Organismus demnach schon Krebszellen da, eine Tumorbildung aber fehlt noch. Es spielt sich nur ein örtlicher Prozeß ab, während dessen die Resistenz des Körpers sogar eine erhöhte sein muß.

Impften sie dann Tiere, welche sie längere Zeit vorher mit Teer gepinselt hatten, mit einem Mäusecarcinom, so zeigten die geteerten Tiere eine ganz evidente Resistenzerhöhung gegen den Impftumor, der gegenüber den Kontrollen zuerst überhaupt nicht anging und, wenn er anging, ein sehr viel geringeres Wachstum zeigte. Im Gegensatz zu Sachs und Takenomata fanden allerdings Murphy und Maisin und ebenso Polettini und Parodi nach vorangegangener Teerpinselung ein leichteres Angehen, schnelleres Wachstum und reichlichere Metastasenbildung der Tumorimpfung. Tiere, die vorher immun gegen Tumorimpfung waren, zeigten nach der Teerpinselung sogar den Verlust dieser Immunität. Polettini sah bei teergepinselten Tieren nach Impfung eines Teercarcinoms ein Verschwinden der schon gebildeten Warzen, wenn das Tumorgewebe anwächst. Kam das Tumorwachstum zum Stillstand, so traten wieder Teerwarzen auf und es bildeten sich sogar aus diesen Carcinome. Woglom bemerkt zu den Ergebnissen von Sachs und Takenomata, daß Tiere mit Spontantumoren gegen eine Tumortransplantation immun sein können. Wenn nun die geteerte Maus immun wäre gegen eine Tumortransplantation, so wäre damit keineswegs auch eine Immunität gegen die Entwicklung eines Teertumors bewiesen. Woglom hat überdies nachgewiesen, daß die Maus durch ihr eigenes Gewebe nicht immunisiert werden kann, und Haaland zeigte, daß bei einer Maus eine Immunität gegen den eigenen Tumor sich nicht erzielen läßt. Woglom meint, daß durch die Teerung eine allgemeine toxische Wirkung hervorgerufen werde, und es sei ja bekannt, daß eine Tumortransplantation meist nur bei gesunden Tieren, nicht aber bei entkräfteten, schlecht genährten Tieren erfolgreich ist. Für eine allgemeine Wirkung der Teerung sprechen aber auch die hämatologischen und serologischen Studien von Itchikawa und Baum. Sie haben gefunden, daß im präcancerösen Stadium der Teereinwirkung das Blut zunächst unverändert ist. Dann entwickelt sich progressiv eine Abnahme der Erythrocyten und des Hämoglobins. Die weißen Blutkörperchen nehmen zuerst ab, dann vermehren sie sich wieder. Mit zunehmender Kachexie vermindern sich dann die Lymphocyten wieder. Solange die Ca-Entwicklung andauert, ist auch die Botelko-Reaktion im Blutserum positiv. Nach Unterbrechung der Teerpinselung geht parallel mit zunehmender Malignität der Wucherung eine polynucleäre Leukocytose. Sie glauben, daß ohne eine allgemeine Schädigung des Körpers die Teerkrebsbildung ausbleibt.

Nather und Schnitzler setzten die Versuchstiere in Käfige, in denen sich eine mit Teer gepinselte Holzkiste befand. Sie fanden keine Beschleunigung der Krebsbildung bei diesen Tieren und sehen das als Beweis gegen eine Allgemeinwirkung an. Auf die Beobachtungen von Murray über die Verhinderung einer zweiten experimentellen Teerkrebsbildung durch ein schon bestehendes Teercarcinom oder bei Mäusen mit Spontantumoren nach Exstirpation der Geschwulst, habe ich schon hingewiesen, ebenso auf die abweichenden Befunde Truffis und Lynchs. Sollten sich Murrays Befunde bestätigen lassen, so wären auch sie Beweise für eine Beeinflussung des Organismus durch die Teerwirkung. Rémond, Sendrail und Lassalle fanden als Ausdruck der Beeinflussung des Gesamtorganismus durch die Teerung erniedrigte Säurewerte des Blutes im präcancerösen Stadium und bei der Entwicklung des Carcinoms fast acidotische Werte. Rémond, Sendrail und Boulicaud beobachteten ferner nach der Teerpinselung Abnahme des Harnsäure-N und Zunahme des Rest-N, sobald die ersten Zeichen der malignen Entartung sich zeigten. Es ist also nach Sendrail die Teerwirkung auch eine spezifische humorale Umstimmung. Der Blutzucker ist bis auf das Doppelte erhöht, die Lipoide sind verringert, die Fettsäuren erhöht. Durch den Abfall der Blut p_H und der Alkalireserven mit Acidose und Sinken des Calciumionenspiegels kommt es zur Wachstumssteigerung der geteerten Zellen. In Gemeinschaft mit Rémond und Lassalle stellte Sendrail auch bei geteerten Kaninchen im präcarcinomatösen Stadium eine Erhöhung, während der Krebsbildung eine Erniedrigung des Grundumsatzes fest. Er bezieht sie auf die Beeinflussung der Schilddrüsenfunktion durch den Teer, welche eine Begünstigung der Tumorentstehung bewirken soll. Das Cholesterin ist im präcarcinomatösen Stadium im Blute erhöht, bei beginnender maligner Entartung aber verringert.

Maisin und de Smedt fanden, daß die Teerung eine Gravidität der Tiere verhindert. Dagegen sah Lecloux und ebenso Krotkina bei geteerten Tieren vielfach Schwangerschaft auftreten, so daß also aus diesen Beobachtungen keine Schlüsse gezogen werden können. Piccaluga fand das cytolytische Vermögen im Serum von geteerten Tieren herabgesetzt bzw. nach längerer Dauer der Teerung geschwunden und Harde beschreibt eine Verminderung der Reaktion gegen das Pockenvirus bei Kaninchen, die mit Teer behandelt waren, während die Tiere in der Bildung von Typhusagglutininen nicht beeinflußt wurden. Also auch hier eine Allgemeinwirkung. Nach Mougneau und Magimel bewirkt der Teer auch eine sehr starke Virulenzsteigerung von Coccidiosen, die vorher keine Erscheinungen machten. Allen diesen Versuchen gegenüber leugnet Bloch und auch Yamagiwa, daß eine allgemeine Wirkung der Teerpinselung bei der Krebsbildung eine Rolle spielt. Sie ist nur insofern selbstverständlich, weil im Teer eine Reihe giftiger Substanzen sich befinden, welche allgemein toxisch wirken. Die Krebsbildung selbst ist aber ein örtlicher Prozeß, lediglich bedingt durch direkten Kontakt der cancerogenen Substanz mit den dafür empfänglichen Hautzellen. Bloch und F. E. Widmer betonen, daß der Angriffspunkt der Substanzen, welche die allgemeine toxische Wirkung hervorrufen, ein anderer ist als derjenige der krebsbildenden Stoffe im Teer. Gerade die stark krebsbildenden Stoffe entfalten eine geringere toxische Allgemeinwirkung als die nichtkrebsbildenden Teerfraktionen. Da mit chemisch reinen Substanzen der Krebs nicht schneller zu erzeugen ist als mit Rohteer, so folgt daraus, daß eben doch außer dem chemischen Reizfaktor in erster Linie eine örtliche Krebsbereitschaft von gewissen Zellen vorhanden sein muß. Das Beispiel des experimentellen Röntgencarcinoms, wo alle allgemeinen Wirkungen bis nach der Metastasenbildung ausbleiben, erweise zur Genüge, daß wir ohne die Annahme allgemeiner Einflüsse auch für den Teerkrebs auskommen.

Deelman und von Erp setzten bei Mäusen, die bereits eine Teerkrebsbildung zeigten oder bei denen eine solche zu erwarten war, beiderseits 1 ccm neben der ersten Papillombildung künstlich Brandwunden. Waren diese vernarbt, so entwickelten sich in ihnen 14 Tage später Papillome, die zu Carcinomen wurden. Auch nach Aussetzung der Teerung erfolgte in den Brandnarben eine Krebsbildung, die also aus Zellen hervorgeht, die selbst gar nicht geteert worden waren. Mit großer Lebhaftigkeit setzt sich B. Fischer-Wasels dafür ein, daß bei der Entwicklung des Teercarcinoms die auf der lokalen Gewebeschädigung beruhende und durch den Teer natürlich immer wieder gestörte Regeneration der Epithelien — er hält diesen Vorgang der Regeneration für wesentlich bei jeder Krebsbildung — unter gleichzeitiger Einwirkung einer allgemeinen Konstitutionsschädigung zur Krebsbildung führt. In Gemeinschaft mit Bünger versuchte er, im Experiment beide Faktoren zu trennen. Sie pinselten Teer nur schwach und an abwechselnden Hautstellen und setzten an anderen Hautstellen, die nie mit Teer in Berührung kommen konnten und auch nicht gekommen waren, eine kleine Verbrennung. Die Verbrennung heilte mit glatter Narbe und wurde alle 4 Wochen immer wieder an anderer Stelle wiederholt. Es sollte also eine stärkere lokale Schädigung und regenerative Geschwulstbildung vermieden und durch den Teer nur eine typische Allgemeinschädigung hervorgerufen werden. Von 16 überlebenden Tieren zeigten nach 1 Jahr 5 Papillome und 3 typische verhornende Plattenepithelcarcinome in den Brandnarben, aber nicht an den teergepinselten Hautstellen. Der Prozentsatz der positiven Resultate stieg kontinuierlich mit der Dauer der Teerwirkung, und mit der stärkeren Teerschädigung wird die Allgemeindisposition, die zur Geschwulstbildung des lokalen Regenerationsvorgangs führt, immer stärker. So sahen Fischer und Bünger in einer Brandnarbe ein verhornendes Papillom, in einer anderen 2 Monate später gesetzten Brandnarbe aber ein infiltrierendes Plattenepithelcarcinom. Somit glaubt B. Fischer die wesentliche Bedeutung von Regenerationsvorgang und Allgemeindisposition für die Entwicklung der Geschwulstzelle auch experimentell erwiesen zu haben.

5. Experimentell erzeugte histologisch neuartige maligne Geschwülste nach homöoplastischen und heteroplastischen Tumorimpfungen.

a) Entstehung neuartiger Tumoren nach Impfung artgleicher Tiere.

Nachdem die neueste Entwicklung der experimentellen Geschwulstforschung zuerst durch Fibiger den Spiropterakrebs, dann durch Yamagiwa und Ohno den Scharlachölkrebs, durch Bullock und Curtis das Cysticercussarkom, durch Yamagiwa und Ichikawa den Teerkrebs und endlich durch B. Bloch den Röntgenkrebs willkürlich im Tierversuch entstehen ließ, sind eine Reihe von experimentellen Arbeiten etwas in den Hintergrund getreten, in denen wohl der Zeitfolge nach die ersten im Experiment am Tier erzeugten malignen Geschwülste beschrieben sind. Es sind das die Mitteilungen über Sarkomentwicklung nach Carcinomimpfung bzw. die über Carcinomentstehung im Verlaufe von Sarkomtransplantationen innerhalb derselben Tierart (homöoplastische Impfung) oder von neuartigen Tumoren nach Impfung von Mensch auf Tier bzw. von einer Tierart auf die andere (heteroplastische Impfung). Ich stelle sie an diese Stelle meiner Betrachtungen, weil ihre Entstehungsursache nicht geklärt ist. Sie verlieren daher naturgemäß an Bedeutung gegenüber den Tumoren, die sich durch ganz bestimmte und wohlcharakterisierte ätiologische Faktoren hervorrufen lassen, und das ist wohl auch die Ursache dafür, daß sie etwas in den Hintergrund getreten sind.

Man kann annehmen, daß irgendein chemischer Reiz, ausgehend von den Tumorzellen auf das umliegende Gewebe, als Ursache ihrer Entstehung anzuschuldigen ist. Diese Anschauung ist für die Sarkomentstehung nach Carcinomimpfung innerhalb derselben Tierart zuerst von Ehrlich-Apolant und alsdann von den meisten anderen Autoren vertreten worden. Wenn man diese Erklärung auch auf die bei heteroplastischen Impfungen von Mensch auf Tier bzw. von einer Tierart auf die andere entstandenen neuartigen Tumoren ausdehnt, so hätte man also alle diese neuerzeugten malignen Geschwülste auf chemische Ursachen, toxische Einflüsse usw. zurückzuführen und sie in unserer Darstellung an die durch chemische Stoffe experimentell hervorgerufenen Tumoren anzugliedern. Ich selbst habe es aber immer für sehr wahrscheinlich gehalten, daß alle solche Tumoren auch parasitärer Ätiologie sein können, daß also in den überimpften Tumoren irgendwelche Parasiten vorhanden waren, welche auf das neugeimpfte Tier mit übertragen werden und hier zur Bildung neuer maligner Geschwülste Veranlassung geben. Dieser Anschauung entspricht es, wenn ich sie jetzt behandle, bevor ich zu der Schilderung derjenigen Experimente übergehe, welche durch Parasiten bestimmter Art bösartige Geschwülste bei Tieren erzeugt haben.

Die Entstehung eines Sarkoms ist bei der Maus im Verlaufe der Transplantation eines Carcinoms zuerst von Ehrlich und Apolant beschrieben worden. Eine große Reihe von Beobachtern hat diese Erscheinung bei der Maus bestätigen können (L. Loeb, Bashford, Haaland, Russell, Liepmann, Stahr, Clunet, Lubarsch, Henke u. a.). Sie findet eine Analogie in der bekannten Beobachtung von Schmorl, der bei einem Manne mit Prostatakrebs Metastasen in den Knochen vom Bau des Osteochondrosarkoms fand. Hierher gehört nach B. Fischer auch die Beobachtung von Teutschländer, der Sarkomentwicklung über den Hautknoten eines Epithelioma contagiosum sah. Ich selbst habe bei einem Mäusecarcinom nach fast 6 Jahre hindurch fortgesetzter Transplantation, in welcher sich der Charakter des Tumors niemals änderte, die Entwicklung eines Spindelzellensarkoms bei einem einzelnen Tier beobachtet, während alle anderen Mäuse derselben Impfgeneration und auch die weiteren Impfgenerationen den ursprünglichen Bau des Tumors (Adenocarcinom) weiter beibehielten. In einem anderen Falle handelte es sich um ein sehr langsam wachsendes Mäusecarcinom mit Lungen- und Lebermetastasen, das in der ersten und zweiten Impfgeneration denselben histologischen Bau aufwies. Der bis dahin sowohl in seiner Proliferationskraft wie in seiner Ausgangsziffer sehr wenig virulente Mäusekrebs zeigte nun bei der Weiterimpfung in die dritte Generation eine außerordentliche Virulenzsteigerung und ging in fast 100% an. Gleichzeitig aber ergab die histologische Untersuchung eine Änderung des mikroskopischen Charakters; es war ein Spindelzellensarkom geworden und blieb es auch während aller folgenden Impfgenerationen. Hier war also die Beobachtung zu verzeichnen, daß die Sarkomentwicklung mit der Virulenzsteigerung des geimpften Tumors zusammenfällt, eine Tatsache, die Ehrlich-Apolant für alle Fälle einer Sarkomentwicklung nach Carcinomimpfung als entscheidend ansahen. In dem erstbeschriebenen Falle war von einer besonderen Virulenzsteigerung allerdings nichts wahrzunehmen. Beide Beobachtungen aber bedeuten eine Bestätigung der Ansicht, die Apolant und ich schon längst vertreten haben, daß wir es nämlich bei der Entstehung eines Sarkoms nach Carcinomtransplantation mit einem gesetzmäßigen Verhalten zu tun haben, das schließlich in jedem Falle von Krebsübertragung bei Tieren zu beobachten ist. Es sei daran erinnert, daß ich auch bei einer Ratte nach der Verimpfung eines Adenocarcinoms schließlich die Bildung eines Sarkoms beobachtete. Bei demselben Rattentumor sah ich auch ein Hautcancroid nach der Impfung des adenocarcinomatösen Tumors sich bilden, das ich als Folge des durch den ursprünglichen Drüsenkrebs auf die Zellen der normalen Haut ausgeübten Wucherungsreizes erklärte, genau so wie ja das normale Bindegewebe als Folge des Reizes des geimpften Carcinoms mit der Bildung eines Sarkoms reagierte. Gegen diese Beobachtung, die ich als die erste Entstehung eines epithelialen malignen Tumors im Tierexperiment beschrieb, ist der Einwand erhoben worden, daß dabei metaplastische Umwandlungen der Drüsenkrebszellen in einen keratinbildenden Plattenepithelkrebs möglich wären. Aber auch die Sarkomentwicklung nach Krebsimpfung ist als Folge einer Metaplasie von Epithelzellen in Sarkomzellen gedeutet worden. Eine Metaplasie ist aber nach allen unseren bisherigen Anschauungen unmöglich bei drei Beobachtungen, wo ich nach der Impfung eines Sarkoms der Ratte eine Carcinomentwicklung sah. Im ersten Falle war in der zweiten Impfgeneration eines Spindelzellensarkoms der Ratte eine carcinomatöse Geschwulst bei einem Tier entstanden. Später habe ich den gleichen Vorgang bei einem Rattensarkom beschrieben, das von mir viele Jahre hindurch ohne Änderung seines histologischen Baues verimpft worden war. Erst in der 38. Impfgeneration trat bei einem Tier ein ersichtlich von den Zellen der Mamma ausgehendes Drüsencarcinom auf. Endlich ist bei einem dritten von mir jahrelang verimpften Sarkom der Ratte in der 106. Impfgeneration die Bildung eines carcinomatösen Tumors beobachtet worden. Alle 3 Fälle sind also ganz gleichmäßig verlaufen, nur die Dauer der Zeit bis zum Auftreten des neuen Tumors war verschieden.

Hier konnte also mit Recht geschlossen werden, daß durch den Reiz der Sarkomzellen auf die epithelialen Zellen der Brustdrüse eine bösartige Geschwulst aus den vorher normalen Epithelien sich entwickelt hat. Es sind demnach echte epitheliale bösartige Tumoren zum ersten Male im Tierexperiment erzeugt worden, und ich darf wohl für mich in Anspruch nehmen, daß ein solches Ergebnis mir zum ersten Male einwandfrei geglückt ist. Später hat dann Sticker nach der Impfung seines bekannten Hundesarkoms auf eine Terrierhündin, nachdem der zuerst gewachsene Impftumor sich wieder zurückgebildet hatte, in der Brustdrüse des Tieres die Entwicklung eines cirrhösen Carcinoms beobachtet. Er hat dann ferner mitgeteilt, daß bei einer 7jährigen Hündin nach der Impfung eines Spindelzellensarkoms von einem Hunde, gemischt mit einem Spindelzellsarkom des Menschen, ein echter Brustdrüsenkrebs mit Rezidivbildung und zahlreichen Metastasen sich zeigte, an dem das Tier schließlich zugrunde ging. Hier allerdings ist nicht klar erwiesen, welcher Faktor die Carcinombildung verursacht hat, ob also homöoplastische oder heteroplastische Impfung dafür verantwortlich zu machen ist. In der Sache selbst ist ein Unterschied kaum zu machen. Ebenso hat Nicholson in einem Impfsarkom die Entstehung eines Carcinoms beschrieben. Die gleiche Bedeutung haben auch die Beobachtungen von F. Blumenthal und seinen Mitarbeitern, die nach der Impfung der Milz beim Jensensarkom die Bildung ganz neuartiger drüsenartiger Tumoren beschreiben, die in ihrem Bau dem Typus des ursprünglichen Impftumors nicht entsprechen.

Wir wissen, wie schon Orth mitgeteilt hat, daß epitheliale menschliche Zellen, an die ein Sarkom heranwächst, zuweilen in Wucherung geraten können. Lubarsch hat ein transplantables Sarkom des Meerschweinchens beschrieben, wo bei einem Tier der 6. Impfgeneration große Epithelzapfen der Haut in die Tiefe wuchern, die fast ein carcinomartiges Aussehen zeigen. Gleiche Bilder habe ich sowohl bei Sanfelices Hundesarkom, wie bei meinen Transplantationen von Rattensarkomen nicht selten gesehen. Die Sarkombildung nach Carcinomimpfung ist, wie ich schon erwähnt habe, von Marchand, Versé, Borst u. a. Pathologen als eine möglicherweise rein morphologische Umwandlung epithelialer Zellen in Spindelform gedeutet worden, die lediglich eine äußerliche ist, an dem Charakter der Zellen als Epithelzelle (Krebszelle) aber nichts ändert und die in Beobachtungen aus der menschlichen Pathologie Analogien hat. Borst insbesondere sah in der Umgebung von Teercarcinom ein sarkomartiges Aussehen der Bindegewebszellen und spricht von der Möglichkeit, daß Stützgewebszellen aus Epithelzellen sich bilden können wie bei der embryonalen Entwicklung. Ob diese Anschauung allgemeine Zustimmung findet, das zu erörtern, ist nicht meine Aufgabe. Aber daß diese Sarkome einfach spindelförmige Carcinomzellen sind, daß hier nichts anderes als rein äußerliche Formveränderungen derselben Zellart vorliegt, das möchte ich doch nicht annehmen. Bei der mikroskopischen Untersuchung im Stadium der Carcinom-Sarkombildung färben sich beide Formen der malignen Zellen ganz different. Es ist nicht zu verstehen, wie diese tinktorielle Verschiedenheit zustande kommen soll bei gleichen Zellen, die sich nur in der Form, also rein äußerlich, unterscheiden. Hier kann doch nur eine biologische Differenz das verschiedene Verhalten gegen Farbstoffe erklären. Das scheint mir für die Frage der

Herkunft der Sarkomzellen von entscheidender Bedeutung zu sein, was ich besonders gegenüber Versé betonen will. Für die Krebsentstehung nach Sarkomimpfungen bleibt aber keine andere Erklärung, als daß eben eine durch den überimpften Tumor hervorgerufene neu entstandene genuine epitheliale bösartige Geschwulst entstanden ist, daß es sich also um eine Blastomentwicklung aus den Zellen des geimpften Tieres, um ein experimentell erzeugtes Carcinom handelt. Auch B. Fischer in seiner „Allgemeinen Geschwulstlehre" lehnt es ab, in den nach Krebsimpfung entstandenen, als Sarkome gedeuteten Tumoren Neubildungen zu sehen, die von den Bindegewebezellen des geimpften Tieres ausgehen. Er hält schon den Sarkombegriff, wie er in der Lehre von den Geschwülsten dargestellt wird, für völlig unhaltbar. Es ist für ihn überhaupt die Frage, ob rein zellige Sarkome aus normalem Bindegewebe hervorgehen können und ob nicht in allen diesen Fällen embryonale Geschwulstanlagen oder primäre Granulationswucherungen vorliegen. Einen großen Teil aller Sarkome hält er für epitheliale Tumoren in einem Stadium vollkommener Entdifferenzierung. Die nach der Carcinomimpfung beschriebenen neuen Geschwülste sind zum Teil Cytoblastome oder Meristome, deren Zellen durchaus dieselben Elemente sind wie die des Impfcarcinoms, die bei weiterer Überimpfung die Fähigkeit verloren haben, im epithelialen Verbande zu wachsen und nur noch ein rein celluläres Wachstum aufweisen. Ein anderer Teil dieser Sarkome kann wohl aus einer primär angelegten embryonalen Geschwulst hervorgegangen sein und die verschiedenartige Differenzierung bei der Transplantation wäre dann der Ausdruck einer atavistischen Reminiszenz von embryonal fehldifferenzierten Zellen. Es könnte auch durch die häufigen Transplantationen der embryonalen Zellen zu biologischen Umwandlungen ihrer Natur kommen, da durch die Weiterimpfung die Entdifferenzierung schließlich bis zum Selbständigwerden jeder einzelnen Zelle getrieben sein kann, also bis zur ausgesprochenen Meristombildung. Endlich wird die Möglichkeit erörtert, daß es sich um die immer mittransplantierten Stromazellen der primären Geschwulst handeln könnte, welche durch die forgesetzte Transplantation zu Geschwulstzellen vom Typus des Sarkoms verändert worden sind. B. Fischer hält für die meisten Fälle die Deutung für die wahrscheinlichste, daß es sich um biologische Abartungen derselben Geschwulstzelle handelt, daß diese Carcinome und Sarkome also total verwilderte Tumorzellen sind. Dem ausgebildeten Meristom können wir die Histogenese nicht ansehen. Es kann aus Zellen ganz verschiedener Art hervorgehen, vor allem kann es sich aus jeder Epithelzellart bilden. Für diese völlig entdifferenzierten, morphologisch verwilderten Geschwülste muß der Name Sarkom fallengelassen werden. Wahrscheinlich ist die veränderte Wachstumsart eine Folge chemischer Vorgänge im Organismus des geimpften Tieres.

Schwieriger ist für B. Fischer die Erklärung der Carcinombildung nach der Transplantation von Sarkomzellen. Sie sind, wie er richtig sagt, die stärkste Stütze der Reiztheorie und ich habe sie stets so erklärt. Für die bei der Transplantation des von mir beschriebenen Adenocarcinoms der Ratte beobachtete Mannigfaltigkeit der entstandenen Impftumoren (Adenocarcinom, Cancroid, Spindelzellen-, Rundzellensarkom) gibt er die Erklärung, daß es sich wohl um eine embryonale Mischgeschwulst ursprünglich gehandelt hat. Bei der Carcinomentstehung nach Sarkomimpfung handelt es sich um so seltene Ereignisse, daß sie für endgültige Schlüsse nicht ausreichen. Ich möchte gegenüber B. Fischer, der die histologischen Beweise für diese Carcinombildung anzweifelt, ausdrücklich erklären, daß dieser Zweifel für jeden, der die Präparate gesehen hat, hinfällig ist. Er selbst gibt zu, daß bei allen diesen Fällen eine primäre Variabilität der Geschwulstzelle oder eine primäre Mischgeschwulst nicht als Erklärung herangezogen werden kann. Er verweist selbst auf die von Biseeglie experimentell demonstrierten Blastine in Geschwulstzellen, welche andere Zellen maligne machen können. Ich verweise auf die Beobachtungen von Tumorbildung durch zellfreie Filtrate, die ihm ja selbst gelungen ist, insbesondere auf die Verhältnisse beim Rous - Sarkom des Huhnes. Noch beweisender ist die Mitteilung von F. Blumenthal über neu entstandene histologisch anders geartete Tumoren nach Impfung von Milzbrei einer Sarkomratte. Hier kann überhaupt nicht an eine Übertragung von Tumorzellen gedacht werden, also kann auch eine Zellumwandlung nicht in Frage kommen. Es unterliegt für mich keinem Zweifel, daß auch die Sarkome nach Krebsimpfung neuentstandene Tumoren sind, also echte Reiztumoren. Ob die entwicklungsgeschichtliche Erklärung B. Fischers für sie zutrifft, das zu entscheiden bin ich nicht in der Lage. Die nach Sarkomimpfung neuentstandenen Carcinome aber sind unter allen Umständen Reizgeschwülste, gebildet aus blastomatös umgewandelten Epithelien des geimpften Tieres. Daß eine solche Deutung richtig ist, beweisen außerdem die Beobachtungen experimentell erzeugter maligner Tumoren, welche nach Überimpfung einer bösartigen Geschwulst von Mensch auf Tier oder von einer Tierart auf die andere entstanden sind, wo also eine Umwandlung der geimpften Zellen unter allen Umständen ausgeschlossen ist.

b) Die Entstehung maligner Geschwülste nach Impfung von Tumorzellen auf artfremde Tiere.

Die Versuche, maligne Geschwülste bei Tieren durch Verimpfung menschlichen Tumormaterials hervorzurufen, haben eine Zeitlang die experimentelle Krebsforschung vollkommen beherrscht. Man hat sie unternommen, wohl um dem Mangel an einem Arbeitsmaterial abzuhelfen, der in der Zeit vor der Entdeckung der transplantablen Tiergeschwülste und nunmehr auch der experimentellen Erzeugung primärer Tumoren sich so sehr fühlbar machte. In der Hauptsache aber hat man doch die Vorstellung gehabt, man könne durch positive Übertragung von Menschentumoren auf Tiere für die Ätiologie der malignen Geschwülste irgendeine Erklärung finden. Man dachte dabei wohl auch an die Erfahrungen der experimentellen Infektionsstudien, vor allem an die Tuberkulose, bei der ja auch die Übertragung der Erkrankung von Mensch auf Tier den ersten Lichtstrahl in der Erkenntnis des Wesens der Krankheit bedeutete. Ich habe wiederholt die Wichtigkeit aller solcher Übertragungsversuche von menschlichen Tumoren auf Tiere aller Art betont. Nur müssen wir uns darüber klar sein, was ein erfolgreicher Versuch solcher Art für die Lehre von den malignen Geschwülsten bedeutet.

Die Vorstellung, daß irgend etwas für die Kenntnis der Ätiologie der malignen Tumoren gewonnen wäre, wenn es gelingt, menschliche Tumorzellen im Organismus eines Tieres zum Weiterwachsen zu bringen, also denselben Vorgang hier zu schaffen, den wir bei der Transplantation eines Tumors auf Tiere gleicher

Art beobachten, ist völlig abwegig. Das ist, wie ich schon sehr oft betont habe, überhaupt keine Frage, die das Krebsproblem berührt. Es ist eine Frage von außerordentlichem biologischen Interesse, etwa von der gleichen Bedeutung, als wenn die Verpflanzung irgendwelcher menschlicher Organzellen auf das Tier gelingen sollte. Das würde für die allgemeine Biologie wie für die Chirurgie von außerordentlichem Wert sein, aber für die Ätiologie des Krebses ist damit gar nichts gesagt. Es kann also strittig sein, ob es richtig ist, die Versuche, die als positiv gedeutet werden dürfen, an dieser Stelle zu schildern, wo ich die Ätiologie der Tumoren behandle. Sie gehörten eigentlich dorthin, wo von der angeborenen Immunität gegenüber Tumoren anderer Rassen berichtet wird. Doch verliert dann dieser Teil meiner Ausführungen den Zusammenhang, und die Übersicht geht verloren. Ich muß also hier auch diejenigen Experimente beschreiben, welche von einer gelungenen Transplantation maligner Geschwülste, sei es vom Menschen auf Tiere oder von einer Tierart auf die andere, sprechen.

α) Gelungene Transplantation von malignen Tumoren auf artfremde Individuen.

Diese Transplantation ist angeblich wiederholt gelungen, und es gibt eine große Literatur über diesen Gegenstand, die ich ausführlich in meiner Arbeit in Bd. 4 der Zeitschrift für Krebsforschung behandelt habe. Ich halte diese Angaben wohl sämtlich für irrtümliche Beurteilungen und bespreche sie daher an dieser Stelle nicht. Wenn ich nun die neue Literatur über diesen Gegenstand durchsehe, so finde ich auch hier eine erstaunliche Verwirrung gegenüber dem, was als Transplantation desselben Tumors oder was als Neuentstehung einer vom geimpften Tier selbst produzierten Geschwulst zu deuten ist. Es wird z. B. dauernd davon gesprochen, daß ich die angeblich gelungene Transplantation eines Carcinoms von Mensch auf Hund beschrieben hätte, und es wird an dieser Behauptung eine Kritik geübt, die die Richtigkeit meiner Beobachtungen in Zweifel zieht. Wer aber meine Arbeit wirklich liest und sie nicht bloß aus falschen Zitaten kennt, der wird finden, daß ich es durchaus ablehne, die beim Hunde nach der Überimpfung eines Ovarialcarcinoms vom Menschen entstandenen, von mir als maligne Geschwülste (Sarkom oder Endotheliom) gedeuteten Tumoren als Transplantationserfolg anzusehen. Ich habe sie ausdrücklich als neue, vom Hund produzierte Tumoren erklärt, hervorgerufen durch einen Reiz, den die übertragene menschliche Geschwulst bzw. ein in ihm enthaltenes Agens auf die Zellen des Hundes ausgeübt hat. Diese Geschwulst besteht aus Zellen des Hundes, sie ist also keine Transplantation, sondern ein neuer Tumor des Hundes nach einer Überimpfung menschlicher Zellen. Ich ziehe also in meinen folgenden Darstellungen einen Trennungsstrich zwischen denjenigen Arbeiten, die eine Transplantation eines Tumors auf artfremde Individuen, und denjenigen, welche die Entstehung eines neuen, vom geimpften Tier produzierten Tumors behaupten, und spreche in diesem letzteren Falle von der Bildung einer Geschwulst nach Überimpfung eines malignen Tumors, nicht von Transplantation, um jeden Zweifel auszuschließen.

Als gelungene Transplantation kann die von v. Dungern und Coca beschriebene Übertragung eines Hasensarkoms auf Kaninchen angesehen werden. Sie scheint genügend bewiesen zu sein, stand aber wohl einzig da. In neuester Zeit sind nun eine Reihe von Beobachtungen mitgeteilt worden, welche zeigen, daß eine Transplantation maligner Geschwülste auf artfremde Individuen in größerem Umfange möglich ist, wenn sie unter gewissen besonderen Versuchsbedingungen vorgenommen wird. Buschke hat Rattensarkome und Mäusecarcinome auf neugeborene Tiere impfen können, ebenso Gheorgiu. Rous und Murphy gelang es dann, den zuerst von ihnen beschriebenen bekannten sarkomatösen Hühnertumor auf Hühnerembryonen zu transplantieren. Alsdann berichteten Murphy und Sturm über die gelungene Transplantation des Rousschen Hühnersarkoms auf Embryonen von Tauben und Enten, während erwachsene Tiere refraktär blieben. Ferner teilte Murphy mit, daß auch das Jensensche Rattensarkom sich auf Hühnerembryonen weiterimpfen läßt, und zwar sowohl in die Eimembran wie in den Embryokörper selbst. Das Sarkom ließ sich weiter von Embryo zu Embryo hindurch 46 Tage transplantieren und zeigte, auf die Ratte zurückgeimpft, normales Wachstum. Auf das erwachsene Huhn aber gelingt die Übertragung auch in diesem Falle nicht, eine Anpassung der Rattenzellen an das Huhn erfolgt also nicht. In gleicher Weise ließen sich auch noch andere artfremde Tumoren, z. B. Mäusesarkome, ja sogar auch menschliche Tumoren, auf Hühnerembryonen transplantieren. Es fehlen, wie Murphy zeigte, beim Hühnerembryo die Rundzellenanhäufungen um den transplantierten Tumor, die beim erwachsenen Huhn den überimpften Tumor sofort abtöten. Danschakoff bestätigt die Angaben von Murphy, daß sich alle Säugetiertumoren auf Hühnerembryonen, nicht aber auf erwachsene Hühner übertragen lassen. Dann haben sowohl Shirai wie Oguchi berichtet, daß sich ein Rattensarkom auch in das Gehirn artfremder erwachsener Tiere (Mäuse, Affen, Kaninchen, Meerschweinchen und Vögel) transplantieren läßt und hier infiltrierend wächst. Auch hier bleibt die Reaktion der Gewebe der Umgebung aus, so wie das Murphy beschreibt. Yamasaki hat dann auch Rattencarcinome ohne Schwierigkeit in das Gehirn von Mäusen und Tauben überpflanzt. Alle diese Experimente hat Murphy in seiner neuesten Monographie ausführlich beschrieben.

Roskin gelang die Transplantation von Hühnersarkomen auf Mäuse, wenn er vorher durch Injektion von Ferr. oxyd. sacch. das reticuloendotheliale System der Mäuse blockierte. Der Tumor bildete sich nach dem Aufhören der Blockierung nach 64 Tagen wieder zurück. Wenn er bei gleicher Versuchsanordnung menschliche Carcinome oder Mäusekrebs auf Hühner transplantierte, sah er die Entstehung von „Lymphosarkomen", die er aber auch für fragliche Granulationswucherungen hält. In jedem Falle liegt hier keine Transplantation, sondern ein vom geimpften Tier reaktiv gebildeter Tumor vor.

Roffo behauptet, er habe nach Injektion von in vitro gezüchteten Mäusesarkomzellen in die Pfortader von Ratten bei den Tieren Sarkome in der Leber beobachtet. Auch hier möchte ich neugebildete Tumoren annehmen, also nicht eine gelungene Transplantation.

Umfangreiche Versuche über heterologe Überpflanzung maligner Tiergeschwülste hat insbesondere Gheorgiu angestellt. Er berichtet, daß Bullock schon 1915 Mäusekrebs auf junge, weniger als 24 Stunden alte Kaninchen und Ratten übertragen konnte und daß sich diese Tumoren auf solche Tiere unbegrenzt weiterimpfen lassen. Er selbst war zunächst nicht imstande, Mäusecarcinome auf erwachsene Ratten zu überimpfen. Nach Roskin bestreitet auch Gheorgiu die Möglichkeit, Mäusesarkome in das Gehirn von Ratten, Kaninchen oder Tauben zu impfen. Wohl aber soll ihm die Transplantation in den Hoden von Ratten und Kaninchen geglückt sein. Dagegen hat Gheorgiu die Mäusetumoren ohne Schwierigkeiten auf neugeborene Ratten transplantieren können und sie durch Passagenimpfungen virulent und wachstumsfähig erhalten. Die Resorption der 1. Passage beginnt am 16. Tage und ist am 20. Tage vollendet, während bei weiteren Übertragungen auf neugeborene Ratten die Mäusekrebszellen sich offenbar dem fremden Organismus immer mehr anpassen, so daß die Resorption der Tumoren immer später beginnt und immer längere Zeit andauert. Einen Einfluß auf das Rattenjunge übt also merkwürdigerweise der enorm wuchernde Tumor nicht aus. Das Tier wächst, als ob kein Tumor da wäre. Später berichtet Gheorgiu, daß sich von der 8. Übertragung ab aber doch deutliche Zeichen von Kachexie bei den jungen Ratten einstellten. Er deutet das als Adaptation der Mäusezellen an den neuen Wirt, die sich auch darin zeigt, daß von der 9. Impfgeneration ab die Transplantation nicht nur auf neugeborene, sondern auch auf 8 Tage alte Ratten gelingt. Aber hier wuchs er langsamer und wurde früher resorbiert. Bei den 24 Stunden alten Ratten aber stieg die Vitalität des Tumors in der 10. Impfgeneration bis auf 100% Angangsziffer. Niemals verlor der Tumor dabei seine Transplantabilität auf Mäuse. Dagegen konnte er auf erwachsene Ratten nicht geimpft werden. Der Zusatz gleicher Mengen von Rattenembryonalsaft zum Tumorbrei steigerte die Virulenz des Tumors im Organismus der jungen Ratten. Der Tumor wuchs bis 22 Tage Dauer, wenn aber nach der Impfung der Embryonalsaft von Ratten injiziert wurde, noch länger — bis zu 30 Tagen Dauer, während in den Kontrollen der Tumor höchstens 24 Tage wuchs. Diese Versuche hat dann Gheorgiu auch auf Kaninchen ausgedehnt. Er impfte einen Mäusetumor zuerst durch 7 Rattenpassagen und 1 Mäusepassage, alsdann übertrug er ihn auf 4 Kaninchen. Ein Tier zeigte nach 42 Tagen einen Tumor in der Lunge. Ein anderes bekam an der Impfstelle einen mit der Muskulatur verwachsenen Tumor (welcher Art wird nicht gesagt!) mit Metastasen in den Lymphdrüsen. Ob nicht auch hier aber vom Kaninchen gebildete neue Tumoren vorliegen, erscheint mir allerdings sehr zweifelhaft. Auch Gheorgiu hebt hervor, daß die Leukocyteninfiltration, die sich bei zugrunde gehenden Transplantationstumoren und auch in den regressiven Stadien menschlicher Geschwülste findet, bei seinen Versuchen vollkommen fehlt. Die kleine Zahl von Leukocyten, die sich hier zeigen, könne die enormen resorbierten Mengen unmöglich bewältigen. Er glaubt also, daß hier noch fermentative cytolytische Vorgänge anderer Art eine Rolle spielen müssen. Endlich hat Funk mitgeteilt, daß ihm bei gleichzeitiger Fütterung der Tiere mit dem Tumor die Transplantation des Ehrlichschen Mäusechondroms auf Ratten gelungen sei, und daß er hier den Tumor durch mehrere Generationen weitergezüchtet hat. Demnach müßten wohl für das Chondrom besondere Verhältnisse vorliegen, die seine Übertragung auf artfremde Individuen ermöglichen.

Diese Transplantationen sind also sehr interessante Ergänzungen zu den bekannten Zickzackimpfungen von Ehrlich, der ja Mäusecarcinome auf Ratten zuerst kurze Zeit üppig wachsen, dann aber schon nach 8—10 Tagen wieder zugrunde gehen sah, während der Mäusetumor, vorher von der Ratte auf die Maus zurückgeimpft, hier wieder normales Wachstum zeigte. Diese Zickzackimpfung von Maus auf Ratte und zurück ließ sich durch 14 Impfgenerationen fortsetzen. Okabe hat solche Zickzackimpfungen von Ratte—Maus—Ratte sogar durch 18 Generationen durchgeführt mit einem Rattentumor, der sich bei Ratten nur durch 6 Generationen impfen ließ. Ohne daß sich der histologische Charakter des Tumors ändert, kann er also durch die Zickzackimpfung Ratte—Maus—Ratte eine erhöhte Vitalität erwerben. Ehrlich hat bekanntlich seine Lehre von der Atrepsie mit durch diese Zickzackimpfungen begründet. Der Tumor wächst im fremden Organismus nur so lange, als die von ihm hierher mitgebrachten spezifischen Wuchsstoffe vorrätig sind. Der artfremde Organismus kann sie nicht liefern, also besitzt er eine durch das Fehlen von spezifischen Wuchsstoffen hervorgerufene atreptische Immunität. Demgegenüber betont Murphy, daß die Tatsache der gelungenen Übertragung von Tumoren auf artfremde Embryonen oder in bestimmte Organe andersgearteter Tiere beweist, daß sie hier keineswegs eine atreptische Immunität, also den Mangel an spezifischen Nährstoffen vorfinden. Die Immunität der fremden Spezies gegen Tumorimpfungen muß auf anderen Ursachen beruhen, die Murphy in lokalen cellulären Vorgängen sucht. Die Immunität der fremden Tierart gleicht also in ihren Ursachen derjenigen, welche sich auch bei Tieren der gleichen Rasse zeigt, wie wir noch sehen werden. Teutschländer hat gegenüber Murphy bemängelt, daß die gelungene Übertragung auf artfremde Embryonen nur bei Sarkomen beobachtet worden sei. Inzwischen ist sie aber auch mit echten Carcinomen gelungen, und es fallen also seine Bedenken fort. Mit Recht hat er darauf hingewiesen, daß bei jungen Individuen immer ein besseres Angehen der malignen Geschwulstimpfungen festgestellt worden ist (das gilt für alle Ratten- und Mäusetumoren, nicht, wie Teutschländer sagt, nur für die „Jensentumoren"). Es muß demnach als erwiesen gelten, und ich stimme darin Teutschländer bei, daß gegenüber der Immunität der fremden Tierart, die sich bei erwachsenen Individuen zeigt, der embryonale bzw. der noch ganz junge Organismus noch nicht eine so vollkommene Spezialisierung seiner biologischen Eigenschaften zeigt, also in der Abwehr des fremdartigen Tumors noch nicht so entwickelt ist wie der ausgereifte Organismus. Beim Embryo und dem ganz jungen Tier kommt das Moment der Artfremdheit noch nicht zur Geltung (Teutschländer), und das wohl um so mehr, je näher verwandt die Tierarten sind. Aber es scheint wohl auch einzelne Gewebe bzw. Organe des Erwachsenen zu geben, welche in ihrer Abwehr gegenüber fremdartigen Tumorimpfungen sich als weitgehend unspezifisch zeigen. Dafür spricht die gelungene Überimpfung von malignen Geschwülsten in das Gehirn oder in den Hoden fremdartiger Tierrassen. Das Gehirn ist also wohl auch ein indifferenter unspezifischer Nährboden für den Tumor aller Tierarten insgesamt. Es sei daran erinnert, daß Uhlenhuth für das Linseneiweiß des Auges eine gewisse Unspezifität in seinem serologisch-biologischen Verhalten nachgewiesen hat. Ob auch andere Organe noch ein dem Gehirn ähnliches Verhalten zeigen, ist eine interessante biologisch bedeutsame Frage. Für das ätiologische Krebsproblem ist sie ohne Bedeutung.

β) **Bildung eines neuen Tumors aus den Zellen des geimpften Tieres nach der Übertragung von Tumorzellen auf artfremde Tiere.**

Ich habe schon davon gesprochen, daß ich alle Berichte der früheren Zeit über gelungene Transplantation menschlicher Tumoren auf Tiere für irrtümliche Deutungen eines ganz anders gearteten Vorganges halte. Es kann für mich kein Zweifel sein, daß es sich in allen diesen Fällen um eine Neubildung aus Zellen des geimpften Tieres handelt, hervorgerufen durch den Reiz der überimpften Tumorstücke bzw. eines in ihnen enthaltenen Agens, also um denselben Vorgang, welcher nach meinen früheren Ausführungen der Bildung eines histologisch neuartigen Tumors nach einer Geschwulstimpfung innerhalb derselben Tierart entspricht. Für meine eigenen Versuche habe ich niemals eine andere Erklärung gegeben. Ich verweise ausdrücklich auf alle meine Arbeiten über diesen Gegenstand. Auch für den Fall, den Werner beschrieben hat (angeblich gelungene Übertragung eines menschlichen Oberkiefercarcinoms auf einen Hund), hat Teutschländer nach meiner Meinung mit ausreichender Sicherheit es wahrscheinlich gemacht, daß die neuentstandene Geschwulst aus den Zellen des geimpften Tieres selbst als Reaktion auf die Impfung des fremdartigen (Menschen-) Tumors hervorgegangen ist. Für den bekannten Fall von Dagonet trifft die gleiche Deutung zu, wie Teutschländer überzeugend ausführt. Schon früher hat v. Dungern nachgewiesen, daß bei der angeblichen Übertragung des Stickerschen Hundesarkoms auf Füchse lediglich Fuchszellen die neue Geschwulst gebildet haben, daß also auch hier keine Transplantation, sondern die Neuentstehung eines Tumors im neuen Wirtstier in Frage kommt, deren Ätiologie in der Tatsache der Impfung des übertragenen artfremden Tumors zu suchen ist. Den Beweis für diese Annahme hat v. Dungern durch biologische Methoden (Nachweis von spezifischen Reaktionen) geführt, und es muß verlangt werden, daß jeder Autor, der ein so sehr von allen anderen Experimenten abweichendes Ergebnis mitteilt, wie es die Übertragung eines menschlichen Tumors auf Tiere oder selbst von einer Tierart auf die andere darstellt, durch biologische Methoden die Identität des überimpften Tumors mit dem neuen im geimpften Tiere gewachsenen Tumor erweist. Die Identität auf Grund der Übereinstimmung des histologischen Bildes allein zu behaupten, ist ganz unmöglich. Es ist nach meinen Erfahrungen ausgeschlossen, daß Carcinome verschiedener Tiere sich durch die histologische Untersuchung allein identifizieren lassen.

Ich kann daher nicht anerkennen, daß das in neuerer Zeit wiederholt behauptete Gelingen solcher heterologer Transplantationen bewiesen ist, wenn diese Behauptung nicht durch exakte biologische Reaktionen, die genügend zu Gebote stehen, gestützt ist. Das hat auch Teutschländer durchaus mit Recht ausgeführt.

Schon früher hat Jürgens angegeben, daß er nach Überimpfung eines Sarkoms bzw. Melanosarkoms von Menschen auf Kaninchen 2 mal die Bildung eines Sarkoms im Auge des geimpften Tieres beobachtet habe, und er hat das als eine gelungene Transplantation gedeutet. Die gleiche Deutung macht sich auch Hegner zu eigen, der auf Veranlassung von Keysser umfangreiche heterologe Transplantationsversuche von Menschentumoren in das Auge von Ratten, Kaninchen und Meerschweinchen durchgeführt hat, weil gerade das Auge sich bei

der homologen Impfung (bei derselben Tierart) als besonders guter Nährboden
für den Tumor erwiesen hatte. Nach Überimpfung menschlicher Tumoren
trat nur selten ein Erfolg auf. Immerhin hat er doch mehrere Male angeblich
das Weiterwuchern des übertragenen Tumors im Rattenauge beobachtet. Sehr
viel größer erweist sich ihm die Möglichkeit, maligne Mäusecarcinome auf diese
Weise auf Meerschweinchen und Kaninchen zu übertragen. Auffallend ist nur,
daß er sehr starke Entzündungserscheinungen im geimpften Auge mit z. T.
eitriger Entzündung beschreibt, welche der Tumorbildung vorausgeht. Das widerspricht den Ergebnissen aller der Autoren, welche Tumoren auf Embryonen
und in das Gehirn von anderen Tierarten übertragen konnten und die, wie
wir ausgeführt haben, übereinstimmend gerade das Ausbleiben jeder leukocy-
tären Infiltration in der Umgebung der Impfung für das Gelingen der Übertragung verantwortlich machen. Auch Keysser hat bereits 1913 über gelungene Überimpfung von Tumoren auf artfremde Individuen berichtet. Außer
der positiven Impfung menschlicher Tumoren in das Auge von Tieren aller Art
(Hegner) beschreibt er auch die Transplantation von Mäusekrebs in Milz und
Hoden von artfremden Tieren. Die heterologe Transplantation ist ihm in 5%
aller Versuche gelungen. Auch er spricht von einer starken kleinzelligen Infiltration in der Umgebung des geimpften Tumors. Die neuentstandenen Geschwülste ließen sich in 2 Passagen weiterimpfen, dann gingen sie nicht weiter.
Genaue mikroskopische Befunde teilt er nicht mit, er sagt nur, er habe in
den meist nekrotischen Massen des Tumors Zellenkomplexe gesehen, welche
der Ausgangsgeschwulst gleichen. Dieser Beweis ist also sehr lückenhaft,
biologische Nachweise der Identität beider Tumoren fehlen gänzlich. Bei der
Übertragung menschlicher Zellen war ihr Nachweis sehr leicht zu erbringen.

Daß Gargano nach Verimpfung von epithelialen Tumoren des Menschen
auf Mäuse die Bildung von Spindelzellensarkomen beobachtete, kann wohl nicht
gut anders erklärt werden, als daß es sich hier um neugebildete Mäusetumoren
handelt. Ebenso eindeutig ist die Erklärung eines Experimentes von Mm. Girard-
Mangin, welche nach der Verpflanzung eines menschlichen Mammacarcinoms
in die Bauchhöhle einer Ratte hier die Entwicklung eines Spindelzellensarkoms
beschreibt. Wenn es sich dabei wie bei Gargano wirklich um echte neoplastische
Bildungen handelt, so bedeutet das auch hier keine gelungene Transplantation,
sondern die Bildung histologisch neuer Geschwülste aus den Zellen des geimpften
Tieres. In neuester Zeit hat Keysser seine früheren Versuche der Impfung
von Tieren mit menschlichen malignen Geschwülsten wieder aufgenommen.
In seiner ersten Mitteilung konnte er so verstanden werden, daß er an eine gelungene Überimpfung (Transplantation) von menschlichen Tumoren auf Tiere
dachte. In seiner späteren Publikation aber läßt er doch keinen Zweifel darüber,
daß es sich um neue, von den Zellen der geimpften Tiere gebildete maligne Geschwülste handelt. Er legt für den positiven Ausfall des Versuchs das größte
Gewicht auf die Auswahl und die Vorbehandlung des Ausgangsmaterials, d. h.
er versetzt den zu impfenden Tumor durch Röntgen- oder Radiumbestrahlung
in einen gewissen Reizzustand, oder er „sensibilisiert" die Tumorzellen durch
Vorbehandlung der Tiere mit körperfremden Tumorextrakten. In sämtlichen
4 Fällen, bei denen er dieses Verfahren anwandte, gelang ihm die Erzeugung von
echten malignen Geschwülsten nach der Überimpfung auf weiße Mäuse. Die

Geschwulstimpfungen erfolgten mit sehr dünnen Zellemulsionen. Ein bohnengroßes, steril entnommenes Tumorstück wurde zerschnitten, im Spitzglas zerrieben und zerstampft und mit physiologischer Kochsalzlösung um das 30- bis 50fache verdünnt. Von dieser Emulsion wurde $^1/_4$—$^1/_2$ ccm mit einer Glasspritze in die Organe eingespritzt.

Im ersten Falle entwickelte sich nach Impfung eines rezidivierenden Hautsarkoms in der Leber einer Maus ein kirschkerngroßer Tumor mit Milzmetastasen, histologisch als Spindelzellensarkom charakterisiert, das durch 4 Passagen weitergeimpft wurde und in der letzten Impfgeneration einmal auch einen Zwerchfelltumor von carcinomatösem Bau hervorrief.

Als Ausgangsmaterial des 2. Falles diente die carcino-sarkomatöse Drüsenmetastase eines primären Peniscarcinoms. Es entstand nach der Impfung auf die Maus in der Oberschenkelmuskulatur ein infiltrierend wachsender Tumor von unbestimmter an Granulationsgewebe erinnernder Struktur, der aber bei der Weiterimpfung auf eine Maus einen zweifellos als Rundzellensarkom anzusprechenden echten malignen Tumor entstehen ließ.

Von einem Plattenepithelcarcinom eines branchiogenen Carcinoms entstanden nach intravenöser Injektion bei einer Maus ein kirschkerngroßer und zwei erbsengroße Tumoren in den Lungen, mikroskopisch vom Typus eines infiltrierend wachsenden Adenocarcinoms. Endlich entstand im letzten Falle nach Impfung eines Zylinderzellencarcinoms in die Leber von Mäusen bei einem der Tiere ein kirschkerngroßer Lebertumor mit Metastasen in Lunge und Leber, histologisch von sarkomatösem Bau, aber es ist nicht sicher, ob es sich nicht um ein Carcinom handelt.

Bemerkenswert ist, daß nach der Verimpfung des im ersten Falle entstandenen Sarkoms in der 4. Tierpassage am Zwerchfell und Magen rein carcinomatöse Tumoren, in der Herzmuskulatur ein reines Spindelzellensarkom sich entwickelte.

Die nach der Inokulation menschlichen Tumormaterials gebildeten Mäusetumoren zeigen sämtlich eine sehr langsame Entwicklungsdauer (7—12 Monate). Keysser erörtert die Frage, ob es sich hier um zufällige Spontantumoren der geimpften Mäuse handeln könnte. Er glaubt, diese Annahme für einen Fall (Lungentumor, nach branchiogenem Carcinom entstanden) machen zu sollen, während sie für die 3 anderen Fälle abgelehnt wird. Ich möchte nach dem, was Keysser beobachtet hat, die Anschauung, daß zufällig vorhandene Spontantumoren der Mäuse da waren, als unwahrscheinlich bezeichnen. Wer weiß, wie selten gerade maligne Tumoren der inneren Organe bei Mäusen vorkommen (ich habe unter hunderten von spontanen Mäusegeschwülsten niemals einen solchen Tumor gesehen), der kann nicht zugeben, daß in einer so merkwürdig großen Zahl gerade bei den Mäusen Keyssers ein so selten vorkommender Befund zu erheben wäre. Ich sehe also in den Versuchen Keyssers einen ganz außergewöhnlich oft geglückten Vorgang, der sich sonst in der Literatur nicht verzeichnet findet. Ob die Vorbehandlung des überimpften Tumors den Anteil hat, den ihr Keysser zuschreibt, bleibt noch zu klären. Sicher aber ist, daß hier in 4 Fällen das geimpfte Tier mit der Produktion maligner Tumoren auf die Impfung mit dem menschlichen Tumor reagiert hat. Als besonders bedeutsam aber will mir erscheinen, daß in einem Falle eine Granulationsgeschwulst entstanden war, die im Laufe weiterer Transplantation zum Sarkom sich umwandelte.

Ich habe schon mehrfach auf die Beziehungen sogenannter Granulationstumoren zu echten malignen Neubildungen hingewiesen, seitdem ich beobachtet hatte, daß nach der Impfung von Ovarialkrebs auf den Hund zuerst Tumoren entstanden, welche anscheinend den mikroskopischen Bau von Entzündungswucherungen zeigten. Erst die weitere Überimpfung hat dann die Entstehung echter maligner Geschwülste gezeitigt. Es ist die gleiche Beobachtung, die wir in den Versuchen von Stieve mit Kieselgurtumoren finden. Die meisten Experimentatoren haben sich durch die anfangs anscheinend nur Granulationsgeschwülsten gleichenden ersten Ergebnisse ihrer Übertragungs- und Impfversuche davon abschrecken lassen, die Versuche fortzusetzen und diese Tumoren weiterzuimpfen. Wo das aber systematisch geschehen ist, haben wir sehr oft den Übergang des scheinbaren Granulationsgewebes in echtes Tumorgewebe (Sarkom bzw. Endotheliom) gesehen wie in meinem Falle und in dem von Stieve und Keysser. Auch F. Blumenthal hat seine noch zu besprechenden experimentellen Erfolge mit Impfungen von Bakterien + Kieselgur nur dadurch erreicht, daß er sich durch das histologische Bild der ersten Impftumoren nicht von der weiteren Transplantation hat zurückhalten lassen, die denn auch echte Tumorbildungen ergeben hat. Daß besonders zwischen Granulationsgewebe und Sarkomen innere Beziehungen bestehen, ist eine allgemein anerkannte Tatsache. Ist ja doch das Sarkom nur der Dauerzustand ununterbrochener unausgereifter Zellproliferation, der beim Granulationsgewebe nur ein vorübergehender ist und hier zu einer gewissen Endentwicklung (Narbengewebe) führt. Übrigens hat Mueller auf die Beziehungen von Lymphogranulomatose und Sarkom hingewiesen, die er für den verschiedenen Ausdruck des gleichen Prozesses hält. Die Verschiedenheit des mikroskopischen Bildes ist lediglich die Folge der Verschiedenheit der Menge, der Virulenz und der Dauer der Einwirkung des gleichen Agens auf das lymphatische Gewebe. So werden wir also die Beobachtung Keyssers nicht als eine gelungene Transplantation eines Menschentumors auf Mäuse deuten können. Er selbst sieht ja auch in diesen Geschwülsten von der Maus selbst produzierte Tumoren. Auch dort, wo zuerst nur Granulationsgebilde sich auf den Reiz des geimpften Materials gezeigt hatten, sind dann durch die weitere Transplantation echte maligne Geschwülste entstanden.

Neuerdings berichtet F. Blumenthal, daß ihm nach der Impfung von Ödemflüssigkeit und Pleuraexsudat von Krebskranken bei Ratten eine Tumorbildung geglückt ist. Er benutzte von sehr malignen menschlichen Krebsfällen 2 mal die Ödemflüssigkeit des elephantiastisch geschwollenen Armes bei Brustkrebs, einmal pleuritisches Exsudat von Brustkrebs, dem er geringe Mengen Kieselgur zugefügt hatte. In anderen Versuchen unterließ er den Ki-Zusatz. In 2 Fällen wuchs der primär erzeugte Tumor weiter, so daß er mit Erfolg transplantiert werden konnte. Der 1. Tumor wurde erzeugt mit einem pleuritischen Exsudat eines Mammakrebses (Cancer en cuirasse mit zahlreichen Metastasen im Skelett). Dieses wurde in einer Menge von $^1/_2$ ccm einem Röhrchen Traubenzuckerbouillon zugesetzt, der 1 ccm 0,2 proz. KCl zugefügt war. Das Röhrchen wurde mit sterilem Paraffinöl überschichtet und 8 Tage im Brutschrank gelassen. Die nach dieser Zeit vorgenommene bakteriologische Prüfung war negativ, 20 Ratten erhielten je 1 ccm der Bouillon subcutan. In der Nähe der Injektionsstelle war bei einem Tier nach 3 Wochen ein erbsengroßer Tumor zu fühlen, nach 6 Wochen war er fast kirschgroß. Ein Teil des Tumors wurde auf 5 Ratten übertragen, von denen 2 Tumoren bekamen; diese waren wieder transplantabel, und einer (E. A.) ließ sich seiner Zeit schon bis zur 6. Generation fortzüchten. Bei einigen der anderen Ratten bildeten sich ebenfalls Tumoren, die aber zurückgingen. Der erzeugte Tumor hat im Gegensatz zu allen anderen, die bisher erhalten wurden, die Neigung, in die Milz zu metastasieren, was dafür spricht, daß er ein Sarkom ist.

Im 2. Falle wurde Krebslymphe aus einem elephantiastisch geschwollenen Arme eines Brustkrebses mit Metastasen in Drüsen und Leber in einer Menge von 20 ccm aufgefangen. Diese wurde mit Lymphdrüsenextrakt versetzt, die von einer Tumorratte stammte. Diese Lymphdrüse sollte den spezifischen Faktor nach Gye liefern. 10 ccm Stauungslymphe aus dem Arm wurden mit 2 ccm Lymphdrüsenextrakt und etwas Ki vermengt. 8 Ratten erhielten davon je 1 ccm. Alle Versuche bis auf einen waren negativ. In diesem Falle wuchs ein kleiner Tumor an der Impfstelle. Leider starb das Tier. Der kurz nach dem Tode entfernte, nach Caspari in dünner Lösung von H_2O_2 gewaschene Tumor wurde auf 6 Tiere übertragen, von denen 2 nach 3 Wochen kleine Knötchen zeigten; einer dieser Tumoren (Tumor B) wurde bisher bis zur 4. Generation fortgezüchtet. In beiden Fällen waren diese Tumoren dem Flexner-Jobling-Tumor ähnlich. Sie metastasierten vorwiegend in die Lungen. Im 3. Fall, Brustkrebs, Cancer en cuirasse mit Metastasen in Drüsen und Leber, wurde ebenfalls die Ödemflüssigkeit des geschwollenen Armes in Menge von je 1 ccm ohne Zusatz direkt nach der Entnahme auf je 8 Ratten übertragen. Es wuchsen in 2 Fällen kleine Tumoren, die erweichten. Im 3. Falle war ein erbsengroßer Tumor entstanden, der nicht transplantabel, dafür aber histologisch ein zweifelloses Carcinom war.

Die positiven Ergebnisse dieser Versuche beweisen nach Blumenthal, daß mit menschlicher Krebslymphe bei Tieren unter Umständen Tumoren erzeugt werden könne. Sie beweisen ferner, daß der tumorgene Bestandteil der Exsudate und Lymphe keine Tumorzellen oder Kerne sein können. Es ist also etwas Besonderes vorhanden, was nicht einfach transplantiert ist, wie etwa Tumorzellen derselben Tierart, die in einem anderen Organismus weiterwachsen, sondern etwas, das in einer anderen Tierart einen Tumor neu erzeugt. Dieses Agens erteilt dann Körperzellen die Fähigkeit, Tumorzellen zu werden. Es ist das die gleiche Erklärung, die ich immer für alle diese Vorgänge gegeben habe.

Strauch hat schon früher Versuche beschrieben, die er als gelungene Übertragung von Mäusekrebs auf Kaninchen deutete. Ich habe immer ausgeführt, daß diese Deutung von Strauch unrichtig ist und daß auch hier Kaninchentumoren als Folge der Impfung des Mäusekrebses entstanden sind, also histogenetisch neue Geschwülste, nicht Transplantationstumoren, vorliegen. Solche Versuche hat nun Nather neuerdings vorgenommen und er gibt an, ihm sei die Überimpfung von Mäusekrebs auf Kaninchen gelungen. Er weist auf Keyssers Versuche der „Übertragung" von Menschenkrebs auf Tiere hin, die er deswegen für gelungen ansieht, weil Keysser, der ja im übrigen gar keine gelungene Transplantation annimmt, vorher eine Sensibilisierung des Tumors vorgenommen hat (durch Behandlung oder Vorbehandlung des kranken Tumorträgers mit körperfremden Tumorextrakten). Nather hatte zur Gewinnung eines Immunserums bei Kaninchen intraperitoneale Injektionen eines Breies von Mäusecarcinom gemacht. Danach zeigte sich in der Bauchhöhle des Versuchstieres die Entwicklung großer Tumoren vom „mikroskopischen Bau des Ausgangstumors mit starker Neigung zur Nekrose." Ein 2. Versuch verlief in gleicher Weise. Die neuen Tumoren ließen sich auf Mäuse zurückimpfen und erwiesen damit also nach Nather ihre Natur als Mäusetumor. Es bestand kein Anhaltspunkt für eine Entstehung dieser Tumoren aus Kaninchenzellen. Nur das Stroma und die Kapsel stammt vom Wirtstier.

Eine Erklärung für den positiven Ausfall seiner Versuche sieht Nather in den von Wright nach einmaliger und mehrfacher Bakterienimpfung bei den Versuchstieren beobachteten Änderungen des Opsoninspiegels. Bekanntlich sah Wright in den ersten Tagen nach der Bakterienimpfung eine negative Phase, dann ein Ansteigen des Opsoninspiegels. Durch eine Resistenzverminderung in den ersten Tagen nach der Impfung (negative Phase) ist der geimpfte Körper nicht mehr imstande, die geimpften fremdartigen Zellen zu vernichten. Durch wiederholte Impfung in die negative Phase muß also der Widerstand des Organismus gegen artfremde Impfungen überwunden werden können. Daher das Gelingen der Überimpfung der artfremden Zellen. Diese Mitteilungen von Nather entbehren vollkommen des schlüssigen Beweises, der biologisch-serologischen Reaktionen, welche allein die Natur des Impftumors eindeutig erhärten könnten. Weder in der sogenannten Übereinstimmung des histologischen Verhaltens, noch auch in der Tatsache der gelungenen Rückimpfung (ist es wirklich derselbe Tumor, der zurückgeimpft werden konnte?) auf die Maus kann ich den Beweis dafür erbracht sehen, daß eine Transplantation des Tumors auf artfremde Tiere gelungen ist. Wenn mit dem ersten Impftumor irgendein geschwulsterregendes Agens mit übertragen worden ist, ist die Deutung des Impftumors als Reaktionsprodukt des geimpften Tieres durchaus eindeutig. So kommt auch Domagk, der Teercarcinom der Maus auf Ratten impfte, zu einer von Nathers Erklärung durchaus abweichenden Anschauung. Domagk injizierte Ratten intravenös eine dünne Emulsion von Mäusekrebszellen (Teercarcinom) in die Schwanzvene. Schon nach 8 Tagen zeigte eine Ratte einen apfelgroßen Tumor in der Leber mit Metastasen im Netz. Mikroskopisch handelte es sich um ein sehr gefäßreiches Sarkom. Auch bei einer 2. Ratte sah er 5 Wochen nach der Impfung einen Lebertumor mit Netzmetastasen. Diese Rattentumoren, sehr zellreiche Sarkome mit großen spindligen Zellen, ließen sich auch durch intravenöse Injektionen auf andere Ratten weiter züchten, es entstanden Leber- und Lungentumoren, einmal auch ein Tumor der Leistengegend. Als wahrscheinliche Ursache dieser Tumorbildung nimmt Domagk einen Reiz des zuerst injizierten Tumorbreis auf die Endothel- und Bindegewebszellen der Leber an, der zu einer Tumorentwicklung bei der Ratte führte. Es ist hier also derselbe Vorgang wie der von mir bei meinen Hundetumoren beschriebene ersichtlich klar, und ich zweifle nicht, daß auch Nathers Experimente in gleichem Sinne auszulegen sind. Daß für den Versuch von Roffo die gleiche Erklärung gilt, erscheint mir sicher und ich halte es für zweifellos, daß auch alle schon erwähnten angeblich gelungenen Übertragungen auf andersartige Tiere, bis auf die Überpflanzungen auf Embryonen oder in das Gehirn, ebenso zu deuten sind.

Nassetti sah nach einer Impfung von Mäusekrebs + Rattensarkom bei einer Ratte ein langsam wachsendes Adenocarcinom entstehen und erzielte auch einen positiven Erfolg nach Impfung in die vordere Augenkammer bei einer Ratte. Ich habe einen ähnlichen Versuch mit positivem Ergebnis schon 1908 beschrieben und gleich Nassetti darin zuerst eine durch die besonderen Versuchsbedingungen gelungene Transplantation eines Tumors auf das artfremde Tier gesehen. Es ist mir heute sehr viel wahrscheinlicher, daß es sich auch hier wie im Versuch von Nassetti nicht um eine heterologe Transplantation, sondern um einen histologisch neu entstandenen Tumor handelt, der vom geimpften Tier nach der Impfung mit dem artfremden Tumor produziert worden ist. Haaland hat in der Lunge von Mäusen nach Impfung von Mäusecarcinom Metastasen gesehen, die er auf eine Tumorbildung aus Lungenzellen zurückführt, die also dann eben keine Metastasen, sondern neugebildete Tumoren wären. Ihre Entstehung wäre zwanglos als Folge des Reizes des geimpften Tumors aufzufassen. Ob schließlich nicht auch in manchen Fällen von Teertumoren, wo andersgeartete Tumoren fern vom Orte der Teerung entstanden, ähnliche Ursachen mitsprechen, möchte ich nur andeuten.

Alle diese Versuche beweisen, daß es unter besonderen uns noch nicht bekannten Bedingungen gelingt, histogenetisch neue Tumoren durch die Impfung von Tumormaterial sowohl bei arteigenen wie bei artfremden Tieren hervorzurufen. Wollten wir die Erklärungsversuche von B. Fischer u. a. für das Auftreten histologisch neuartiger Geschwülste bei der arteigenen Implantation von Tumorzellen gelten lassen, für die heterologe Impfung können sie keinesfalls zutreffen. Die Seltenheit des Gelingens ist kein Grund, die von mir gegebene Erklärung abzulehnen. Auch andere Experimente in der Krebsforschung sind früher nur selten geglückt und heute mehren sich Bestätigungen früherer Einzelbefunde. Ich verweise auf die gelungene Tumorerzeugung durch zellfreies Filtrat. Mit B. Fischer stimme ich darin überein, daß wir in allen solchen Versuchen zunächst nur Anregungen für die Bahn zu sehen haben, auf der sich die weitere Forschung bewegen dürfte. Niemand wird verkennen, sagt B. Fischer mit Recht, daß eine Reihe von Beobachtungen wie die gelungene Übertragung von Tumoren auf andere Tierarten oder die Krebsbildung nach Sarkomimpfung dann eine ganz neue und andere Beleuchtung finden werden.

6. Parasiten als Ursache maligner Geschwülste.

Wir haben schon ausgeführt, daß wir die Entstehung histologisch und histogenetisch neuartiger Tumoren nach Impfung von malignen Geschwülsten, sei es innerhalb derselben Tierart, sei es vom Menschen auf Tiere bzw. von einer Tierart auf die andere ebensowohl als die Folge chemisch-toxischer Reizung des Tumorgewebes auf die gesunden Nachbarzellen, wie als Folge der Einwirkung eines belebten Agens auf das Gewebe des neuen Wirtstieres deuten dürfen. Als ich seinerzeit diese letztere Deutung als die mir wahrscheinlichere bezeichnet habe, habe ich wohl allgemein die stärkste Ablehnung erfahren. Denn daß Parasiten

nicht Ursache maligner Neubildungen sein könnten, war ein Dogma, und es
gab theoretische Abhandlungen genug, welche es als unanfechtbar stützten.
Daß dieses Dogma nunmehr aufgegeben werden muß, ist das Verdienst der
neuesten experimentellen Geschwulstforschung, welche durch Fibiger begründet
worden ist.

Daß der Krebs eine parasitäre Krankheit sei, war eine von vielen Klinikern,
ich nenne v. Leyden, Czerny, Olshausen, stets vertretene Annahme. Sie
dachten an spezifische Erreger, wie wir ja in der Tat viele Tumorbildungen kennen,
deren infektiöse Entstehung heute allgemein angenommen wird. Ich möchte
an die Leukämie und an manche Sarkome erinnern, die Teutschländer jetzt
als „Sarkosen" mit parasitärer Ätiologie von den Sarkomen trennt, ein Standpunkt, den ich nicht anerkennen kann. Aber alle früheren Versuche, einen spezifischen Erreger des Carcinoms in mikroskopischen Schnitten oder in Kulturen
nachzuweisen, sind gescheitert. Nicht einer der als spezifische Krebsparasiten
beschriebenen Mikroorganismen hält einer ernsthaften Kritik bisher stand.
Dagegen gibt es eine große Reihe von Beobachtungen, wo nach der Impfung
mit einem aus Menschentumoren gezüchteten Parasiten bei Tieren maligne
Geschwülste gewachsen sein sollen. Ich möchte hier zunächst die bekannten
Experimente Leopolds und Sanfelices erwähnen, die beide Saccharomyces-
arten eine ätiologische Rolle für die Entstehung von malignen Tumoren zuerkennen und mit pathogenen, aus Menschentumoren gezüchteten Hefearten bei
Tieren echte maligne Tumoren erzeugt haben wollen. Ähnliche Versuche haben
dann Pentimalli, Galeotti und viele andere italienische Autoren beschrieben.
Man findet einen ausführlichen Bericht über alle die Arbeiten mit Blastomyceten
bei Herxheimer und Reinke, die sich sehr skeptisch über die Rolle der Hefen
in der Ätiologie der Tumoren äußern. Aber Roncali betont nachdrücklichst,
daß er in den Blastomyceten keineswegs die Krebserreger sieht. Er betrachtet
vielmehr die Tumoren als die Folge der Wirksamkeit verschiedenartiger Parasiten,
sie sind „pluriparasitär" entstanden. In der Tat gibt es ja in der älteren
Literatur Mitteilungen über eine ganze Reihe verschiedenartiger Parasiten,
mit denen maligne Geschwülste erzeugt worden sind. Wir werden die Resultate
solcher Experimente heute anders einzuschätzen haben, als es früher geschehen
ist, wo alle solche Tumoren entweder als Granulationsgeschwülste oder als Zufallsbefunde gedeutet wurden. Ich möchte z. B. an die Versuche von Otto
Schmidt (Köln) erinnern, der mit einem aus menschlichen Tumoren gezüchteten
Mucor bei Ratten und Mäusen maligne Tumoren hervorgerufen hat. v. Dungern
und Werner heben mit Recht die auffallende Tatsache hervor, daß die Erzeugung
solcher malignen Neubildungen auch bei männlichen Mäusen gelang, bei denen
Spontangeschwülste zu den größten Seltenheiten gehören. Der Widerspruch,
der gegen alle solche Experimente früher laut wurde, ist wohl in erster Linie
dagegen gerichtet gewesen, daß eben in diesen Erregern der spezifische Krebs-
parasit gesehen wurde. Daß aber die allerverschiedensten Parasiten zu Ursachen
von malignen Tumoren werden können, ist eine Annahme, die ich längst vertreten habe, nur daß es des experimentellen Beweises ermangelte, der solchen
Deutungen die sichere Unterlage geschaffen hätte. Klinische Beobachtungen
weisen bereits mit großer Bestimmtheit auf den Zusammenhang von malignen
Tumoren mit manchen parasitären Prozessen hin, die von bekannten und un-

bekannten makroskopisch sichtbaren oder nur mikroskopisch oder endlich überhaupt nicht nachweisbaren Erregern hervorgerufen werden. Aber erst der neueren Geschwulstforschung ist es vorbehalten gewesen, die experimentellen Beweise für diese Zusammenhänge zu erbringen.

a) Makroskopische Parasiten als Ursache von Tumoren. Die Experimente von Fibiger und Bullock und Curtis.

Die Rolle, welche Würmer verschiedener Art in der Ätiologie der malignen Geschwülste spielen, ist wohl zuerst an dem Beispiel des Bilharziakrebses der Blase klar geworden.

Das Schistomum haematobium, der Erreger dieses Leidens, pflegt beim Baden in den Flüssen Ägyptens, Chinas, Westindiens usw. durch die Haut in die Blutbahn einzuwandern und lebt dann im Venensystem der Pfortader. Seine Eier legt der Wurm in die Blasen- bzw. Mastdarmschleimhaut und es kommt dann in der Blase zu schweren Entzündungen mit Blutungen, Lipurie, Blasensteinbildung, sodann Papillombildung mit Ausgang in Carcinom, zuweilen auch Sarkom. Das Schistomum japonicum Katsurada macht chronische Mastdarmentzündungen, ebenfalls mit Übergang zu Carcinom. Nach Askanazy und Marchand kann ein bei Katzen vorkommender Parasit (Opisthorchis felineus) bei Menschen in der Leber, den Gallenwegen, Pankreaskopf, wohin er nach dem Genuß roher Fische gelangt, ebenfalls Entzündungen machen, bei denen es in vereinzelten Fällen auch zu Carcinombildung kommen kann. Beim Menschen hat Borrel zuerst auf den Zusammenhang von Demodex folliculorum und Hautkrebsen aufmerksam gemacht und auch Saul hat vielfach die Rolle von Milben usw. für die Entstehung mancher bösartiger Tumoren hervorgehoben. Chambers und Somerset weisen ebenfalls auf den Zusammenhang von Brustkrebs und Demodex folliculorum hin. Sie finden den Wurm besonders in den Talgdrüsen der Mamilla und zwar bei 26 von 46 Brustdrüsencarcinomen. Die Parasiten lebten noch 8 Tage nach Exstirpation der Geschwulst. Dieser Zusammenhang ist von Orth und Tsunoda geleugnet worden. Aber auf Grund eingehender Untersuchungen kommt doch Du Bois zu der Ansicht, daß diese Haarbalgparasiten für die Pathogenese des Hautcarcinoms von Bedeutung sind. Er findet sie bei allen erwachsenen Individuen, und zwar im Alter von 15—26 Jahren in 75%, bei 5—14 Jahren nur in 50%. In einem Falle fand er in den Randpartien eines Hautcarcinoms in einem Follikel eine Stelle, wo der Kopf eines Demodex lag. Hier sah er eine zellige Anarchie im Epithel des Halsteils einer Talgdrüse, die er als Beginn der Krebsentwicklung deutet. Mercier und Lebailly beschreiben ein Myxosarkom des Huhnes, das durch Krätzmilben hervorgerufen worden ist. Borrel hat gefunden, daß in jungen Spontantumoren von Mäusen im Centrum der Geschwulst zuweilen Erweichungsherde mit Chitinhaken nachzuweisen sind, die offenbar von einem großen Parasiten herrühren. In der Tat sah er einmal einen Ascaris in einem Carcinom der Talgdrüsen und zweimal Helminthen in einem Carcinom der Mamma. In einem kleinen Tumor der Maus fand sich eine ganze intakte Nematode und auch in 2 Fällen von Rattentumoren einmal im Zentrum eines Lebersarkoms eine Taenia crassicollata, ein gleicher Parasit in einem Adenocarcinom der Niere. Über 2 ähnliche Fälle berichtet Regaud. Haaland machte dann darauf aufmerksam, daß in vielen Fällen im Unterhautgewebe von normalen Mäusen Nematoden sich finden, und er wies demzufolge auf die Möglichkeit einer ursächlichen Bedeutung solcher Nematoden für die Mammacarcinome dieser Tiere hin. Auch bei Rindern kommt es in Leber und Gallengängen zu epithelialen krebsigen Wucherungen unter dem Einfluß von Nematoden. Teutschländer fand eine Affektion des Haushuhnes, hervorgerufen durch eine Krätzmilbe, Cnemidocoptes mutans, die zu ekzematösen Veränderungen am Mittelfuß („Kalkbein") führt, aus denen sich das ganz besonders bösartige Kalkbeincarinom entwickeln kann. Hieronymi freilich bezweifelt diesen Zusammenhang.

Daß die Trichinenerkrankung mit einer Geschwulstbildung vergesellschaftet sein kann, darauf weist Fibiger (Zeitschr. f. Krebsforsch. Bd. 17. besonders hin. In der Literatur werden 4 Fälle von Mammakrebs (Klopsch) Groth, v. Linstow, Strandgaard), 1 Fall von Hautcarcinom (v. Langenbeck) und 1 Fall von Krebs der Pleura (Babes) beschrieben, in welchem sowohl in der umgebenden Muskulatur wie im Krebsgewebe selbst Trichinen gefunden wurden. Hedinger und Babler teilen auch je einen Fall von Lippenkrebs mit, in dem sich Trichinen nachweisen ließen. Besonderes Interesse hat nach Fibiger ein Fall von Miller, wo in der Muskulatur der Zunge neben dem Tumor Trichinen sich fanden, und endlich ein ihm von Eugen Holländer mitgeteilter von Israel operierter Fall von Zungenkrebs, in dem in unmittelbarer Nähe des Tumors Trichinen nachweisbar waren, während die ganze übrige Muskulatur von Parasiten frei war, Ewing gibt an, daß er Trichinen in menschlichen Zungencarcinomen relativ oft nachweisen konnte. E. Ziegler beschreibt einen Krebs der Leber, der sich in der Wand eines Echinokokkus entwickelt hatte und betrachtet demgemäß auch diesen Parasiten als den Urheber präcanceröser Zustände, die zur Carcinombildung führen können. Ebenso hält W. Meyer eine Reihe von Darmparasiten für einen Reizfaktor bei der Entstehung präcarcinomatöser Zustände.

So gab es also eine große Reihe von Beobachtungen von scheinbaren Zusammenhängen makroskopischer Parasiten und maligner Geschwulstbildung. Aber es fehlte irgendein Beweis, der diesen Zusammenhang als mehr als auf bloßem Zufall beruhend erwiesen hätte, und es gab wohl auch nur wenige Forscher, die hier nicht Zufallsbefunde gesehen hätten.

Die Beurteilung aller solcher Parasitenbefunde ist aber eine andere geworden durch Fibigers epochale Untersuchungen. Ihm ist es zum ersten Male gelungen, durch eine Nematode, Spiroptera neoplastica oder Gongylonema neoplasticum, systematisch und willkürlich bei Ratten maligne Tumoren zu erzeugen. Der Rundwurm entwickelt seine Eier zu Larven in einem Zwischenwirt, am besten in der großen amerikanischen Schabe (Periplantae americana), in deren Muskulatur die wie Trichinen aufgerollten eingekapselten Larven eingelagert sind. Nach Verfütterung von Muskeln solcher infizierten Schaben an Ratten werden die Larven in der Mundhöhle, Speiseröhre und im Vormagen der Ratten frei, wandern in das Plattenepithel hinein, um hier sich weiter zu entwickeln und nach erlangter Geschlechtsreife embryohaltige Eier mit den Exkrementen der Ratten wieder auszuscheiden, die dann wieder an die Schaben verfüttert werden und hier dieselbe Entwicklung durchmachen, die wir eben geschildert haben. Wenn nun die Spiropteren mit den Schaben an Ratten verfüttert werden, so rufen sie in den Schleimhäuten, in die sie einwandern, also in Zunge, Speiseröhre und Vormagen, eine gewaltige Entzündung hervor, die von ausgedehnten Zellwucherungen mit heterotopem infiltrativem Wachstum und Bildung papillärer Tumoren gefolgt ist. Im Vormagen entwickeln sich dann echte Plattenepithelcarcinome mit Einwuchern der Zellen in die Magenwand und Bildung von Lungenmetastasen in 18% aller Fälle, frühestens nach 45—80, meist erst nach 90—120 Tagen. In den Metastasen fanden sich niemals Würmer oder Eier oder Teile von Würmern oder Eiern. Die Speiseröhre blieb von Carcinombildung durchgehends frei. Dagegen fand Fibiger auch in der Zunge bei 7 Ratten ein typisches, infiltrierend wucherndes Plattenepithelcarcinom, das in 3 Fällen auch die Lymphgefäße durchwucherte. So sind von Fibiger im ganzen bei ca. 100 bunten Ratten Spiropteracarcinome im Vormagen erzeugt worden. In einer Versuchsserie ließ sich bei 54 von 102 schwarzweißen bunten Ratten, die die Übertragung von Spiropteren 45—298 Tage überlebten, das Carcinom im Vormagen nachweisen, also in 50—60%. Die Angangsziffer bei den verschiedenen Rattenarten ist verschieden. Bei Wanderratten (Mus decumanus) kam nur unter 34 Tieren bei 11 ein Tumor zur Entwicklung, bei 38 Hausratten (Mus rattus) nur einmal und bei 59 Mäusen verschiedener Art sah er nur in 3 Fällen nach Infektion mit Spiroptera die Entwicklung eines Magencarcinoms. Bei allen Nagern aber bewirkt die Spiroptera dieselben Entzündungen, Proliferationen und atypischen Epithelwucherungen, und zwar ebenso stark und häufig noch mehr ausgesprochen als bei den meisten carcinomerkrankten bunten Ratten. Auf diesen Umstand werden wir noch zurückkommen. Jedenfalls aber darf Fibiger mit Genugtuung aussprechen, daß es ihm mit diesem Verfahren zum ersten Male gelungen ist, echtes, metastasierendes Carcinom willkürlich zu erzeugen und den experimentellen Beweis für die Fähigkeit der Helminthen, als geschwulsterregende Reize zu fungieren, zu erbringen. Es ist erklärlich, daß alle Befunde von Würmern verschiedener Art in malignen Tumoren nach diesen Experimenten Fibigers ein ganz neues Gesicht bekommen. Wir haben schon auf die Befunde von Borrel hingewiesen, der bei Rattentumoren die Finne der Taenia crassicollis, den Cysticercus fasciolaris, mehrfach nachweisen konnte. Hauptsächlich bei Sarkomen der Ratte scheint dieser Parasit eine besondere Rolle zu spielen. Bridré beschrieb 6 Fälle unter 8000 untersuchten Ratten, Mc. Coy 13 Fälle, Bullock und Rhodenburg 6 Fälle von Lebersarkom und Cysticercus bei Ratten, Borrel 3 Fälle von Lebersarkom, Hirschfeld 1 Fall von Angiosarkom, das wallnußgroß zwischen den Dünndarmschlingen lag und in dem sich eine 10 cm lange Bandwurmfinne fand. Wooley und Wherry und Eiken je 1 Lebersarkom. Auch hier konnte neuerdings durch das Experiment der ursächliche Zusammenhang der Cysticercen mit den Sarkomen der Ratte erbracht werden.

Bullock und Curtis verfütterten nämlich die mit den Faeces von Katzen ausgeschiedenen Eier der Taenia crassicollis, die im Katzendarm schmarotzt, an Ratten, in deren Leber sich die Eier zu Cysticercus auszubilden pflegen. Jede Ratte bekam 1 bis 2 Tropfen einer Suspension solcher eierhaltigen Faeces, die im ganzen etwa 10—60 Eier enthielten. Unter 230 Ratten verschiedener Stämme, welche die Übertragung mehr als 15 Monate überlebt hatten, fanden sich 55, in deren Leber einzelne oder zahlreiche von der den Cysticercus umgebenden bindegewebigen Kapsel ausgehende typische Sarkome hervorgerufen wurden. In einer 2. Versuchsreihe wurden 30 weitere Tiere mit denselben Tumoren gefunden. Die Geschwülste, die, wie Fibiger schildert, sich am frühesten etwa 8 Monate nach der Übertragung der Eier entwickelten, waren teils spindelzellige, teils polymorphzellige Sarkome, teils gemischte Typen; sie konnten aus begrenzten Wandteilen der als Regel multiplen Cysticercuscysten ausgehen oder die Cystenwand war selbst ganz und gar in Sarkom umgewandelt. Bisweilen fanden sich Tumoren, die größer waren als die ganze Leber. Die Tumoren wuchsen infiltrativ und in 52 unter 85 Fällen fanden sich Metastasen in Leber, Netz, Mesenterium, Peritoneum, im Zwerchfell, in der Bauchhaut, zuweilen auch im Perikard und in der Pleura. Bei einem Tier war der Tumor in das Herz und die Lungen hineingewachsen. 41 von 43 verschiedenen Tumoren erwiesen sich als übertragbar. Diese transplantierten Tumoren sind außerordentlich bösartig, ihre Größe übertraf oft die des ganzen Tieres, sie wuchsen infiltrativ und machten Metastasen. In weiteren Versuchen gelang es noch bei 125 Ratten Lebersarkome auf diese Weise zu produzieren, und neuerdings berichten Curtis und Bullock, daß im ganzen bei 767 Ratten mit Cysticerken ein typisches Sarkom erzeugt werden konnte, und daß dieser Wurm in 684 der Tumoren sich nachweisen ließ. Bemerkenswert ist eine Angabe von Eiken, der bei derselben Ratte eine Sarkombildung durch Cysticercus und ein Carcinom durch Spiroptera beobachten konnte. Saul hat schon 1908 durch subcutane Implantation eines Cysticercus bei einer Maus einen Tumor hervorgerufen, dessen Natur er aber selbst als fraglich deutet (Fibrom oder Sarkom oder Granulationsgeschwulst?).

Ganz kurz möchte ich auf die Versuche von Kopsch hinweisen, der durch die Fütterung von Rhabditislarven bei Fröschen Geschwulstbildungen hervorgerufen hat, die ich aber ebensowenig wie Fibiger als echte maligne Tumoren ansehen möchte. Die Regelmäßigkeit, mit der von Fibiger und Bullock und Curtis die Entstehung maligner Tumoren beobachtet worden ist, fehlt überdies bei Kopsch vollkommen. Puhr fand nur Granulationswucherungen, niemals bösartige Tumoren. Beatti hat dann einige Fälle von malignen Tumoren der Ratte mitgeteilt, in denen sich noch andere makroskopische Parasiten (Hepaticola hepatica) verschiedener Art fanden, die wohl ätiologische Bedeutung für die Entstehung der Geschwülste haben. Es sei auch auf die von Wasielewski und Wülken beschriebene Hämatodenerkrankung der Tauben hingewiesen, die zur Geschwulstbildung in der Haut und im Vormagen führt.

Somit haben wir jetzt eine gesicherte experimentelle Grundlage für die ursächliche Rolle von makroskopischen Parasiten, Nematoden, Cysticerken usw., für die Entstehung von Carcinomen und Sarkomen. Damit ist ein wichtiger Fingerzeig gegeben auch für die ätiologische Erforschung der menschlichen Tumoren, namentlich der der inneren Organe. Hier gerade könnten Übertragungsversuche von Mensch auf Tier, in größerem Maßstabe ausgeführt, Aufschlüsse erbringen, die von größtem Wert für die Kenntnis der Ursachen maligner Tumoren auch beim Menschen wären.

b) Mikroskopische Parasiten als Ursache maligner Geschwulstbildungen. Isolierung von Mikroparasiten aus malignen Geschwülsten und experimentelle Erzeugung von Tumoren mit solchen Parasiten.

Die Annahme, daß auch mikroskopische Parasiten bekannter oder noch unbekannter Art in der Geschwulstätiologie eine Rolle spielen können, war längst in klinischen Beobachtungen über den Zusammenhang von maligner Geschwulst bildung mit gewissen Infektionserregern begründet. Hier sind Tuberkulose und Syphilis an erster Stelle zu nennen. Herxheimer und Reinke (hier auch Literatur) geben eine Zusammenstellung von Fällen, wo auf dem Boden einer tuberkulösen Erkrankung sich ein Carcinom entwickelte. Auch Albertini betont den Zusammenhang von Krebs und Tuberkulose. Schwarz berichtet aus der Hildebrandschen Klinik über 4 Fälle von Lupuscarcinom. Namentlich der Fall einer 42jährigen Frau, die seit dem 4. Lebensjahr an Lupus leidet, ist bemerkenswert. Sie hatte am rechten Oberarm lange Zeit eine kleine Geschwulst, die plötzlich handtellergroß zu wachsen begann. Es handelte sich um ein tief in die Subcutis gewachsenes Kankroid, das von einer Zone derben Bindegewebes mit typischen Tuberkeln umgeben war. Hier kann man nach Herxheimer-Reinke von einer direkten Einwirkung des Tuberkelbacillus auf die Entwicklung des Carcinoms sprechen, während in 2 anderen Fällen die lupöse Hautentzündung die Ursache des malignen Tumors ist. Die Carcinombildung bei Lupus ist ein nicht seltener Vorgang. Nach Miyahara sind beim Lupus atypische Epithelwucherungen viel häufiger als man annimmt und sie erreichen oft eine Ausdehnung, die es schwer entscheiden läßt, ob nicht schon Carcinom vorliegt. Auch bei Hauttuberkulose finden Herxheimer und Reinke atypische Epithelwucherungen, die zwar noch nicht Carcinome sind, aber doch leicht in die maligne Geschwulst übergehen können. Ebenso ist in der Wand von tuberkulösen Lungenkavernen Carcinomentwicklung häufiger beobachtet worden (Örtel, Uyemura, Herxheimer-Reinke). Galliard und Donselot beschreiben sogar Plattenepithel- und Zylinderzellencarcinome in alten tuberkulösen Lungenkavernen. Tauschwitz beschreibt einen Fall von Dickdarmcarcinom, das sich auf der Basis alter tuberkulöser Veränderungen entwickelt hat. Zwei primäre Carcinome auf dem Boden alter tuberkulöser Darmgeschwüre beschreibt auch Herzog. Klose und Vogt, Franco, Orth, Herxheimer-Reinke berichten über den Zusammenhang von Tuberkulose und Brustdrüsenkrebs, v. Franqué beschreibt Fälle von Carcinom und Tuberkulose in Uterus und Tube. Nach ihm soll der chemische Reiz des Tuberkelbacillus das Carcinom erzeugen und zwar plurizentrisch, so wie es Deelman beim Teerkrebs beobachtete. Experimentell habe ich wiederholt bisher ohne Erfolg versucht, bei Tieren durch Impfung mit säurefesten Bacillen eine Tumorbildung zu bewirken. Bekanntlich ist es Jensen gelungen, bei 2 Ratten, die er mit säurefesten Bakterien einer pseudotuberkulösen Rinderenteritis impfte, multiple Sarkombildung hervorzurufen. Mit diesem Tumor habe ich selbst viele Jahre gearbeitet. Er ist wohl der erste im Tierexperiment durch Parasiten erzeugte maligne Tumor, der nur deshalb nicht die gebührende Aufmerksamkeit auf sich lenkte, weil er vereinzelt blieb und deshalb als Zufallserscheinung gedeutet wurde, wie ja alle Ergebnisse, die nicht in das Dogma der Unmöglichkeit einer parasitären Entstehung maligner Tumoren hineinpaßten.

Es gibt aber auch in der Literatur vereinzelte Beobachtungen, die auf einen Zusammenhang verschiedener anderer infektiöser Prozesse mit Krebs- oder Sarkomentstehung schließen lassen.

So beschreibt z. B. Luker den Fall einer 28 jährigen Frau mit einer Gonorrhoe der Cervix, bei der sich 5 Monate nach der Infektion eine Warzenbildung mit Übergang in Carcinom zeigte. Hedry sah zweimal die Entwicklung eines Carcinoms der Mundschleimhaut auf dem Boden einer Aktinomykose, Beck die Bildung eines Sarkoms in der Wand einer osteomyelitischen Knochenhöhle. Materna meint, daß die Zunahme von primärem Lungenkrebs durch die Häufung von Grippeerkrankungen verursacht wird. Die gleiche Anschauung vertritt auch B. Fischer. Nach Askanazy macht die Grippe metaplastische Umwandlungen der Bronchialschleimhautzellen, aus der sich dann Tumoren bilden[1]). Daß endlich die Syphilis eine Rolle als präcarcinomatöse Erkrankung spielt, hat schon v. Esmarch betont. Von neueren Arbeiten, die auf diesen Zusammenhang hinweisen, seien Horand und Schleicher genannt, der, ebenso wie Monod, namentlich die Bedeutung der Syphilis für das Zungencarcinom hervorhebt, während allerdings Barinbaum einen Zusammenhang von Carcinom und Lues als selten ansieht. Daß aber solche Beziehungen doch bestehen, beweisen die Beobachtungen von Brown, Wade und Pearce über das Auftreten eines Hautcarcinoms am Scrotum bei einem Kaninchen 4 Jahre nach einer künstlichen Infektion durch Syphilisspirochäten. Hier ist wohl ein einwandfreier experimenteller Beweis dafür erbracht, daß auch die Spirochaete pallida zu denjenigen Mikroorganismen gehört, die als Ätiologie von malignen Geschwulstbildungen in Frage kommen können. v. Niessen beschreibt einen Fall von Leberkrebs bei einem Kaninchen nach einer Impfung mit Syphilis und sieht in der Lues nicht nur eine Disposition für die Krebsentwicklung, sondern geradezu ein kausales Moment.

Man hat in allen infektiösen Prozessen verschiedener Ätiologie, soweit sie mit der Entstehung maligner Geschwülste in Zusammenhang gebracht werden müßten, lediglich präcanceröse Entzündungsvorgänge gesehen, welche auf diesem Wege indirekt zu einer Geschwulstbildung Veranlassung geben sollen. Nun sind aber in der allerletzten Zeit eine Reihe von Mitteilungen erschienen, wonach aus den malignen Geschwülsten des Menschen und der Tiere direkt Parasiten gezüchtet werden konnten, die als Krebserreger unmittelbar angesprochen werden.

Julian Loudon und James M. Mc Cormack in Toronto berichten über ihre Arbeiten mit einem Mikroorganismus, mit dem Glover im Jahr 1920 maligne Geschwülste bei Kaninchen, Mäusen, Meerschweinchen und Ratten hatte erzeugen können. Diesen Mikroorganismus haben sie selbst unter aseptischen Kautelen aus allen Carcinomen des Menschen und der Tiere isolieren können und zwar unter sorgfältiger Vermeidung aller nekrotischen Partien, nur aus den geschlossenen Geschwülsten. Der Mikroorganismus befindet sich nicht nur in den Krebszellen, sondern lebt auch im Blut der Krebskranken

---

[1]) Auf andere Erklärungen der Entstehung des Lungenkrebses habe ich schon hingewiesen. Vielleicht handelt es sich auch hier um eine Summation mehrerer Reizursachen, wie wir das schon vielfach bemerkt haben.

in wechselnder Form als Spore, Bacillus oder Kokkus. Dieser pleomorphe Erreger ist filtrierbar durch Berkefeldfilter. Er bewirkt, wie Scott zeigen konnte, die Bildung von malignen Geschwülsten mit Metastasen in einem erheblichen Prozentsatz der mit ihm geimpften Tiere. Diese Tumoren von Scott sind einwandfreie maligne Geschwülste, wie Caspari hervorhebt, und wie auch Teutschländer anerkennt.

Mit diesem Bacillus von Glover scheint identisch zu sein ein von Young aus allen malignen Tumoren gezüchteter Mikroparasit, den er beschreibt als einen Erreger mit verschiedenem Entwicklungsgang und der als Hefekokkus, Bacillus und in amorpher Form wachsen kann. In seiner ersten Mitteilung hat Young berichtet, daß er mit dem aus einem Mäusekrebs gezüchteten Mikroorganismus nach intraperitonealer Impfung bei Mäusen 2 mal eine Carcinomentwicklung beobachtete, während in anderen Fällen bei Mäusen ein mehr leukämieähnliches Bild sich zeigte. Weitere Mitteilungen, ob dieser Mikoorganismus Krebs bei Tieren erzeugt, macht Young nicht.

Auch Nuzum beschreibt einen Mikroorganismus, den er aus einem Mäusekrebs in menschlicher Ödemflüssigkeit unter Zusatz eines Stückchens Kaninchenniere unter Abschluß der Flüssigkeit durch Paraffin. liq. züchten und mit dem er bei Mäusen einen Tumor von gleichem Bau hervorrufen konnte.

In einer späteren Mitteilung gibt er an, denselben Erreger aus einem menschlichen Mammacarcinom isoliert und damit bei Hunden und Menschen maligne Neubildungen erzeugt zu haben. Ochsner behauptet, daß in 21 % der Impfungen von Nuzum maligne Tumoren sich gebildet haben. Loudon und Mc Cormack glauben auch in diesem Mikroorganismus von Nuzum nur eine Phase in der Entwicklung des von Glover und Young beschriebenen Carcinomerregers sehen zu sollen. Robertson hat diphtheroide Bakterien aus Carcinomen gezüchtet, mit denen er bei Tieren wenige Wochen bis $1^{1}/_{2}$ Jahre nach der Impfung maligne Tumoren erzeugt hat. Über Züchtung von parasitären Gebilden aus malignen Tumoren berichten auch Mori, Purpura und Roskin, ohne aber anzugeben, daß sich damit bei Tieren maligne Geschwülste hervorrufen ließen. Ebensowenig hat J. Schumacher bisher Versuche mitgeteilt, aus denen die ätiologische Bedeutung der von ihm entdeckten Krebsparasiten eindeutig hervorgeht. Er berichtet über eigenartige Gebilde an der Grenze von Krebsgeschwülsten, die er mit einer besonderen Lipoid- und Lipoideiweißfärbung nachweist, ohne allerdings den zwingenden Nachweis erbracht zu haben, daß es sich um Mikroorganismen handelt. Eine Isolierung oder eine Kultur dieser Gebilde ist ihm nicht gelungen, ebensowenig konnte er mit ihnen bei Tieren maligne Geschwülste erzeugen. Josef Koch beschreibt in Menschen- und Mäusecarcinomen „blauweiße Zellen", die er mit bestimmten Färbemethoden nachweist. Sie befinden sich innerhalb und außerhalb der Epithelien und stellen artfremde Parasiten dar. Sie sind bei vitaler Färbung amöboid beweglich und phagocytär. Auch im Ausstriche wie im Schnittpräparat sind sie nachweisbar. Der Parasit lebt in enger Symbiose mit den Epithelien, ist aber von diesen scharf zu trennen. Diese protozöischen Zellparasiten sind bei Menschen, Ratten und Mäusen nicht identisch, gehören aber derselben Gruppe an. Der Nachweis ihrer ätiologischen Bedeutung könnte nur durch Züchtung und positive

Impfungen erbracht werden. Solange diese fehlen, ist die Beobachtung von Koch unvollständig.

Größere Bedeutung haben einstweilen die sorgfältigen und exakten Berichte über das Vorkommen von neoplastischen Bakterien in menschlichen Krebsgeschwülsten, die F. Blumenthal, Hans Auler und Paula Meyer gegeben haben.

Der Pflanzenkrebs. Diese Versuche gehen von den durch den Bacillus tumefaciens hervorgerufenen Pflanzengeschwülsten aus, deren Kenntnis wir Erwin Smith und seinen Mitarbeitern verdanken. (Literatur siehe Borst, S. 269.)

Jensen hat zuerst auf der Internationalen Krebskonferenz in Paris 1910 ausgeführt, daß der sogenannte Wurzelkropf der Rüben auf einem abnormen Proliferationsprozeß gewisser Zellen beruhe, welche durch die Beeinflussung des Wachstums, die Fähigkeit der Transplantierung sowie die abnormen chemischen Verhältnisse der Zellen den malignen Tumoren der Tiere an die Seite gestellt werden dürfen. Die Geschwulst findet sich bei Zuckerrüben sowie bei gelben und roten Futterrüben. Sie wächst nicht infiltrativ und macht keine Metastasen, läßt sich aber auf andere Rüben ohne weiteres transplantieren. Erwin Smith und seine Mitarbeiter Townsend, Nellie Brown und Lucia McCullock beschrieben dann andere Pflanzengeschwülste, die sogenannten Kronengallen (Crowngall), die sie bei Chrysanthemen, Pelargonien, Sonnenblumen, Fuchsien, Tomaten, Rüben u. a. Pflanzen durch einen Erreger nach Belieben hervorrufen konnten, den sie aus den Tumoren gezüchtet hatten. Diesen Erreger nannten sie Bacillus tumefaciens. Smith hält die durch B. tumefaciens hervorgerufenen Pflanzengeschwülste für echte maligne Tumoren, vergleichbar dem Krebs des Menschen und der Tiere, und nennt sie „Plantcancer". Er glaubt, daß auch der Krebs des Menschen allgemein auf den B. tumefaciens zurückzuführen ist. Indessen hat er keinen schlüssigen Beweis für diese seine Anschauungen erbringen können, denn es konnte von ihm weder in menschlichen noch in tierischen Tumoren der Nachweis des Bacillus erbracht werden. Es ist an sich überdies zweifelhaft, ob man die pflanzlichen Tumoren mit menschlichen Geschwülsten vergleichen kann. Smith behauptet, daß sich in den Zellen des Pflanzenkrebses Kernteilungsfiguren finden, daß sie Metastasen machen und infiltrierend wachsen.

Daß Mitosen, wenn auch spärlich, in den Tumoren nachweisbar sind, bestätigen F. Blumenthal und H. Hirschfeld. Dagegen beobachteten sie weder sicheres infiltratives Wachstum noch Metastasenbildung, ebensowenig wie Magnus. F. Blumenthal und Hirschfeld heben hervor, daß die biologischen Unterschiede zwischen Pflanzen und Tieren Metastasenbildung und infiltratives Wachstum beim Pflanzentumor nicht sehr wahrscheinlich machen. Wenn Smith Metastasen sah, was nicht zu bezweifeln ist, so müssen sie nicht durch Verschleppung von Zellen, sondern sie können auch durch sekundäre Verbreitung des B. tumefaciens hervorgerufen sein. E. Smith gibt denn auch an, er habe in allen transplantierten und künstlich neugebildeten Pflanzentumoren stets den B. tumefaciens finden können. Dagegen hat Jensen nach der Übertragung des Rübentumors auf andere Rüben in den neugebildeten Geschwülsten den Tumefaciens nicht mehr nachweisen können und er hat daraus geschlossen, daß wie beim

Menschen und den Tieren die transplantierte Geschwulst, also die künstliche Metastase, aus sich heraus, d. h. aus den Zellen selbst sich bildet, ohne Mitwirkung des Tumefaciens. Demgegenüber ist allerdings zu sagen, daß sowohl der Nachweis des Tumefaciens im Gewebe wie seine Kultur sehr schwierig und mühevoll ist, wie auch U. Friedemann bestätigen konnte. F. Blumenthal und Hirschfeld konnten zwar bei den Mohrrübentumoren immer wieder den Tumefaciens durch Kulturverfahren nachweisen. Dagegen gelang ihnen das bei den Pelargoniengeschwülsten nicht, wie sie meinen, weil hier die Entwicklung des Tumors sehr viel längere Zeit erfordert hat, so daß inzwischen die Bakterien verschwunden sein können. Nach den Versuchen Jensens müßte nun angenommen werden, daß zwar die erste Geschwulst zu ihrer Entstehung des Tumefaciens bedarf, daß aber der Tumefaciens zur Weiterentwicklung des Tumors nicht mehr nötig ist, daß also dann die Geschwulst sich selbständig weiterbildet und sich transplantieren läßt. Der unter Mitwirkung des Tumefaciens vor sich gehende Prozeß wäre also nur ein präcanceröser Vorgang, wie wir ihn z. B. beim Teerkrebs und auch beim Spiropterakrebs beobachten können. Das um so mehr, als zum Hervorbringen der ersten Wucherung eine ziemlich intensive Verletzung der Pflanze erforderlich ist, wie Magnus hervorhebt und Blumenthal-Hirschfeld ebenso wie Lang bestätigen. Es sei indes bemerkt, daß Blumenthal und P. Meyer bei Mohrrüben Geschwülste auch durch Milchsäure hervorrufen konnten. Sie sind, wie Auler berichtet, durch andere chemische Substanzen ebenfalls zu erzeugen. Daß die durch Tumefaciens bei den Pflanzen verursachten Geschwülste nun ein Abbild der malignen Tumoren des Menschen sind, läßt sich sehr schwer erweisen. Die Botaniker Smith und Magnus neigen der Ansicht zu, daß es sich um wesensgleiche Prozesse handelt. Auch Jensen scheint gleicher Ansicht zu sein, ebenso halten J. Levin und Michael Levine beide Vorgänge für nahe verwandt. Aber es läßt sich doch nicht verkennen, daß biologisch sehr wesentliche Unterschiede bestehen. Man kann Pflanzen mit großen Tumoren üppig wuchern sehen, sie tragen Früchte, ohne daß ihre Lebenskraft im geringsten gestört ist, und die Tumoren wachsen nicht infiltrativ. F. Blumenthal und Hirschfeld züchteten Pelargonien mit Tumoren, die 2 Jahre ohne Schaden überlebt haben und im 3. Sommer wieder Blüten trieben, obwohl die Tumoren sich weiter entwickelten. Daß also diese Tumoren als maligne gelten sollten, ist nur schwer mit unseren Vorstellungen über die Malignität der Geschwülste zu vereinen, obwohl z. B. Bloch beim Röntgencarcinom das gute Allgemeinbefinden seiner Versuchstiere ausdrücklich hervorhebt. Immerhin läßt sich einwenden, daß Pflanzen und Tiere sehr wesentlich verschieden sind und daß die Unterschiede sich auch im Wachstum und Verhalten der Zellwucherunge zeigen müssen. Dagegen kann man wohl zugeben, daß es sich um präcanceröse Zustände bei den Pflanzen handelt, wie wir sie auch beim Menschen unter Mitwirkung von Parasiten beobachten können.

Die entscheidende Frage aber war, ob nun der Tumefaciens bei Menschen irgendeine pathogene Rolle spielt in der Entstehung maligner Geschwülste, so wie Smith und Magnus glauben. Friedemann, Bendix, Hassel und Magnus haben den Bacillus bei Meningitis purulenta, bei eitrigen Gelenkentzündungen und ferner im Stuhl bei 3 schweren Darmerkrankungen gefunden, aber nicht in menschlichen Tumoren. Dennoch meinen Friedemann und

Magnus, daß der Bacillus ganz wie bei der Pflanze an wunden und dauernd gereizten Stellen Neubildungen maligner Natur auch bei Menschen und Tieren hervorrufen könne. Es kommt sehr wesentlich auf seine Virulenz an, die, wie Friedemann und Magnus zeigen, sehr wechseln kann. Schon durch die Tierpassage oder durch Züchtung auf künstlichem Nährboden kann die tumorbildende Kraft ganz verlorengehen.

Aber alle diese Überlegungen mußten Theorie bleiben, wenn nicht ein Zusammenhang von Tumefaciens und den malignen Geschwülsten des Menschen irgendwie nachgewiesen werden konnte.

Vorkommen von tumefaciensähnlichen Bacillen in menschlichen und tierischen Geschwülsten. Experimentell mit diesen Bakterien erzeugte Tumoren. Andere carcinogene Mikroorganismen. Hier setzten nun die Untersuchungen von F. Blumenthal, Auler und P. Meyer ein. In einem Sekret eines Mammacarcinoms fand Paula Meyer Stäbchen, deren Ähnlichkeit mit dem B. tumefaciens augenscheinlich war. Mit diesen Kulturen wurden Sonnenblumen geimpft, und die Impfung fiel positiv aus. Es wuchsen in 2—3 Monaten die bekannten Tumoren. Auch aus anderen menschlichen Tumoren ließen sich eine Anzahl von Parasiten impfen, die morphologisch und kulturell große Ähnlichkeit mit dem ersten PM. genannten Bakterienstamm zeigten. Von diesen bewirken mehrere Stämme ebenfalls eine Tumorbildung bei Sonnenblumen, allerdings in verschiedenem Grade. Diese verschiedene Virulenz ist auch beim B. tumefaciens beobachtet worden. Sie beweist nicht, daß die einzelnen Stämme verschiedener Art sein müssen. Die Parasiten fanden sich bei 30 untersuchten Tumoren in 12 Fällen, und zwar niemals in harten geschlossenen, sondern nur in mehr oder weniger weichen oder unter Anwendung von Kunstgriffen (Brennspiegel, Cantharidenpflaster) ulcerierten Tumoren, und zwar bei 4 Mammacarcinomen, 1 Rectum-Ca., einmal in der Ödemflüssigkeit des Armes eines Mamma-Ca., 1 Cancroid der Wange, 1 Vulva-Ca , 1 Lupuscancroid, 1 Uterus-Ca., je 1 Sarkom der Schulter und des Oberschenkels. Daß Parasiten in so großer Zahl sich aus Tumoren züchten lassen, wird aus der angewandten Technik erklärt. (Nur am Rande der Tumoren und in den erweichten Partien wurden sie gesucht!) Es bedarf auch besonderer Nährböden; alkalische Nährböden sind unzweckmäßig, am besten wachsen die Bakterien auf neutrale oder eben gerade saure Nährböden, die reichlich Traubenzucker enthalten. Alle Bakterien sind gramnegativ und reduzieren Malachitgrün mit Ausnahme des PM.-Stammes, der sich in dieser Beziehung wie der B. tumefaciens verhielt. Es wurden nun Impfungen auf Mäuse und Ratten gemacht. In 2 Fällen gelang es mit dem Stamm PM. allein einen Tumor von carcinomatösem Bau bei Mäusen hervorzurufen. Die Tumoren bildeten sich aber im allgemeinen schnell wieder zurück. Um ein besseres Ergebnis der Impfungen zu erzielen, wurde nunmehr den Kulturen als ein Reizmittel steriler Kieselgur hinzugesetzt (1 Öse Kultur in etwa 5—10 ccm 1 proz. Kochsalzlösung, in der ein linsengroßes Stück Kieselgur aufgeschwemmt war). Das Resultat war nicht viel günstiger. Erst nach dem Zusatz von Ödemflüssigkeit von Krebskranken zu dem Kieselgur-Bakteriengemisch wurde das Ergebnis sehr erheblich besser. Es konnten nunmehr mit einer Reihe von Stämmen große Tumoren erzielt werden, die sich durch viele Generationen transplantieren lassen und Metastasen bildeten. Die Metastasenbildung trat bemerkenswerterweise am ausgedehntesten dann ein, wenn die Tumoren ulcerierten. Die Tumoren zeigen in ihrem histologischen Bau namentlich bei Übertragungen Carcinom-, häufiger Sarkomcharakter, wachsen bis zur halben Größe des Tieres und bilden fast walnußgroße Metastasen. Bei Pflanzen lassen sich die Tumoren auch ohne Kieselgurzusatz hervorrufen. Die „neoplastischen Bacillenstämme" stehen also, wie die Autoren meinen, dem B. tumefaciens nahe und bilden mit diesem eine Gruppe, die als neoplastische Gruppe bezeichnet werden kann.

F. Blumenthal gibt in weiteren Mitteilungen an, daß sich die von ihm und seinen Mitarbeitern gefundenen Bakterien fast in einem Drittel aller menschlichen Tumoren nachweisen lassen. Die mit den Stämmen PM. und L. bei Ratten erzeugten Tumoren wachsen jetzt schon bis in die 21. Impfgeneration und gleichen durch Metastasenbildung und Neigung zum geschwürigen Zerfall biologisch völlig den bösartigen Tumoren. Auch mit einem 3. Bacillenstamm gelang die Erzeugung einer bis zur 7. Generation transplantablen Geschwulst. Reichert, der mit den von F. Blumenthal aus Krebsgeschwülsten gezüchteten Bakterienkulturen arbeitete, kommt zu einer vollen Bestätigung aller Ergebnisse Blumenthals und seiner Mitarbeiter. Er hat mit dem Bacterium PM. einen Rattentumor gezüchtet, der übertragbar ist und von Schmorl für eine echte bösartige Geschwulst gehalten wird. Reichert identifiziert PM. mit dem B. tumefaciens. Von diesem Stamme wesentlich verschieden sind andere aus Geschwülsten isolierte Mikroorganismen. Um so verwunderlicher erscheint ihre gleiche Wirksamkeit. Sie ist Reichert nur erklärlich durch eine allen Stämmen in gleicher Weise zukommende gemeinsame Bedeutung als Träger eines und desselben invisiblen Virus. Nach Reichert läßt sich der Impferfolg mit dem PM-Tumor steigern, wenn nach 4 Wochen ein zweites Mal geimpft wird. Die erste Impfung wird dadurch gewissermaßen aktiviert, aber nur bei längerem Zeitintervall. Bei kurzem Zeitintervall kommt es eher zur Tumorbildung an der zweiten Impfstelle. Durch lebende Milzzellen von Tumortieren und lebenden Tumorbrei läßt sich ein hoher Grad von Immunität gegen die Bacillen erzielen, nicht aber durch abgetötete Bacillen oder tote Milz- und Tumorzellen. Daß es sich bei den Tumoren Blumenthals um echte maligne Geschwülste handelt, bezweifelt B. Fischer noch. Nach den neuesten Mitteilungen von Auler kann darüber ein Zweifel nicht mehr bestehen und auch Teutschländer läßt seine früheren Einwendungen jetzt fallen.

Auf Veranlassung von A. Binz hat dann auch C. Räth über das ätiologische Krebsproblem sehr interessante Untersuchungen angestellt. Er unterwarf exstirpierte Carcinome von Menschen und Tieren einer bestimmten, vorläufig noch nicht näher beschriebenen Untersuchungsmethode und fand bei Anwendung dieses Verfahrens kurze Stäbchen, die schon bei Züchtung auf Agar oder Bouillon morphologischen Umwandlungen unterlagen. Bei Überimpfung dieser Bakterien auf Tiere (Mäuse, Meerschweinchen usw.) entstanden Tumoren von bösartigem epithelialen Charakter. F. Blumenthal teilt mit, daß beide Autoren gleich ihm annehmen, daß es sich nicht um einen bestimmten Bacillus handelt, sondern um verschiedene Stämme, die einer bestimmten (neoplastischen) Gruppe angehören. Gewisse Übereinstimmungen in der Morphologie machen es wahrscheinlich, daß wenigstens einzelne der von Räth und F. Blumenthal gezüchteten Stämme identisch sind. Die Übereinstimmung dieser Bakterienstämme ist auch in anderen wichtigen Punkten vorhanden. Sie sind beide niemals in den soliden unverarbeiteten Tumoren gefunden worden, sondern erst nach Verflüssigung bzw. Auflösung der Tumoren und sie ließen sich auch aus den mit ihnen erzeugten Tumoren nicht direkt wieder züchten. Die Bacillen Räths verloren vielfach nach zahlreichen Passagen auf Nährböden ihren anfänglich tumorerregenden Charakter, gewannen ihn aber nach Zusatz von Carcinomserum wieder. Gleich F. Blumenthal und Reichert ist auch Räth der Ansicht, daß die Bacillen Träger eines Virus sind, das als die eigentliche Ursache des Krebses anzusehen ist. Dieses Virus halten Binz und Räth für labil, während sein Träger, der Bacillus, stabil, dabei aber sehr wandlungsfähig ist. Neuerdings berichtet Kauffmann über die gelungene Isolierung von Mikroorganismen aus Mäusekrebs, welche mit den von F. Blumenthal aus menschlichen Tumoren gezüchteten Bakterien sehr weitgehende Ähnlichkeit zeigen und bei Pflanzen Tumoren erzeugen können. Solche Bakterien fanden sich allerdings auch in der normalen Maulschleimhaut normaler Mäuse, sie können also von hier in die Tumoren sekundär eingewandert sein. Maligne Tumoren bei Tieren ließen sich bisher nicht mit diesen tumefaciensähnlichen Bakterien erzeugen. Bonne berichtet, er habe die von Smith und Maisin bei teerkrebskranken Mäusen gefundenen Parasiten (Klossiella muris) auch in mancherlei inneren Organen nachweisen können und bezweifelt, daß hier irgendwelche ätiologischen Beziehungen beständen. Feggin und Casimir Funk haben aus Tumoren ebenfalls 3 Bakterienstämme isoliert: einen aus einem Mäusekrebs, zwei aus den Blumenthalschen Tumoren. Alle drei sind untereinander und mit Bacillus tumefaciens different in Kultur und biochemischen Reaktionen. Dagegen bilden sie serologisch untereinander und mit dem Tumefaciens eine Einheit. Sie agglutinieren in gleicher Weise und sind durch den Absorptionsversuch von Castellani nicht zu trennen.

Inzwischen sind ferner experimentelle Untersuchungen von v. Calcar erschienen, die der Ätiologie des Carcinoms gewidmet sind. Er ging von der Überlegung aus, daß die normale Epithelzelle sich dadurch in eine Krebszelle umwandelt, daß sie einige Zeit mit Protozoen symbiotisch lebt. Er fand in der Leber von Hunden eine kleine Trematode, den Metorrchis truncatus, der manchmal Wucherungserscheinungen der Gallengänge, andere Male aber lediglich Entzündungserscheinungen veranlaßt. Wucherungen werden aber nur von solchen Würmern hervorgerufen, die Protozoen enthalten. Auch der experimentelle Teerkrebs entwickelt sich nach v. Calcar nur in einem „protozoären Milieu". Protozoen befinden sich im Heu oder Stroh der Käfige und sie sind auch im Futter der Tiere reichlich enthalten. Hält man Heu und Stroh von den Tieren fern und füttert sie statt mit protozoenreichem Futter (Getreide aller Art) mit gekochtem Reis oder gut durchgebackenem Brot, so tritt die Carcinombildung bei den geteerten Mäusen nur in sehr geringem Grade auf. Der Haferkrebs von Stahr und Fibiger-Secher ist als Protozoenwirkung aufzufassen, die v. Calcar im Getreide in besonders großer Zahl gefunden haben will. Diese weist er allerdings in einer für den Bakteriologen immerhin etwas ungewöhnlichen Form so nach, daß er die Getreidekörner mit sterilem Wasser übergießt und sie einige Tage bei Zimmertemperatur stehen läßt. Die Protozoen nehmen mannigfache Formen an, die er im einzelnen beschreibt und die allesamt verschiedene Stadien desselben Parasiten sind. Kommen diese Protozoen aus Getreide oder aus Würmern mit einem präcancerösen Zustand in Berührung, so entwickelt sich Carcinombildung. v. Calcar hat solche Zustände an der Haut von Hunden experimentell durch Teerpinselung, Verbrennungen oder wiederholtes Curettieren des Epithels geschaffen und sie dann mit dem protozoenhaltigen Material direkt in Verbindung gebracht oder dieses Material verfüttert. Am geeignetsten erwies sich dasjenige Material, welches die Protozoen in Form der Amöbenflagellaten enthielt. Diese Form ist sogar für das Gelingen des Experiments von entscheidender Bedeutung. Zum Gelingen des Experiments ist ferner wesentlich die Überwindung des Widerstandes, den das normale Bindegewebe dem Epithelwachstum entgegensetzt. Das gelingt am besten beim magenlosen Hund oder dem künstlich achylisch gemachten Tier. v. Calcar sieht in der Achylie einen präcancerösen Zustand, der für die Infektion mit dem Carcinomvirus prädisponiert. Auf diesen Grundlagen beruhen die Experimente v. Calcars, die zu malignen Neubildungen am Magen von Hunden geführt haben, die er in zahlreichen Abbildungen wiedergibt, die eine maligne Wucherung beweisen sollen. Nur bleibt v. Calcar den Nachweis schuldig, daß diese Tumoren durch „Protozoen" hervorgerufen sind, da er ja nicht mit reinen Kulturen arbeitet, sondern mit einem Material, das alle möglichen Mikroorganismen enthält. Als Ergänzung aller dieser Versuche schildert v. Calcar schließlich eine Methode des Nachweises von Protozoen in malignen Geschwülsten des Menschen. Er bringt eine Zellenemulsion in sterilisiertes Wasser oder verdünntes Getreidedecoct. Das Material wird „nichtsteril" auf mehreren Petrischalen verteilt und die Kulturen allmählich eingetrocknet. Dann werden sie mit Wasser begossen, und man findet in ihnen Protozoen. Dieses nichtsterile Verfahren wird motiviert damit, daß Protozoen in vitro sich nur züchten lassen, wenn man ihnen Bakterien als Nahrung verabreicht. Die gefundenen Protozoen gleichen den kleinen Sporenformen, die sich in Getreidekörnern nachweisen lassen und die, wie schon erwähnt, sehr verschiedene Entwicklungsphasen, auch eine fast invisible Form, zeigen können. So kommen also auch die Experimente v. Calcars schließlich in Beziehungen zur Frage eines invisiblen Virus als Ursache von malignen Tumoren.

Die Entstehung maligner Geschwülste durch zellfreies Filtrat von Tumorzellenemulsionen. Die Frage eines invisiblen Krebsvirus. Wir haben immer darauf hingewiesen, daß die Mannigfaltigkeit aller als spezifische Krebserreger beschriebenen Parasiten einer der wichtigsten Gründe ist, sie als die Ursache der malignen Geschwülste abzulehnen. Nun haben wir, wie ausführlich beschrieben, wieder eine ganze Reihe von sehr differenten Parasiten kennengelernt, mit denen ihre Entdecker maligne Geschwülste im Tierexperiment erzeugt haben. Die cancerogene Wirkung einzelner dieser Parasiten ist wahrscheinlich, während bei anderen dieser Nachweis noch zu führen ist. Die Verschiedenheit aller dieser Parasiten wäre aber kein Grund mehr, ihre Mitwirkung bei der Bildung maligner Tumoren abzulehnen. Denn wir könnten alle diese Parasiten in ihrer ätiologischen Bedeutung vereinheitlichen, indem wir sie als Überträger eines Ens malignitatis ansehen, welches entweder unbelebt oder belebt ist. Fassen wir es als belebtes Agens auf, so kommt ein ultravisibles Virus in Frage, das, wie wir wissen, als Ätiologie einer Reihe von Infektionskrankheiten eine Rolle spielt. Wir können es weder züchten noch mit unseren gegenwärtigen Methoden sichtbar machen. Seine Existenz gilt als erwiesen, wenn es gelingt, eine Krankheit künstlich hervorzurufen durch Filtrate von Kulturen aus dem Ausgangsmaterial, welche ein Filter passiert haben, das erfahrungsgemäß für alle uns bekannten Arten von Kleinlebewesen (Bakterien usw.) undurchlässig ist.

Wenn wir nun annehmen könnten, daß ein solches invisibles Virus für die Ätiologie der malignen Tumoren in Betracht kommt, so gewännen die verschiedenen Mitteilungen über angeblich spezifische Parasitenbefunde in menschlichen oder tierischen Tumoren und die Berichte über die gelungene Erzeugung von malignen Tumoren durch die Impfung mit solchen Parasiten natürlich ein ganz anderes Gesicht. Es gibt eine Anzahl von Arbeiten, welche die Entstehung maligner Tumoren durch ein invisibles Virus erörtern. Hier kommen vor allem jene Experimente in Frage, welche die Übertragung der bekannten Tiertumoren durch ein zellfrei gemachtes Filtrat des Ausgangstumors mit positivem Erfolge ergeben haben sollen.

Borrel ist wohl der erste gewesen, der die ätiologische Bedeutung eines invisiblen Virus für die Frage der Geschwulstentstehung besprochen hat. Experimentell ist er freilich zu einem positiven Ergebnis nicht gekommen. Auch ich habe wiederholt von dieser Möglichkeit gesprochen, aber immer nur im Sinne einer Arbeitshypothese. Denn daß die Übertragbarkeit der transplantablen Tiertumoren nur an die Anwesenheit der intakten Zellen in der Impfflüssigkeit gebunden ist, das war die Anschauung aller Forscher, welche mit diesen Geschwülsten gearbeitet haben. Zum ersten Male hat dann Haaland mitgeteilt, daß es ihm gelungen sei, durch Impfung mit einem zellfrei gemachten Filtrat eines Mäusecarcinoms bei einer Maus einen bösartigen Tumor zu erzeugen. Er filtrierte eine Zellemulsion zuerst durch ein Papierfilter, dann durch ein Berkefeldfilter und injizierte das Filtrat in die Mamille von säugenden weiblichen Mäusen. Nach 4 Wochen entwickelte sich an der Vulva einer Maus — also ganz entfernt und ohne Zusammenhang mit der Impfstelle — ein typisches Carcinom, das aber in seinem Bau dem Ausgangstumor entsprach. Da das Filtrat, wie Borrel meint, vollkommen zellfrei war, blieb ihm nur die Folgerung, daß ein unbekanntes filtrierbares Virus im verarbeiteten Tumor sein muß, das selbständig zur krebsigen Umwandlung normaler Zellen führen kann, also ein krebserzeugendes Virus ist. Daß ein Erreger in der Ätiologie der Tumoren eine Rolle spielt, schloß er auch daraus, daß er, wie schon erwähnt, manchmal in der Lunge von krebskranken Mäusen kleine Tumoren sieht, die nicht durch metastatische Zellen, sondern aus den eigenen Zellen der Lunge entstanden zu sein scheinen. Auch Morris hat bei etwa 3000 Ratten und Mäusen versucht, durch Filtrate von Tumoren neue Geschwülste zu erzeugen. 4 Ratten, die er in einem Käfig untergebracht hatte, zeigten nach längerer Inkubationszeit eine Tumorentwicklung. Das Filtrat hatte sich Morris aus einem Flexner-Joblingschen Rattencarcinom hergestellt und es zusammen mit Kieselgur Ratten injiziert, denen er vorher die Milz exstirpiert hatte. Die Tumoren, die sich bei diesen Tieren entwickelten, waren Drüsencarcinome von hämorrhagischem Typus, die teilweise schleimige Degeneration zeigten und sich wesentlich vom Ausgangstumor unterschieden. Morris nahm an, daß ein invisibles Virus die Ursache der Tumorentwicklung ist. Flexner und Jobling selbst waren in ihren Versuchen mit zellfrei gemachten Filtraten ihres Tumors bei subcutaner und intraperitonealer Impfung allerdings zu negativen Resultaten gelangt. Indessen kann sehr wohl der Zusatz von Kieselgur, der zu Reizvorgängen führt, die Grundlage der Tumorentwicklung bilden, ebenso wie ja F. Blumenthal, Auler und P. Meyer mit ihren tumorbildenden Bakterien zunächst nur dann positive Impferfolge hatten, wenn sie dem Impfmaterial Kieselgur hinzufügten. Wood und Herxheimer glauben denn auch, daß wahrscheinlich in den Versuchen von Morris das Kieselgur einen präcancerösen Zustand geschaffen hat, aus dem sich dann der Tumor entwickelt hat. Ich erinnere an die Versuche, die Stieve mit Kieselgurtumorimpfungen angestellt hat, auch an die Erfahrungen von Keysser, C. Lewin und F. Blumenthal bei der Impfung mit artfremdem Tumormaterial bzw. mit carcinogenen Parasiten.

Keysser hat ebenfalls über Experimente mit zellfreiem Filtrat berichtet. Er hatte beobachtet, daß nach der Injektion von Ascites oder der Flüssigkeit von verflüssigten und erweichten Tumormassen, die er durch Zentrifugieren gewonnen hatte, eine Tumorbildung bei den damit geimpften Tieren auftrat. Er kam deshalb auf die Idee, daß in einem Material, in dem makroskopisch keine Krebszellen vorhanden sind und mit dem sich erfolgreiche Impfungen ausführen lassen, ein Virus vorhanden sein muß. Er stellte sich ein Filtrat von Mäusetumoren her, das er durch Filtration durch Reichels Porzellanfilter gewonnen hatte, und impfte mit diesem Filtrat Tiere in verschiedene Organe. In dem Filtrat waren Zellen nicht enthalten. In einem Falle ist es ihm gelungen, im Auge einer Ratte einen makroskopisch sichtbaren Tumor hervorzurufen, der dem Ausgangstumor, aus dem das Filtrat stammte, in jeder Beziehung glich. Er sagt, daß er größere Versuchsreihen angefangen, aber nicht beendet habe, und daß er daher durch diese Mitteilung eine Anregung geben wolle, solche Versuche über die Ätiologie der Tumoren in großem Maßstabe durchzuführen. Im Hinblick auf die gerade damals erfolgten Mitteilungen von Peyton Rous über Hühnersarkome, die sich durch zellfreies Filtrat verimpfen ließen, betont Keysser, daß es ihm gelungen sei, früher und unabhängig von Rous übertragbare Filtrate aus Tumoren herzustellen. Er hält auch bei Mäusetumoren durch seine Versuche den Nachweis für erbracht, daß nicht die Carcinomzellen, sondern ein filtrierbares Virus als das geschwulstbildende Agens anzusehen ist.

Weitere Mitteilungen von Keysser über seine Versuche sind später nicht mehr erfolgt. Henke und Schwarz berichten dann über die Übertragung eines Mäusecarcinoms durch filtriertes Ausgangsmaterial. Sie benutzten zu ihren Versuchen einen sehr virulenten Carcinomstamm, der aus einer von Henke beobachteten Endemie stammte. Neben vielen negativen Versuchen konnten sie nun einmal bei 8 geimpften Mäusen in 3 Fällen ein positives Ergebnis feststellen. Diese Mäuse waren mit einem Filtrat geimpft, das sie folgendermaßen hergestellt hatten: Nach Verreibung zweier schnell gewachsener, lebensfrisch entnommener Mäusetumoren mit Quarzsand in der Reibeschale wurde mit 6 ccm steriler physiologischer Kochsalzlösung die ziemlich homogene Emulsion aufgeschwemmt und in der elektrischen Zentrifuge längere Zeit zentrifugiert. Die über dem Bodensatz stehende, schon jetzt ziemlich klare Flüssigkeit wurde nun durch ein gewöhnliches Filter filtriert.

Das Durchfiltrieren ging langsam, tropfenweise vor sich. Die mikroskopische Untersuchung des klaren Filtrats ergab spärliche feinkörnige Detritusmassen, ganze Zellen konnten nirgends gefunden werden. Henke und Schwarz erörtern natürlich die Möglichkeit, daß in dem Filtrat trotzdem noch vereinzelte Zellen vorhanden gewesen sein können, obwohl das einen so hohen Grad der Transplantationsmöglichkeit bedeuten würde, wie er bei Warmblütern bei der Impfung von Tier zu Tier bisher nirgends beobachtet werden konnte. Dann aber sprechen sie unter Hinweis auf Borrel und Fibiger und namentlich auf die ihnen bekannten Mitteilungen von Peyton Rous von der Möglichkeit, daß in dem Filtrat unbekannte Erreger vorhanden gewesen wären, welche in dem neuen Tierkörper den Tumor reproduziert haben. Parasiten oder Parasiteneier haben sie, wie sie ausdrücklich betonen, bei der mikroskopischen Untersuchung nicht gefunden. Die neu entstandenen Tumoren haben sich im Gegensatz zu dem Befunde von Haaland an der Impfstelle selbst gebildet. Henke und Schwarz haben dann weitere Versuche angekündigt, welche eine Entscheidung darüber bringen sollten, welche der von ihnen erörterten Möglichkeiten tatsächlich ihren Befund erklären würde. Dann ist aber nichts weiter mitgeteilt worden. Erst später hat Schwarz in seiner Dissertation noch nähere Angaben über seine Impfversuche mit dem zellfrei gemachten Filtrat veröffentlicht. G. Jung, der diese mir nicht zugängliche Dissertation zitiert, läßt in seiner Arbeit nicht klar erkennen, ob Schwarz noch weitere positive Impfergebnisse mit der von ihm beschriebenen Technik gehabt hat. Was die Zellfreiheit des Filtrats angeht, so hat Schwarz sie aus der Tatsache gefolgert, daß das Filtrat durch Berkefeldfilter hergestellt wurde, welche Bakterien nicht passieren lassen und daß außerdem die Filtrationsdauer länger war als die Vorschrift zuließ. Er hat die Zellfreiheit der Berkefeldfiltrate gar nicht mehr untersucht, weil er sie für selbstverständlich hält.

Endlich findet sich eine Angabe von Gaylord und Simpson, daß es ihnen gelungen sei, bei einer Ratte ein Chondrosarkom der Rippe zu erzeugen, die sie mit einem zellfrei gemachten Filtrat eines Rattensarkoms geimpft hatten. Der Tumor war an der Impfstelle entstanden. Erwähnt seien auch die Angaben von Gaylord und Marsh, welche als Ursache des endemischen Schilddrüsenkrebses der Salmoniden ein im Fischwasser vorhandenes Agens gefunden haben. Es ist nicht sicher, ob es sich um lebendes Virus handelt. Jedenfalls gelingt es, mit dem Wasser der krebsverseuchten Teiche bei Hunden und Ratten Epithelwucherungen der Schilddrüse hervorzurufen. Endlich sind Mitteilungen von Rhoda Erdmann erschienen, welche unter bestimmten Bedingungen auch die Übertragungsfähigkeit des Flexner-Joblingschen Rattencarcinoms durch zellfreies Filtrat behaupten.

Rhoda Erdmann hatte in früheren Versuchen festgestellt, daß die lebenden Zellen des Flexner-Joblingschen Rattencarcinoms nach der Züchtung aus den Zellkulturen auf Ratten übertragen hier keinen Tumor erzeugen. Sie haben ihre Transplantationsfähigkeit während der Zellkultur also verloren. Ebensowenig lassen sich mit rein gezüchteten Stromazellen Tumoren erzielen. Aber auch rein gezüchtete Krebszellen + rein gezüchtete Stromazellen geben zusammen verimpft kein positives Resultat. Nur Stromazellen im organischen Zusammenhange mit Krebszellen, kürzere Zeit im Tumorplasma gezüchtet, verursachen nach ihrer

Impfung die Bildung eines Tumors mit etwas verlängerter Lebenszeit. Es muß also bei der getrennten Züchtung von Krebszellen und Bindegewebszellen irgend etwas verloren gegangen sein, was zur Bildung des Tumors unerläßlich ist und dieses unbekannte „Etwas“ muß entweder in den Krebszellen oder in den Stromazellen seinen Sitz haben. Zunächst hatte Rh. Erdmann angenommen, daß die Epithelzelle bei der Entstehung des Tumors von sekundärer Bedeutung sei. Bevor diese Epithelzelle die Entwicklung zum Krebs nimmt, müsse sie vom Bindegewebe des Tumorträgers ein „Etwas“ zugeführt bekommen, nur so sei das Ergebnis ihrer Züchtungsversuche zu verstehen. Dieser unbekannte Stoff findet sich im Plasma des Blutes. Denn bei Kulturversuchen mit der Milz normaler Ratten in einem Medium, das Tumorplasma enthält, wandern aus der Milz große runde Zellen aus, die Ähnlichkeit mit Sinusendothelien haben. Diese Auswanderung vollzieht sich um so stärker, je größer der Zusatz von Tumorstoffen im Nährplasma ist. Diese Zellen fehlen aber in der Milz von Tumortieren, wahrscheinlich, wie Rh. Erdmann annimmt, weil die Milz des Tumortieres diese Zellen dauernd in den Säftekreislauf abgibt. Wenn nun das reticulo-endotheliale System des zu impfenden Tieres gereizt wird und zwar durch Tusche (andere Reizstoffe versagen), so ist eine nachfolgende Impfung mit zellfreiem Filtrat oder mit abgetötetem Filterrückstand positiv. Allerdings sind in den Kontrollversuchen von Rh. Erdmann auch ohne Tuschevorbehandlung sowohl mit dem Filtrat wie mit dem durch Chloroform abgetöteten Filterrückstand noch vereinzelt positive Impfungen erzielt worden. Rh. Erdmann glaubt, daß das im Filtrat enthaltene Virus des Flexner-Joblingschen Rattencarcinoms nur dann zur Wirkung gelangt, wenn das endotheliale und reticuläre System vorher gereizt ist. Daß auch ohne experimentelle Reizung in den Kontrollversuchen vereinzelt positive Impfungen erfolgen, soll sich daraus erklären, daß diese Tiere schon spontan irgendeine Schädigung des reticulären und endothelialen Zellapparates aufweisen.

B. Fischer hat in Gemeinschaft mit seinem Assistenten Büngeler die gleichen Versuche mit einem Mäusecarcinom angestellt, das bei der gewöhnlichen Transplantation in 100% positive Resultate zeigte. Sie arbeiteten mit einem Filterrückstand und mit gewöhnlichem Filtrat des Tumors und hatten zunächst nur negative Resultate. In einer Versuchsreihe aber mit einem Filterrückstand, der mehrere Stunden mit Chloroformwasser behandelt war, zeigte sich bei den mit Tusche vorbehandelten 40 Tieren 6 positive Resultate. Es entwickelten sich an der Impfstelle rasch wachsende, sehr bösartige Tumoren, die sich weitertransplantieren ließen und in einem Falle Lymphdrüsenmetastasen zeigten, während dieselbe Übertragung auf nicht mit Tusche behandelte Tiere stets ergebnislos war. Es handelte sich um eine Geschwulst vom gleichen Bau wie der Ausgangstumor, d. h. um ein zellreiches solides Drüsenzellencarcinom. Den gleichen Erfolg hatten Versuche von E. Haagen mit dem bekannten Jensenschen Rattensarkom bei Ratten, deren reticulo-endothelialer Apparat vorher mit Tuscheinjektionen gereizt worden war. Gye und Barnard konnten mit einer zellfrei gemachten Kultur von Zellen eines Mäusesarkoms, unter Versuchsbedingungen, die noch zu besprechen sein werden, bei Mäusen wieder dieselben Sarkome erzeugen, ohne daß aber die Tiere vorher einer Blockade der Reticulo-Endothelien durch Tuscheinjektionen unterworfen wurden. Bei der Nachprüfung dieser Versuche erhielten Sittenfield und Johnson ebenfalls

positive Impfungen mit der zellfreien abzentrifugierten und durch Berkefeldfilter filtrierten Kultur dieses Mäusesarkoms, und das gleiche Resultat, wenn auch
mit geringerer Impfausbeute, auch mit der zentrifugierten, aber nicht mit
der filtrierten Kultur eines Mäusecarcinoms. Endlich haben F. Blumenthal,
Auler und Solecka durch subcutane Impfung des Milzbreis von Jensensarkom-
ratten maligne Tumoren erhalten, die allerdings einen anderen histologischen
Bau zeigten als der Ausgangstumor. F. Blumenthal und Auler hatten schon
auf der Krebskonferenz in Düsseldorf solche Versuche mitgeteilt und sie nahmen
an, daß der Milzbrei, der frei von Metastasen war, nicht durch mitübertragene
Tumorzellen, sondern durch ein mitübertragenes „Krebsagens" die neuen Tumoren
erzeugt habe. Das histologisch völlig vom Jensentumor abweichende Verhalten
der neuen Tumoren spricht dagegen, daß diese Geschwülste durch die Zellen
des Jensentumors hervorgerufen sind, die etwa in dem Milzbrei hätten enthalten sein können.

Auf die Deutung dieser Versuche will ich später noch ausführlich eingehen.
Sie sollen erörtert werden gemeinsam mit der Besprechung der durch zellfreies
Filtrat übertragbaren Hühnergeschwülste vom Typus des Rousschen Sarkoms.

Die übertragbaren Hühnergeschwülste. Sie sind zuerst von Peyton Rous
beschrieben worden. Später sind dann gleiche oder ähnliche Hühnertumoren
von Rous und Murphy, Tytler, Fujinamo, Inamoto, Pentimalli und
von Teutschländer untersucht worden.

Nach den ersten zusammenfassenden Berichten von Rous und Murphy
handelte es sich um ein Hühnersarkom, das transplantabel ist und im Verlaufe
der Transplantation an Bösartigkeit zunimmt. Es wird in die Brustmuskulatur
geimpft und wächst hier abgekapselt, meist aber destruierend in die Muskulatur
hinein. Auf andere Tierarten — abgesehen von den schon geschilderten Impfungen auf Embryonen oder ins Gehirn — läßt es sich nicht übertragen. Er-
schöpfende Krankheit des geimpften Tieres verhindert das Angehen der Impfung.
Schon 1911 berichteten Rous und Murphy weiter, daß es ihnen gelungen sei,
nach Filtrierung einer Tumoremulsion durch Berkefeldfilter und Impfung in die
Brustmuskulatur eines gesunden Huhnes hier einen Tumor von gleichem Typus
zu erzeugen. Durch Chamberlandfilter, das für B. fluorescens liquefac. nicht
mehr passierbar ist, filtriert, wird das Agens zurückgehalten, es gehört also
wohl zu den größeren Arten des invisiblen Virus. Allerdings geht das Virus des
Hühnertumors von Fujinamo und Inamoto auch durch das Chamberland-
und Reichelfilter hindurch. Nach Lapidari passiert das Agens Berkefeld- und
Chamberlandfilter. Bei der Impfung in den Kamm von Hühnern verliert es
allmählich seine Wirksamkeit. Auch durch im luftleeren Raum über Schwefelsäure getrocknetes und vollkommen pulverisiertes Tumorgewebe gelang die Erzeugung des Tumors, ebenso wenn die Tumorzellen viele Wochen in 50% Glycerin
aufbewahrt wurden. Fujinamo und Inamoto beschreiben ein Myxosarkom,
das durch Berkefeld- oder Reichelfilter filtriert, den gleichen Tumor durch
Verimpfung des Filtrates hervorrief. Auf dieselbe Weise ließen sich ein
Spindelzellensarkom, ein Angiosarkom und endlich auch ein Osteochondro-
sarkom von Hühnern überimpfen (Rous, Murphy und Tytler). Daran
schließen sich an ein Spindelzellensarkom von Pentimalli und ein von Teutschländer beschriebener Tumor, der alle Typen des Sarkoms mit Ausnahme der

osteochondromatösen Umwandlung zeigt. Die mit dem Filtrat erzeugten Geschwülste gleichen völlig denen nach Impfungen mit frischen Tumorzellen. Das Agens wird durch Eintrocknen geschwächt, überlebt aber schnelles Gefrieren und Auftauen des frischen Tumorgewebes. Bei 55° erhitzt, wird es nach 15 Minuten inaktiviert, ebenso durch Autolysieren des Tumors unter Chloroform oder Toluol. Immunität kann mit dem Agens nicht erzeugt werden. Es beweist das also, daß Immunitätsvorgänge, die sich mit Tumorzellen erreichen lassen, nicht den Schluß zulassen, daß außer den Zellen selbst nicht auch noch ein ätiologisches Agens vorhanden sein kann. Die neueren Untersuchungen von Alb. Fischer über die Immunitätserscheinungen beim Rous-Sarkom werden uns noch beschäftigen. Das Agens wirkt nach Rous tumorerzeugend nur mit Kieselgur zusammen (also ähnlich wie in den ersten Versuchen von Blumenthal) und der Tumor entwickelt sich sehr viel langsamer als nach der Zellimpfung. Im Gegensatz dazu betont allerdings E. Fränkel, daß nach seinen Untersuchungen auch ohne Zusatz von Kieselgur oder eines anderen Reizmittels der Tumor durch zellfreies Material übertragbar ist, also lediglich durch das Agens allein. Nach Lewis und Andervont ist das aktive Prinzip im Roustumor durch Carmin zu inaktivieren, und zwar geschieht die Inaktivierung durch Adsorption des Virus an die Carminteilchen.

Die Ergebnisse der mit diesen Tumoren angestellten Filtrierversuche und der Experimente mit allerlei physikalischen Schädigungen der Zellen erschienen so merkwürdig, daß zunächst, da eine infektiöse Ursache angenommen werden mußte, der übliche Zweifel auftauchte, ob wir es hier mit echten Tumoren oder Granulationsgeschwülsten zu tun haben. In der Tat haben Tendeloo und Lubarsch den Tumor für eine Granulationsgeschwulst erklärt und auch v. Dungern neigt zu der gleichen Beurteilung. Nach dem Urteil der meisten Pathologen aber, welche den Tumor studierten (Aschoff, Borst, Teutschländer, Pentimalli, Busch seien hier genannt), kann es nicht zweifelhaft sein, daß es sich um Tumoren handelt, welche anatomisch alle Zeichen der malignen Geschwülste zeigen. Das wird auch von E. Fränkel betont. Biologisch erscheint mir die Malignität dieser Hühnertumoren durch sehr interessante Kulturversuche von Alb. Fischer erwiesen.

Nahm er Stückchen des Rousschen Hühnersarkoms und brachte sie in ein Substrat von Hühnerplasma unter Zusatz einer Spur von Embryonalsaft, so trat zunächst eine Verflüssigung des Plasmas ein. Setzte er dann Muskelstückchen von erwachsenen Hühnern zu, so überwandern nach kurzer Zeit die Tumorzellen auf diese Muskelstückchen und zerstören sie. Durch wiederholtes Versetzen beider Gewebsstückchen (Tumor und Muskel) in neue Nährlösungen gelang ihm die dauernde Züchtung der Tumorzellen, die schließlich das ganze Muskelstückchen infiltrativ durchwachsen und zerstören. Es leben also die Tumorzellen, indem sie das Protoplasma anderer Körperzellen zum Aufbau ihrer eigenen Zellsubstanz verwenden. Isolierte Zellen der Randpartie des Tumorstückchens, die er in neues Nährsubstrat brachte, zeigten eine amöboide Beweglichkeit und cilienartige Fortsätze. Gegenüber dem Verhalten normaler Fibroblasten teilen sich die Tumorzellen oft in ungleicher Zahl, es kommt zu Verschmelzungen zweier Zellen mit und ohne nachfolgende Trennung. Aus diesen Verhältnissen läßt sich die große Polymorphie der Sarkomzellen wohl erklären.

Jedenfalls zeigen die Zellen des Roussarkoms in diesen Kulturversuchen Alb. Fischers ein Verhalten, wie wir es nur von malignen Zellen kennen. Auch B. Fischer kommt zu dem Schlusse, daß es sich bei diesem Tumor nicht um ein infektiöses Granulom handelt, daß vielmehr das Roussarkom wesentlich mit allen anderen malignen Geschwülsten übereinstimmt.

Dagegen erfuhr die Deutung aller Versuche, welche mit diesen Tumoren angestellt wurden, keine einheitliche Beurteilung.

Verschiedene Möglichkeiten kamen in Frage. Entweder war in dem Filtrat wie in dem Tumorpulver ein belebtes Virus oder ein chemisches „Ens malignitatis" oder aber es mußten in den Filtraten, Pulvern usw. lebende übertragungsfähige Tumorzellen noch vorhanden sein. Alle diese Möglichkeiten sind am eingehendsten von Teutschländer und seinem Schüler Jung studiert worden.

Königsfeld und Prausnitz haben über Filtrationsversuche mit Mäusetumoren berichtet, die angestellt wurden, um sich ein Urteil zu bilden über die schon oben geschilderten Mitteilungen, welche von der gelungenen Übertragung angeblich zellfreier Filtrate von Mäusecarcinomen berichten. Sie sind zu der Überzeugung gelangt, daß bei allen diesen Versuchen die Art und Weise der vorgenommenen Filtration keineswegs eine Zellfreiheit gewährleistet. Sie konnten niemals eine Tumorbildung beobachten, wenn sie mit Berkefeldfiltern arbeiteten, selbst, wenn diese Kerzen vereinzelte Prodigiosusbacillen. passieren ließen. Aber gegen alle diese Versuche mit Mäuse- und Rattentumoren läßt sich sagen, daß ein negativer Ausfall nicht beweisend ist. Wenn auch Leo Loeb, Herzog, Uhlenhuth, Flexner-Jobling, Beck u. a. niemals zu positiven Impferfolgen mit filtriertem Material gelangten, so haben doch die neueren Beobachtungen von Rh. Erdmann, Haagen, B. Fischer, Sittenfield, Gye, Blumenthal u. a., die unter bestimmten Bedingungen bei Mäuse- und Rattentumoren positive Ergebnisse zeitigten, die Notwendigkeit ergeben, diese Frage von neuem zu prüfen. Für die Ätiologie der malignen Tumoren wäre eine Bestätigung dieser positiven Befunde jedenfalls von fundamentaler Bedeutung. Von Königsfeld und Prausnitz werden aber weiter Versuche mitgeteilt, welche für die Beurteilung der mit den Hühnertumoren angestellten Experimente auch nach anderer Richtung hin sehr beachtlich sind. Schon Jensen konnte nur sehr selten Tumorbildung erreichen, wenn er eine Emulsion seines Tumors selbst nur durch Gaze oder Papier filtrierte. Auch Loeb zeigte, daß selbst das Filtrieren durch eine doppelte Lage von Filtrierpapier genügt, um eine positive Impfung auszuschalten. Dasselbe konnten auch Flexner-Jobling für ihren Tumor feststellen, wenn sie die Emulsion nur durch Papier oder auch nur durch Gaze filtrierten, und Bridré gibt sogar an, daß das Mäusecarcinom selbst dann schon nicht weitergeimpft werden konnte, wenn das Ausgangsmaterial sehr fein zerkleinert wurde. Gleiche Beobachtungen habe auch ich gemacht. Königsfeld und Prausnitz kommen zu dem Resultat, daß, je weniger Zellmaterial in der Impfflüssigkeit sich findet, desto später und unsicherer ein Angehen der Tumoren erfolgt. Wenn sie betonen, daß selbst mit 0,03 mg Tumor positiv geimpft werden kann, so bedeutet das freilich, daß noch immer eine sehr erhebliche Zahl von Tumorzellen zur Überimpfung vorhanden ist. Es ist also angesichts der Ergebnisse von Königsfeld und Prausnitz sehr viel, daß Schwarz und Henke von 8 mit filtriertem Material geimpften Mäusen

3 mal ein positives Ergebnis hatten und es läßt sich auch von den schon oft erwähnten Mitteilungen von Rh. Erdmann, Haagen usw. sagen, daß die Zahl der positiven Ergebnisse, die sie hatten, bei der verschwindend geringen Anzahl von Zellen, die in den von ihnen geimpften Filtraten enthalten sein können, eine sehr auffällige ist.

Bei den Hühnertumoren finden wir aber fast immer, daß die Impfung mit Filtraten von Zellemulsionen kaum ein wesentlich schlechteres Impfresultat gibt als die Übertragung des gewöhnlich zur Impfung verwendeten Zellbreis, obwohl doch, selbst angenommen, daß die Filtrate nicht zellfrei wären, zum mindesten eine nur verschwindende Zahl von Zellen in ihnen enthalten sein könnte. Diese nur ganz vereinzelten Zellen sollten also zur Übertragung des Tumors in einer doch beträchtlichen Zahl von positiven Impfungen ausreichen, während wir gesehen haben, daß bei den Mäuse- und Rattentumoren die Versuche schon mit zell-armen Emulsionen immer nur eine geringe Impfausbeute ergeben und Impfungen mit zellfreien Filtraten infolgedessen bis auf die schon oft erwähnten Ausnahmen überhaupt negativ ausgefallen sind. Teutschländer, der in früheren Versuchen zu dem Resultat gekommen war, in den wirksamen Filtraten nicht Zellübertragungen, sondern die Tätigkeit eines invisiblen Virus annehmen zu sollen, kommt neuerdings doch wieder zu Bedenken, weil in Versuchen von Jung sich herausstellte, daß tatsächlich auch bei allerschärfster Filtrierung in dem Filtrat doch noch Zellen enthalten sind selbst bei Anwendung von Filtern, die jedes Bacterium zurückhalten. Zum mindesten lassen sich Zelltrümmer, Kerne, an denen noch Bruchstücke von Plasma hängen, im Filtrat nachweisen. In den Fällen von positiver Impfung ist das sogar ausnahmslos der Fall. An diese Kerne könnte immerhin noch die Übertragungsfähigkeit und das Wachstum einer neuen Geschwulst geknüpft sein. Schwarz hat übrigens die Vermutung geäußert, daß die Tumorzellen des Hühnersarkoms bei der langen Dauer der Filtration sich gleich den Lymphocyten und Leukocyten verhalten können, denen, wie wir wissen, amöboide Bewegungen zukommen können. Dabei könnten sich die Sarkomzellen zu fadenförmigen Gebilden umwandeln und die Filterporen passieren.

Über die nach meiner Ansicht wenig in Betracht kommende Anwesenheit vereinzelter Zellen im Filtrat und ihre Bedeutung für die Übertragung durch Impfung auf gesunde Tiere habe ich schon gesprochen. Ich halte es für sehr unwahrscheinlich, daß diese vereinzelten Zellen bei der Verimpfung so häufig, wie es tatsächlich der Fall ist, Tumorbildung veranlassen könnten. Das wider-spricht allen unseren experimentellen Erfahrungen. Es erscheint mir das um so unwahrscheinlicher, weil die Weiterimpfung dieser Hühnersarkome auch mit zentrifugiertem Plasma (Rous), mit Blut, Peritonealflüssigkeit, die durch Berke-feldfilter filtriert wurde, mit Preßsaft von gesunden Nieren, Ovarien, Milz und anderen Organen gelungen ist (Busch, Bürger, Pentimalli, Teutsch-länder, E. Fränkel, eigene Versuche). Teutschländer meint, daß in allen diesen Flüssigkeiten noch Tumorzellen vorhanden sein können, da ja die Ver-breitung der Geschwulstzellen hämatogen erfolgt. Aber die Zahl dieser Zellen kann doch in gesunden Organen und im Blut keine so erhebliche sein, daß sie ausreichend sein sollte, selbst noch nach Filtration durch Berkefeldfilter die Überimpfbarkeit zu gewährleisten. Hier gilt in verstärktem Grade, was ich vorher über die Bedeutung solcher ganz einzelner Zellen für das Angehen der Impfung ausgeführt habe und noch mehr gilt das für Organpreßsäfte. Neuerdings berichten Llambias und Brachetto-Brian, daß sie nicht nur mit Serum und Vollblut, sondern auch mit gewaschenen roten Blutkörperchen den Hühnertumor in 100% erzeugen konnten. Auch E. Fränkel beobachtete dasselbe. Nach Haagen steht es fest, daß diese Hühnersarkome auch durch sicher zellfreies Filtrat, aber nur dann übertragbar sind, wenn noch ein zweiter Faktor hinzukommt. Dieser zweite Faktor kann schon in der Impfung mit dem Filtrat selbst bestehen, worauf schon Rous, Murphy und Tytler hingewiesen haben. Es kann aber auch nach Haagen ein besonderer Reiz auf das reticulo-endotheliale System einwirken, entweder Tusche (Rh. Erdmann) oder Kieselgur (Rous), und dadurch Tumorbildung hervorrufen. Es ist daraus also doch zu ersehen, daß, wenn auch unter besonderen Bedingungen, ein sicher zellfreies Filtrat Tumoren erzeugen kann. Alb. Fischer hält es für zweifellos, daß der Roustumor durch ein zellfreies Filtrat zu erzeugen ist, zumal ja der gleiche Vorgang jetzt auch bei Mäuse- und Rattengeschwülsten ebenfalls beschrieben wird. Er kommt sogar auf Grund seiner noch zu besprechenden Versuche zu dem Schlusse, daß auch die Metastasen beim Roussarkom nicht durch verschleppte Zellen zustandekommen, sondern daß ein in den Zellen enthaltenes Virus die Zellen des Wirtstieres immer wieder zu neuer Produktion von sekundären Geschwülsten (Metastasen) reizt, was schon von Pentimalli und Peyron behauptet wurde. Auch E. Fränkels Versuche zeigen, daß tatsächlich zellfreies Material des Roustumors die Übertragbarkeit bedingt. Absolut beweisend dafür ist sein Befund, daß sich die Geschwulst auch durch das Eigelb aus dem Dotter eines Tumorhuhnes hervorrufen läßt, das nach der Tötung des Tieres dem Ovarium entnommen wurde.

Teutschländer hat dann auch weiter Bedenken geäußert gegen die Deutung der Tumoren, welche durch Impfung von Zellen nach sehr erheblichen physikalischen Schädigungen zustande gekommen sind. Rous hatte gefunden, daß ultraviolettes Licht die Zellen des Tumors abtötet, dagegen nicht die Übertragbarkeit des Tumors, also das Virus beeinträchtigt. Will man aber selbst zugeben, daß weder diese Versuche, noch die relative Resistenz der Hühnertumoren gegenüber Wärme, Sonnenlicht, Röntgen und Radium entscheidend dafür sind, daß nicht die Zelle des Tumors, vielmehr das Virus die Verimpfbarkeit des Tumors bedingt, so glaube ich doch, daß für ein Virus die Tatsache spricht, daß es gelingt, mit getrocknetem pulverisiertem Tumormaterial den Tumor weiter zu impfen. Ich habe mit dem mir von Rous zur Verfügung gestellten, im Vakuum getrockneten und pulverisierten Tumormaterial gearbeitet, das er mir aus Newyork geschickt hatte. Das Pulver war damals schon mehrere Monate alt. Ich habe damit aber in 100% positive Impfungen erzielt und selbst nach mehreren Monaten noch blieb die Infektiosität des Pulvers intakt und auch an vielen anderen Stellen, an die ich noch nach geraumer Zeit das Pulver abgegeben habe, ließ sich der Tumor ohne weiteres übertragen. Daraus habe ich geschlossen, daß hier kaum an die Tätigkeit lebender Zellen zu denken wäre. Lapidari berichtet ebenfalls, daß das Virus nach 6 Monaten Trocknung im Exsiccator noch seine Wirksamkeit beibehalten habe. Aschoff hat allerdings in solchen Trockenpulvern noch Zellen nachweisen können.

Es widerspricht freilich allen unseren Kenntnissen vom Leben der tierischen Gewebe, daß Zellen von Säugetieren nach so eingreifenden physikalischen Schädigungen monatelang unter Sauerstoffabschluß sollten am Leben bleiben können. Nun hat inzwischen Nakahara berichtet, daß sich aus Sarkomtrockenpulvern noch lebende Zellen züchten lassen. Haagen hat diese Versuche nachgeprüft und bestätigt, daß sich in einem nach den gewöhnlichen Methoden getrockneten Tumorpulver noch durch Gewebezüchtung lebende Zellen nachweisen lassen, die den Charakter amöboider Monocyten hatten und mit denen sich wieder positive Impfungen bei Hühnern erzielen lassen. Dagegen gelingt es bei der Trocknung mit dem Apparat von Straub-Gaede nicht mehr, Zellen nachzuweisen, noch sie zu züchten oder mit diesem Pulver Impftumoren zu erzeugen. Es kommt aber in diesen Versuchen nicht zum Ausdruck, wie lange Zeit nach der Trocknung noch lebende Zellen im Trockenpulver sind. Jedenfalls müßten die Versuche nach dieser Richtung noch ergänzt werden, ehe wir endgültige Schlüsse aus ihnen ziehen könnten. Auch die Tatsache, daß in Glycerin aufbewahrtes Tumormaterial nach Rous noch einen Monat lang übertragbar ist, läßt mich an die Tätigkeit lebender Zellen kaum noch denken, obwohl Schwarz gerade diese Versuche von Rous für sehr wenig beweiskräftig hält. Endlich meinen, wie erwähnt, Teutschländer und Jung, es könnten auch Zelltrümmer oder Kerne, die das Filter passieren, noch Tumoren bilden. R. Kraus weist auf die Versuche Skworzoffs hin, der Tumoren aus Körnchen und Teilen von Zellen entstehen sah, und meint, es könnte der Satz: omnis cellula e cellula durch „omnis cellula e granulo" ersetzt werden. Aber selbst wenn das richtig wäre, so gälte doch immer noch der Einwand, daß auch nicht filtrierte Emulsionen von Tumorzellen nur dann Impftumoren entstehen lassen, wenn eine immerhin erhebliche Anzahl von Zellen in der Aufschwemmung enthalten ist. Zellarme Emulsionen machen nur in Ausnahmefällen Impftumoren. B. Fischer betont überdies gegenüber Kraus, daß ein Beweis für die Anschauungen von Schlater und Skworzoff bisher nicht erbracht ist, es sei vorläufig nur eine Hypothese. Demnach bliebe noch die Annahme, daß ein Ferment oder irgendein anderer chemischer Stoff die Übertragung bedingt.

In der Literatur gibt es vereinzelte Mitteilungen, daß chemische Substanzen, aus Tumoren gewonnen, zur Entwicklung von malignen Tumoren bei damit behandelten gesunden Tieren geführt haben. So behauptet z. B. Howard, daß er aus Carcinomen von Menschen eine für die Geschwulst charakteristische chemische Substanz isoliert habe, welche bei einem Kaninchen einen Metastasen bildenden Tumor und allgemeine Kachexie hervorgerufen habe. Erwähnt seien auch die Angaben von Novell. Er stellte sich Extrakte aus Carcinomgewebe her, aus denen er durch Einengung auf dem Wasserbade und Ätherausschüttelung eine krystallinische Substanz herstellen konnte, die, bei Kaninchen eingespritzt, zu multipler Krebsbildung führte. Allerdings ist diese Angabe von Fränkel und Klein bestritten worden. Orth und F. Blumenthal vermuteten, es könnte in den Filtraten der Rousschen Hühnersarkome ein chemisches Agens (Ferment) sein, das die Tumorbildung bedingt. Teutschländer führt aus, daß sich das geschwulsterregende Agens nicht nur im Primärtumor, sondern auch in den Metastasen findet. Es könne sich also wohl kaum um eine körperfremde chemische Substanz handeln; denn es gibt kein

Beispiel dafür, daß sich eine solche im Organismus vermehren sollte. Eher sei anzunehmen, daß sie sich vermindert. Es müßte also eine körpereigene Substanz sein, welche elektiv auf die Bindegewebszellen geschwulstbildend wirkt. Man könnte sich theoretisch eine solche Möglichkeit wohl vorstellen. Aber Teutschländer hat zeigen können, daß das Agens der Geschwulstbildung nur bis zu gewissen Grenzen filtrierbar ist und durch die feinsten Filterporen nicht mehr hindurchgeht. Diese Tatsache läßt sich kaum mit der Annahme, daß eine chemische Substanz in der Flüssigkeit enthalten ist, in Einklang bringen.

Carrel hat aus dem Roussarkom durch das Kulturverfahren zwei verschiedene Zellarten isolieren können, Fibroblasten und große amöboide Zellen vom Typus der Blutmonocyten. Diese sind die eigentlichen malignen Zellen des Roustumors. Wenn er eine Reinkultur von normalen Fibroblasten mit dem Filtrat des Roustumors nach den üblichen Methoden der Zellzüchtung kultivierte, so wurden die Fibroblasten nicht zu malignen Zellen. Sie rufen bei der Impfung keine neuen Tumoren hervor. Wohl aber gelingt es bei solchen Züchtungsversuchen, aus einer Kultur von großen mononucleären Leukocyten des normalen Blutes einen Stamm von Makrophagen zu gewinnen, die dem Typus der Zellen des Roussarkoms entsprechen. Auf Tiere, zusammen mit dem Filtrat des Roustumors übertragen, entwickeln diese Makrophagen einen rasch wachsenden Tumor, der reichlich metastasiert. Bei dieser Umwandlung der Monocyten in Makrophagen füllt sich der Zelleib mit Vakuolen und Körnchen, die Zellen werden weniger beweglich und ballen sich zum Teil zu dunklen Klumpen zusammen. Das sarkomatöse Agens wird also von Gewebsmakrophagen oder Monocyten aufgenommen. Diese infizierten Zellen infizieren ihrerseits neue Makrophagen und sondern dabei wachstumsfördernde Substanzen ab, welche den Fibroblasten, also den eigentlichen Geschwulstzellen und anderen Zellen der Umgebung das zur Vermehrung nötige Material liefern. Demnach ist nach Carrel die Geschwulstzelle des Roussarkoms ein kranker Monocyt, der das sarkomatöse Agens verbreitet, langsam degeneriert und schließlich stirbt. Der Makrophag schützt das sarkomatöse Agens vor der Vernichtung, ganz im Gegensatz zu der zerstörenden Tätigkeit gleicher Zellen gegen andersartige Krankheitserreger. Die Monocyten, die sich mit dem Virus beladen, wandern in den ersten Stunden der Kultivierung auch bei Sarkomen von Menschen, Mäusen, Ratten und Hühnern aus. In 8 Fällen gelang ihm bei verschiedenen Hühnertumoren durch ihre Überimpfung auf gesunde Hühner die Entwicklung eines malignen Tumors mit Lungenmetastasen schon in 6—8 Tagen. In einem Falle kam es in den Monocyten nicht zu den oben beschriebenen Veränderungen (Granula- und Vakuolenbildung, Zusammenballung usw.) und trotzdem gelang auch hier durch die Übertragung dieser Zellen auf gesunde Tiere die Tumorbildung. Zuletzt ist es sogar gelungen, durch Impfung nur mit dem Nährplasma, also ganz ohne Zellen, die Geschwulst zu produzieren. Auch aus dem strömenden Blute von Sarkomhühnern gezüchtete Monocyten sind nach Lewis und Andervont sowie Haagen imstande, den Tumor neu zu erzeugen.

Carrel hat dann auch andere Tumoren von Hühnern und ferner rezidivierende Hühnerteratome untersucht, die er nach Embryonalbreiimpfung durch Arsen oder andere Substanzen (Indol) hervorgerufen hatte. Bei den Kulturversuchen von Zellen aus Teertumoren des Huhnes gelang ihm ebenfalls eine Züchtung von Makrophagen, die bei der Übertragung auf gesunde Hühner bösartige Geschwülste machen. Auch die zellfreie Flüssigkeit macht Sarkome. Prüfte er alsdann die Wirksamkeit des filtrierten Extrakts von Teertumoren auf normale Makrophagen, so fand sich, daß sich diese Makrophagen genau so verhalten wie solche, die mit der filtrierten Substanz von Roustumoren behandelt werden. Er erhielt auch hier sehr bösartige Tumoren. Es verhält sich also ein Extrakt von Teertumoren des Huhnes in bezug auf die Umwandlung von Makrophagen in vitro zu Geschwulsterregern und in vivo in bezug auf die Fähigkeit, schnell wachsende Sarkome zu erzeugen, genau so wie die entsprechende Substanz des Roustumors. Carrel schließt aus diesen Versuchen, daß auch im Roustumor die wirksame Substanz kein invisibles Virus ist, da man unmöglich annehmen könne, daß auch die aus Teertumoren extrahierte Substanz ein lebendes invisibles Virus sein könne. Wie weit dieser Schluß zwingend ist, darüber wird noch zu reden sein. Nach den Experimenten von Bisceglie soll erwiesen sein, daß in den Tumorzellen ein Substrat enthalten ist, welches ständige Wachstumsreize auf die neoplastischen Zellen hervorruft. Nach seinen neuesten Mitteilungen vermag das Roussarkom gemischt mit malignen Zellen von Mäusen auch diesen Tumorzellen bei der Impfung auf Mäuse einen starken Wachstumsimpuls zu geben. Es hat also das Rousvirus die Eigenschaft, die Malignität auch andersgearteter Tumorzellen zu erhöhen. Daraus ginge also hervor, daß „Blastine" von den Tumorzellen selbst gebildet werden und daß die in Tumorzellen umgewandelten normalen Zellen durch ihren eigenen Stoffwechsel zu unbegrenzter Entwicklung gereizt werden.

Inzwischen sind nun die Mitteilungen von Gye und Barnard erschienen, die nach eingehender Schilderung ihrer Experimente zu folgenden Schlüssen gelangen: Der Roustumor I wird durch ein filtrierbares Virus hervorgerufen, welches gezüchtet werden konnte, sich in den Kulturen vermehrt und von Barnard im ultravioletten Lichte photographiert werden konnte. Unter experimentellen Bedingungen ist das Virus allein unwirksam. Erst mit Hilfe eines zweiten aus den Krebszellen extrahierbaren chemischen Faktors, der den Widerstand der gesunden Zellen gegen den Erreger bricht, ist dieser infektionsfähig. Dieser Faktor ist art- und gewebsspezifisch, so daß immer nur die Tierart und das Gewebe, von der der Extrakt stammt, mit dem Virus infizierbar gemacht werden kann. Allein vermag dieser spezifische Faktor ebensowenig wie der Erreger eine Geschwulst zu erzeugen. Auch in Ratten-, Mäuse- und Menschentumoren ist fast sicher ein ähnliches infektiöses Agens wie im Roussarkom enthalten. Der Krebs — im weitesten Sinne des Wortes — erscheint demnach als eine spezifische, durch ein Virus oder eine Gruppe von Erregern verursachte Krankheit.

Daß als Ätiologie des Roustumors nichts anderes als ein invisibles Virus anzusehen ist und weder Zellen noch Zelltrümmer die Übertragung von Tier zu Tier im Filtrat bedingen, ist also die Grundlage der weitgehenden Schlußfolgerungen der englischen Forscher. Gye wiederholte zuerst die alten, schon von Peyton Rous, Fujinami, Teutschländer, Pentimalli usw. unternommenen Versuche, die Hühnertumoren durch ein zellfrei gemachtes Filtrat experimentell zu erzeugen. Er mischte 1 g des durch Zerreibung mit Sand hergestellten Tumorbreis mit 100 g Ringersche Lösung, befreite dieses Gemisch durch einfache Filtrierung von allen groben Gewebsstückchen und Sand und ließ das Filtrat dann unter geringem Druck ein Chamberlandfilter von der Stärke L 2 passieren. Mit diesem Filtrat konnte er alsdann den Tumor durch Impfung auf gesunde Hühner hervorrufen. Bemerkenswert war nun die Tatsache, daß, je mehr er das Filtrat verdünnte, desto langsamer der Tumor wuchs. Impfte er mit 1 ccm reinen Filtrats, so war die Entstehung des Tumors nach 14 Tagen deutlich nachzuweisen. Mischte er aber 0,5 ccm Filtrat mit 0,5 ccm Ringerlösung, dann trat der Impftumor erst nach 3 Wochen und bei noch größerer Verdünnung (0,25 Filtrat + 0,75 Ringerlösung) sogar erst nach ungefähr 4 Wochen bei dem geimpften Tier auf. Noch größere Verdünnungen ließen überhaupt jede Tumorentstehung vermissen.

Diese Versuche waren aber für die Existenz eines Virus noch nicht beweisend. Ja die Verdünnungsversuche legten sogar die Annahme einer chemischen Substanz nahe, die als Ursache der Tumorentwicklung in Frage kam. Indessen ist es, wie Gye glaubt, gelungen, durch weitere Versuche, und namentlich durch Züchtung des Virus, den Nachweis seiner Existenz zu führen.

Daß ein lebendiges Agens im Filtrat vorhanden sein muß, ließ sich zunächst aus der Tatsache schließen, daß der Zusatz von Chloroform deutlich die Virulenz des Virus beeinträchtigt bzw. gänzlich aufhebt, so daß es nicht mehr tumorbildend wirkt. Dann aber gelang es Gye, das Virus unter anaeroben Bedingungen in einer mit 0,2 KCl versetzten Bouillon (5 ccm) bei 35—36° weiter zu züchten. Es bedurfte aber dazu eines Zusatzes von 1 ccm frischen Kaninchenserums und eines Stückes von einem etwa 2 Wochen alten Hühnerembryo. Es ließ sich nun diese 1. Subkultur, in kleinen Mengen in gleicher Weise auf denselben Nährboden übertragen, in immer neuen Subkulturen weiter impfen, so daß die tumorbildende Kraft des in der Kultur enthaltenen Virus selbst in extremster Verdünnung des Ausgangsmaterials noch nachweisbar war. Das konnte nur durch ein in der Kultur weiter zu züchtendes lebendiges Agens, also ein invisibles Virus, erklärt werden. Barnard hat dieses Virus auf Agarkulturen photographisch durch ein von ihm konstruiertes ingeniöses Photographierverfahren dargestellt. Im ultravioletten Licht und mit den Wellenlängen 275 $\mu\mu$ mit Hilfe eines kombinierten Illuminators ließ sich das invisible Virus als rundliches oder kugliges Körperchen auf die photographische Platte bringen.

Es ist schon gesagt worden, daß die Entwicklung eines Impftumors durch den Erreger allein nicht gelingt. Es bedarf eines zweiten chemischen Faktors, der spezifisch ist. Gye hatte gefunden, daß die primären Kulturen von Gewebsstückchen in der Serumbouillon nach einigen Tagen ihre Virulenz verlieren. Impfte er damit Hühner, so blieb die Entwicklung eines Tumors aus. Ebensowenig konnte er Tumorbildung beobachten, wenn er ein Sandfiltrat mit Chloroform versetzte. Mischte er aber beide getrennt unwirksame Flüssigkeiten, so zeigten die damit geimpften Hühner Sarkomentwicklung. Zentrifugierte er ferner die infektiöse Kulturflüssigkeit 2 Stunden lang mit einer Zentrifuge von 9000 Umdrehungen in der Minute, so erhielt er 2 verschiedene Flüssigkeiten. Die untere enthielt das Virus, die obere dagegen enthielt nur den akzessorischen chemischen Faktor. Jede Flüssigkeit allein eingespritzt hatte negativen Erfolg. Beide zusammen dagegen riefen Tumorbildung hervor.

Die wirksame chemische Substanz findet sich aber nur beim Huhn und stets nur bei der Neubildung des typischen Roussarkoms; sie ist also spezifisch.

Nunmehr ging Gye dazu über, das gleiche Untersuchungsverfahren auch bei Tumoren von Mäusen und Ratten anzuwenden. Mit zellfrei gemachten Filtrat konnte er zunächst keine Tumoren erzeugen. Bei einem Mäusesarkom aber gelangte er zu positiven Ergebnissen. Er stellte sich aus diesem Tumor in Serumbouillon in der schon beschriebenen Weise eine Kultur unter streng anaeroben Bedingungen her. Nach 24 Stunden wurde die Flüssigkeit abgesaugt und zentrifugiert. Die Injektion der oberen Flüssigkeitslage erzeugte bei Mäusen wiederum ein Sarkom. Auch wenn er diese Kulturflüssigkeit nochmals durch Chamberlandfilter schickte, gelang die Erzeugung des Sarkoms bei Mäusen.

Gye glaubt, daß die negative Impfung mit dem zellfrei gemachten Filtrat von Ratten- und Mäusetumoren dadurch erklärt sei, daß in diesen Tumoren der chemische spezifische Faktor nur in sehr geringen Mengen enthalten und daß er so außerordentlich labil sei, daß er schon bei der Zerkleinerung des Tumors und der Verreibung mit Sand zugrunde gehe. Um aber auch in diesen Säugetiertumoren den Nachweis eines lebendigen Virus zu erbringen, ging Gye zu einer anderen indirekten Versuchsanordnung über. Er stellte sich mit dem schon geschilderten Kulturverfahren eine Kultur des Virus aus diesen Ratten- und Mäusetumoren her. Mit dieser Kulturflüssigkeit mischte er den chemischen Faktor, welchen er aus dem Rousschen Hühnersarkom nach Abtötung des Virus — durch Chloroformzusatz zu dem Sandfiltrat — gewonnen hatte. Diese Mischung injizierte er nun Hühnern und beobachtete bei ihnen — und das ist außerordentlich merkwürdig — nicht etwa Tumorbildung vom Typus des Mäuse- oder Rattentumors, sondern vom Bau und Verhalten des Hühnersarkoms. Auch in einem Falle von Brustkrebs des Menschen züchtete er das Virus aus dem Tumor, mischte es mit dem chemischen Faktor des Hühnersarkoms und beobachtete bei Hühnern nach der Impfung mit dieser Mischung die Entwicklung des Rousschen Hühnertumors. In zwei anderen Fällen von Menschentumoren mißlang das Experiment.

Aus diesen Versuchen schließt Gye, daß für alle Tumoren das Virus überall dasselbe sei, es ist weder art- noch gewebsspezifisch. Der Bau und die Entwicklung der Geschwülste hängt lediglich von dem spezifischen chemischen Faktor ab, der in jedem Tier, ja in jedem Gewebe des Tieres vorhanden ist, der also ausschlaggebend ist für die Art und die mikroskopische Beschaffenheit des in den einzelnen Geweben in Gemeinschaft mit dem überall vorhandenen Virus erzeugten Tumors. Den Bau des Tumors bestimmt also der chemische Faktor, daher das auffällige Ergebnis, daß die Mischung von Viruskultur aus Säugetiertumoren mit dem chemischen Faktor der Hühnergeschwulst bei Hühnern Tumoren vom Typus der Hühnergeschwulst hervorruft.

Mit diesen Arbeiten von Gye und Barnard wäre, wenn sie sich bestätigen, in der Tat eine neue Epoche der experimentellen Geschwulstforschung eröffnet.

Indessen hat die alsbald einsetzende Nachprüfung der Arbeiten von Gye und Barnard keineswegs gleichmäßige eindeutige Resultate ergeben. Zustimmend lauten, was den Roustumor anlangt, Versuche von J. Howard Mueller. Er benützte zur Herstellung des spezifischen Faktors beim Roussarkom allerdings nicht frisches Tumorgewebe, weil die aus solchen frischen

Tumoren gewonnenen Filtrate durch Chloroform zu stark inaktiviert werden und daher keine Tumorbildung mehr bewirken. Nahm er aber zur Herstellung des Filtrats getrocknetes Tumorpulver, so konnte er alle Versuche von Gye bestätigen. Simon und Beck arbeiteten mit dem Hühnersarkom, das Carrel durch Behandlung von Hühnerembryonalzellenbrei mit geringen Mengen von Indol erzeugt hatte. Dieser Tumor, ein Spindelzellensarkom, läßt sich durch das Filtrat eines wässerigen Tumorextrakts durch Berkefeldfilter übertragen. Sie glauben, daß Gyes Resultate Ausnahmebefunde darstellen. Wenn Gye durch Kombination des anscheinend inaktiven „Virus" mit dem scheinbar „inaktiven" Extrakt Tumoren erhielt, dann lag eine Summation von mehreren an sich unterinfektiösen Dosen vor. Das geht daraus hervor, daß Tumoren sich dann erzeugen lassen, wenn man größere Mengen des Virus allein, das in kleinen Dosen inaktiv ist, zur Impfung nimmt. Ebendasselbe zeigt sich bei dem durch Chloroform oder Hitze inaktivierten Tumorextrakt. Auch hier genügt es, größere Dosen zur Impfung zu verwenden, um doch noch Tumorbildung zu erreichen. Daraus ginge also hervor, daß Gyes Resultate lediglich durch Impfung zu kleiner Mengen des „inaktivierten" Virus oder Tumorextrakts zustandegekommen sind. Mackenzie und Illingworth haben Gyes Versuche am Roustumor nachgeprüft und haben sie bestätigt. Lediglich die Weiterzüchtung des Virus in den Subkulturen gelang ihnen nicht. Sie konnten in einigen Fällen das Virus des Roustumors auch durch ein aus Mäusecarcinomen gewonnenes Virus ersetzen und erhielten wie Gye ebenfalls Hühnertumoren nach Mischung mit dem chemischen Faktor des Roustumors. Harkins, Schamberg und Kolmer fanden niemals eine Tumorbildung durch die Subkultur des Virus + dem spezifischen Faktor, wenn nicht letzterer allein schon einen Tumor erzeugte. Wahrscheinlich ist in dem, was Gye als spezifischen Faktor bezeichnet, doch noch lebendes Virus enthalten, das durch Chloroform eben nicht vollkommen abgetötet ist. In der Tat wird selbst durch 5% Chloroformzusatz der Virus nicht immer abgetötet, kann vielmehr noch Tumoren erzeugen. Erst größere Chloroformmengen vernichten seine tumorbildende Fähigkeit. Sie schließen also, daß in Gyes Versuchen der „spezifische Faktor" noch immer geringe Mengen des Virus enthielt. Ungefähr zu dem gleichen Resultat ist in seinen zahlreichen Arbeiten Flu gelangt. Die Züchtung des Gyeschen Virus ist ihm nicht gelungen, auch lehnt er die Behauptung von Gye ab, daß ein ubiquitäres Virus in allen artverschiedenen Tumoren + dem spezifischen Faktor des Roussarkoms ein Hühnersarkom erzeugt.

Die Entstehung des Tumors hängt nach Flu ab von der Menge des Chloroformfiltrats, das verimpft wird. Nahm er nur 1 ccm des Gyeschen 1proz. Chloroformfiltrats, so blieb die Tumorbildung aus, 2 ccm aber erzeugten den Tumor. Der Roustumor entstand beim Huhn aber auch durch Impfung einer Mischung von 0,5 ccm des Chloroformfiltrats des Roustumors + 0,5 ccm einer anaeroben Kultur von Mäusekrebs oder Sarkom, ja sogar dann, wenn er statt der anaeroben Tumorzellkultur Kulturen von beliebigen normalen Organzellen verwendete oder Extrakte von 14 Tage alten Hühnerembryonen. Die Ergebnisse von Gye ließen sich nur dann bestätigen, wenn als spezifischer Faktor Sandfiltrate genommen wurden, in denen das Virus durch Chloroform noch nicht völlig abgetötet war. Wurden größere Chloroformmengen zugesetzt, dann blieb jede Tumorbildung aus. Nach Flu ist also in jedem normalen Gewebe gleich wie im Tumorgewebe eine Substanz enthalten, welche das Virus des Roustumors so aktiviert, daß auch subinfektiöse oder zur Tumorerzeugung allein nicht ausreichende Mengen zu maximaler Tumorbildung angeregt werden. Subinfektiöse Dosen des Filtrats eines Roustumors konnten auch durch 0,5 ccm einer 7 tägigen primären Kultur des Roussarkoms zur Tumorbildung aktiviert werden, nachdem diese Zellkultur zur Abtötung des Virus 3 Stunden lang bei 37° mit Chloroform behandelt worden war. Murphy hat das Chloroformfiltrat des Roustumors mit anaerober Kulturflüssigkeit von Hühnerembryonen, von Mäuse- oder Rattenplacenta gemischt und erhielt ebenfalls Tumorbildung bei Hühnern. Er kommt also zu dem Schlusse, daß das wirksame Prinzip Gyes aus embryonalen Zellen zu ersetzen ist. E. Fränkel fand, daß das Roussarkom durch Chloroformzusatz (35 Minuten bei 37°) nicht abgetötet wird, auch wenn das in großem Überschuß zugesetzte Chloroform nicht entfernt wurde. Bei Verwendung von 5% Chloroformzusatz ging das Tumormaterial noch an, wenn das Chloroform 1 Stunde bei 37° eingewirkt hat und dann entfernt wird. Bei 1½ stündiger Einwirkung von 0,5 proz. Chloroform-Ringerlösung wurde mit 1 ccm des Materials ein kleiner Tumor erzeugt. Die halbe Menge des Materials mit einigen Tropfen Viruskultur aus der 4. Generation erzeugte bei dem gleichen Tiere einen großen Tumor auf der anderen Seite. So hat E. Fränkel wenigstens in einem Versuche also die Beobachtungen Gyes am Hühnersarkom annähernd bestätigen können, aber auch er betont ausdrücklich, daß das Chloroform das Virus keineswegs sicher abtötet. Weitere Untersuchungen E. Fränkels mit zellfreiem Material haben überdies gezeigt, daß auch ohne Zusatz eines zweiten Faktors ein Tumor entstehen kann. Für Angehen und Wachstum des Roustumors spielen nach Fränkel die quantitativen Verhältnisse eine große Rolle, die also bei der Nachprüfung von Gyes Versuchen jedenfalls beachtet werden müssen. Begg beschreibt neuerdings ein Endotheliom des Huhnes, bei dem er alle Resultate von Gye vollkommen bestätigen konnte. Ebenso gegensätzlich sind die Nachprüfungen der Versuche Gyes mit dem Mäusesarkom ausgefallen. Harde und Henris Versuche ergeben ein gänzlich negatives Resultat. Auch Mackenzie und Illingworth, welche Gyes Versuche mit dem Roustumor bestätigten, haben mit zellfreien Filtraten von anaeroben Kulturen des von Gye benützten Mäusesarkoms keineswegs wieder Tumoren erzeugen können, während die Tumorzellen dieser Kultur nach 3 tägiger anaerober Züchtung durchaus noch transplantabel sind. Auch Mäusecarcinomzellen sind nach 24 stündiger anaerober Züchtung noch transplantabel, das gleiche fand Okamoto für das Jensensarkom und das Flexner-Joblingsche Rattencarcinom.

Dagegen haben wir schon die Versuche von Sittenfield und Johnson mitgeteilt, welche die Richtigkeit der Gyeschen Experimente mit dem Mäusesarkom bestätigen. Von 105 Injektionen der abzentrifugierten Kulturflüssigkeit dieses Sarkoms gaben nach 23—24 Stunden anaerober Züchtung der Zellen 34 Tumoren! Anarerob bebrütetes Berkefeldfiltrat dieser Sarkome ergab bei 6 unter 164 geimpften Mäusen noch Sarkombildung.

Aus allen diesen Versuchen geht also hervor, daß die Ergebnisse der Gye-schen Arbeiten durchaus noch nicht sicher erwiesen sind. Aber es scheint mir doch so viel erwiesen, daß das Hühnersarkom durch ein zellfreies Filtrat überimpfbar ist, daß also der Einwand, es könnten nur Zellen oder Kerne von Zellen die Überträger des Tumors sein, endgültig widerlegt ist, zumal ja auch von Mäuse- und Rattentumoren die Übertragbarkeit durch sicher zellfreies Filtrat, wenn auch mit Unterstützung besonderer Maßnahmen (Reizung des reticuloendothelialen Systems) experimentell gelungen zu sein scheint. Nach Carrel ist es zweifellos, daß die Träger der Malignität des Roustumors, die Makrophagen, imstande sind, andere gesunde Makrophagen mit dem wirksamen Prinzip des Tumors zu infizieren. Wie soll das anders zu erklären sein, als daß hier irgendein „Ens malignitatis", aber nicht die Zelle selbst, der Träger der Bösartigkeit und seiner Übertragbarkeit ist? Auch Teutschländer, der ja der Frage der Übertragbarkeit durch zellfreies Filtrat sehr skeptisch gegenübersteht, weil er an die Zellfreiheit nicht recht glauben will, gesteht zu, daß die Versuche Carrels, der normale Zellen durch Zusatz eines zellfreien Filtrats des von ihm erzeugten Arseniksarkoms in maligne Zellen umwandelte, kaum eine andere Erklärung zulassen, als daß durch exogene oder auch durch endogene im Verhältnis zu den wucherungsfähigen Zellen „äußere Reize" im disponierten Gewebe ein auf nur gleichartige Zellen übertragbares „Malignitätsferment" entsteht, das, nach Carrel, eine weitgehende Ähnlichkeit mit dem „lytischen Prinzip" d'Hérelles aufweist. Teutschländer ist der Ansicht, daß dieses Ens malignitatis kein lebendes Virus, sondern lediglich eine Art von Enzym oder Ferment, also ein chemisches Agens ist. Daß der Roustumor durch ein übertragbares Agens entstehen kann, unabhängig von den Tumorzellen, und daß dieses Agens die Zellen des geimpften Tieres selbst zur Tumorbildung reizt, das geht sehr klar aus den Versuchen von A. Fischer über Metastasenbildung beim Roustumor hervor.

Schon Pentimalli konnte den Ort der Metastasenbildung nach intravenöser Injektion von zellfreiem Filtrat oder einer Aufschwemmung von getrocknetem Geschwulstgewebe dadurch selbst bestimmen, daß er die Tiere an verschiedenen Stellen mit dem Thermokauter brannte. An diesen geschädigten Stellen bildeten sich dann Metastasen, das Agens wirkt also auf wuchernde Körperzellen leichter und schneller ein als auf normale Körperzellen. A. Fischer konnte auf dieselbe Weise massive Metastasen in Herz und Lungen erzeugen und den Ort der Metastasenbildung willkürlich bestimmen. A. Fischer tötete ferner Zellkulturen des Tumors durch erhöhten Sauerstoffdruck ab. Als Kriterium für den Tod der Zellen dient der negative Ausfall einer erneuten Explantation solcher Zellen in ein frisches Medium. In diesem wachsen die Zellen nicht mehr. Wenn A. Fischer aber solche mit Sauerstoff getötete Zellkulturen auf gesunde Tiere überimpfte, so konnte er trotzdem Tumorentwicklung beobachten. Das tumorbildende (cancerogene) Prinzip wird also durch die Sauerstoffbehandlung weder geschädigt noch inaktiviert.

Wenn also an der Existenz eines Agens nicht gezweifelt werden kann, das unabhängig von den Zellen den Tumor neu entstehen läßt, so bleibt noch zu entscheiden, welcher Art dieses Agens ist. Ich selbst habe mich dafür ausgesprochen, daß es sich um ein lebendes filtrierbares Virus handelt.

Gegen diese Anschauung, daß ein lebendes Virus hier eine Rolle spielt, wenden sich sowohl B. Fischer-Wasels wie Teutschländer. Entscheidend für diese Ablehnung des lebenden Virus sind ihnen die Experimente von Carrel, Murphy und Landsteiner u. a., welche durch chemische Mittel (Arsen, Indol, Teer), allein also unter sicherem Ausschluß von Erregern irgendwelcher Art, embryonale Zellen zur Sarkomentwicklung brachten.

Carrel hat, wie schon erwähnt, aus solchen experimentell erzeugten Tumoren von Hühnern ein zellfreies Filtrat hergestellt und damit, ebenso wie durch ein Filtrat des Roustumors, große mononucleäre Zellen, die er gezüchtet hatte, in Tumorzellen umgewandelt. Wenn also ein sicher nur durch chemische Mittel (Teer, Arsen, Indol) hervorgerufener Tumor ein dem Roussarkom völlig gleich wirksames Filtrat ergibt, so schließt Carrel daraus, daß das wirksame Prinzip beider Tumoren dasselbe sein müsse. Da nun für das Teersarkom wie für alle chemisch erzeugten Tumoren ein lebendes Virus als Ursache nicht in Frage komme, so folgert Carrel weiter, könne auch im Roussarkom die wirksame Substanz kein lebender Erreger sein. Es sei bei beiden Tumorarten vielmehr die Ursache der Tumorbildung eine Substanz, ein Prinziple, das sich allerdings schrankenlos vermehren kann. Dieser Schluß ist aber, und darin stimme ich mit F. Blumenthal überein, durchaus nicht zwingend. Ebensogut kann gefolgert werden, daß in allen Tumoren, also auch in den durch Teer, Indol und Arsen erzeugten Geschwülsten, ein lebendes Virus enthalten sein kann, das die blastomatöse Umwandlung der durch chemische Mittel nur in einen präcancerösen Reizzustand versetzten Zellen letzten Endes erst eigentlich bewirkt. Wir haben ja gesehen, daß z. B. die Teerung nur bis zu einem gewissen Entwicklungsstadium der Hautveränderungen nötig ist. Nachher bedarf es zur weiteren Entwicklung bis zum Tumor der Teerung nicht mehr. Die krebsige Umwandlung der Zellen erfolgt dann ohne Mitwirkung des Teers. Es könnte also daraus der Schluß gezogen werden, daß in die durch Teer oder durch irgendwelche anderen chemischen oder physikalischen Schädigungen erzeugten Zellproliferationen ein lebendes Virus gelangt und so die Krebsentwicklung erst eigentlich bedingt. Der Teer wäre dann nichts anderes als die Ursache eines präcancerösen Stadiums, also nur der „Faktor", welcher die Krebsdisposition schafft. Teutschländer hat zuerst angenommen, daß durch die Arbeiten von Gye und Barnard die ätiologische Rolle eines invisiblen Virus für den Roustumor wohl erwiesen ist. Neuerdings aber ist er unter dem Eindruck der Carrelschen letzten Arbeiten wieder anderer Ansicht geworden und lehnt jetzt die Annahme des lebenden Virus wieder ab, obwohl Carrel selbst die Frage des invisiblen lebenden Virus durchaus offen läßt und die Möglichkeit des Vorhandenseins dieses Virus nicht bestreitet, obwohl er sie für sich selbst zurückweist.

Carrel stellt sich vor, daß beim Zugrundegehen der Zellen der Hühnergeschwulst immer wieder das Agens entsteht, welches normale Körperzellen wieder bösartig machen kann. Die kranken Makrophagen haben keine sehr große Lebensdauer, also ist für die Neubildung des tumorerzeugenden Prinzips auch nur eine sehr kurze Zeit nötig. So werden die normalen Milzmakrophagen schon nach 48 Stunden bösartig. Das tumorerregende Prinzip hat virusartige Eigenschaften und entsteht in tierischen Geweben durch Stoffwechselstörungen, verursacht durch irgendeinen äußeren, nicht spezifischen Faktor (Reiz). Ist der Prozeß der Bildung des Prinziple erst einmal im Gange, dann wird das Agens in uns noch unbekannter Form immer weiter gebildet.

B. Fischer spricht von einem Enzym, er hält es für sicher, daß kein lebendes Virus in Frage kommt. Carrel denkt, wie schon erwähnt, an ein Agens nach Art des beim Twort-d'Hérelleschen Phänomen wirksamen Prinzips, und auch Teutschländers Malignitätsferment bedeutet ungefähr das gleiche. Aber was ist denn schließlich das Wesen des Twort-d'Hérelleschen Phänomens? Nach d'Hérelle wird die Vernichtung der Bakterien durch einen Bakteriophagen bewirkt, der ein „Ultramikrobe" ist, ein Parasit der Bakterien, also ein lebendes Virus. Andere nehmen an, daß es sich um ein Enzym handelt, wie wir es bei der Auflösung von Hefezellen (Buchner, Hahn) kennen. Demnach spielen auch hier dieselben Gegensätze — lebendes Virus oder unbelebtes Enzym? — eine Rolle. Aber Otto führt aus, daß die Grenze zwischen „Lebewesen" und „Ferment" schwer zu ziehen ist. Und Doerr hebt hervor, daß zwischen einem mikroskopisch nicht sichtbaren, innerhalb der Bakterienzelle sich vermehrenden Ultramikroben und einem für die Bakterien toxischen unbelebten kolloidal gelöstem Stoff, der von den affizierten Bakterien in ungeheurem Maße produziert wird, sehr viele Beziehungen bestehen, die viele Versuchsresultate in dem einen wie dem anderen Sinne deuten lassen. Aus diesem Grunde halte ich also auch für das tumorerregende Prinzip der Hühnersarkome durchaus daran fest, daß es sich hier um einen Erreger, also ein lebendiges Virus handeln kann und ich halte diese Anschauung für ebenso berechtigt wie die Annahme eines unbelebten Enzyms. Entschieden ist diese Frage noch nicht, ihre sichere Beantwortung steht vorläufig noch aus.

Nach Gye wäre dieses Virus ubiquitär und Ursache aller bösartigen Geschwülste bei allen Tieren und auch beim Menschen. Wahrscheinlich gemacht hat er aber das Vorhandensein eines ultravisiblen Virus bisher außer im Roustumor nur noch in einem einzigen Mäusesarkom, das er durch ein zellfrei gemachtes Filtrat weiter impfen konnte. Vollends für die menschlichen Tumoren ist von ihm ein Beweis für die ätiologische Bedeutung eines invisiblen Virus bisher überhaupt noch nicht erbracht. Es ist Gye bisher nicht gelungen, aus Menschen- oder Ratten- und Mäusetumoren in derselben Weise wie beim Roustumor das Virus zu isolieren und damit bei Tieren maligne Geschwülste von gleichem oder ähnlichem Bau wie der Ausgangstumor künstlich hervorzurufen. Der indirekte Beweis, den er führt, indem er mit dem Virus aus Menschen- oder Mäusekrebs bei Hühnern Tumoren vom Bau des Rousschen Hühnergeschwulst erzeugt, nachdem er das Virus mit dem spezifischen Faktor der Hühnergeschwulst gemischt hat, ist keineswegs schlüssig. Es ist durchaus nicht ausgeschlossen, daß die dabei verwendete Flüssigkeit, welche nur den spezifischen Faktor der Hühnergeschwulst enthalten sollte, nicht frei von Virus des Roustumors war, daß also Versuchsfehler vorliegen, zumal nach den neueren Nachprüfungen der Gyeschen Versuche (Flu, E. Fränkel usw.) der Chloroformzusatz nicht genügt, die Übertragbarkeit des Filterrückstandes aufzuheben. Bevor Gye nicht andere Beweise für seine Behauptung erbringt, kann also die Existenz eines ubiquitären lebenden Virus als Ätiologie aller malignen Neubildungen nicht als erwiesen angesehen werden. Bisher kann nach den Versuchen Gyes demnach nur für das Roussche Hühnersarkom und für ein Mäusesarkom, und wenn sich Rhoda Erdmanns, Haagens und B. Fischers Versuche bestätigen sollten, möglicherweise auch für einige andere Ratten- und Mäuse-

geschwülste ein invisibles Virus als Ursache gelten; vielleicht trifft diese Annahme auch für das Stickersche Hundesarkom zu, dessen infektiöse Ätiologie
ja längst behauptet und wahrscheinlich gemacht worden ist. Sollten sich die
Angaben bestätigen, daß durch metastasenfreie Milz von Tumortieren neue
Tumoren sich erzeugen lassen, so läge darin ein weiterer Beweis für die ätiologische Rolle eines von den Tumorzellen unabhängigen Agens. Ob F. Blumenthals Ansicht richtig ist, daß die durch Impfung zellfreier Flüssigkeit (Lymphe,
Exsudat) vom Menschen bei Ratten entstandenen Tumoren beweisen, daß auch
beim Menschen maligne Tumoren durch ein solches filtrierbares Ens hervorgerufen sein können, soll nicht ausführlich erörtert werden. Blumenthal
lehnt es aber ausdrücklich ab, daß alle menschlichen Geschwülste durch ein
solches Virus entstehen sollten und will diese Entstehung durchaus als Einzelerscheinung werten. Auch er hebt nachdrücklich hervor, daß die Allgemeingültigkeit der Gyeschen Feststellungen keineswegs erwiesen sei und daß vorläufig bei Menschen und Tieren nur einzelne Tumoren eine dem Hühnersarkom
gleiche Ätiologie haben können. Teutschländer will alle die Tumoren, welche
durch ein zellfreies Filtrat sich überimpfen lassen, als Blastosen aus der
Gruppe der malignen Geschwülste herausheben und ihnen eine besondere Stellung
im System der malignen Tumoren zuweisen. Das halte ich nicht für berechtigt.
Wenn wir bei der Beurteilung der malignen Tumoren lediglich von morphologischen Gesichtspunkten ausgehen, dann sind auch die Blastosen maligne
Tumoren wie alle anderen. Eine Unterscheidung nach ätiologischen Gesichtspunkten zu machen, erscheint vorläufig noch nicht als angebracht.

Der „spezifische Faktor", den Gye annimmt, bedarf weiterer Experimente.
Schon bei dem von Gye bearbeiteten Mäusesarkom fällt, wie Teutschländer
hervorhebt, ein Widerspruch in den Mitteilungen Gyes über die Rolle des spezifischen Faktors auf. Wie wir gesehen haben, gelingt nach Gye die Übertragung
des Roustumors durch ein zellfreies Filtrat nur dann, wenn Virus und spezifischer Faktor gemeinsam in ihm vorhanden sind. Die Seltenheit des Gelingens der Impfung durch ein zellfrei gemachtes Filtrat von Menschen- oder
Tiertumoren erklärt Gye damit, daß der zur Tumorbildung notwendige, sehr
labile chemische Faktor bei der Verarbeitung des Tumors leicht zerstört wird.
Aber bei dem einzigen Mäusesarkom, mit dem Gye positive Impfresultate durch
das zellfreie Filtrat erzielt hat, gelingt die Übertragung durch die Flüssigkeit
allein ganz leicht, ohne daß Gye auch hier dieselben Versuche angestellt hat,
durch die er beim Roustumor die Notwendigkeit des spezifischen Faktors für
das Gelingen der Impfung begründet. Es erscheint im übrigen sehr auffällig,
daß der chemische Faktor nach Gye gerade bei allen Menschen- und Tiertumoren so außerordentlich labil ist, daß er schon durch die mechanische
Zerkleinerung und das Filtrieren zerstört wird, während beim Roustumor die
von ihm beschriebenen, sehr eingreifenden Prozeduren zwar das Virus zerstören,
den so überaus labilen chemischen Faktor aber ganz ungeschädigt lassen. Wenn
nun vollends Gye sagt, daß die Rolle des spezifischen Faktors beim Teerkrebs
durch den Teer ersetzt werden kann, so tritt er damit zu seinen eigenen Anschauungen über die Natur des chemischen spezifischen Faktors in einen schwer
zu überbrückenden Gegensatz. Dieser chemische Faktor soll ja so spezifisch
sein, daß die histologische Struktur der durch das Virus hervorgerufenen Neu-

bildung lediglich von ihm abhängt, er soll in den einzelnen Geweben also vollkommen voneinander verschiedene Tumoren hervorrufen. Durch Teer werden aber auch sehr verschiedenartige maligne Tumoren erzeugt, sowohl Carcinome wie Sarkome und Melanome. Und neben dem Teer gibt es ja noch sehr viele andere chemische und physikalische Ursachen der malignen Neubildungen. Alle diese untereinander vollkommen verschiedenen chemischen und physikalischen krebserzeugenden Momente übernähmen dann also auch die Aufgabe des spezifischen Faktors in ihrer disponierenden Wirkung für die Geschwulstentstehung. Schon ihre Verschiedenheit schließt daher die „Spezifität" dieses Faktors aus.

Von wesentlicher Bedeutung ist für uns die Frage, welche Beziehungen alle die verschiedenen krebserzeugenden Parasiten untereinander und zu dem „Virus" von Gye-Barnard haben bzw. haben können.

Man wird zugeben müssen, daß die Differenzen zwischen den verschiedenen, als krebserzeugend beschriebenen Parasiten untereinander sehr erhebliche sind. Die makroskopischen Nematoden und Cysticerken sind wohl ohne weiteres eine Klasse für sich und haben mit allen anderen mikroskopischen Krebserregern zunächst gar keine Beziehungen. Wir haben weiter gesehen, daß Syphilis und Tuberkulose die Grundlagen von malignen Neubildungen bilden und daß auch andere wohlcharakterisierte Mikroorganismen Ursache solcher bösartiger Gewächse werden können (Gonorrhöe, Actinomykose, säurefeste Enteritisbacillen von Jensen usw.). F. Blumenthal hält seine Bakterien und die von Räth-Binz für identisch. Aber die von Blumenthal und seinen Mitarbeitern gefundenen Parasiten sind untereinander, wie Reichert zeigt, ebenfalls verschieden und auch Räth sieht in seinen Bakterien keine einheitlichen Mikroorganismen. F. Blumenthal wie Räth sprechen von einer neoplastischen Gruppe von Bakterien, die aber nur aus eingeschmolzenen verflüssigten Tumoren zu züchten sind.

Im Gegensatz dazu lassen sich die Erreger von Glover, Young, Nuzum usw. aus geschlossenen festen Tumoren direkt züchten. Sie sind also doch nicht dasselbe wie die Bakterien von Blumenthal und Räth. Vollends die Protozoen von v. Calcar sind etwas ganz anderes. Eine gewisse Ordnung käme in dieses Wirrwarr, wenn wir annehmen könnten, alle diese verschiedenen Bakterien und Mikroorganismen stellen Mutationen eines und desselben Erregers vor. Es müßte also Mikroorganismen von einer erstaunlichen Variabilität geben und ich muß es den Bakteriologen überlassen, sich zu dieser Frage entscheidend zu äußern. Friedberger bekennt sich neuerdings zu solchen Anschauungen für den Typhusbacillus. Auch bei Tryponosomenkrankheiten werden filtrierbare und invisible Formen des Erregers angenommen, so von Schaudinn für die Spirochäte der Lues, von Noguchi für die Gelbfieberspirochäte. Es könnte also danach nicht für unmöglich gehalten werden, daß die Erreger von Tumoren unsichtbare und filtrierbare Entwicklungsstadien haben, so daß also derselbe Erreger von verschiedenen Untersuchern in sehr verschiedener Form gefunden wird. Sowohl Glover, Scott, Young, Nuzum, ebenso wie v. Calcar meinen ja, daß die von ihnen entdeckten Parasiten auch ultravisible Formen annehmen können. Dann wäre die Beziehung zum ultravisiblen Virus von Gye und Barnard gegeben, es müßte dann dieses Virus identisch sein mit den Bakterien von Glover usw. und den Protozoen v. Calcars. Hier müssen ebenfalls die

Bakteriologen entscheiden, ob das möglich ist, und es muß vor allem der exakte Beweis für die Richtigkeit dieser Annahme geführt werden. Aus dieser Verwirrung könnte uns aber auch die schon von Borrel und Fibiger und auch von mir immer geäußerte Vermutung herausführen, daß alle die verschiedenen Parasiten nur die Vorbereitung schaffen für die Tätigkeit eines ubiquitären Virus, also nur Schrittmacher für die Entstehung, nicht Ursachen der malignen Geschwülste selbst sind. Dazu aber ist es nötig, daß erst die Existenz des lebenden einheitlichen ubiquitären Krebsvirus unzweideutig nachgewiesen ist. Aus den Arbeiten von Gye und Barnard geht das durchaus nicht hervor.

F. Blumenthal, Teutschländer, Carrel und B. Fischer halten es, wie wir gesehen haben, noch nicht einmal für erwiesen, daß das Virus des Rousschen Sarkoms ein lebendiges Wesen ist. Bloch lehnt überhaupt die Möglichkeit eines spezifischen Erregers auf Grund seiner experimentellen Erfahrungen beim Röntgenkrebs ab und vollends die Mehrzahl der Pathologen will von der Infektiosität des Krebses nichts wissen. Das führen neuerdings wieder B. Fischer und Teutschländer mit bemerkenswerter Entschiedenheit aus. Aber, wie ich schon hervorgehoben habe, alle Theorie kann nicht darüber entscheiden, was ausschließlich durch Tatsachen bewiesen werden muß. Sie allein sind es, welche das letzte Wort zu sprechen haben und keine noch so scharf durchdachte und logisch formulierte Hypothese kann das ändern. R. Kraus hat, ebenso wie ich das immer getan habe, die Anschauung geäußert, daß alle die verschiedenen Krebserreger nicht spezifisch sind. Er hat ihre krebserzeugende Eigenschaft als unspezifischen exogenen Faktor hingestellt, mit dem sich ganz ebenso wie mit chemischen und physikalischen Schädigungen maligne Tumoren im Experiment erzeugen lassen. Diese Auffassung glaubt F. Blumenthal sich nicht zu eigen machen zu sollen für diejenigen Parasiten, welche, wie die von ihm und Räth beschriebenen, aus menschlichen Tumoren gezüchtet worden sind, und mit denen sich Tumoren bei Tieren experimentell erzeugen lassen. Es gilt festzustellen, welche Rolle diese Parasiten in der Pathologie der menschlichen Geschwülste spielen und das wird wohl das Entscheidende sein. Als nicht wesentlich erscheint mir dabei der histologische Charakter derjenigen primären Geschwulst, welche wir mit den aus dem menschlichen Tumor gewonnenen Parasiten erzeugen. F. Blumenthal sagt, daß die von ihm primär mit seinen cancerogenen Bakterien hervorgerufenen Tumoren bei Mäusen und Ratten oft nur den Typus der Granulationsgeschwulst haben und daß sie erst im Laufe der Transplantation von Tier zu Tier den Charakter des Carcinoms oder Sarkoms annehmen. Ich verweise auf die gleichlautenden Erfahrungen, die ich und ebenso Keysser bei der Impfung von Tieren mit menschlichem Tumormaterial gemacht haben und die auch ähnlich in den Kieselgurversuchen von Stieve wieder erscheinen. Am Schlusse meiner Arbeit in der Zeitschr. für Krebsforschung Bd. VI habe ich ausgeführt, daß, selbst wenn ein im menschlichen Tumor enthaltener Parasit bei der Impfung auf Tiere ganz anders geartete Geschwülste, ja auch nur Granulationstumoren hervorruft, damit noch nichts über die ätiologische Bedeutungslosigkeit dieser Parasiten für die Tumoren des Menschen ausgesagt ist.

„Der Umstand, daß der Parasit, um den es sich (in meinem Falle) handelt, im Hundeorganismus Geschwülste hervorbringt, die ganz anders geartet sind, als das Carcinom, mit dem er überimpft ist, braucht ihn nicht notwendig als einen rein zufälligen Begleiter des menschlichen Carcinoms zu charakterisieren, der mit diesem Carcinom nichts Ursächliches zu tun hätte. Es gibt in der Pathologie genug Beispiele, wo ein Infektionserreger, der im menschlichen Organismus eine ganz bestimmte typische anatomische Veränderung macht, im Tierkörper ganz und gar anders wirkt. Die Erreger der Diphtherie, des Typhus und der Pneumonie und auch der Tuberkulose z. B. machen im tierischen Körper niemals die gleichen anatomischen Veränderungen, wie wir sie beim Menschen beobachten." Ich sehe, daß F. Blumenthal den gleichen Standpunkt vertritt und verweise auch auf meine früheren Ausführungen. Die weitere Arbeit wird über die ätiologische Bedeutung aller solcher aus menschlichen Tumoren isolierten Parasiten die notwendige Aufklärung bringen. Es ist möglich, daß sie alle bei der Entstehung der menschlichen Geschwülste eine ursächliche Rolle spielen und daß ihre Verschiedenartigkeit insofern nebensächlich ist, als sie selbst nur indirekt geschwulsterzeugend wirken, die eigentliche Krebsbildung erst durch ein ubiquitäres invisibles Virus hervorgerufen wird. Es ist auch denkbar, daß alle diese verschiedenen Parasiten ein Stoffwechselprodukt absondern (ein dem d'Hérelleschen Lysin ähnliches Produkt), welches krebserzeugend wirkt. Es können aber auch alle beschriebenen Parasiten gleichgültige Schmarotzer der menschlichen Geschwulst sein, die für den Krebs des Menschen ätiologisch gar nichts bedeuten, und sie können trotzdem die Eigenschaft besitzen, auf Tiere verimpft, hier tumorartige Gebilde von verschiedener Histologie hervorzurufen, die im Laufe der Transplantation im tierischen Organismus zu malignen Geschwülsten, Carcinomen oder Sarkomen werden. Trifft das zu, dann wäre in der Tat in allen beim Tier cancerogen wirkenden Parasiten nichts wesentlich anderes zu sehen als ein krebserzeugender Reiz nach Analogie chemischer oder physikalischer Art, wie wir sie ausführlich geschildert haben. Es ist überaus auffällig, wie sehr gerade manche Tierarten, wie Ratten und Hühner, auf alle möglichen Reize mit der Bildung anatomisch bösartig erscheinender Geschwülste reagieren. F. Blumenthal sagt mit Recht, daß wir vor ganz neuen Problemen stehen, „wir wollen den Anfang annehmen, und das Ende von der Zukunft erhoffen."

C. Die endogenen Faktoren der Geschwulstbildung. (Konstitution, Disposition, angeborene und erworbene Immunität.)

Unsere bisherigen Auseinandersetzungen beschäftigten sich mit der Schilderung aller von außen einwirkenden Faktoren, welche nach unseren klinischen oder experimentellen Erfahrungen zur Bildung maligner Tumoren Veranlassung geben können. Ganz gleich, welcher Art sie sind, ob physikalische, chemische oder parasitäre Schädigungen, immer handelt es sich um Reizvorgänge, welche eine Umwandlung normaler Körperzellen zu malignen Zellen zur Folge haben. Aber alle solche Schädlichkeiten treffen alle lebenden Individuen in gleicher Weise. Menschen und Tiere sind ihnen dauernd ausgesetzt. Wäre also der Krebs die Folge lediglich eines örtlichen Prozesses, hervorgerufen durch lokale Schädigungen dieser oder jener Zellenkomplexe durch einfache Reize, so müßten alle lebenden Organismen in gleicher Weise durchweg an Krebs erkranken. Daß dem nicht so ist, beweist zur Genüge, daß zum Zustandekommen einer malignen Geschwulst noch andere Faktoren nötig sind, die endogen im Organismus selbst gelegen sind. Es ist das, was wir als **Konstitution**, als **Disposition** oder **Immunität** bezeichnen. Beim Krebs ist es also nicht anders wie bei den Infektionskrankheiten, bei denen ja auch die Wirksamkeit des exogenen Faktors, des Erregers, allein nicht genügt, die Krankheit hervorzurufen, wenn er nicht die geeigneten Lebensbedingungen und Wirkungsmöglichkeiten im Organismus selbst vorfindet, also von endogenen Faktoren unterstützt wird.

Daß in der Tat konstitutionelle Momente für die Entwicklung einer malignen Geschwulst eine Rolle spielen, haben wir schon aus dem Verhalten der Versuchstiere gegenüber den Transplantationstumoren schließen können. Wir sahen, daß es nicht genügt, das Tier mit malignen Zellen zu impfen, um eine Tumorbildung hervorzurufen. Ein Teil der Tiere erweist sich sofort als refraktär. Die verimpften Tumorzellen gehen zugrunde oder sie wachsen eine kurze Zeit, um dann schließlich sich doch zurückzubilden. Gegen alle diese Versuche ließ sich nun mit Recht einwenden, daß hier durch das verimpfte Tumormaterial selbst eine aktive Immunisierung des Körpers künstlich herbeigeführt sein könnte. Der größte Teil des Impfmaterials geht ja immer zugrunde. Der neue Tumor aber entwickelt sich nur aus wenigen Zellen, welche dann also durch die Aktivierung des Körpers infolge einer Wirkung der zugrundegehenden malignen Zellen in ihrer Entwicklung gehemmt oder ganz vernichtet werden. Aber wenn man selbst von dieser sehr einleuchtenden Erklärung absah, so mußte man sich doch sagen, daß alle solche künstlichen Tumorimpfungen lediglich die Vorgänge des Wachstums und der Entwicklung fertiggebildeter Geschwulstzellen in einem gesunden Körper, nicht aber die der primären Geschwulstbildung uns kennen lehren. Nachdem wir nun aber gelernt haben, maligne Geschwülste auf mannigfachste Weise künstlich im Tierexperiment hervorzurufen, sind wir natürlich auch in der Lage, die natürlichen Entstehungsbedingungen der Krebsbildung zu studieren.

Hier zeigt sich nun die gleiche Tatsache, die wir bereits aus den Arbeiten mit Transplantationsgeschwülsten kennen. Nur ein Teil der Tiere, die den gleichen cancerogenen äußeren Faktoren ausgesetzt werden, wird krebskrank. So tritt nach **Fibiger** das Spiropteracarcinom nur bei 50—60% der infizierten bunten Ratten auf, obwohl alle Tiere in gleicher Weise infiziert und denselben Lebens- und Ernährungsbedingungen unterworfen werden. Nicht anders verhält es sich mit dem Teerkrebs. Die Zahl der durch Teerpinselungen hervorgerufenen malignen Tumoren ist außerordentlich großen Schwankungen unterworfen. **Mertens** hat nur sehr vereinzelte Erfolge, während **Bloch** und **Dreifuß** bei Mäusen sowie **Itchikawa** bei Kaninchen über 100% Ausbeute berichten. Mir selbst ist die Erzeugung eines Teerkrebses bei Mäusen trotz vieler darauf verwendeter Mühe überhaupt nicht gelungen. Selbst bei den Tieren, die schließlich eine Tumorbildung zeigen, ist der Zeitpunkt des Auftretens der Geschwulst trotz gleicher äußerlicher Bedingungen der Experimente ein sehr erheblich verschiedener. Er schwankt zwischen 14 Tagen bis wenigen Monaten und mehreren Jahren.

Demnach gibt es, wie **Fibiger** betont, bei gleicher äußerer Schädlichkeit eine individuelle Prädisposition für bzw. eine Unempfänglichkeit gegen die Geschwulstbildung innerhalb derselben Tierart, die nach seiner Meinung weder von Verschiedenheiten der Lebensweise noch von der Ernährung, noch von Geschlechts- und Altersunterschieden abhängt.

Stahr glaubt, daß wir zwei genetisch verschiedene Formen der Krebsentstehung annehmen müssen. Einmal entsteht der Tumor durch eine abnorme gesteigerte Reizwirkung, wie wir sie z. B. beim künstlichen Teercarcinom hervorrufen. Hier ist die lokale Reizwirkung so stark, daß auch bei weniger disponierten Tieren und an Körperstellen, die spontan nur selten an Krebs erkranken, eine Geschwulstbildung hervorgerufen wird. Bei der zweiten Form aber ist eine individuelle Disposition zur Krebsbildung so stark ausgesprochen, daß schon geringe, noch als physiologisch anzusehende Reize genügen, um eine Erkrankung hervorzurufen. Hier weist Stahr besonders auf das Xeroderma pigmentosum hin, bei dem schon die Wirkung des gewöhnlichen Sonnenlichts den Effekt hervorbringt, den wir bei anderen Menschen durch intensive Röntgenbestrahlung erreichen.

H. Elsner ist der Ansicht, daß Krebsgeschwülste, die auf der Grundlage summierter, leicht nachweisbarer Reizwirkungen entstehen, in der Klinik nicht häufig sind. Für die große Masse aller Carcinome, besonders für die Tumoren der inneren Organe, kommt nach Elsner zweifellos der konstitutionelle endogene Faktor als der eigentliche determinierende in Betracht. Fast niemals finden wir in der Anamnese bei Carcinom der inneren Organe Anhaltspunkte für eine gesteigerte Reizwirkung; die individuelle Krebsdisposition ist bei ihnen so ausgesprochen, daß ein noch im Rahmen des Physiologischen liegender Reiz genügt, die Krebswerdung der Epithelzelle auszulösen. Dagegen läßt sich nun allerdings sagen, daß wir ja alle die verschiedenen sich summierenden Reize, die zur Krebsbildung führen können, noch gar nicht kennen. Was wissen wir z. B. von parasitären Schmarotzern des Magen-Darmkanals oder von Parasiten nach Art der von F. Blumenthal gefundenen und ihrer ätiologischen Bedeutung für das Carcinom? Es ist nach meiner Meinung eher umgekehrt, daß wahrscheinlich die Form der individuell höchstentwickelten angeborenen Disposition so selten ist wie die des Xeroderma pigmentosum der äußeren Haut, daß aber die Summierung irgendwelcher bekannter oder unbekannter cancerogener Reizvorgänge die Krankheit in den allermeisten Fällen hervorruft. Bei den Geschwülsten der inneren Organe wird ihr Nachweis allerdings immer sehr schwer sein. Aber sie deswegen zu leugnen, erscheint mir nicht angängig. Freilich ist es klar, daß der endogene Faktor der Geschwulstbildung, also die Disposition oder die angeborene Immunität, eine wesentliche Rolle in jedem Falle der Erkrankung bildet.

Während wir aber die äußeren Reizvorgänge in ihrer krankmachenden Wirkungsweise im Tierexperiment studieren können, wissen wir über das Wesen des endogenen Faktors und seiner Rolle für die Geschwulstbildung vorläufig noch sehr wenig Sicheres.

Eine vielfach verbreitete Annahme ist, daß die Disposition für den Krebs eine vererbbare Eigenschaft der Gewebe ist.

a) Die Frage der Erblichkeit des Krebses.

In der Tat ist die Frage der Vererbung in der Pathologie der malignen Geschwülste niemals zur Ruhe gekommen. Aber ihre Bedeutung ist keineswegs einheitlich beurteilt worden. Von manchen Klinikern und Pathologen wird sie sehr hoch eingeschätzt, von anderen gänzlich bestritten. Ihr Nachweis ist außerordentlich schwierig zu erbringen, da statistische Angaben über Häufung von Krebs in manchen Familien mit Vorsicht zu verwerten sind, obwohl auch nach meinen Erfahrungen nicht bezweifelt werden kann, daß es Familien gibt, die besonders zahlreiche Krebserkrankungen aufweisen. Aber was ist hier Zufall, was Gesetz? v. Hansemann hat das bekannte Beispiel der Erbsen angezogen, die über einer mit vielen quadratischen Fächern versehenen Platte in die Höhe geworfen werden. Beim Herunterfallen werden sie in sehr verschiedener Zahl in die verschiedenen Fächer fallen. Eine so häufige Erkrankung wie der Krebs wird auch wohl einmal hier und da einzelne Familien in besonders großer Zahl treffen, das braucht durchaus noch keine Erblichkeit zu bedeuten.

Um diese Frage zu entscheiden, sind sehr ausgedehnte Experimente und besonders Züchtungsversuche bei Tieren angestellt worden.

Nach Morpurgo und Donati ist die Impfausbeute bei Abkömmlingen von Geschwulstträgern nicht größer als bei denen von gesunden Müttern gleicher Rasse. Die Geschwulstempfänglichkeit wird also durch die Abstammung von Tumorträgern oder von Müttern nichtempfänglicher Tiere nicht wesentlich beeinflußt. Dagegen behaupten Bashford und Murray, daß unter den Nachkommen tumorkranker Mäuse außerordentlich häufig Spontantumoren auftreten und Cuénot und Mercier vertreten die gleiche Anschauung auf Grund ihrer experimentellen Erfahrungen. Sie beschreiben Mäusefamilien, die sie züchteten, mit sehr verschiedener Empfänglichkeit für transplantierte Tumoren. Die Transplantationsausbeute schwankte zwischen 0—25—100% und war in dieser Höhe auch immer wieder vererbbar. Roffo beobachtete einen Rattenstamm mit sehr häufigen Spontantumoren. Einer dieser Tumoren ließ sich in demselben Stamme in fast 100% weiterimpfen, zeigte aber in einem von Spontantumoren freien Stamme nur 5% Impfausbeute. Wenn er aber beide Stämme kreuzte, so stieg die Impfausbeute auf 15% und erreichte in der 3. Generation dieser Kreuzung sogar 60%. Auch nach Uhlenhuth und Weidanz hat ein Mäusetumor eine sehr viel größere Impfausbeute im eigenen als in anderen Mäusestämmen. Nach Levin und Sittenfield zeigen die Nachkommen negativ geimpfter Ratten nach Impfung mit Sarkom nur in 25% Angehen des Tumors gegen 86% der Kontrolltiere. Das sehen sie als Beweis für die Bedeutung der Heredität an.

Für die Vererbung der Empfänglichkeit des Carcinoms tritt insbesondere L. Loeb auf Grund von Züchtungsversuchen ein. Zusammen mit Moyer-S. Fleischer hat er nachweisen können, daß nach Bastardierungen einer gegen einen Tumor empfänglichen Mäuseart mit einer anderen nicht empfänglichen Art in der 1. Generation der Kreuzung sich die gleiche Empfänglichkeit zeigte wie bei dem zur Bastardierung benutzten empfänglichen Mäusestamm. In der 2. und 3. Generation verminderte sich dann die Empfänglichkeit wieder, um in der 2. und 3. Generation wieder anzusteigen. Kreuzten sie die Bastardrassen wieder mit den beiden Elternrassen, so wurden neue komplizierte Bastarde gebildet, deren Empfänglichkeit andere Grade zeigte. Sie stand etwa in der Mitte zwischen beiden Elternrassen. Nach Leo Loeb und Lathorp zeigen die verschiedenen Mäusestämme nicht nur ein verschiedenes Verhalten bezüglich der Empfänglichkeit für den Tumor, sondern auch für das Alter, in dem der Tumor sich bildet. Manche Stämme zeigen mit zunehmendem Alter eine wachsende Carcinomempfänglichkeit, andere wieder ein Absinken der Erkrankungsziffer nach Erreichen einer gewissen Altersstufe. Bei Kreuzungen von tumorempfänglichen und nicht empfänglichen Stämmen vererben männliche Tiere, die selbst refraktär sind, die Empfänglichkeit doch auf ihre weiblichen Nachkommen, die also einen Tumor bekommen, wenn selbst ihre Mütter keine Tumorempfänglichkeit zeigten. L. Loeb meint, daß bei Eltern mit nahe verwandter Art der Krebserkrankung die Tumoren der Nachkommen denen der Eltern gleichen. Sind die Tumoren der Eltern sehr verschiedener Art, so dominiert bei den Nachkommen abwechselnd die eine oder die andere Tumorart der Eltern, determinierend ist die Art der mütterlichen Geschwulst. Obwohl aber das Alter, in dem der Tumor auftritt, ebenso vererbt wird wie die Tumorhäufigkeit, sind beide Faktoren doch verschieden, da es Mäusestämme gibt, bei denen der Tumor nicht in der Häufigkeit auftritt wie es dem spezifischen Alter entsprechen würde. Im allgemeinen also läßt sich sagen, daß bei Inzucht erblich für Krebs disponierter Tiere nicht nur der Prozentzatz der Erkrankungen ansteigt, sondern auch das Krebsalter erheblich früher erreicht wird. Loeb und Lathorp geben an, daß sich die Tumorempfänglichkeit nach Mendelschen Regeln vererbt. Dasselbe behaupten Roffo und Lynch. Dagegen meint Tyzzer, daß er bei Kreuzungen tumorempfänglicher und tumorresistenter Tiere eine Vererbung nach den Mendelschen Regeln nicht beobachten konnte.

Am ausgedehntesten und am größten Material angestellt sind die Untersuchungen von Maud Slye über das Erblichkeitsproblem des Krebses. Ihre Experimente erstrecken sich auf ca. 40 000 Mäuse, von denen ca. 500 an Spontantumoren erkrankten mit 19% Metastasen. Nach ihren jüngsten Mitteilungen ist die Zahl der gezüchteten Mäuse nunmehr auf 50 000 gestiegen. Bei der Weiterzüchtung von Tumorfamilien ergab sich die Tendenz, in die Organe zu metastasieren, in denen der ursprüngliche Tumor seinen Sitz hatte. In den Organen, die als Sitz eines primären Tumors durch Vererbung ausgeschaltet sind, wächst ein Neoplasma der Umgebung nicht. Individuen mit Metastasen in inneren Organen vererben andererseits die Neigung zum Auftreten von Primärtumoren in diesen Organen. So fand Slye bei den Nachkommen von Mäusen mit Lebertumoren noch in 3 Generationen ebenfalls Lebertumoren. Bei Studien an 3 Familien mit Spontankrebs konnten durch Inzucht Serien mit 100% Spontantumoren und solche, die ganz frei von Tumorbildung waren, gezüchtet werden. Kreuzungen dieser beiden Serien ergaben dann wieder Serien ohne Tumor und solche mit regelmäßiger Tumorbildung und der Fähigkeit, die Erkrankung bei jeder Kreuzung weiter zu vererben. Durch Bastardierung bestimmter Stämme läßt sich also Krebs nicht nur hervorrufen, sondern auch völlig eliminieren. Die Krebs- wie die Nichtkrebstendenz ist nach den Mendelschen Regeln vererbbar, und zwar ist die Resistenz dominant, die Disposition aber rezessiv vererbbar. Auch nach Wells ist die Widerstandskraft dominant, die Empfänglichkeit rezessiv. Beim Menschen erscheint nach Wells die Empfänglichkeit ebenfalls rezessiv vererbbar.

Warthlin gibt an, daß beim Menschen bei Carcinom beider Eltern die Vererbung der Disposition am ausgesprochensten ist. Nach Studien von Stilling an Kaninchentumoren, von Wood an Sarkomratten (Crassicolatatiere von Bullock-Curtis) zeigen sich bestimmte Reihen hoch empfänglicher und solche weniger empfänglicher Tiere. Durch Kreuzung empfänglicher Tiere läßt sich nach Wells die Empfänglichkeit des Nachwuchses steigern und sogar auf bestimmte Organe (Lungen) isolieren. Denn auch die Zellart des Tumors und die Empfänglichkeit der Organe ist nach den Mendelschen Regeln vererbbar. Nicht nur das Vorkommen und die Lokalisation der Primärtumoren, sondern auch das der Metastasen, folgt durchaus den Vererbungsgesetzen. Die Krebsbereitschaft läßt sich durch Generationen vererben, ohne daß es zur Krebsbildung zu kommen braucht. Werden aber zwei solche Bastarde gekreuzt, so tritt der Krebs bei ihren direkten Nachkommen auf. Auch Leukämie und Pseudoleukämie zeigen sich nur bei Nachkommen von Krebstieren, sind also auch neoplastische Krankheiten. Nach Slye und Wells ist Inzucht selbst ohne Einfluß. Die wirkliche Inzucht ist sogar oft eine Eliminierung des Krebses. Nur wenn durch eine Kreuzung der Faktor der Krebsbelastung erhöht wird, entsteht eine Vermehrung der Tumorhäufigkeit. Diese ist allein abhängig von der Krebsbelastung der Vorfahren, gleichgültig ob die Fortpflanzung durch Kreuzung mit anderen Rassen oder durch Inzucht vor sich geht. Bei den zur Tumorbildung hereditär belasteten Individuen wirkt nach Slye ein chronischer entzündlicher Reiz auch leichteren Grades schon tumorbildend. Das Wesen der Vererbung des Krebses ist also die Spezifität des Gewebes bestimmter Organe, auf einen entzündlichen Reiz mit Tumorbildung zu reagieren. Diese bestimmt den Ort des Auftretens primärer und sekundärer Neoplasmen, auch die von leukämischen und pseudoleukämischen Tumoren. Ebenso wie der ererbte entsteht auch der experimentelle Krebs nach Maud Slye nur dort, wo eine allgemeine und spezifische Gewebsdisposition besteht. Individuen, die z. B. erbliche Disposition für Plattenepithelkrebs haben, werden bei Teerpinselungen auch leichter Krebs bekommen als solche, denen diese Disposition fehlt. Dazu ist zu bemerken, daß der Hautkrebs bei Mäusen sehr selten ist, und daß vor allem spontane Tumoren bei Kaninchen zu den größten Seltenheiten gehören. Hinge die Krebsbildung bei diesen Individuen von einer ererbten Gewebsdisposition für Plattenepithelkrebs ab, so ist die Seltenheit ihres spontanen Auftretens nicht recht verständlich, weil ja äußerliche Reize genug vorhanden sind. Cl. Lynch beobachtete bei 2 Mäusestämmen mit hoher und niedriger Veranlagung zu Spontangeschwülsten genau die gleiche Empfänglichkeit für die experimentelle Teerkrebserzeugung. Es besteht danach also kein Zusammenhang zwischen der Tumoranlage in einem bestimmten Organ und der Möglichkeit an anderen Stellen einen Krebs zu entwickeln. Sie fand ferner, daß die Bildung von Lungentumoren ein variabler Charakter ist, der nur bei äußeren oder inneren Reizen auftritt. Die Nachkommen von Tieren mit Lungentumoren weisen aber eine größere Zahl spontaner Lungengeschwülste auf als die von Stämmen ohne Lungentumoren. Der das Auftreten von Lungentumoren bestimmende Faktor ist dominant. Da aber Tiere mit Lungentumoren auch von tumorfreien Eltern abstammen können, ist die Tumorempfänglichkeit auch variabel. Die

Eltern, welche selbst keine Lungentumoren entwickelten, sind doch fakultative Tumortiere. Im Widerspruch mit allen diesen Beobachtungen steht freilich, daß Borrel Nachkommen von Tumortieren 2—3 Jahre in Käfigen züchtete, wo sie sich durch Inzucht stark vermehrten, ohne daß er jemals einen Spontantumor beobachtete. Auch hier sind also doch noch weitere Beobachtungen erforderlich.

Was könnte nun das Wesen dieser ererbten oder nicht ererbten blastomatösen Konstitution ausmachen?

b) Endokrine Drüsen und Tumorbildung.

Hier wird in erster Linie an das endokrine System gedacht.

Beatson war wohl der erste, der bei Krebserkrankungen einen Zusammenhang von Geschwulstbildung und Sekreten der endokrinen Drüsen angenommen hat. Er berichtet über sehr gute Erfolge bei Frauen mit inoperablem Mammakrebs, denen er die Keimdrüsen entfernte und nachher Schilddrüsensubstanz innerlich reichte. Lett, der diese Versuche nachprüfte, berichtet über 23,2% Besserungen. Ein Fall blieb 5 Jahre lang geheilt. Reynes sah Heilung eines doppelseitigen Mammacarcinoms mit Drüsenmetastasen nach Exstirpation der Ovarien und des Uterus durch $3^1/_2$ Jahre dauernd, Thiéry beschreibt nach der gleichen Methode in einem Falle dauernde Heilung. Von deutschen Autoren, die nach dieser Methode vorgingen, seien Cahen und Michels genannt. Jäger führt die Ätiologie multipler Mammatumoren des Hundes auf eine Beeinträchtigung der Biologie der Genitalsphäre zurück. Die gute therapeutische Wirkung der Exstirpation der Ovarien bei Mammacarcinomen tritt nach Jäger nur bei den Frauen ein, bei denen die Menses noch vorhanden sind, sie versagt bei denen, die sich bereits in der Menopause befinden. Auf diese Zusammenhänge weist besonders ein Fall von Pearce Gould hin, wo bei einer Frau ein Mammacarcinom nach der Operation rezidivierte, schließlich aber wieder verschwand, als bei der Patientin sich die Menopause einstellte. Nach Shirlaw zeigte ein inoperables Pharynxcarcinom nach Darreichung von Tabletten aus Schilddrüsen, Nebennieren und Hypophyse junger Schafe eine weitgehende Besserung. Auch Wood soll nach dem gleichen Autor durch Schilddrüsensubstanz ein Drüsenrezidiv eines Kehlkopfkrebses völlig sich zurückbilden gesehen haben.

In neuerer Zeit hat M. Fränkel besonders wieder den Zusammenhang von endokrinen Drüsen und malignen Tumoren betont und er empfiehlt zur Behandlung des Krebses die Röntgenbestrahlung der Drüsen mit innerer Sekretion in so kleinen Dosen, daß damit ein Reiz auf ihre darniederliegende Funktion ausgeübt wird. Diese Reizbestrahlung soll eine Stärkung des Bindegewebes der Nachbarschaft des Tumors hervorrufen, die ihrerseits der wichtigste Faktor bei der Vernichtung des malignen Gewebes sei. Opitz und neuerdings Heimann schließen sich diesen Anschauungen Fränkels an. Inwieweit sie berechtigt sind, soll hier nicht weiter erörtert werden. Halberstädter hat sich jedenfalls gegen diese Anschauungen von M. Fränkel ausgesprochen.

Mit dem Beginn der experimentellen Geschwulstforschung war alsdann Gelegenheit gegeben, die Frage der Beeinflussung des Geschwulstwachstumes durch die endokrinen Drüsen und ihre Sekrete im Tierexperiment zu prüfen. Diese Versuche, zunächst an transplantablen Tiertumoren angestellt, ergaben aber keineswegs einheitliche Resultate.

Korentschewsky fand eine Steigerung des Tumorwachstums bei einem Hundesarkom nach Entfernung der Milz, der Ovarien und Hoden und der Schilddrüse. Nach der Thyreoidektomie zeigten sich auch langsam verlaufende regressive Prozesse. Die Tumorbildung wurde gehemmt durch Injektion von Testikelsuspensionen, von Ovarialsubstanz und Corpus luteum. Fütterung mit Thyreoidin in kleinen Dosen verlangsamt das Wachstum. Carra behauptet aber, daß Schilddrüse, Nebennieren und Hoden das Wachstum von Rattencarcinom fördert, Milz und Niere aber hemmenden Einfluß hat. Dagegen ist die Kastration nach Korentschewsky für das Carcinomwachstum ohne jede Bedeutung. Die Milzexstirpation hat nach ihm bei einem malignen Chondrom nur bei männlichen Tieren einen geringen fördernden Einfluß. Größer ist die wachstumsfördernde Wirkung gleichzeitiger Exstirpation der Milz und der Keimdrüsen. Kleine Thymusdosen verlangsamen, große Dosen fördern das Wachstum. Pituitrin ist ohne Einfluß. Demgegenüber sahen Robertson und Burnett nach Vorderlappenextrakt der Hypophyse beschleunigtes Wachstum, während wieder Walker und Wittingham im Gegensatz dazu ein Kleinerwerden von Tumoren nach Injektion von Hypophysenextrakt sahen. Joannovics beschreibt nach Exstirpation der Nebennieren bei Mäusen eine Wachstumshemmung des Sarkoms und des Chondroms, nicht aber des Carcinoms. Nach Seel wird die Teerkrebsentwicklung durch Hypophysenfütterung gehemmt. Goldzieher und Rosenthal beobachteten ebenso wie Hilario keinen Einfluß der Kastration auf das Wachstum eines Mäusecarcinoms, während Loeper, Turpin und Zizine bei kastrierten Tieren oft Tumorrückgang sahen. Asada behauptet, daß bei kastrierten Tieren sowohl die Impfausbeute wie die Wachstumsenergie des transplantablen Mäusecarcinoms größer sei als bei normalen Tieren. Das gleiche fanden Sweet, Corson-White und Saxon. Die inneren Sekrete der Geschlechtsdrüsen wirken danach also sogar fördernd auf das Geschwulstwachstum. Die Injektion von Parathyreoidea hemmt die Carcinomentwicklung nach Goldzieher und Rosenthal in gleichem Sinne wie Kalkzufuhr. D. Engel verwendete die Abderhaldenschen Optone, weit abgebaute Eiweißprodukte der endokrinen Drüsen, welche keine Biuretreaktion mehr geben. Dabei fand er eine weitgehende Hemmung des Geschwulstwachstums nach Verabreichung von Thymusopton, eine geringere Hemmung nach Thyreoideaopton, eine sehr ausgesprochene Förderung des Wachstums nach Hypophysenopton. Testisopton beschleunigt in geringem Grade, Ovarialopton dagegen hemmt in mäßigen Grenzen die Geschwulstentwicklung. Auch die Impfausbeute wird durch die Optone beeinflußt. Thymus- und Schilddrüse verringern, Testes hemmen die Impfausbeute, Ovarium und Hypophyse sind ohne Einfluß. In späteren Versuchen zeigte dann Engel, daß die Dosierung von erheblicher Bedeutung ist. Denn nur kleine Thymusdosen, allein oder zusammen mit Thyreoidea gegeben, hemmen das Wachstum. Größere Dosen sind ebenso unwirksam wie Thyreoidea und Hypophyse. Die hemmende Wirkung der Thymus auf Wachstum und Impfausbeute der Tumoren ließ sich regelmäßig beobachten. Sie wurde verstärkt durch Hinzufügung kleiner Thyreoideadosen. Nach Fichera steigert Thymusexstirpation die Impfausbeute und Injektion von Thymus verhindert das Angehen der Impfung. Auf die Bedeutung der Thymusdrüse weisen besonders auch Freund-Kaminer hin, worauf ich noch zu sprechen komme. Auler sah nach Sympathektomie und Nebennierenexstirpation einen hemmenden Einfluß auf das Entstehen und das Wachstum von malignen Rattentumoren, die er im wesentlichen auf Gefäßveränderungen bezieht. H. Elsner will auf die Impfausbeute bei solchen Versuchen nur wenig Gewicht legen, da diese, wie längst bekannt, auch normalerweise bei den Versuchstieren in weiten Grenzen schwankt. Lediglich das Gewicht des Tumors als Spiegelbild der Wachstumsenergie wurde von ihm untersucht. Es fand sich eine ausgesprochene Hemmung des Tumorwachstums durch Hodenextrakt, also ein absoluter Widerspruch mit den Ergebnissen Engels. Dieser zeigt sich auch in anderen Ergebnissen seiner Versuche. Elsner fand z. B. eine fördernde Wirkung der Thyreoidea, Engel aber eine Hemmung. Die Thymuswirkung (Hemmung) war bei Elsner sehr viel geringer als sie Engel beschreibt. Elsner meint, daß die verschiedene Herstellung der verwendeten Präparate von Bedeutung sein können, deren Einfluß nach B. Zondek bezüglich ihrer biologischen Wirkung ein sehr erheblicher ist. Er glaubt daher auch nicht, daß für die Frage der Beziehungen zwischen endokrinem System und Tumorentstehung und Wachstum solche Versuche etwas wesentliches bedeuten. Almagia schreibt den Geschlechtsdrüsen besondere Bedeutung für das Geschwulstwachstum zu. Tumoren auf kastrierte Tiere übertragen wachsen schlechter, besonders bei Krebsmäusen, weniger bei Sarkomratten. Hodenextrakt beschleunigt das Tumorwachstum. Auch Murphy und Sturm sahen herabgesetzte Empfänglichkeit gegen Tumorimpfungen bei kastrierten Mäusen. Diese verminderte Empfänglichkeit ist schon 3 Monate nach der Kastration ausgesprochen, und bleibt evtl. 1 Jahr sichtbar. Sogar die Kastration ganz junger Tiere erhöht ihre Widerstandsfähigkeit gegen die Carcinomimpfung. Die Kastration wirkt aber nur vor Eintritt der Geschlechtsreife. Offenbar macht frühzeitige Kastration eine Stoffwechseländerung des Organismus, die die Empfänglichkeit für Krebsimpfungen herabsetzt. Loeper, Turpin und Zizine finden sehr interessante Beziehungen von Kalium und Calciumgehalt der Tumoren zur inneren Sekretion der Geschlechtsdrüsen.

Kastration vermindert den Kaliumgehalt der Tumoren, das Verhältnis K : Ca wird niedriger. In den Tumoren der kastrierten Tiere ist der Kaligehalt sehr viel geringer (0,4%) als bei den nicht kastrierten Tumortieren (1,5—2,46%). Man findet denn auch bei kastrierten Tieren oft Rückgänge von Geschwülsten.

Untersuchungen über den Kaligehalt des Gesamttieres nach Rückgang des Tumors ergeben bei kastrierten Tieren 0,26%, bei nicht kastrierten 0,35%. Bei Entwicklung des Tumors bei kastrierten Tieren 0,27%, bei nicht kastrierten 0,27%. Die Bedeutung solcher Untersuchungen für die Krebsdisposition wird in späteren Ausführungen noch erörtert werden. Alle solche Versuche bei Implantationstumoren sind aber von wenig erheblicher Bedeutung nicht nur wegen der Inkonstanz der erzielten Wirkung als Folge der unzweckmäßigen Herstellung der Extrakte, sondern prinzipiell deswegen, weil wir hier lediglich das Wachstum einer fertigen Geschwulstzelle im gesunden Organismus, nicht aber die Krebsentwicklung selbst beeinflussen. Auch sind unspezifische Immunitätsvorgänge nicht auszuschließen. Soll die Wirkung der endokrinen Sekretion auf die Carcinomentstehung selbst einwandfrei geprüft werden, so bleibt nur der Weg, diesen Einfluß beim experimentell erzeugten Carcinom zu untersuchen.

Leo Loeb hat bei seinen Erblichkeitsstudien beobachtet, daß für die Entwicklung des Mammakrebses der Maus anscheinend das Ovarium von erheblicher Wichtigkeit ist. Exstirpation des Organs verhindert selbst in sehr carcinomreichen Familien der Tiere die Krebsentstehung. Damit steht im Einklang die Angabe von Kyrle, daß durch Entfernung der Keimdrüsen die Teerkrebsbildung bei der Maus mit Sicherheit verhütet werden kann, während Parodi diesen Einfluß der Kastration leugnet. Allerdings spricht nach L. Loeb gegen die Bedeutung der inneren Sekretion des Ovars andererseits die Tatsache, daß bei kastrierten Tieren (Pferden und Rindern) die Krebserkrankung ebenso häufig ist wie bei nicht kastrierten, daß Mäusetumoren auf kastrierte Tiere ebenso leicht übertragbar sind wie auf Normaltiere und daß endlich ein Mammacarcinom des Menschen durch die Kastration nicht oder doch nur vereinzelt geheilt werden kann, wie wir ja schon erwähnten. Der erste Einwand L. Loebs ist wohl beachtenswert. Für die Frage der Beeinflussung der Krebsentstehung durch die endokrinen Drüsen scheinen mir die beiden anderen von L. Loeb hervorgehobenen Bedenken aus den schon angegebenen Gründen weniger wichtig. Die Prüfung dieser Frage hat lediglich beim experimentellen Krebs eine entscheidende Bedeutung. Ihre bisherigen sehr geringen Ergebnisse habe ich bereits beim experimentellen Teerkrebs erwähnt und dabei auch den Einfluß von Gravidität und Laktation auf den Teerkrebs geschildert. Die Resistenz trächtiger Tiere gegen Krebsimpfungen wird von verschiedenen Autoren, so von Uhlenhuth und Weidanz behauptet. Auch v. Graff hat gleiches gesehen, ebenso Maud Slye, welche beobachtete, daß Gravidität die Entwicklung von Spontantumoren hemmt, daß aber nach dem Aufhören der Fortpflanzungsfähigkeit ein rapides Wachstum von neuem erfolgt. Die Hemmung des Geschwulstwachstums durch die Gravidität beobachteten ferner Kok und neuerdings Kamekura, der auch das rapide Wachstum nach dem Werfen gesehen hat. Kross meint, daß der Embryo dem Tumor Nahrungsstoffe entzieht, will also innere Beziehungen zwischen Gravidität und Tumorwachstum nicht anerkennen. L. Loeb und Lathorp haben andererseits sogar bei trächtigen Tieren eine häufigere Erkrankung an Brustkrebs gesehen als bei nicht graviden, und für den Menschen behauptet Lederer, daß Gravidität das Wachstum und die Metastasenbildung auch bei Tumoren des Uterus fast immer begünstigt, während Peller auf Grund seiner statistischen Untersuchungen in der Schwangerschaft einen Schutzfaktor gegen die Krebsbildung in der Mamma sieht. Andererseits soll aber auch nach Peller der Krebs der Genitalorgane durch die Schwangerschaft stark in seiner Entwicklung begünstigt werden, was allerdings A. Mayer bestreitet. Auch Uhlenhuth meint, daß innere Beziehungen von Gravidität und Tumorwachstum nicht von der Hand zu weisen sind und zwar beeinflußt die Gravidität die Entwicklung von Tumoren durch endokrine Störungen. Von großem Interesse sind die Untersuchungen von Bagg über die Beeinflussung der Krebsbildung durch mangelnde funktionelle Aktivierung der Mamma. Er nahm sofort nach dem Wurf von Mäusen einer Zucht, in der Brustkrebs in 5% spontan auftrat, die Jungen fort und ließ die Weibchen neu belegen, so daß der Reifevorgang in der Mamma ausblieb. Das Alter der Tiere variierte er. Schon nach dem 9. Wurf sah er Krebsbildung. Nach Exstirpation des Tumors trat nach dem 10. Wurf und wieder nach dem 11. Wurf Tumorbildung auf. Bei älteren Weibchen sah er die Mammatumorbildung sogar schon nach dem 4. Wurf. So konnte er schließlich bei einseitiger Ausschaltung der Funktion der Mamma durch Fortnahme der Jungen oder auch durch Unterbindung der Milchgänge bei dem Stamm, der sonst nur 5% Mammakrebs zeigte, in 75% die Bildung von bösartigen Mammatumoren erreichen.

Lauterborn, der die Rolle der endokrinen Drüsen bei der Krebsentstehung sehr hoch einschätzt, weist darauf hin, daß bei den Rehböcken die Bildung des Perückengeweihs unter gleichzeitiger Atrophie des Hodens vor sich geht, die sich auch experimentell als Ursache der Wucherung nachweisen läßt. Er glaubt, daß bei den malignen Tumoren durch Störungen in der Produktion eines von den Geschlechtszellen ausgehenden Hormons, welches das normale Wachstum der Zellen reguliert, der Einfluß von wachstumsfördernden äußeren Reizen auf die Zellen überhand nimmt, da eine Regulierung des Wachstums nicht mehr erfolgt. Für diese Anschauung spricht das Experiment von Poll, der in Kreuzungsversuchen bei Hühnern unter Atrophie der Hodenzellen die Entwicklung eines Hodensarkoms beobachtete. Doch kann wohl kaum dieses einmal geglückte Experiment ohne weiteres als vollgültiger Beweis für eine theoretische Annahme gelten. Im übrigen sind alle Angaben über die Beziehungen von endokrinen Drüsen zum Tumorwachstum so widerspruchsvoll, daß daraus bindende Schlüsse keineswegs gezogen werden können. Hier werden weitere Experimente, namentlich bei Teercarcinomen, von wesentlicher Bedeutung sein.

c) Die Altersdisposition.

Im engsten Zusammenhange mit der Beeinflussung der Geschwulstentstehung durch die endokrinen Drüsen steht die Frage der Altersdisposition.

Daß der Krebs im allgemeinen eine Erkrankung des höheren Alters ist, trifft wohl zu. Welche Faktoren hierbei mitsprechen, ist aber völlig ungeklärt und alle Erwägungen, welche dem Krebs als Alterserscheinung gelten, sind vorläufig Theorien. H. Elsner betont, daß es das Rätsel zu lösen gelte, warum der Körper durch die Vorgänge des Alters jene Änderung seiner Reaktionsart erfährt, die ihn befähigt, auf einen an irgendeiner Stelle einwirkenden Reiz leichter mit Zellwucherungen zu antworten als der jugendliche Organismus. Weil der Krebs unbestritten eine Alterserscheinung sei, weil also durch die Vorgänge des Alterns eine erhöhte Bereitschaft der Epithelzelle zur malignen Umwandlung geschaffen wurde, schließt er, daß diejenigen Einflüsse, die das Altern der Gewebe überhaupt hervorrufen, auch für die Altersdisposition zum Krebs bestimmend sind: die Ursachen des Alterns müssen die Ursachen der Altersdisposition zum Krebs in sich schließen. Da er nun glaubt, daß die Drüsen mit innerer Sekretion die ausschlaggebende Rolle für das Altern der Individuen spielen, so sieht er darin zugleich auch die Ursachen der Altersdisposition für den Krebs. Inwieweit wirklich das physiologische Altern mit Vorgängen im endokrinen System zusammenhängt, ist nun allerdings, wie auch Elsner zugibt, noch keineswegs erwiesen. Aber ist es denn erwiesen, daß das Alter an sich die Vorbedingung für die Krebsentwicklung ist, ja daß überhaupt Altern und maligne Geschwulst in einem inneren

Zusammenhange stehen und daß hier nicht andere, mehr äußerliche Zusammenhänge bestehen? Alle Erfahrungen der experimentellen Krebsforschung sprechen dagegen, daß der Krebs durch das Altern an sich bedingt ist oder daß durch das Alter im besonders hohen Grade eine gesteigerte Wucherungsfähigkeit von Zellen durch äußere Reize hervorgerufen wird. Wir haben bei Transplantationstumoren gesehen, daß der implantierte Tumor bei jugendlichen Tieren sich erheblich besser entwickelt als bei den älteren Versuchstieren und wir haben daraus geschlossen, daß der Krebs also im jungen Organismus viel bessere Wachstumsbedingungen findet als im erwachsenen Körper. Wir verweisen hier auf die Übertragung von Tumoren auf neugeborene Tiere und sogar auf Embryonen, auf die selbst artfremde Geschwülste transplantiert werden können (Buschke, Rous und Murphy usw.). Fibiger und Bang haben, und nach ihnen viele andere Autoren, nachgewiesen, daß sowohl der experimentelle Spiroptera- wie der Teerkrebs bei jungen Tieren nicht seltener entsteht als bei erwachsenen Tieren. Auch die Erfahrungen beim Anilinkrebs und Teerkrebs des Menschen sind ähnliche. Z. B. sah Percival Pott einen Skrotalkrebs bei einem 8 jährigen Rauchkehrerlehrling. Der jugendliche Organismus verhält sich zur primären Geschwulstentwicklung, also zur malignen Entartung der Epithelzelle, an sich durchaus nicht anders wie der gealterte. Es muß demnach die Tatsache des Zusammenfallens von Krebsentstehung und höherem Alter andere Zusammenhänge haben als die einer direkten inneren Ursächlichkeit. Fibiger hat das Auftreten des Krebses im späteren Alter damit erklärt, daß der Zeitpunkt des Beginnes des krankmachenden Reizes und die Zeitdauer seiner Einwirkung von Bedeutung ist für den Zeitpunkt des Entstehens des Krebses. Auch Bang betont, daß der Krebs bei den Anilin- und Teerarbeitern oft erst 10—20 Jahre nach der Schädigung auftritt. Es ist also lediglich eine lange Latenzzeit nach der Schädigung zu beobachten, die sich auch bei den Tieren findet, welche der Teerung unterworfen werden. Der Krebs entsteht also im höheren Alter nicht, weil er eine Alterskrankheit ist, sondern weil die ihn hervorrufende Schädlichkeit eine lange Latenzzeit braucht. Leitch meint z. B., daß für den Paraffinkrebs, nach dem Verhalten bei der Maus, eine Latenzzeit von 10 Jahren zur Krebserzeugung beim Menschen nötig ist.

d) Art- und Rasseneinflüsse.

Ganz evident ist jedoch der Einfluß der Art und der Rasse. Fibiger beobachtete die Entwicklung des Spiropterakrebses in 50—60% bei schwarzweißen Ratten, bei Wanderratten nur in etwa 33%, bei Mäusen aber nur bei 3 von 59 infizierten Tieren, obwohl die Parasiten bei allen Tieren dieselbe Entzündung, dieselbe Proliferation und dasselbe heterotope Tiefenwachstum des Epithels hervorrufen und obwohl die „präcancerösen Veränderungen“ bei allen Tieren ebenso stark und häufig noch mehr ausgesprochen sind als bei den zumeist an Krebs erkrankten bunten Ratten und obgleich schließlich Wanderratten, Hausratten und Mäuse mit der Infektion durch Spiroptera durchschnittlich längere Zeit leben können als die empfänglichen bunten Ratten. Auch der Teerkrebs ist bisher in größerer Zahl nur bei Kaninchen und Mäusen hervorgerufen worden, bei Ratten sehr viel seltener, bei Meerschweinchen nur in Einzelfällen. Bei Hühnern gelingt die Erzeugung einer malignen Geschwulst durch Teer fast nur nach gleichzeitiger Impfung von Embryonalbrei und zwar im Innern des so hervorgerufenen Teratoids, nicht in den Zellen des erwachsenen Tieres selbst. Nur Choldin konnte durch Teerpinselung bei Hühnern Krebsbildung hervorrufen. Nach Yamagiwa und Leroux und Simard ist der Teerkrebs leichter zu erzeugen bei dunklen Kaninchen als bei hellen Tieren, nach Mariani ist er nur bei weißen, nicht bei bunten Mäusen hervorzurufen. Andererseits konnte Jensen bei der Wiederholung der Experimente von Bullock und Curtis bei Ratten in Kopenhagen das Cysticercussarkom nicht hervorrufen und Deelman findet holländische Kaninchen refraktär gegen die Teerpinselung. Demnach erweist also das Experiment, daß neben der individuellen auch eine Art- und Rassendisposition für die Entstehung maligner Geschwülste von Bedeutung ist. Daß bei der Übertragung transplantabler Geschwülste Rasseneigentümlichkeiten sehr erhebliche Unterschiede in der Empfänglichkeit der Tiere bedingen, ist wiederholt beobachtet worden. So berichtet, wie schon erwähnt, Roffo über 28 Spontantumoren, die er in einem bestimmten Rattenstamm innerhalb von 10 Jahren beobachtete. Sie ließen sich innerhalb desselben Stammes mit 95—100% Ausbeute transplantieren, auf andere Rattenstämme aber nur in 5%. Durch mehrfache Kreuzung beider Stämme stieg die Ausbeute bis 60%. Durch Kreuzung des empfänglichen Stammes mit zahmen weißen Ratten erhielt er weiße Ratten mit einer Ausbeute von 100%, gefleckte Tiere mit nur 65%, und schwarze, die vollkommen refraktär blieben. Nach der Züchtung des Tumors auf Mischlinge konnte er schließlich langsame Tumorbildung auch bei den zahmen Ratten, bei wilden Ratten bis 70% Ausbeute beobachten. Hier spielen aber wohl noch Vererbungsgesetze eine Rolle.

Little beschreibt einen Tumor, der in 100% bei japanischen Tanzmäusen, bei gewöhnlichen Mäusen in 11—12%, bei Kreuzungen beider in 17,5% anging. Bei Kreuzungen waren ältere Weibchen am empfänglichsten, während bei gewöhnlichen Mäusen junge Weibchen die höchste Impfbeute ergaben.

Moyer S. Fleischer führt überhaupt alle Schwankungen der Impfausbeute, die sich nicht nur in verschiedenen Impfgenerationen, sondern auch in den verschiedenen Serien derselben Impfgeneration zeigen, auf Rasseneigentümlichkeiten der Impftiere zurück. Inwieweit hier erbliche Dispositionen oder durch diese beeinflußbare Verhältnisse in Frage kommen, darauf ist an entsprechender Stelle hingewiesen. Daß Rassenunterschiede in der Verbreitung der Krebskrankheit auch bei Menschen wesentlich sind, ist eine längst bekannte Tatsache. Insbesondere wissen wir aus allen Berichten der Kolonial- und Missionsärzte, daß bei den primitiven Völkern die Krebskrankheit sehr viel weniger häufig ist als bei den Kulturvölkern. Gegenüber den Autoren, die das bestreiten, indem sie über Beobachtungen von malignen Tumoren bei solchen primitiven Völkern berichten, sei bemerkt, daß das Vorkommen der Krebskrankheit bei diesen Völkern an sich niemals geleugnet worden ist. Nur ist sie gegenüber den Kulturvölkern sehr erheblich kleiner, wie auch Goebel und Löhlein neuerdings angeben. J. Levin hat bei Indianern überhaupt keinen Fall von Krebs gesehen. Das hat Hoffmann erst jüngst wieder ausdrücklich bestätigt. Peller berichtet, daß in den Vereinigten Staaten die Zahl der Krebstodesfälle bei der weißen Bevölkerung 8,5, dagegen bei der farbigen 5,4 beträgt. Aber auch unter den Kulturvölkern selbst sind sehr erhebliche Unterschiede in der Krebssterblichkeit zu finden. So beträgt z. B. nach statistischen Berechnungen auf

10 000 Lebende in Italien die Krebssterblichkeit 6,3, in Irland 7,9, in der Schweiz aber 12,5. Nun kann ja natürlich eingewendet werden, daß hier sehr erhebliche Unterschiede in der Art des Zustandekommens der Zahlen zu Irrtümern und Fehlern führen. Betrachten wir aber die Statistiken des Völkergemischs von Amerika, so finden wir hier, wo doch überall nach einheitlichen Gesichtspunkten statistisch vorgegangen wird, die gleichen Angaben. O. Strauß hat z. B. darauf hingewiesen, daß das Carcinom in Amerika ziffernmäßig am geringsten in den Familien auftritt, in denen die Mütter Italienerinnen waren. Peller bestätigt das, indem er mitteilt, daß auf 10 000 Lebende 6,0 Krebstodesfälle bei den Einwohnern kommen, deren Mütter Italienerinnen sind, dagegen 12,4 bei irischen, 11,5 bei deutschen und 9,2 bei amerikanischen Müttern. Aus der Rassenverschiedenheit der Bevölkerung erklärt sich denn auch, wie O. Strauß hervorhebt, die Tatsache, daß in den verschiedenen Städten der Vereinigten Staaten so erhebliche Unterschiede in der Krebssterblichkeit vorkommen wie in Detroit 6,4, aber in San Franzisco 15,2!

e) Gewebe- und Zelldisposition.

Aber neben der Disposition der einzelnen Individuen oder der Art und Rasse gibt es auch ein besonderes Verhalten der einzelnen Gewebe und Organe, das für die Entstehung der malignen Geschwulst von Bedeutung ist.

Es ist eine bekannte Erfahrung, daß von den Spontantumoren der Mäuse die meisten epitheliale Geschwülste, nur wenige Sarkome, also Bindegewebstumoren, sind. Umgekehrt kommen bei Ratten meistens nur sarkomatöse, weniger häufig also epitheliale Tumoren vor. Daraus wäre der Schluß zu ziehen, daß bei Mäusen das Epithelgewebe, bei Ratten das Bindegewebe am meisten auf den von außen kommenden Reiz der Geschwulstbildung reagiert. Wir sehen ferner, daß von den epithelialen Organen der Maus die Brustdrüse die größte Empfänglichkeit zur Tumorbildung aufweist, so daß fast alle epithelialen Mäusetumoren Mammacarcinome sind. Andererseits sind die meisten Rattensarkome im subcutanen Bindegewebe entstanden. Das ließe sich vielleicht so erklären, daß gerade diese unter der Haut gelegenen Gewebe am ehesten den von außen kommenden Schädlichkeiten ausgesetzt sind. Tatsache ist aber, daß im Gegensatz zur Maus die Brustdrüse der Ratten sehr selten blastomatös entartet, noch seltener die von Meerschweinchen und von Kaninchen, obwohl sich doch alle diese Tierarten sehr nahe stehen und alle den gleichen Schädlichkeiten ausgesetzt sind. Man muß also annehmen, daß dieselben äußeren Schädlichkeiten auf dieselben Gewebe bei den verschiedenen Tierarten durchaus verschieden wirken. Es ist nun von erheblichem Interesse, daß gewisse äußere Faktoren im Tierexperiment überhaupt nur auf bestimmte Organe oder Gewebe krebsbildend wirken. Die Spiroptera macht nur Carcinome, der Cysticercus nur Sarkome. Wir haben sogar gesehen, daß gleichzeitige Impfung von beiden Parasiten Carcinom und Sarkom nebeneinander beim Versuchstier hervorrief. Auch alle die geschilderten chemischen Schädigungen (Teer, Arsen, Anilin usw.) machen nur selten Sarkome, in der überwiegenden Mehrzahl entstehen Carcinome. Auffällig ist ferner, daß im Tierexperiment mit diesen verschiedenen cancerogenen chemischen oder parasitären Schädlichkeiten, soweit sie Carcinome hervorrufen, zum allergrößten Teile wieder nur eine ganz bestimmte Art des Epithelgewebes zur Krebsentwicklung gebracht wird, nämlich die Plattenepithelien. Mit Teer ist nur selten einmal ein echter Brustdrüsenkrebs, also ein Zylinderzellencarcinom, hervorgerufen worden. Sonst entsteht durch Teer bei allen Tieren nur ein Plattenepithelcarcinom, sowohl an der Haut, wie in einzelnen Fällen, wo es gelingt, an den inneren Organen. Noch mehr muß auffallen, daß auf die Spiroptera fast allein die Plattenepithelien des Vormagens mit Krebsbildung reagieren. Nur in wenigen Fällen entstand ein Zungenkrebs, niemals aber ein Oesophaguscarcinom bei der Spiropterafütterung, obwohl doch, wie Fibiger hervorhebt, in der Speiseröhre sich der Schädling massenhaft nachweisen läßt und hier das Epithel nicht die geringsten strukturellen Differenzen gegenüber dem des Vormagens zeigt. Es sei daran erinnert, daß Ménetrier durch perigastrale Injektionen von Teer die Entwicklung eines Teercarcinoms der Ratte an den Plattenepithelien des Vormagens, nicht aber an den Zylinderzellen des Magens selbst beobachtet hat. So reagieren also bestimmte Gewebe und dieselben Gewebe wieder in den verschiedenen Organen und Organsystemen auf die gleiche Schädlichkeit, die geschwulstbildend wirkt, in ganz verschiedener Weise. Wir wissen, daß der Anilinkrebs ausschließlich die Blase und die abführenden Harnwege befällt, während die eingeatmeten Anilindämpfe den ganzen Körper passieren, also alle Zellen in gleicher Weise schädigen müßten. Auch diese Erscheinung ist ein Beweis dafür, daß es eine besondere Gewebs- und Organspezifität für die Entwicklung oder das Ausbleiben spontaner Tumorbildung gibt, die obenein bei den verschiedenen Tierarten und bei den verschiedensten Schädlichkeiten sehr beachtenswerte Differenzen ergibt. Auch auf die verschiedene Lokalisation des Berufskrebses beim Menschen sei hier hingewiesen (Kennaway). Auch für die Impftumoren zeigen ja die verschiedenen Organe oft sehr verschiedene Empfänglichkeit. Es sei z. B. daran erinnert, daß Flexner-Jobling und ebenso J. Levin den Flexner-Joblingschen Rattentumor nicht in den Hoden weiterimpfen konnten, während andere Tumoren sich in dieses Organ mit Leichtigkeit transplantieren lassen. Wir wissen ferner, daß bei allen transplantablen Tumoren der Maus das Peritoneum eine erheblich geringere Impfausbeute zeigt als das subcutane Bindegewebe. Andererseits fanden Brown, Wade und Pearce, daß ein am Scrotum eines Kaninchens 4 Jahre nach einer syphilitischen Infektion entstandenes Hautcarcinom bei subcutaner oder intracutaner Impfung überhaupt nicht angeht. Es kommt hier zur Entwicklung eines mächtigen Granulationsgewebes, welches die Tumorzellen offenbar vernichtet. Dagegen gelingt die Überimpfung immer in das Hodengewebe und meist in Gehirn, Muskulatur und vordere Augenkammer. Ausgesprochene Malignität mit Metastasenbildung zeigte der Tumor nur bei Impfungen in den Hoden und in das Gehirn. Überall sonst blieb das Geschwulstwachstum lokal. Dieses Verhalten des Tumors entspricht den Erfahrungen über die verschiedene Häufigkeit von Metastasierungen in den einzelnen Organen. Es ist bekannt, daß z. B. die Milz nur sehr selten Metastasen aufweist, im Gegensatz z. B. zur Leber und zum Knochensystem, die relativ häufig befallen werden, obwohl in ca. 20% mikroskopische Geschwulstzellen in der Milz sich finden. J. Levin gibt an, daß sich die Affinität der Tumormetastasen zu einzelnen Organen bei verschiedenen Tumoren ganz verschieden verhält. Die gleiche Beobachtung hat auch Weil gemacht. So wissen wir auch beim Menschen, daß

z. B. das Prostatacarcinom besonders häufig Metastasen im Knochensystem bildet. Auch diese Erfahrungen weisen uns auf eine Disposition bzw. eine angeborene Immunität in den verschiedenen Organsystemen hin, die sich sowohl bei Transplantierungen gegenüber den einzelnen Tumoren, wie bei den verschiedenen zur spontanen Krebsbildung führenden Schädigungen in ganz erheblichem Grade geltend machen. Darüber werden wir noch bei den Immunitätserscheinungen zu sprechen haben.

f) Einfluß der Ernährung auf die Krebsempfänglichkeit.

Die Erfahrungen der menschlichen Pathologie lehren, daß es noch andere Faktoren der Geschwulstdisposition geben muß, die ihrerseits nicht unabänderlich sind. Es fällt schon auf, daß z. B. die Neger, die doch in ihrer Heimat sehr wenig vom Krebs befallen sind, in Amerika sehr viel häufiger der Krankheit anheimfallen. Hier ist also eine angeborene Rassenimmunität durch die veränderte Lebensweise im neuen Milieu zum Teil überwunden worden. Wir erinnern uns der Versuche von Haaland, der Frankfurter Mäuse in Norwegen mit einem von einer norwegischen Maus stammenden Tumor zunächst nicht impfen konnte, dem aber die Überimpfung gelang, nachdem die Frankfurter Tiere längere Zeit in Norwegen gelebt hatten. Es ist demnach anzunehmen, daß auch die Ernährung bzw. die Zusammensetzung der Nahrung eine Rolle spielt. Es muß sich nicht gerade um die groben nachweisbaren Unterschiede der einzelnen Nahrungsmittel handeln. Viel wichtiger und einflußreicher können feinere Differenzen der Nahrung sein, die von der Bodenbeschaffenheit usw. mit abhängen und die wir im einzelnen vorläufig gar nicht nachweisen können.

Fibiger hat beim experimentell erzeugten Krebs den Einfluß der Ernährung für ganz unwesentlich gehalten. Aber wir wissen schon lange, daß z. B. Unterernährung das Tumorwachstum hemmt (Moreschi, Apolant, Sweet, Corson-White und Saxon, P. Rous, Suguira und Benedict). P. Rous fand eine Verzögerung des Wachstums nur im Beginn der Unterernährung. Nach dem Angehen des Tumors hat die Herabsetzung der Ernährung keinen Einfluß mehr auf das Tumorwachstum. Stahr hat schon immer darauf hingewiesen, daß die Zusammensetzung der Ernährung keineswegs gleichgültig ist. So haben wir gesehen, daß Cholesterin und Lanolinverfütterung die Entstehung des Teercarcinoms wesentlich begünstigt (Borst) und Mandl und Stöhr führen sogar die Verschiedenheiten der Versuchsergebnisse beim experimentellen Teerkrebs auf die Verschiedenheiten der Ernährung zurück. Wir kennen solche Einflüsse von unseren Transplantationsversuchen. So fand Nègre schon 1910 eine fördernde Wirkung des Kaliums bei der Impfung von Tumoren. In Gemeinschaft mit Anderson habe ich zeigen können, daß kalireiche Nahrung das Angehen von Geschwülsten bei der Impfung fördert, Calcium sie hemmt, eine Feststellung, die von Goldzieher und Rosenthal bestätigt wird. Sie fanden auch nach Injektion von K-Salzen eine Förderung, nach Ca-Salzen eine Hemmung des Tumorwachstums, was ich mit Anderson ebenfalls schon mitgeteilt habe. Das gleiche haben Maurice Wolf und Händel und Tadenuma gefunden, ebenso wie Heyse. Nach Troizier und Wolf verlängert $CaCl_2$ die Inkubationszeit und verringert die Ergebnisse der Impfung, während KCl die Latenzzeit verkürzt und die Zahl der positiven Impfungen erhöht. Kalium soll zur Verdünnung, Calcium zur Verdickung des Plasmas von Krebszellen führen. Nach Theis und Benedict ist der Kalkgehalt des Blutes von Tumortieren herabgesetzt, im übrigen aber der Salzgehalt unverändert. Krehbiel, Clowes, Beebe und Frisbie haben dehalb dem Kalium-Kalkgehalt des Blutes bei der Entstehung des Carcinoms eine wesentliche Bedeutung zugeschrieben. Auch Händel bestätigt den fördernden Einfluß des Kaliums auf die Impfausbeute. Renaud dagegen widerspricht der Anschauung, daß die Disposition für den Krebs durch Kaliüberschuß und Kalkmangel des Organismus hervorgerufen sei.

Kanematsu, Sugiura, Miller und Noges untersuchten den Einfluß verschiedener Salze auf das Angehen des Flexner-Joblingschen Rattencarcinoms. Sie fanden nach Kalksalzen eine sehr erhebliche Hemmung des Wachstums. Sano injizierte 3 Wochen vor der Impfung Na und K-Salze. Alsdann zeigten die Kaliumtiere verminderte Lymphocyten und besseres Angehen der Geschwülste als die Natriumtiere mit vermehrter Lymphocytose. Nach Mizutani hängt auch die Hemmung des Geschwulstwachstums durch Calcium mit einer Vermehrung der Lymphocyten zusammen, so wie Magnesiumsalze eine bessere Impfausbeute und vermehrtes Wachstum gleichzeitig mit einer Lymphocytenverminderung bewirken. Der wachstumshemmende Einfluß der Kalksalze wird aber durch gleichzeitige Magnesiumzufuhr nicht gestört. Nach Rémond, Sendrail und Lassalle verringert sich im Blute bei Beginn der Krebsbildung der Gehalt an Calcium, offensichtlich hemmt also Calcium die Tumorbildung. Welche Zusammenhänge alle solche Versuche mit der Frage der Immunität haben können, wird später zu erörtern sein. Sugiura und Benedict sahen nach Kupfersulfat, weniger nach Kaliumcarbonat und Calciumchlorid eine Hemmung des Tumorwachstums, dagegen nach Magnesiumcarbonat und -chlorid eine Beschleunigung des Wachstums beim Flexner-Joblingtumor.

In neuerer Zeit hat namentlich Waterman auf die Bedeutung von Kalium und Calcium für die Krebsentstehung hingewiesen. Er hat gefunden, daß das Verhältnis des Polarisationswertes zum Widerstand, wenn wir das Krebsgewebe in einer physiologischen Elektrolytlösung von einem sinusoidalen Wechselstrom durchfließen lassen, gegenüber normalen Geweben verkleinert ist. Durch Calciumzusatz wird das normale Verhältnis wieder hergestellt. Durch mikrochemische Untersuchungen ließen sich auffallende und charakteristische Änderungen von Kalium und Calcium im Epithel und Bindegewebe beim experimentellen Teerkrebs nachweisen. Das Tumorgewebe zeigt einen höheren Alkaligehalt, der Harn von Krebskranken niedrige Säurewerte und vermehrte NH_3-Ausscheidung. Auch bei der Teerkrebsbildung spielen K- und Ca-Gehalt der Gewebe eine Rolle.

Daß also die Elektrolyte und ihre Verteilung von wesentlicher Bedeutung für die Krebsentstehung sind, scheint danach wohl möglich. Wahrscheinlich verändern sie den Lymphocytengehalt und wirken auf das reticulo-endotheliale System, das, wie wir sehen werden, bei der natürlichen Abwehr gegen die Tumoren sowohl wie bei der künstlich hervorgerufenen Tumorresistenz eine Rolle spielt.

Suguira und Benedict sahen Hemmung des Tumorwachstums bei proteinfreier Nahrung. Akamatsu findet nach Fettfütterung eine Förderung der Angangsziffer und des Wachstums von transplantablen Hühnersarkomen. Wir verweisen auf die Versuche von Borst u. a. über die Förderung der Tumorentstehung durch Teer bei Cholesterin- und Lanolinfütterung. Nach Roffo bereitet das Cholesterin das Terrain für die Krebsbildung vor. Denn bei allen präcarcinomatösen Zuständen findet er Cholesterinämie. Ob die Kohlehydrate einen Einfluß ausüben, ist noch nicht eindeutig entschieden. Centani gibt an, daß gemüsefreie Kost die Angangsziffer von Impftumoren herabsetzt und Danysz und Skoczynsky sahen nach vegetarischer Ernährung eine Steigerung des Tumorwachstums bei Impfgeschwülsten. v. Ness, v. Alstyne und Beebe behaupten, daß eine kohlehydratfreie Ernährung vor der Impfung einen weitgehenden Schutz gegen das Angehen des Tumors gewährleistet. Sie fütterten die Versuchstiere 3—8 Wochen nur mit Käse und Speck und fanden bei dieser einseitig fettreichen Diät dann ein geringeres Angehen der Tumoren als bei den nur mit Brot gefütterten Tieren. Wenn nun vor der Impfung außer Käse und Speck noch Milchzucker zur Nahrung hinzugefügt wurde, so wuchsen die Tumoren besser als bei den ohne Milchzuckerzusatz ernährten Kontrolltieren. Die Fütterung, ganz gleich wie sie zusammengesetzt ist, ist aber nach der Impfung auf die Entwicklung des Tumors ohne Einfluß. Auch nach Haaland, Joannovics, Händel und Tadenuma fördert einseitige Kohlehydratnahrung das Tumorwachstum. Bei Haferfütterung wuchs nach Joannovics ein malignes Chondrom sehr viel stärker als ein Carcinom und Sarkom und auch bei einseitiger Specknahrung zeigte dieses Chondrom stärkeres Wachstum als ein Carcinom und Sarkom. Es gibt also bei einzelnen Tumoren doch Verschiedenheiten, die allgemeine Schlußfolgerungen, wie so oft in der experimentellen Krebsforschung, noch nicht zulassen. Eine starke Wachstumsbeschleunigung des Rattensarkoms sah Rondoni nach parenteraler Zuckerzufuhr. Bei geteerten Kaninchen traten ebenfalls alle Veränderungen an der Haut auffallend früh auf und entwickelten sich schneller, wenn er den Tieren 2mal wöchentlich 30% Glucose injizierte. Die Zusammenhänge von Kohlehydratstoffwechsel und Tumorentwicklung ergeben sich im übrigen besonders deutlich aus den Versuchen von O. Warburg und seinen Mitarbeitern, die ich noch ausführlich besprechen werde.

Händel und Tadenuma sahen, daß Zuckerzufuhr das Wachstum der Tumoren begünstigt durch die Umwandlung des Zuckers in Milchsäure, welche einen Wachstumsreiz bedeutet, wie Rostock nachgewiesen hat.

Fränkel, Bienenfeld und Fürer fanden aber weder bei einseitiger Fett-, Eiweiß- noch bei ausschließlicher Kohlehydratnahrung irgendeinen Einfluß auf den Tumor und sie lehnen daher die Annahme ab, daß der Ernährungsfaktor eine Bedeutung hat. Nach Gauducheau dagegen hat die Zusammensetzung der Nahrung auf das Krebswachstum eine sehr erhebliche Wirkung. Eine Diät, die reich an Blut und Hefe ist, steigert das Wachstum mehr als eine an lipoidlöslichen Vitaminen arme und aminosäurefreie Kost.

Der Einfluß der akzessorischen Nährstoffe, der Vitamine, auf die Geschwulstbildung ist bei Impftumoren vielfach untersucht worden. Funk und Kothmann sprechen direkt von dem Krebs als Avitaminose. Sweet, Corson-White und Saxon haben gefunden, daß nach einer Fütterung mit Glutein und Gliadin (nach Mendel-Osborne) die Angangsziffer für ein Mäusecarcinom sinkt. Sie sahen nur 19% Tumoren gegen 75% bei den Kontrollen. Gibt man diesen Tieren dann eine normale Kost, so wachsen die vorher nur langsam wuchernden Tumoren schneller und es bekommen auch solche Tiere noch nachträglich Tumoren, die während der Glutein-Gliadinfütterung keine Geschwulstbildung zeigten. Rous sah bei der gleichen Fütterung, also bei alleiniger Verwendung von Glutein-Gliadin als ausschließliche N-Quelle bei 2 Mäusecarcinomen einen Rückgang der Tumoren, während der Flexner Joblingsche Rattenkrebs ganz unbeeinflußt blieb. Joannovics und Fränkel-Fürer untersuchten den Einfluß der Fütterung mit dem wachstumsfördernden Stoffe aus Reiskleie und Hefe auf das Wachstum von Impftumoren und fanden, daß diese Fütterung vollkommen wirkungslos ist. Benedict und Rahe berichten dagegen, daß beim Rattensarkom das Fehlen der Vitamine in der Nahrung eine deutliche Wachstumshemmung hervorruft, während andererseits Drumond vom Vitamin A und B keinen Einfluß auf die Krebsbildung sah. Auch nach Passey und Woodhouse ist der fettlösliche Vitamin A Faktor ohne Bedeutung für das Tumorwachstum, ebensowenig nach Sugiura und Benedict das Vitamin B. F. Ludwig fütterte Mäuse, die vorher mit Carcinom geimpft waren, mit vitaminfreier Nahrung und fand zunächst keine Wirkung. Wenn er aber die Tiere schon ca. 12 Tage vor der Impfung mit der gleichen vitaminfreien Kost fütterte und diese Fütterung auch nach der Impfung noch ebensolange durchführte, dann ging bei keiner von 60 Mäusen das Carcinom an, während bei den vorher nicht mit vitaminfreier Nahrung gefütterten 60 Tieren 57 an Carcinom erkrankten und zugrunde gingen. Demnach gelingt es nach Ludwig nur dann die Krebsentwicklung zu hemmen, wenn im Moment der Impfung schon ein Mangel an akzessorischen Impfstoffen besteht. Ist das Carcinom aber angegangen, so ist die nachfolgende vitaminfreie Ernährung nicht mehr imstande, das Wachstum des Carcinoms aufzuhalten. Die gleichen Versuche bei Rattensarkom ergaben bei 35,7% der Versuchstiere ein negatives Impfresultat, bei den anderen 64,3% ging der Tumor zwar an, zeigte aber eine verminderte Wachstumsenergie gegenüber den normal ernährten Versuchstieren. Ludwig glaubt, daß auch bei Unterernährung der Versuchstiere dem Organismus zu wenig akzessorische Nahrungsstoffe zugeführt werden und erklärt so die Tatsache, daß die Unterernährung das Tumorwachstum hemmt, wie schon Moreschi berichtet hat. Auch Moreschi sah, daß Rattensarkome nach Impfung von vorher unterernährten Tieren viel weniger angehen als bei normal ernährten Ratten. Wenn aber schon geimpfte Tiere unterernährt werden, so hat die nachfolgende Unterernährung keinen Einfluß mehr.

Rous und Lange exstirpierten spontan entstandene Mammacarcinome von Mäusen bis auf einen kleinen Rest und implantierten den Tumor bei denselben Tieren, die sie zum Teil normaler Fütterung, zum Teil aber einer Unterernährung unterwarfen. Die unterernährten Tiere zeigten nur in 41%, die Normaltiere aber in 83% eine erneute Tumorbildung. Rous und Lange setzten dieses Ergebnis aber auf Rechnung lediglich der Verminderung der Nahrung an sich, nicht der Zusammensetzung der Nahrung. Haaland gibt an, daß nach reichlicher Ernährung mit Hanfsamen, Brot, Milch und Hafer die mit Rattensarkom geimpften Tiere eine größere Impfausbeute zeigten als die nur mit Brot und Hafer gefütterten Tiere, während Stahr gerade das Gegenteil berichtet, nach Hanfsamen und Milch geringeres Angehen eines Mäusecarcinoms, nach Brot und Wasser stärkeres Wachstum. F. Ludwig zieht aus seinen Versuchen und der vorliegenden Literatur den Schluß, daß der äußere Reiz nur bei solchen Individuen die Entwicklung eines malignen Tumors auslöst, bei denen im Organismus selbst Vorbedingungen bestehen, die er mit einem gewissen Bestand von akzessorischen Nahrungsstoffen, die vielleicht die spezifischen Wachstumsstoffe der Tumoren sind, in Zusammenhang bringt. Es könnte sich also nur dann ein Tumor entwickeln, wenn der Organismus über einen gewissen Bestand von akzessorischen Nahrungsstoffen verfügt. Sind umgekehrt diese akzessorischen Nahrungsstoffe im Körper nicht in genügender Menge vorhanden, so ist eine äußere Reizwirkung, ja sogar eine direkte Verimpfung oder Transplantation nicht imstande, einen malignen Tumor zur Entwicklung zu bringen. Damit will er auch erklären, warum die malignen Geschwülste erst im späteren Alter auftreten, weil ja die Wachstumsstoffe zunächst für den wachsenden Organismus gebraucht werden und erst nach Beendigung des Wachstums in einem gewissen Überschuß vorhanden sind und darum jetzt erst einer Geschwulstbildung zur Verfügung stehen. Es scheinen mir aber diese Folgerungen keineswegs schlüssig, da z. B. Sarkome im allgemeinen doch schon im jugendlichen Alter auftreten und auch der Krebs Jugendlicher immerhin so häufig ist, daß hier ein nicht zu lösender Widerspruch mit den Annahmen von Ludwig besteht. Im übrigen entsprechen die Anschauungen Ludwigs durchaus den Lehren von Ehrlich-Apolant, welche bekanntlich die angeborene und auch die erworbene Immunität oder Disposition gegenüber den malignen Tumoren auf das Fehlen resp. Vorhandensein spezifischer Wuchsstoffe zurückführen. Der Tumor reißt alle verfügbaren Nährstoffe, nach Kothmann Vitamine, an sich und verbraucht sie. Auch nach Carrel beruht der Schutz des normalen Organismus gegen die Geschwulstbildung in dem Fehlen von Nährmaterial im Blut zum Aufbau neuen Protoplasmas und dem Mangel an der Fähigkeit, aus Körpersäften wuchsfördernde Substanzen freizumachen.

Alle diese Versuche sind unternommen worden bei Tieren, denen Tumoren eingeimpft worden sind oder die durch künstliche äußere Reize (Teer) zur Tumorbildung veranlaßt wurden. Einen prinzipiell neuen Weg schlug Saiki ein. Er studierte die Frage, ob eine bestimmte Art der Ernährung bei Tieren die Bildung spontaner Geschwülste beeinflußt. Auf seine Veranlassung fütterte Fujimaki Ratten mit einem Futter, das an Vitamin A reich war, abwechselnd mit einer von Vitamin A freien Nahrung. Er fand im Vormagen solcher Tiere carcinomatöse Proliferationen und Hyperkeratosen aller Plattenepithelien, besonders am Vormagen und in der Blase. Bei einer Ratte zeigten sich auch Lungentumoren. Die proliferativen Veränderungen beginnen immer mit Neigung zur Verhornung und epithelialen Wucherungen ohne Entzündung oder Ulcerationen. Parallel mit der Verhornung ging eine Rundzelleninfiltration der Schleimhaut. Am Zylinderepithel fanden sich aber solche Veränderungen nicht. Saiki beobachtet also hier carcinomatöses Wachstum bei weißen Ratten lediglich durch Umstimmung des Körpers durch eine bestimmte Diät ohne jede lokale äußere Reizwirkung. Diese Versuche von Saiki haben dann Rh. Erdmann, Haagen und Börnstein weitergeführt. Sie ernährten Ratten abwechselnd vitaminarm (die Nahrung enthielt nur Vitamin B) und mit normaler reichlicher Nahrung und gaben ihnen destilliertes Wasser zu trinken. Die Tiere nahmen zuerst an Gewicht zu, dann trat ein Gewichtsstillstand, später Abnahme des Körpergewichts ein. Nach 3 Monaten zeigte sich bei einer Ratte ein Adenocarcinom der Milchdrüse, nach 5 Monaten ein maligner Tumor noch bei einem anderen

Tier. Beide Ratten waren noch nicht trächtig vor der Tumorbildung. Auch bei einer dritten Ratte entstand ein Tumor vom Typus der Flexner-Joblingschen Rattengeschwulst. Hier scheint also ein Weg beschritten, der sehr erheblich aussichtsreicher ist für die Entscheidung der Frage, welchen Einfluß eine so oder so einseitige Ernährung auf die Tumorbildung hat. Die Rolle der Vitamine für die Krebsbildung wird besonders von Burrows und Haagen betont, auf deren Anschauungen wir noch zu sprechen kommen werden. Sollte sich in der Tat ergeben, daß die Art und Weise der Ernährung für die Entstehung maligner Tumoren von Einfluß ist, so blieben davon unsere Anschauungen über die Bedeutung des endogenen Faktors der Krebsbildung nicht unberührt.

Wir hätten dann nämlich zu folgern, daß die Konstitution oder Disposition des Körpers für das Carcinom nicht nur auf solchen Faktoren beruht, die in ihm selbst unabhängig von jedem äußeren Einfluß vorhanden sind, vielmehr müßten wir schließen, daß die natürlich vorhandene Empfänglichkeit des Organismus für die Wirkung krebsbildender Reize auch ihrerseits durch äußere Faktoren (Ernährung, Klima, Bodenbeschaffenheit usw.) beeinflußt werden kann, so daß wir also auch die Möglichkeit hätten, die Disposition oder angeborene Immunität beim Krebs durch solche rein äußerlichen Momente zu verändern.

Dafür könnten auch Untersuchungen sprechen, welche Brown, Pearce und van Allen über den Einfluß des Sonnenlichts und im weiteren Sinne des Klimas auf die Krebsbildung angestellt haben. Sie berichten über Schwankungen in der Wachstumsintensität und der Metastasenbildung bei ihrem schon öfters erwähnten nach Syphilisimpfung in den Hoden entstandenen Kaninchencarcinom durch Änderungen des Sonnenlichts und der Witterung. Das wechselnde Wetter im Frühjahr und Herbst erhöht, die gleichmäßige Wärme des Sommers erniedrigt die Bösartigkeit des Tumors durch die Wirkung auf die Allgemeinreaktion des Organismus. De Coulon behauptet, daß das Licht die Entwicklung von transplantierten Mäusecarcinomen beeinflußt. Er setzte Sarkom- und Carcinommäuse in Käfige, die mit elektrischem Licht erleuchtet waren, das durch verschiedene gefärbte Gläser gefiltert wurde. Bei Sarkomtieren sah er eine verschiedene Beeinflussung des Tumors je nach der Wellenlänge der Lichtstrahlen. Bei λ 500, 550, 650 und 720 $\mu\mu$ trat eine Beschleunigung, bei 670, 600, 525 und 470 aber eine Hemmung des Tumorwachstums (Sarkom) ein. Bei epithelialen Tumoren aber zeigt nur die Wellenlänge von 650 eine hemmende Wirkung, alle übrigen Teile des Spektrums beschleunigen das Carcinomwachstum. Das sichtbare Lichtspektrum muß also in bezug auf seine Wirkung auf das Tumorwachstum in einzelne Streifen geteilt werden, die teils hemmen, teils fördern, und zwar ungleich bei sarkomatösen und carcinomatösen Tumoren. Schon früher hat De Coulon behauptet, daß das Sonnenlicht die Entwicklung von transplantierten Mäusetumoren begünstigt. Weitere Untersuchungen zeigten ihm, daß auch Spontantumoren in ihrer Entstehung von der Belichtung der Tiere abhängig sind. Er hielt die Tiere in Käfigen teils im Dunklen, teils in hellster Sonnenbeleuchtung (Zimmer gegen Süden gelegen). In den stark belichteten Zimmern beobachtete er 19% Spontantumoren, aber nur 1,6% bei den dunkelgehaltenen Tieren. Wenn er die Käfige aber tauschte, so trat bei den früher hell, jetzt aber dunkel gehaltenen Tieren nur noch in 4% die Bildung von Spontantumoren ein, während die früher im Dunkeln gehaltenen, jetzt aber dem Sonnenlicht ausgesetzten Tiere in 14% Spontantumoren bekamen. Es ist also das Sonnenlicht nach De Coulon ein wichtiger Faktor für die Entstehung des Carcinoms.

Es läßt sich vorläufig noch nicht sagen, welche Schlüsse wir aus solchen Angaben ziehen sollen. Sie sind von besonderer Bedeutung, da wir bei den Tumoren vielfach Zusammenhänge von Immunitätserscheinungen mit chemischen und physikalischen künstlichen Eingriffen kennen gelernt haben, auf die wir noch zurückkommen werden. Ich glaube jedenfalls, daß die Ernährungsversuche von Saiki und Rh. Erdmann, Haagen-Börnstein wie die Belichtungsversuche von De Coulon deswegen einen sehr erheblichen Wert besitzen, weil sie schließlich die natürlichsten Bedingungen der Tumorentstehung wiedergeben, namentlich aber die Bedeutung der Disposition und ihre Beeinflussung durch willkürliche Eingriffe eindeutig erkennen lassen.

Schöne hat eine große Reihe von chemischen Mitteln bei Mäusen verabreicht, um eine Beeinflussung des Tumorwachstums herbeizuführen. Nach Jodkali und Sublimat sah er eine Verlangsamung des Tumorwachstums. Kochsalz, Chlorkalium und Liquor Kal. arsenicosi zeigten manchmal Begünstigung, manchmal gar keine Beeinflussung der Tumorentwicklung. Um den Stoffwechsel der Tiere zu schädigen, injizierte er ferner Urin, Harnstoff, Glykokoll, Albumosen, Pepton usw. Dabei sah er nach Urin- oder Peptoninjektionen häufig eine Schädigung des Geschwulstwachstums. Joannovics berichtet über das Verhalten von Tumoren in künstlich anämisch gemachten Mäusen bemerkenswerte Beobachtungen. Er impfte 3 Serien von Mäusen mit einem Tumor von fast 100% Impfausbeute. Eine Gruppe wurde durch kleine Aderlässe am Schwanze anämisch gemacht, der zweiten wurde durch Vergiftung mit Toluylendiamin eine künstliche toxische Anämie beigebracht, die dritte Gruppe diente als Kontrolle. Von der mit Toluylendiamin vergifteten Serie blieben nur zwei am Leben, die am Ende des Versuchs gut um die Hälfte kleinere Tumoren als die Kontrollen zeigten. 4 Wochen nach der Impfung tötete er die Kontrollen und die durch Aderlässe künstlich anämischen Mäuse durch Verbluten. Die Tumoren jeder Gruppe wurden insgesamt zerkleinert, gewogen und mit der dreifachen Menge 95proz. Alkohols auf dem Warmbade extrahiert. Der Extrakt wurde abfiltriert, zu Sirupdicke eingeengt und nach dem Trocknen mehrere Tage mit Äther extrahiert. Alkoholisches und ätherisches Extrakt wurden vereinigt, mit Aceton gefällt, um die Neutralfette und Fettsäuren von den Lipoiden zu trennen und alsdann im Trockenrückstand Aschebestimmungen vorgenommen. Als Geamtresultat ergab sich, daß das Gesamtgewicht der Tumoren der anämisch gemachten Mäuse (8 Tiere) gegenüber den Kontrollen (nur 7 Tiere!) weit zurückblieb (22 g gegen 36 g). Auf die einzelne Maus berechnet, war das Gewicht der Tumoren, in Prozenten des Körpergewichts bestimmt, fast um die Hälfte kleiner als bei den Kontrolltieren. Die Tumoren der anämisch gemachten Mäuse zeigten ferner eine bedeutende Zunahme des Fettes auf Kosten der Trockensubstanz. Die Menge des Fettes betrug fast das Doppelte gegenüber den Kontrolltumoren (3,07% gegen 1,41%). In den Geschwülsten der anämisierten Tiere waren Nekrosen nur spärlich. Dieses Verhalten spricht ebenso wie das geringe Gewicht der Tumoren bei den Versuchstieren für eine Retardierung und Hemmung des Geschwulstwachstums in anämisierten Tieren, womit nach Joannovics erwiesen ist, daß die Geschwülste in ihrem Wachstum von Stoffwechseländerungen des Organismus beeinflußt werden. Tadenuma konnte bei einem Hühnertumor (Myxosarkom), der nur selten Metastasen machte, durch künstlich herbeigeführte Anämie häufige Metastasenbildung, besonders im Magen, an den Stellen der Blutung, in Leber, Herz und Mediastinum herbeiführen. Tadenuma und Okonogi fanden das gleiche bei einem Mäusecarcinom. Nach Blutverlusten zeigten sich in 53% Metastasen, bei den Kontrollen nur 21,3%. Es wird also durch Blutverluste der Organismus geschwächt und es kommt dadurch zum Auswachsen von mikroskopischen Zellemboli, eine Anschauung, die ich wiederholt vertreten habe. Endlich verzeichnen Daels und Deleuze die Beobachtung, daß durch tödliche Dosen von Atoxyl eine Verhinderung des Geschwulstwachstums erreicht werden kann.

Allen solchen Versuchen ist entgegenzuhalten, daß Vergiftungen und sonstige den Organismus mehr oder minder schwer alterierende Störungen auch auf die Ernährung des Tieres nicht ohne Einfluß sein können. Es ist dann schwer zu entscheiden, was auf Rechnung des Eingriffs, was auf die herabgeminderte Ernährung zu beziehen ist, die, wie wir schon erwähnt haben, das Wachstum des transplantierten Tumors erheblich beeinflußt.

g) Biochemische Grundlagen der Krebsdisposition.

Biochemische Veränderungen ganz bestimmter Art und wohl charakterisiert bilden nach E. Freund und G. Kaminer die Grundlage der Krebsdisposition. Ihre zahlreichen Arbeiten über diesen Gegenstand fassen sie in ihrer Monographie „Biochemische Grundlagen der Disposition für Carcinom" zusammen. Ihre Anschauungen gehen aus von der von ihnen gefundenen Tatsache, daß Aufschwemmungen von Krebszellen durch normales Serum, dagegen nicht durch Serum von Krebskranken aufgelöst werden. Carcinomserum schützt sogar die Krebszellen vor der Auflösung durch normales Serum. Diese Cytolyse der Krebszellen durch normales Serum bildet nur scheinbar einen Gegensatz zu der Abderhaldenschen Reaktion, bei der gerade Krebssubstanz nur vom Serum Krebskranker abgebaut, vom Serum Gesunder aber nicht angegriffen wird. Freund und Kaminer erklären diesen Gegensatz so, daß Abderhalden gekochtes Material, sie selbst aber Zellaufschwemmungen zur Reaktion verwenden. Wenn sie ihre Zellaufschwemmungen abkochen, so wird dieses Material ebenfalls nur von Krebsserum abgebaut, Normalserum läßt es intakt. Krebszellen und Sarkomzellen zeigen einige Unterschiede. Normalserum zerstört beide Arten von Tumorzellen. Krebsserum zerstört Sarkomzellen, dagegen nicht Krebszellen. Carcinomzellen binden besonders Zucker, Lecithin und Nuclein, Sarkomzellen dagegen besonders Nuclein und Pepton. Freund und Kaminer haben dann die bei der Reaktion wirksamen Substanzen aus dem Serum und den Geweben isoliert. Die Tumorzellen zerstörende Substanz des Normalserums ist eine in Äther lösliche zweibasische gesättigte Fettsäure, eine Dicarbonsäureverbindung von der Formel $C_{42}H_{78}O_7$. Sie ist also die Schutzsubstanz der normalen Zellen gegen die Tumorerkrankung. Dagegen ist diejenige Substanz des Krebsserums und des Krebsgewebes, welche die Krebszellen vor der Zerstörung schützt, ein Nucleoglobulin mit speziellem Gehalt an Kohlehydraten und einer ungesättigten Fettsäure, das sich aus der Euglobulinfraktion durch kohlensaures Natrium isolieren läßt und sich durch einige Farbreaktionen vom normalen Euglobulin unterscheidet. Diese Substanz also ist die Schutzsubstanz der Carcinomzellen. Ihre Bildung bedeutet das, was wir als Allgemeindisposition für den Krebs bezeichnen, um so mehr, als sie sich auch nach der Radikaloperation eines Carcinoms selbst bei jahrelanger Rezidivfreiheit noch nachweisen läßt. Nunmehr suchten Freund und Kaminer die Ursache der lokalen Disposition der Krebskrankheit aufzuklären. Es zeigte sich, daß Extrakte normaler Gewebe sich wie Normalserum verhalten, also Krebszellen auflösen. Extrakte aus Krebsgewebe und aus Organen, in denen sich ein Krebs gebildet hat, zerstören die Zellen aber nicht, schützen sie vielmehr vor der lösenden Wirkung von Normalserum. In denjenigen Organen von Krebskranken, die noch nicht Metastasen zeigen, also im Frühstadium der Erkrankung, ist die krebszellenzerstörende Substanz noch nachweisbar, erst im Spätstadium der Krankheit ist sie erloschen.

Nunmehr wurden diejenigen Organe untersucht, die nach klinischer Erfahrung Prädilektionsstellen für die Krebsentwicklung bilden, wie Ulcus cruris und Ulcus ventriculi. Diese Stellen und besonders ihre entzündete Umgebung haben ebenfalls das normale Vermögen der Krebszellenzerstörung verloren, unabhängig davon, ob sich ein Krebs in ihnen entwickelt oder nicht. Sie haben also eine Prädisposition für den Krebs erworben. Auch durch carcinogene Reize, wie starke Röntgenbehandlung und chronische Teerpinselung, Tabaksaft und Ruß, läßt sich diese Veränderung des normalen Gewebes herbeiführen, also ebenfalls die Prädisposition für die Krebsentwicklung künstlich schaffen, während die Sarkomzellenzerstörung erhalten bleibt. Diese Veränderungen bilden also das, was wir als die lokale Disposition für Krebs bezeichnen. Freund und Kaminer schließen aus allen diesen Feststellungen, daß die normalen Gewebe und das normale Blut durch das Vorhandensein einer ätherlöslichen Fettsäure befähigt werden, Krebszellen zu zerstören. An Prädilektionsstellen des Krebses oder nach carcinogenen Substanzen erlischt bei chronischer Reizung diese Fähigkeit durch zu starken Verbrauch der zellzerstörenden Fettsäure. Die Krebszellenzerstörung durch die normalen Körpersäfte ist im Säuglingsblut 20—25 mal, bei Kindern von 1 bis 14 Jahren 4—16 mal so groß als im Serum Erwachsener. Dagegen hat das Serum von Greisen von 60—70 Jahren eine sehr erheblich geringere Fähigkeit der Zellauflösung. Sie liegt an der unteren Grenze, das Serum darf überhaupt nicht mehr verdünnt werden, ohne daß die Zellzerstörung leidet. So erklärt sich die relative Immunität des Kindesalters und die größere Empfänglichkeit des höheren Alters für den Krebs. Altersdisposition und Krebszellenzerstörungsvermögen gehen parallel. Nach Nather und Orator löst das Serum von über 45 Jahre alten Nichtkrebskranken in 78% Krebszellen nicht auf, verhält sich also wie das Serum von Krebskranken. Auch sie betrachten das cytolytische Vermögen des Blutserums als den Ausdruck einer Altersdisposition. Dieses Verhalten beruht auf den Produktionsverhältnissen der Normalsäure, welche die Krebszellen zerstört. Sie hängt mit der Thymusdrüse eng zusammen. Die verminderte Erzeugung der Normalsäure durch die Thymusdrüse im höheren Alter schafft erst die Altersdisposition. Hier sei auf die früheren Ausführungen über die Bedeutung der Thymusdrüse hingewiesen. Nach Freund und Morgenstern steigert die Injektion von Thymusextrakt die Normalsäurebildung im Organismus. Am stärksten lösen die Extrakte von Thymusdrüsen gesunder Menschen, während Thymusextrakte von Krebskranken Krebszellen überhaupt nicht lösen. Auch bei jungen Hunden zeigt sich nach Exstirpation der Thymusdrüse ein herabgesetztes Lösungsvermögen für Krebszellen.

Weitere Untersuchungen von Freund und Kaminer gelten der Entstehung der Substanz, welche die Carcinomzelle vor der Zerstörung durch das Serum schützt. Sie wird im Darm von Krebskranken gebildet und geht hier aus derselben Substanz hervor, aus der sich bei gesunden Menschen die krebszellenzerstörende Substanz des normalen Serums bildet. Das Filtrat des Darminhalts von Krebskranken aller Art, gleichgültig wo der Tumor sitzt, gibt mit dem Extrakt der Geschwulst eine Trübung, während die Filtrate gesunder Menschen diese Trübung vermissen lassen. Es entsteht im Darm von Individuen mit Krebsdisposition im Gegensatz zu Normalen aus Palmitin nicht eine gesättigte Dicarbonsäure, welche als Schutz gegen die krebsige Umwandlung normaler Körperzellen dient, sondern eine ungesättigte Fettsäure, welche in den Körpersäften sich mit Euglobulin- und Kohlehydraten zu der Nucleoglobulinsubstanz verbindet, welche die Carcinomzellen vor der Zerstörung durch das normale Serum schützt und so die Ursache der Krebsbildung wird.

Eine interessante Ergänzung erfahren diese Experimente von Freund und Kaminer durch Kulturversuche, welche ein Licht werfen auf die Entstehung von Krebs durch Röntgen- und Radiumstrahlen. Sie sind von J. C. Mottram mitgeteilt worden und beweisen nach diesem Autor, daß im Gewebe Erwachsener Stoffe vorhanden sind, die wachstumshemmende Eigenschaften haben. Bei Kulturen von Nierenzellen und Zusatz von Nierenextrakt alter Tiere zeigte sich deutlich eine Wachstumshemmung auf die Nierenzellen, während der Zusatz eines Extrakts des Flexner-Joblingschen Rattentumors ohne Einfluß blieb. Setzte er aber einen Nierenextrakt hinzu, der vorher im Eisschrank mit Radium bestrahlt worden war, so trat lebhaftes Wachstum der Nierenzellen ein; während der unbestrahlte Extrakt die Kulturen hemmte. Also, so schließt Mottram, wird durch Bestrahlung mit Radium der wachstumshemmende Faktor normaler erwachsener Nierenextrakte zerstört. Für das Krebsproblem folgert er daraus eine Zerstörung von wachstumshemmenden Faktoren normaler Gewebe und insbesondere für die durch Radium und Röntgen hervorgerufenen malignen Tumoren die Aufhebung des Gleichgewichts zwischen natürlicher Wachstumstendenz der Zellen und den ihnen innewohnenden hemmenden Faktoren durch die Bestrahlung. Die Beziehungen dieser Anschauungen über das Zustandekommen der Krebsbildung zu den Arbeiten von Freund und Kaminer und zu den Ansichten von Burrows erscheinen sehr bedeutungsvoll. Aber es ist auffällig, daß die so exakten und eindeutigen chemischen Arbeiten von Freund und Kaminer bisher von keiner Seite nachgeprüft worden sind. Würden diese Nachprüfungen eine Bestätigung der Arbeiten der Wiener Autoren ergeben, so hätten wir allerdings in ihnen eine sehr beachtenswerte Erklärung für das zu sehen, was wir Disposition der Krebskrankheit nennen. Wir haben hier Beziehungen von Altersdisposition zur endokrinen Störung (Thymusdrüse), und auch Ernährung und Stoffwechsel werden in diesen Komplex hineinbezogen (Darminhalt!). Eine Würdigung der Arbeiten von Freund und Kaminer kann erst dann erfolgen,

wenn von anderer Seite insbesondere die chemischen Untersuchungen nachgeprüft sind.

Auch Gröbly vertritt die Anschauung, daß rein chemische Vorgänge die
Grundlage der Geschwulstdisposition bilden, und zwar in erster Linie der
Nucleoproteidstoffwechsel als Folge von Stoffwechselvorgängen der Zellkerne.
Jeder Organismus und jedes Zell- und Organsystem baut Nucleoproteide auf.
Dabei zeigen sich jedoch im einzelnen Unterschiede. Männer zeigen sich z. B.
in dieser Fähigkeit gegenüber Frauen überlegen, Lymphdrüsen, Leber, Knochen,
Uterus und Mamma verbrauchen mehr Bausteine für diesen Aufbau als andere
Organe. Krebszellen und embryonale Zellen enthalten mehr Nucleoproteide als
normale Zellen. Es ist also eine Krebsdisposition dort vorhanden, wo eine Anhäufung von Nucleoproteidsubstanzen vorliegt. Daher erkranken Männer
häufiger als Frauen, abgesehen von den Genitalcarcinomen, und Metastasen
wachsen viel eher in Organen mit großer Fähigkeit zum Aufbau von Nucleo
proteiden. Mit zunehmendem Alter wird der Nucleoproteidstoffwechsel stärker
und diese Anreicherung des Organismus an Nucleoproteiden ist die Folge des
Erlöschens der Keimdrüsentätigkeit. Sie übt einen wachstumsauslösenden
Reiz auf einzelne Zellgruppen aus, wobei noch lokale äußere Reize (exogene
Faktoren) eine Rolle spielen. Den „Status nucleohyperplasticus" als konstitutionelle Grundlage der malignen Tumoren folgert Gröbly aus Untersuchungen über den Phosphorquotienten des Blutes, der im Verhältnis von

$$\frac{\text{mg } P_2O_5 \text{ in 10 ccm Blut}}{\text{Zahl der roten Blutkörperchen}}$$ gegeben ist. Er beträgt bei normalen Menschen
2,5—2,9, das ist sehr erheblich mehr als bei Krebskranken. Bei einem Phos-
phorquotienten von mehr als 3,17 soll es sich immer um Tumorkranke handeln.
Allerdings sind diese Angaben von Gröbly bisher unbestätigt geblieben.

Nach Hirschfeld und Klinger entstehen die malignen Tumoren aus neu
aufgebautem Eiweiß und es gelten für sie dieselben Gesetze, welche die Eiweiß-
synthese auch sonst im Organismus beeinflussen. Mit zunehmendem Alter werden
für den Aufbau von Eiweiß besonders günstige Bedingungen geschaffen. So nimmt
im Alter die Membrandurchlässigkeit der Zellen ab, wodurch einerseits eine verminderte Ausscheidung von Eiweißbauprodukten, andererseits eine Abnahme der
Synthese in den meisten Körperzellen bedingt ist. Als Folge dieser Zustände
ergibt sich ein mangelnder Abfluß der mit der Nahrung aufgenommenen Zell-
bausteine. Hinzu kommt das Absinken der Tätigkeit der Drüsen, welche den
Stoffwechsel und besonders den Eiweißumsatz steigern. Es kommt also durch
alle diese Momente zu einer Verlangsamung des Eiweißstoffwechsels und zu
einer Art von Stauung von Eiweißspaltstückchen im Blutplasma, die eine besonders reichliche Ernährung solcher Zellen gewährleistet, welche eine erhöhte
Wachstumsenergie zeigen, z. B. Zellen bei chronisch-entzündlichen Prozessen,
die eine besonders intensive Teilung und Vermehrung aufweisen und dadurch
zu besser permeablen Membranen gelangen. Es wurde nun zur Prüfung dieser
Anschauungen von Hirschfeld und Klinger das proteolytische Abbauvermögen
von Krebsserum und normalem Serum geprüft. Bei den sicher klinisch Krebsfreien war es in 22% herabgesetzt. Bei den sicher Krebskranken hatten 68%
ein starkes, 13% ein mäßig herabgesetztes Abbauvermögen. 19% verhielten sich
normal. Der Befund eines verminderten Abbauvermögens bei $^1/_5$ von sicher krebs-

freien Kranken beweist ihnen, daß diese Eigenschaft nicht Folge, sondern eine der Ursachen der Tumorentstehung ist und als Ausdruck der Disposition für den Krebs angesehen werden darf. Merkwürdig ist allerdings, daß jugendliche Individuen eine sehr erhebliche Herabsetzung des Abbauvermögens haben. Hirschfeld und Klinger erinnern daran, daß Impftumoren bei jugendlichen Individuen besonders gut wachsen, also doch eine Art von Disposition hier vorhanden sein muß, auf deren Boden sich allerdings Spontantumoren nur selten entwickeln.

In einer Herabsetzung der Oberflächenspannung der Gewebssäfte sieht endlich E. Bauer das konstitutionelle Moment der Krebsbildung. Sie führt zu einer Isolation und Beschleunigung der Zellteilung, welche die notwendige Bedingung der Carcinomentwicklung ist. Auch F. Blumenthal weist auf die Bedeutung dieser Anschauungen von E. Bauer hin und hält auch seinerseits die Erniedrigung der Oberflächenspannung für die erste Bedingung der Entwicklung und des Wachstums der Tumoren. Nach Bauer und Lasnitzki ist sie auch für die Metastasenbildung von wesentlicher Bedeutung. Für die ätiologische Bedeutung der Oberflächenspannung bei der Entstehung maligner Tumoren sprechen auch die Arbeiten von Waterman, Kargan und Salowiew. Arakawa fand in den Extrakten bösartiger Tumoren eine Herabsetzung der Oberflächenspannung parallel dem Grade der Malignität.

Neue Untersuchungen von Waterman knüpfen an die Freund-Kaminerschen Feststellungen an, welche im Serum des Normalen eine die Carcinomzellen zerstörende Substanz festgestellt haben, die in dem Serum Krebskranker fehlt. Waterman bestätigt diese Angaben und hält ebenfalls das Verschwinden der die Krebszellen lösenden Substanz für den Ausdruck der Disposition zur Krebsbildung. Er stellte weiter fest, daß die in der normalen Mäusehaut nachweisbare, die Krebszellen lösende Substanz nach der Teerpinselung geringer wird und nach Beginn der Teerkrebsbildung ganz verschwindet. Der cytolytische Extrakt der normalen Haut wird durch dosierte Bestrahlung in vitro zuerst vermindert, nach längerer Bestrahlung aber wieder reaktiviert. Waterman gelang alsdann die Isolierung dieser die Krebszellen lösenden Substanz. Sie wird zum größten Teil in den Lymphdrüsen gebildet, ferner in Milz und Thymus, so daß also Waterman zu dem Schluß kommt, daß diese cytolytische Substanz ein Produkt des reticulo-endothelialen Systems ist, eine Art von Hormon, welches die Gesetze der Zellregeneration regelt. Seine Verminderung oder Zerstörung durch irgendwelche äußeren Faktoren schafft die Disposition für die Entstehung des Carcinoms. Während aber Freund-Kaminer den Ort der Bildung dieser Substanz in den Darm verlegen, läßt Waterman sie in dem reticulo-endothelialen Zellsystem entstehen. Es wird sich zeigen müssen, ob diese Angaben von Waterman der Nachprüfung standhalten. Daß im Serum der Normalen eine die Krebszellen zerstörende Substanz vorhanden ist, ist auch nach Peracchia sicher. Ihr Verschwinden im Alter ist der organische Ausdruck der Geschwulstdisposition. Er beobachtet ihren Mangel im Serum auch nach Entfernung des Tumors und ihre Verstärkung durch kleine Röntgendosen.

Endlich seien die Anschauungen von Burrows und Yorstad über die biochemischen Grundlagen der Krebsdisposition wiedergegeben. Burrows fand in Gewebskulturen zwei Substanzen, die von den Zellen gebildet werden. Die erste,

Ergusia genannt, ist ein Lipoid, das von den Zellen abgeschieden und von Fetten und Proteinen absorbiert wird. Dadurch kommt eine Herabsetzung der Oberflächenspannung der Zelle zustande, die Zelle gewinnt die Fähigkeit, in größere Proteinmassen oder Fetttropfen hineinzuwandern. Wenn nun Teer z. B. in ein Gewebe injiziert wird, so löst sich die Ergusia in ihm und zieht monocytäre Zellen aus der intercellulären Substanz an. Dadurch bildet sich eine dichte Zellanhäufung im Teertropfen, und in dieser Zellanhäufung wird eine zweite Substanz gebildet, die Burrows Archusia nennt. Ebenso wie Teer wirken Röntgen- oder Radiumstrahlen, Bakterien und andere tierische Parasiten. Die Archusia wird in der Zelle aufgehäuft und diffundiert leicht in das Plasma der Gewebskultur. Mit steigender Archusiakonzentration erlangt die Zelle zuerst aktive Fortbewegung, dann Wachstum und schließlich kommt es zur Autolyse. Die Archusia bildet sich nur bei Gegenwart von Sauerstoff aus noch unbekannten Nährstoffen. Sie kann zur Wachstumsförderung gespeichert werden nur in dichten Zellanhäufungen mit herabgesetzter Blutzirkulation, welche, wie schon erwähnt, durch die Tätigkeit der Ergusia hervorgerufen werden. Wenn nun alle Energien der Zelle lediglich zum Wachstum verwendet werden, dann wird ihre Wachstumstendenz schließlich so groß, daß sie alle anderen Zellen schnell überwuchert und so schließlich zum schrankenlosen Wachstum (Krebszellen) führt. Die Krebszelle zeigt also die Eigenschaft gesteigerter Vermehrung auf Kosten aller übrigen Funktionen, und diese Aktivität ist abhängig von der gesteigerten Archusiabildung. Die Archusia ist ein Vitamin B, die Ergusia ein Vitamin A. Das Ergusiavitamin ist ein Produkt der Wachstumsreaktion, die Archusia liefert die Energie zum Zustandekommen der Reaktion. Archusia findet sich am meisten im Hühnerembryo in den 5 ersten Tagen, dann nimmt sie wieder an Menge ab. Das Vitamin B verhält sich gleich der Archusia, während mit der Abnahme des Vitamin B mit steigendem Alter des Embryo zugleich das Vitamin A (Ergusia) zunimmt. Krebsgewebe hat kein Vitamin A, aber große Mengen von Vitamin B. Es ist also nach Burrows der Krebs das Resultat eines gestörten Gleichgewichts von Vitamin A und Vitamin B infolge von Vorgängen, welche zu einer Entfernung des Vitamin A und Vermehrung des Vitamin B führen. Haagen formuliert die Theorie von Burrows und Yorstad so: Eine aus ihrem normalen Gewebsverband gelöste Zellansammlung wird infolge ungenügender Gefäßversorgung mangelhaft ernährt. Unter der Einwirkung carcinogener Substanzen (Teer, Tumorfiltrate usw.) verschwindet das wachstumshemmende Vitamin A, die Ergusia, während das antagonistische wachstumsfördernde Vitamin B, die Archusia, die Oberhand gewinnt. Es läßt sich die Archusia im Experiment durch Vitamin B, die Ergusia durch Vitamin A ersetzen. Ob sie identisch sind, ist aber die Frage. Man sollte nach Haagen vorläufig nur von „wachstumshemmenden" und „wachstumsfördernden" Vitaminen sprechen. So wäre also das Carcinom eine Folge von Stoffwechselstörungen, besonders im Vitaminstoffwechsel.

An dieser Stelle wären nun die Arbeiten von O. Warburg und seinen Schülern zu besprechen, welche dem Kohlehydratstoffwechsel im Organismus die primäre -und entscheidende Rolle bei der Entstehung des Carcinoms zuschreiben, während Burrows und Yorstad glauben, daß der Vitamin B-Überschuß den Zellen — also erst sekundär — eine weitgehende Änderung ihres Stoffwechsels aufzwingt (Haagen), welche ihren nachweisbaren und meßbaren Ausdruck in den Veränderungen von Atmung und Gärung in den Zellen findet, die Warburg entdeckt hat. Warburg faßt das Carcinomproblem überhaupt als zellphysiologisches Problem im engeren Sinne auf und hat es experimentell auf dem Gebiete der energieliefernden Reaktionen angegriffen. Seine Experimente werden wir später schildern.

Er findet, wie wir noch zeigen werden, daß die Gärung des Carcinoms 10mal so stark ist als die Gärung der Gewebe, aus denen sie entstehen. In diesen aber ist sie verdeckt durch die Sauerstoffatmung. Er lehnt es aber ab, daß die verstärkte Gärung in den Krebszellen eine neu erworbene Eigenschaft ist, die vorher nicht vorhanden war, oder daß sich die Gärung durch irgendwelche Einflüsse energieliefernder Reaktionen in so hohem Grade beschleunigen ließe. Es bleibt nur anzunehmen, daß die Zellen der Ursprungsgewebe verschieden stark gären, einige sehr stark, die Hauptmenge aber nur schwach. Experimentell ließ sich zeigen, daß junges wachsendes Gewebe stärker gärt als ruhende, nicht mehr wachsende Zellen, und die größte Gärung findet sich dort, wo wachsende Zellen in größter Konzentration vorhanden sind, also im embryonalen Gewebe. Hier ist sie unter anaeroben Bedingungen — also in der Erstickung — ebenso stark wie in Tumoren, besonders nach Negelein in den ersten Stadien der embryonalen Entwicklung. Der Carcinomstoffwechsel ist also quantitativ der Erstickungsstoffwechsel normaler wachsender Körperzellen, und die Tatsache, daß die Carcinomzellen von wachsenden, stark gärenden Körperzellen sich ableiten lassen, erklärt es, daß das Carcinom wächst und gärt. Die Übereinstimmung des Stoffwechsels wachsender Zellen und Carcinomzellen aber zeigt sich nur in der Erstickung, nicht aber, wenn die Zellen bei Sauerstoff atmen. Dann ist die Carcinomzelle nicht imstande, wie die normale Zelle die aus der Gärung entstandene Milchsäure wieder durch Atmung zum Verschwinden zu bringen; sie ist also unfähig, die Gärung zu verdecken, denn ihre Atmung ist geschädigt. Diese Schädigung der Atmung läßt sich elektiv im Experiment bei embryonalen Zellen hervorrufen, ohne daß gleichzeitig ihre Gärung geschädigt wird. Allgemein hat sich gezeigt, daß die Atmung von Zellen empfindlicher ist als ihre Gärung. Es können also die allerverschiedensten Schädigungen auch in vitro bei embryonalen Zellen eine Veränderung des Stoffwechsels im Sinne des Verhaltens von Carcinomzellen hervorrufen, und so lassen sich die Experimente von Carrel, A. Fischer usw. erklären, welche durch Zusatz von mancherlei chemischen Substanzen (Arsen, Teer) stark gärende embryonale Zellen in Tumorzellen umwandelten. Daß im Körper wie in vitro nicht jede Schädigung Carcinom erzeugt, liegt nur daran, daß durch Schädigung der Atmung meist die Zelle abgetötet wird.

Warburg, Posener und Negelein glauben also, daß unter den Zellen der erwachsenen Gewebe die Glykolyse ungleich verteilt ist. Einige Zellen besitzen die starke glykolytische Fähigkeit der embryonalen Zellen, den meisten Zellen aber fehlt jede glykolytische Wirksamkeit. Wenn nun infolge von Druck, Gefäßsklerose, Bakterienwirkung usw. ein Sauerstoffmangel in einem Zellbezirk eintritt, dann gehen die zur Glykolyse unfähigen Zellen zugrunde, während die glykolytisch wirksamen Zellen weiterleben. Diese weiterlebenden und auf Kosten der Spaltungsenergie wachsenden Zellen werden bei chronisch fortwirkendem Sauerstoffmangel zu Geweben, welche an glykolytischer Wirksamkeit den embryonalen Zellen gleichen. Im Gegensatz zu diesen aber wachsen sie unter Sauerstoffmangel, d. h. also sie zeigen das Verhalten von Tumorzellen. Die Tumoren entstehen demnach nicht aus versprengten embryonalen Keimen, sondern aus den differenzierten wachsenden Zellen, die einen integrierenden Bestandteil jedes lebenden Gewebes bilden und an die Stelle des unbestimmten Begriffes „Reiz" rückt der bestimmte Begriff „Sauerstoffmangel".

Warburg sieht also die Ursache des Carcinoms in der anaeroben Komponente des Stoffwechsels normaler wachsender Körperzellen sowie in dem Umstand, daß diese Komponente gegen Schädigungen widerstandsfähiger ist als die Atmung. Alle Schädigungen, welchen der Körper unterworfen ist, züchten daher die anaerobe Komponente aus dem normalen Zustande heraus und schaffen so Zellen von den Eigenschaften der Carcinomzellen.

Inwieweit diese Anschauungen von O. Warburg experimentell gestützt werden, werden wir noch zu zeigen haben.

Auch Carrel hat namentlich auf Grund seiner Studien an malignen Zellen im Kulturverfahren seine Anschauungen über die Entstehung der malignen Geschwülste dahin zusammengefaßt, daß dazu zwei Faktoren nötig sind, einmal der lokale Reiz, dann aber auch bestimmte Lebensbedingungen der Säfte und Gewebe. In vitro läßt sich nach Carrel durch Teer z. B. eine Umstimmung von normalen Zellen zu malignen nicht erreichen. Nur wenn wir den Teer Hühnern einspritzen, können wir neben den örtlichen Reizwirkungen auf die Zellen die Veränderung des Blutplasmas hervorrufen, die beide zur Tumorbildung nötig sind. Es ist nach Carrel nicht derselbe Faktor, der normale Zellen bösartig macht und derjenige, welcher unbegrenztes Wachstum bewirkt. Das Wachstum normaler Gewebe ist abhängig von der Zusammensetzung des Nährbodens, und zwar vom Gehalt an wachstumsfördernden und hemmenden Substanzen. Erstere finden sich im Embryonalextrakt; sie wirken verjüngend auf Bindegewebe und Epithel, weshalb beide unbegrenzt weiterwachsen können. Hitze zerstört diese Substanzen, sie gehen nicht durch Chamberlandfilter, verlieren bei Körpertemperatur rasch ihre Aktivität und sind jenen Substanzen analog, die sich in Leukocyten, in manchen normalen und in Tumorzellen finden. Zum Unterschied von Hormonen regen sie nicht das Wachstum an, vielmehr liefern sie das Material zum Aufbau des Zelleibs. Serum, namentlich älterer Individuen, hemmt das Zellwachstum. Diese Eigenschaft wird hervorgerufen durch antagonistische Wirkung zweier Substanzgruppen, eines Globulinkomplexes, der das Wachstum fördert und von Albuminen, welche hitzebeständig sind und das Zellwachstum ausgesprochen hemmen. Das gilt auch für das Plasma Erwachsener. Das abnorme Wachstum der Tumoren kommt also ab 1. von dem Fehlen des nötigen Nährmaterials für die Synthese des Protoplasmas von Epithel und Bindegewebe, 2. vom wachstumshemmenden Vermögen des Serums, 3. von der Unbeständigkeit der wachstumsfördernden Substanzen in der Körperflüssigkeit. Während die hemmenden Substanzen des Serums sehr beständig sind und sich rasch regenerieren, werden die fördernden Substanzen in den Zellen gespeichert und verlieren, wenn sie in Freiheit gesetzt werden, schnell ihre Aktivität auch bei Körpertemperatur in der Gewebsflüssigkeit. In dieser Weise schützt sich der Körper vor der Tumorbildung. Die Sarkomzelle ver-

mehrt sich auch im Serum Erwachsener. Sie enthält Substanzen der Zell-
vermehrung analog den embryonalen „Trephonen", dringt in die Nachbargewebe ein, zerstört sie und schöpft aus ihnen neuen Nährstoff zum Wachstum.
Bei Kachexie und Allgemeininfektionen bilden sich im Serum auch wachstumshemmende Substanzen.

Bei der Bedeutung, welche den Carrelschen Arbeiten zukommt, verdient
auch diese Hypothese eine ausführliche Wiedergabe. Inwieweit sie der Wirklich-
keit nahekommt, sei dahingestellt, zumal eine ihrer Voraussetzungen, daß nämlich Zellen in vitro durch Teer nicht maligne gemacht werden können, nicht
richtig ist, wie neuere Experimente beweisen.

h) Die Immunitätserscheinungen bei malignen Geschwülsten.

Unsere klinischen und experimentellen Erfahrungen lehren uns, daß die
überwiegende Zahl der Individuen nicht an bösartigen Geschwülsten erkrankt.
Sie zeigen also, wie wir uns in Analogie mit den aus der Klinik der Infektionskrankheiten entnommenen Begriffen ausdrücken, eine angeborene Immunität gegen
maligne Geschwülste. Nun hat Jensen schon in seinen ersten Arbeiten berichtet,
daß Mäuse, die er mit einem Carcinom impfte, das nicht anging oder das sich wieder
zurückbildete, gegen eine 2. Impfung sich gewöhnlich refraktär zeigen, daß es
also auch eine erworbene Immunität gegen den Krebs geben muß. Den
Beweis für die Richtigkeit dieser Anschauung haben Ehrlich-Apolant erbracht. Sie wiesen nach, daß nach der Impfung mit einem schwach virulenten
Tumorstamm, der zu keiner Tumorentwicklung führt, die darauf folgende Impfung mit einem virulenten Carcinomstamm bei einer großen Anzahl vorgeimpfter
Tiere negativ bleibt, während die nicht vorgeimpften Kontrolltiere bis zu 100%
eine Geschwulstbildung erkennen lassen. Somit war also erwiesen, daß sich eine
erworbene Immunität gegen maligne Geschwülste künstlich hervorrufen läßt. Diese Tatsache haben alle späteren Arbeiten durchaus bestätigt
(Bashford, v. Gierke, Lewin, Uhlenhuth usw.). Demgegenüber stehen
die Beobachtungen von Nather und Schnitzler, welche diese Immunität
verneinen, vereinzelt da. Wood hat die spontane Rückbildung von Tier-
und Menschengeschwülsten nicht als Immunitätsvorgang deuten wollen. Sie
sei etwas ganz anderes als die Spontanheilung transplantierter Tumoren. Woglom bemerkt, daß die Spontanheilung von Impftumoren in einer primären
Immunität der geimpften Tiere begründet sei, da z. B. beim Jensensarkom
auch eine zweite Impfung erfolglos bleibt.

Es ist nun immer betont worden, daß angeborene und erworbene Tumorresistenz durchaus nicht gleichzusetzen sind. In der Tat läßt sich einwenden, daß,
wenn nach der Impfung von Tumorzellen auf ein gesundes Tier eine Geschwulstentwicklung ausbleibt, daraus noch nicht auf das Bestehen einer angeborenen
Tumorimmunität geschlossen werden darf. Es wird ja dabei Zellmaterial in
einen Organismus gebracht, das hier zum Teil resorbiert wird und durch diese
Resorption werden Reaktionen ausgelöst, welche das Anwachsen der nicht resorbierten Zellen verhindern und sie schließlich vernichten können. Es wird
also eine Immunität durch die Impfung selbst erworben, die in ihrem Wesen ganz
verschieden sein könnte von der Immunität, welche das Entstehen einer spontanen Geschwulst verhindert.

Es gibt eine Reihe von Arbeiten, welche sich mit den gegenseitigen immunisatorischen Beziehungen von Spontantumoren und transplantierten Geschwülsten beschäftigen. Haaland hat z. B. untersucht, wie sich Tumoren verhalten, die er spontan erkrankten Tieren entfernte und ihnen dann neuerdings wieder implantierte. Solche Versuche hat schon Leo Loeb angestellt. Er hat einen Rattentumor radikal operiert und ihn wieder demselben Tier implantiert. Der Tumor wuchs hier weiter, während er nach der Überpflanzung auf andere normale Ratten nicht zur Entwicklung kam. Auch ein Hundetumor zeigte ein gleiches Verhalten. Bashford, Murray und Cramer berichten, daß von 4 an Spontantumoren erkrankten Mäusen 2 mit ihrem eigenen exstirpierten Tumor wieder geimpft werden konnten. Dagegen gelang es ihnen bei 6 anderen Mäusen mit Spontantumoren nur einmal, bei 325 Normalmäusen nur achtmal, damit einen positiven Impferfolg zu erzielen. Auch Apolant sah, daß nach Entfernung der Spontangeschwulst von 8 Mäusen der Tumor bei 6 Tieren wieder implantiert werden konnte. Haaland konnte von 59 radikal operierten Spontantumoren 57 wieder auf die operierten Mäuse mit positivem Erfolge übertragen. Freilich müssen die Resultate längere Zeit abgewartet werden, da der Erfolg der Impfung sich erst nach 5—7 Wochen einstellt. Dieselben Tumoren wurden nun auf Mäuse mit anderen Spontantumoren überimpft. Unter 58 Implantationen waren nur 5 von Erfolg. Von 73 Tumoren, die Haaland auf 5519 überlebende normale Mäuse impfte, wurden nur 307 positive Impfungen, also nur 5,6%, erzielt. Diese Experimente zu vergleichen, ist von großem biologischen Interesse. Es zeigt sich zunächst, daß Zellen in dem Organismus, aus dem sie stammen, die besten Wachstumsbedingungen finden. Aber auch die Gefahren der Rezidivbildung und der Entstehung von Metastasen werden durch diese Experimente beleuchtet, während zugleich die relative Ungefährlichkeit der Tumorzellen für andere Individuen klar auf der Hand liegt. Ich möchte das besonders betonen gegenüber dem heroischen Selbstversuch von Kurtzahn, der sich mit menschlichen Carcinomzellen impfte und aus dem negativen Ausfall des Versuchs weitgehende Schlüsse zieht.

Weitere Forschungen Haalands sollten die Frage entscheiden, ob Mäuse mit Spontantumoren in gleicher Weise auf die Impfung neuer Tumoren reagieren wie normale Tiere. Es hat sich dabei herausgestellt, daß Krebsmäuse implantierte Geschwülste auf demselben Wege zur Absorption bringen können wie Normalmäuse. Mäuse mit Spontantumoren lassen sich auf alle dieselben Methoden gegen neu implantierte Tumoren immunisieren, wie wir sie bei normalen Tieren kennen. Diese Methoden sind aber völlig unwirksam gegen die Reinokulation des Spontantumors.

Alle solche Versuche zeigen also, daß die Immunitätsvorgänge bei der Krebskrankheit ein sehr differentes Phänomen darstellen, das bei spontanen und überimpften Tumoren etwas anderes bedeuten könnte.

Dafür spricht auch die von Clunet, Bashford und Haaland beschriebene Beobachtung, daß hoch immunisierte Tiere, bei denen kein Tumor bei der künstlichen Impfung mehr angeht, doch noch spontan an einer bösartigen Geschwulst erkranken können (Apolant). Aber eine Trennung der erworbenen von der angeborenen Immunität ist durchaus nicht notwendig. Es könnte sich sehr wohl um den gleichen Vorgang handeln, wenn wir nämlich annehmen, daß bei der Entstehung des spontanen Tumors zwei ganz verschiedene Prozesse sich abspielen. Einmal die Umwandlung normaler Körperzellen zu malignen Zellen, d. h. also zu Zellen, die biologische Eigenschaften gewinnen, welche den normalen Körperzellen fehlen. Damit werden sie zu Zellen, die für den Organismus fremd geworden sind und gegen die im Organismus infolgedessen dauernd Abwehrreaktionen ausgelöst werden mit dem Ziele, diese „fremden" neuartigen Zellen zu vernichten, geradeso wie der Körper sich gegen andere fremdartige Zellindividuen (Bakterien, Protozoen) und gegen Fremdkörper überhaupt zur Wehr setzt. Es ist der Vorgang der Zellumbildung zur malignen Zelle selbst noch nicht gleichbedeutend mit der Entstehung einer malignen Geschwulst. Vielmehr ist es sehr wahrscheinlich, daß dieser Prozeß der malignen Zellentartung dauernd und bei jedem Individuum in gleicher Weise und in gleicher Häufigkeit sich abspielt, hervorgerufen durch chronische Reizungsvorgänge mannigfachster Art, sei es durch endogene, sei es durch exogene Reizfaktoren.

Es kann sich dieser Vorgang auf wenige Zellen beschränken, so daß er überhaupt dem Nachweis sich entzieht, er kann aber auch schon größere Zellgruppen betreffen; und die Tatsache, daß wir in zahlreichen Organen atypische Epithelwucherungen mit infiltrativem Wachstum antreffen (Lubarsch, Robert Meyer u. a.) spricht sehr dafür, daß solche Vorgänge dauernd stattfinden und daß alle diese atypischen Zellwucherungen tatsächlich schon die ersten morphologisch erkennbaren Anfänge einer malignen Zellumwandlung sind, die nur als solche mit unseren bisherigen Methoden nicht nachgewiesen werden können und auch klinisch nicht in Erscheinung treten. Vielleicht werden neuere biochemische Untersuchungen (Waterman, Warburg) die Möglichkeit der Krebserkennung schon in diesem frühesten Stadium schaffen. Die meisten dieser dauernd sich bildenden Zellkomplexe mit neuen biologischen Eigenschaften werden durch die gegen sie gerichteten Abwehrreaktionen des Körpers wieder vernichtet oder sie bleiben doch nur lokalisierte Vorgänge von mehr oder minder großer Ausdehnung, die klinisch nicht ausreichen, sie als Krebserkrankung zu bezeichnen. In der Beschränkung der Entwicklungsmöglichkeiten solcher primärer Zellherde oder in ihrer vollkommenen Vernichtung durch die von ihnen ausgelösten Abwehrreaktionen liegt das Wesen der angeborenen Krebsimmunität. Sie unterscheidet sich dann also in nichts von der erworbenen Krebsimmunität. Hier bringen wir fertige Krebszellen in einen gesunden Organismus. Dieser reagiert darauf mit Abwehrreaktionen, die entweder ausreichend sind, den fremden Eindringling zu zerstören oder wenn sie dazu nicht ausreichen, den weiteren Prozeß der malignen Geschwulstentwicklung mit allen ihren klinischen Folgen ungehindert sich entfalten lassen. Diese erworbene Immunität kann sich natürlich einmal erschöpfen und dann kann es auch zu spontanen Tumorbildungen kommen, denen der Körper schutzlos gegenübersteht. Für die Richtigkeit dieser Vorstellungen spricht das Verhalten des Organismus nach der Verschleppung von malignen Zellen aus dem primären Krankheitsherde in die verschiedenen Organe. Es ist nicht zweifelhaft, daß sich mikroskopische Metastasen bei den meisten Geschwülsten schon im allerersten Stadium finden. Sie werden offensichtlich durch die Abwehrreaktionen des Körpers wieder vernichtet, die zwar nicht ausreichen, den primären Herd zu beseitigen, wohl aber noch imstande sind, die Bildung neuer Geschwülste aus den über den ganzen Körper durch den Säftestrom verschleppten kleinen und kleinsten malignen Zellgruppen zu verhindern. Erst wenn der Widerstand des Körpers gebrochen ist, kommt es zur Ausbildung makroskopisch nachweisbarer metastatischer Tumoren. Nur so läßt sich die klinische Erfahrung deuten, daß nach der Exstirpation von malignen Tumoren im frühesten Stadium der Erkennung schon kurze Zeit nach der Operation massenhafte Metastasen in den Organen auftreten, während an der Stelle der Operation selbst kein Rezidiv erscheint. Auch hier also gehen dieselben Abwehrreaktionen vor sich, die sich gegen transplantierte maligne Zellen im Organismus richten und die letzten Endes die gleichen sind, die in jedem Organismus ausgelöst werden, sobald sich in ihm primär maligne Zellen infolge von Reizvorgängen mannigfacher Art an dieser oder jener Stelle gebildet haben.

So aufgefaßt wären angeborene und erworbene Immunität letzten Endes gleichartige Prozesse, die in ihrem Wesen durchaus jenen Immunitätsvorgängen ähnlich sind, welche wir bei allen durch Mikroorganismen hervorgerufenen Krankheiten beobachten können. In der Tat hat ja auch Kuczynski festgestellt, daß bei der Abwehr von Infektionsprozessen und bei dem Nichtangehen von Impftumoren gleiche anatomische Veränderungen sowohl lokal an der Stelle der Impfung, wie vor allem auch in der Milz und im Blute sich abspielen. Alle diese Veränderungen sind mit den cytolytischen Leistungen des Organismus verknüpft, treten also bei allen Vorgängen im Körper auf, die dem Schutz und der Abwehr des Organismus gegen Krankheitserreger dienen. Auch Lumsden glaubt, daß es zum Zustandekommen der angeborenen oder natürlichen Resistenz genügt, wenn nur einige wenige Tumorzellen zugrunde gehen und ihr autolysierter Inhalt resorbiert wird. Dadurch wird der Organismus aktiv immunisiert und vermag nun den Tumor zu vernichten.

Ob es zur Bildung einer malignen Geschwulst kommt, hängt zunächst ab von der Virulenz der Tumorzellen, so wie ja auch bei den Infektionskrankheiten die Virulenz der Erreger von Bedeutung ist. Diese Tumorzellenvirulenz ist verschieden groß. Wir kennen Tumoren, z. B. die hämorrhagischen Mäusecarcinome, die sich nur schlecht verimpfen lassen, während andere maligne Geschwülste ohne Schwierigkeit transplantabel sind. Wir müssen annehmen, daß diese Differenzen der Zellvirulenz schon bei ihrem ersten Entstehen im Körper von ausschlaggebender Bedeutung für ihr weiteres Verhalten im Organismus sind. Wir kennen ja auch beim Menschen maligne Tumoren, die viele Jahre als lokales Leiden bestehen, außerordentlich langsam wachsen und gar keine Metastasen oder Rezidive machen, während andere von vornherein von erstaunlicher Bösartigkeit sind. In der Transplantabilität der Tumoren der Tiere haben wir offenbar ein Maß des Bösartigkeitsgrades zu erblicken, dessen Beurteilung beim Menschen uns durch die klinische Entwicklung der Krankheit erst ermöglicht wird. Nur die wenigsten Tiertumoren sind transplantabel. Es ist deshalb wohl auch für die menschlichen Tumoren das gleiche anzunehmen und es bedeutet daher das schon erwähnte Experiment von Kurtzahn für die Frage der Übertragbarkeit des menschlichem Carcinoms auf andere Individuen herzlich wenig. Ich wundere mich, daß Kurtzahn aus diesem Experiment so weitgehende Folgerungen zieht. Bei

Übertragungen eines primären Tumors auf sehr viele Tiere sehen wir doch oft nur ganz einzelne Tiere erkranken, selbst wenn der Tumor sich dabei an sich als transplantabel erweist. Es bedürfte, um beim Menschen Vergleiche zu ermöglichen, der Übertragung von vielen Hunderten von Tumoren auf zahlreiche gesunde Individuen, um irgendwelche Schlußfolgerungen von allgemeiner Gültigkeit zuzulassen.

Bei den Übertragungsversuchen von Tiertumoren können wir weiter feststellen, daß die Virulenz der Tumorzellen keine konstante Größe ist. Sie läßt sich künstlich steigern oder schwächen. So hat sich gezeigt, daß durch Tierpassage die Virulenz der Tumorzellen größer wird, eine Tatsache, die jeder kennt, der mit Tiertumoren gearbeitet hat.

Corson White und Leo Loeb fanden, daß Wachstumsenergie, Latenzzeit und Zahl der sich zurückbildenden Tumoren sich proportional zur Erwärmung der geimpften Zellen verhält. Nach 55 Minuten langem Erwärmen treten tiefgreifende Veränderungen in den Zellen auf, durch welche die eben erwähnten Eigenschaften des Tumorwachstums in gleicher Weise beeinflußt werden. Während aber die Transplantationsfähigkeit der Tumorzellen nur durch sehr starke Schädigungen verringert wird, ist die Wachstumsenergie und Latenzzeit, die bis zur Entwicklung des Tumors besteht, schon durch viel kleinere Eingriffe zu schädigen. Die geschädigten Tumorzellen können sich, wenn die Schädigung nicht ein gewisses Maximum erreicht hat, wieder erholen. Die Erholung wird durch eine Transplantation bedeutend gefördert. Es zeigt somit die Tumorzelle eine erhebliche Elastizität gegen Schädigungen, und diese Elastizität macht die Zelle fähig, sich von äußeren Schädlichkeiten wieder zu erholen. Das ist eine neu beobachtete biologische Eigenschaft der Tumorzelle. Sie macht es verständlich, daß die Vererbung des Effekts der Schädigung nur auf wenige Generationen beschränkt bleibt. Die Tumorzellen zeigen keine Summierung von schädlichen äußeren Einflüssen und sie gewöhnen sich auch nicht an mäßige Grade der Erwärmung.

Weitere Untersuchungen von Corson White und Leo Loeb berichten über das Verhalten von Tumoren, welche durch Schädigungen äußerer Art oder durch irgendwelche Vorgänge im Tumortier oder im Tumor nach anfänglichem Wachstum zum Wachstumsstillstand oder zur Rückbildung kommen. Die Abkömmlinge solcher Tumoren zeigen bei der Transplantation eine geringere Wachstumsenergie als die Abkömmlinge gut wachsender Geschwülste. Mäusecarcinome zeigen dabei bessere Ergebnisse der Transplantation wie Hundesarkome. Von Wichtigkeit ist auch der Zeitpunkt der Übertragung, ob man also den Tumor zu Beginn oder im letzten Stadium der Rückbildung transplantiert. Fortgesetzte Transplantation solcher sich zurückbildenden Tumoren kann ihre Virulenz und Ausgangsziffer wieder steigern. Geschwülste mit abgeschwächter Proliferationskraft enthalten immer eine Anzahl von Zellen, die in ihrem Wachstum durch mechanische Reize ähnlich wie bei den normalen Regenerationsvorgängen angeregt werden. White und Loeb bemerken, daß die Virulenzsteigerung der Zellen dann besonders groß ist, wenn der Tumor in den allerersten Stadien seiner Entwicklung schnell weitergeimpft wird. Diese Beobachtung ist nach meinen eigenen Erfahrungen wohl allgemein als zutreffend anzusehen. Ebeling, der im Anschluß an Untersuchungen von

Uhlenhuth und Weidanz Impfungen von Tumoren in das Gehirn vornahm, berichtet, daß er dabei eine Virulenzsteigerung der Geschwulst von 7,3% Angangsziffer bis auf 100% beobachten konnte. Uhlenhuth und Seiffert nehmen an, daß die Virulenzsteigerung solcher in das Gehirn geimpfter Tumoren ebenso wie der im ersten Stadium ihrer Entwicklung weitergeimpften Tumoren dadurch bedingt ist, daß sie vor der Ausbildung der allgemeinen Abwehrreaktionen des Organismus und ihrer Einwirkung auf die Tumorzellen transplantiert werden.

Auf der anderen Seite gibt es eine Reihe von Experimenten, welche die Tatsache einer künstlichen Virulenzverringerung der Tumorzellen durch chemische oder physikalische Eingriffe erweisen. In neuerer Zeit haben das besonders Versuche von Caspari, Ascoli, Chambers, Scott und Russ u. a. dargetan.

Endlich sei erwähnt, daß die Virulenz der Tumoren auch je nach der Art der Impfung, ob subcutan, intraperitoneal oder intravenös, und auch bei der Transplantation in die verschiedenen Organe sehr großen Schwankungen unterworfen ist. Wir haben darauf schon wiederholt hingewiesen. Es kommen dabei ersichtlich noch örtliche Verschiedenheiten der Organ- und Gewebsresistenz in Frage, die neben den allgemeinen Immunitätsreaktionen im Körper von Bedeutung sind.

Für die Immunitätserscheinungen, welche wir bei der Überimpfung von Tiergeschwülsten auf gesunde Tiere beobachten, will Apolant die angeborene Immunität streng scheiden von der durch Vorimpfung mit normalen oder krebsigen Geweben künstlich erzeugten Resistenz. Alle Erscheinungen der natürlichen Immunität erklärt er einheitlich unter dem Gesichtspunkte der Atrepsie, d. h. des Fehlens eines der Tumorzelle zu ihrer Entwicklung notwendigen spezifischen Nährstoffes, dessen sie wie jede Zelle noch neben der allgemeinen Nahrung bedarf. Die natürliche Immunität scheidet Apolant in drei Gruppen. Erstens die natürliche Immunität gegen die fremde Tierspezies, zweitens gegen fremde Rassen derselben Spezies und endlich die individuelle Immunität innerhalb derselben Rasse.

Die Immunität der fremden Tierspezies zeigt sich darin, daß es mit wenigen Ausnahmen nicht gelingt, einen Tumor auf ein Tier anderer Art zu überimpfen. Wohl kann der Tumor anfänglich Wachstum zeigen — es sei an Ehrlichs bekannte Zickzackimpfungen von Maus auf Ratte — Ratte — Maus erinnert. — Endlich aber geht doch das geimpfte Material aus Mangel an spezifischem Nährstoff im fremden Organismus zugrunde. Wir haben die Frage der Überimpfbarkeit von malignen Geschwülsten auf artfremde Individuen bereits eingehend dargestellt und wir haben gesehen, daß nur unter gewissen Umständen diese Übertragung möglich ist. Es ist sicher, daß abgesehen von der Impfung in das Gehirn, vereinzelt auch in den Hoden, eine Übertragung lediglich auf embryonale Individuen fremder Rassen zu beobachten ist. Daß die fremde Tierart — abgesehen von diesen Ausnahmen — gegen einen geimpften Tumor einer anderen Spezies im allgemeinen immun ist, erscheint sicher. Aber die Deutung dieses Vorgangs als atreptische Immunität erfährt doch, obwohl sie an sich sehr plausibel erscheint, mancherlei Widerspruch. Dieser Widerspruch muß sich verstärken angesichts der Beobachtung, daß Tumorzellen von Mäusen, Ratten und Hühnern bei der künstlichen Züchtung auch im Blutplasma artfremder Tierarten und auch im menschlichen Plasma ausgezeichnete Ernährungsbedingungen finden.

v. Dungern hebt hervor, daß die Immunität der fremden Tierart auch durch Antikörperbildung hervorgerufen sein kann. Man könne die Zickzackimpfungen Ehrlichs so erklären, daß Amboceptor der Ratte und Komplement nicht zu gleicher Zeit, sondern daß zunächst nur der Amboceptor gebunden wird. Im Mäuseorganismus kann der Amboceptor nichts ausrichten, weil das Mäusekomplement auf ihn nicht paßt. Wenn man dagegen den Tumor auf die zweite Ratte impft, so kommt hier die mit dem Amboceptor beladene Zelle mit passendem Komplement in Berührung. Apolant wendet dagegen ein, daß nicht einzusehen ist, warum die Berührung von Amboceptor und Komplement zeitlich so different sein soll. Dann wäre es auch unverständlich, daß das Komplement in der zweiten Ratte schneller an den Amboceptor herantreten soll als in der ersten Ratte, da ja doch in der ersten der Tumor vascularisiert ist, in der zweiten aber zunächst als Depot unter der Haut ohne Verbindung mit Gefäßen ist.

Bashford und Russel haben experimentell die Frage zu entscheiden gesucht, ob Antikörperbildung oder atreptische Immunität die Ursache der Immunität der fremden Rasse ist. Nach der Injektion von 0,2 ccm eines Mäusecarcinoms auf die Ratte sahen sie in 8—10 Tagen einen Tumor von 2—3 cm Länge und 0,5—0,75 cm Breite wachsen. Die histologische Untersuchung zeigte, daß dieser Tumor größtenteils aus Granulationsgewebe mit dem nekrotischen Tumorgewebe in der Mitte besteht. Untersucht man innerhalb 5—6 Tagen, so sieht man kleine Carcinomnester in einem sehr zellreichen Stroma, so daß man fast an das Bild des Carcinomsarkoms erinnert wird. Impft man zu dieser Zeit den Tumor auf Mäuse zurück, so wächst er zwar weiter. Aber die Virulenz ist verringert, die positiven Impfungen rund um ein Drittel gegenüber den vorhergehenden zurückgegangen. Ein weiteres Experiment war folgendes. 3 Serien von Ratten bekamen dieselbe Menge von Mäusetumor in Intervallen von 3 Tagen. 3 Tage nach der Impfung der letzten Serie wurden alle gleichzeitig mit einem andern Mäusecarcinom geimpft und zur selben Zeit als Kontrolle 12 normale Ratten. Das Material der zweiten Inokulation wurde 1, 2 und 3 Tage nach der Impfung wieder entfernt und mikroskopisch untersucht. Es fand sich, daß die Tumoren der Kontrollen und derjenigen Versuchstiere, bei denen 3 resp. 6 Tage vorher eine erste Impfung erfolgt war, ein gleiches mikroskopisches Bild aufwiesen. Die Tumorzellen waren im Stadium der Proliferation mit Mitosen, das Stroma war am dritten Tage zugrunde gegangen und aus dem Rattengewebe sproßte ein neues Stroma. Ganz anders aber waren die Erscheinungen bei den Tieren, bei welchen die erste Impfung 9 Tage vorher erfolgt war. Hier war schon nach 24 Stunden das zweitgeimpfte Tumormaterial zum größten Teil zugrunde gegangen. Mitosen fehlten ganz, nach 72 Stunden waren alle Tumorelemente vernichtet und das Rattenbindegewebe zeigte eine starke Reaktion. Aus diesen Untersuchungen folgern Bashford und Russel, daß die Immunität der fremden Spezies die Folge einer aktiven Immunisierung ist. Es handelt sich um eine Immunität gegen Mäusegewebe überhaupt und nicht gegen den Tumor speziell. Diese aktive Immunität trennen sie grundsätzlich von derjenigen, die sich bei Verimpfungen auf dieselbe Spezies zeigt. Guido Izar hat nach subcutaner Injektion von Rattensarkom bei Meerschweinchen das Auftreten einer spezifischen

Meiostagminreaktion, also einer Antikörperreaktion, beobachtet. Mit dem Zurückgehen der Knötchen und der Resorption des Tumors verschwanden auch die Reaktionskörper. Auch das spricht für eine aktive Immunität im fremden Tier durch Bildung von Antikörpern.

Für diese Auffassung sind auch Versuche von J. Levin zu verwerten. Injizierte er normale Milz und Haut von Mäusen bei Ratten und impfte alsdann einen Mäusetumor, so zeigte sich in manchen Fällen eine Verhinderung des Tumorwachstums. Die angegangenen Tumoren ließen sich auf Mäuse nicht zurückimpfen, sondern gingen auch hier ein. Gegen eine atreptische Immunität läßt sich auch die Tatsache verwerten, daß Tumorzellen in artfremdem Serum monatelang unter bestimmten Bedingungen lebensfähig erhalten werden können. Ihre nicht ausdifferenzierten Enzyme befähigen sie, nach Alb. Fischer, ihr Protoplasma auch aus artfremden Eiweißarten aufzubauen. Murphy konnte bekanntlich zuerst nachweisen, daß sich maligne Tumoren in das Gehirn erwachsener fremdartiger Tiere und auf Embryonen fremder Rassen übertragen lassen. Auch wenn er erwachsene Individuen fremder Tierarten vorher mit Röntgenstrahlen behandelte, ließ sich erheblich längere Zeit als bei Kontrolltieren ein Wachstum artfremder Tumoren beobachten. Für die Annahme von Antikörperreaktionen spricht die Tatsache, daß Embryonen zur Antikörperbildung unfähig sind, daß also der Tumor deswegen im artfremden Embryo wachsen kann. Aber das Wachstum des artfremden Tumors im Gehirn, wo doch etwaige Antikörper zirkulieren müßten, spricht gegen diese Antikörpertheorie. Murphy bezweifelt auch, daß die Immunität der fremden Tierart durch ein Fehlen der zum Wachstum des Tumors notwendigen Stromareaktion bzw. durch mangelnde Bildung von ernährenden Blutgefäßen zustandekommt. Das Schicksal artfremder Gewebe im Organismus hängt von cellulären Reaktionen ab, die im geimpften Körper vor sich gehen. Ein Wall von Lymphocyten vernichtet gewöhnlich das artfremde Implantat. Beim Embryo, im Gehirn und durch Bestrahlung mit Röntgen bleibt diese Lymphocytenreaktion aus, daher kann unter diesen Bedingungen der fremde Tumor wachsen. So läßt sich dieses Wachstum auch künstlich verhindern, wenn gleichzeitig mit dem fremden Tumor Lymphgewebe auf den Embryo oder in das Gehirn der fremden Tierart mit überimpft wird. Impfte er den Tumor so in das Gehirn, daß er in den Ventrikel hineinwächst, so ist die Überimpfung negativ, weil dann eben die celluläre Gegenreaktion einsetzt, die sonst im Gehirn ausbleibt. Lediglich das Eintreten der Lymphocytenreaktion bedeutet also die Immunität der fremden Tierart. Lumsden beobachtete, daß nach der intraperitonealen Impfung von Mäusekrebs auf Ratten im Serum der Ratte Stoffe sich bilden, welche das Wachstum der Zellen des der Maus entnommenen gleichen Carcinoms in der Zellkultur hemmen, so daß sie nicht mehr transplantabel sind, während sie die vorübergehend im Rattenkörper selbst wachsenden gleichen Mäusekrebszellen in der Kultur nicht beeinflussen. Diese sind also gegen das Rattenserum geschützt. Die Antikörperbildung gegen die Mäusekrebszellen tritt schon 4 Tage nach der Impfung auf und behält ca. 3 Monate lang ihre Wirksamkeit. Die Antikörper wirken also nur auf die in der Maus gewachsenen Mäusekrebszellen, aber nicht auf die in der Ratte implantierten gleichen Mäusekrebszellen. Aber auch die Zellen des Jensenschen Rattensarkoms werden durch das Serum von

Ratten, die gegen diesen Tumor immun sind, in ihrem Wachstum in vitro nicht gehemmt. Es müssen also unter allen Umständen Antikörper im Rattenorganismus gegen Mäusekrebs gebildet werden, nur die Art ihrer Wirksamkeit erscheint nicht klar.

Die Verschiedenheiten, welche sich bei der Empfänglichkeit von Tieren gegen die Tumoren anderer Rassen derselben Spezies zeigen, will Apolant ebenfalls auf atreptische Immunität zurückführen. Die Tatsache, daß es häufig nur unter großen Schwierigkeiten oder überhaupt nicht gelingt, einen spontanen Tumor auf Tiere derselben Art, aber von anderer Herkunft zu übertragen, haben wir bereits erwähnt. Apolant setzt diese Verhältnisse in Parallele mit den von Ehrlich bei Trypanosomen angestellten Beobachtungen. Ehrlich hat nachgewiesen, daß nach der Vernichtung eines Trypanosomenstammes durch Arsen oder andere Chemikalien das erkrankte Tier wohl Antikörper gegen die Infektion mit demselben Trypanosomenstamm, nicht aber gegen andere Stämme hat, so daß es wieder an Trypanosomiasis erkranken kann. Heilt man es von der neuen Erkrankung, so kann es wieder mit einem andern Stamm infiziert werden, und so konnte Ehrlich zehn verschiedene Rezidivstämme von Trypanosomen züchten, die sich alle biologisch unterscheiden. Das deutet Ehrlich so, daß die Trypanosomen bestimmte Rezeptoren zu ihrer Ernährung haben, Nutriceptoren genannt. Wenn die Zellen nur Nutriceptoren einer Art enthielten, so könnten die Trypanosomen unter keinen Umständen am Leben bleiben, wenn diese Nutriceptoren durch Antikörper vernichtet werden. Wenn sich ein Rezidiv bilden kann, so ist das nur so zu erklären, daß eben neben dem ausgebildeten Nutriceptor noch potentielle Anlagen für andere Nutriceptoren vorhanden sind, die sich evtl. nach dem Verlust des ersten Nutriceptors wieder ausbilden können, so daß das Tier, welches sich vorher mit dem Nutriceptor A ernährt hat, sich jetzt mit dem Nutriceptor B ernährt. Auch die Nachkommen dieser Trypanosomen mit dem neu ausgebildeten Nutriceptor B enthalten denselben Nutriceptor, so daß es sich also um vererbbare Eigenschaften handelt.

Diese Anschauungen überträgt nun Ehrlich auf die Krebszellen. Diese haben ebenfalls ausgebildete Nutriceptoren und potentielle Anlagen. Wenn sie unter Ernährungsbedingungen kommen, die für die alten Nutriceptorenarten nicht passen, so muß die Zelle entweder sterben, wenn sie nicht imstande ist, etwa vorhandene potentielle Anlagen zu neuen Nutriceptoren auszubilden, oder sie bringt diese zur Entwicklung, und dann ist sie biologisch verändert. Wenn sie nun biologisch verändert ist, so ist sie in diesem Falle adaptiert auf die fremde Rasse, da die biologische Veränderung vererbbar ist. Auf diese Weise erklärt Apolant auch die bekannten Beobachtungen Haalands, daß ein Sarkom nicht mehr auf Frankfurter Mäuse, die längere Zeit in Norwegen gelebt hatten, übertragen werden konnte, obwohl der Tumor früher für diese Mäuse sehr virulent war. Die Zellen haben eben eine durchgreifende biologische Veränderung erfahren. Nun existieren aber eine Reihe von Beobachtungen, wonach die Unempfänglichkeit der fremden Rasse derselben Spezies durchaus nicht immer vorhanden ist. Bei den Ratten habe ich sie z. B. stets vermißt. Bei Mäusen haben Hertwig und Poll und ebenso ich selbst ebenfalls solche Rassenverschiedenheiten nicht konstatieren können, und Apolant erwähnt seinerseits eine gleichartige Beobachtung bei einem seiner Carcinomstämme. Ehrlich erklärt nun diese Ausnahmen so, daß manche Krebszellen nicht einen einzigen, sondern verschiedene ausgebildete Nutriceptoren haben. Sie sind damit schon eo ipso auf fremde Rassen adaptiert. Man muß diese Adaption von der Virulenz streng trennen. Eine Zelle kann sehr virulent sein, d. h. sie kann viele Nutriceptoren haben. Wenn diese aber alle einer Art sind, so ist die Zelle doch nicht an andere Rassen adaptiert. Umgekehrt braucht eine an fremde Spezies adaptierte Zelle nicht besonders virulent zu sein. Sie kann aber verschiedene Nutriceptoren, wenn auch nicht viele von jeder Art haben, so daß sie sich doch auf fremde Rassen adaptieren kann, obwohl sie nicht sehr virulent ist.

Das atreptische Prinzip will Apolant auch für die Erklärung der individuellen Immunität innerhalb derselben Rasse anwenden, und auch die Bedeutung hereditärer Einflüsse erklärt er gegenüber Cuénot und Mercier auf dieselbe Weise. Er meint, daß sich die Tiere durch eine quantitative Produktion von Stoffen der inneren Sekretion unterscheiden, welche zum Tumorwachstum nötig sind. Solche Differenzen können vererblich sein und Apolant stellt sich nun vor, daß sich verschiedene Tumoren dadurch unterscheiden, daß der eine Stamm sehr viel von diesen Stoffen gebraucht, der andere virulente sehr wenig, daß infolgedessen, wenn eine Anzahl Mäuse, die hinsichtlich der Quantität der produzierten spezifischen Stoffe sehr differieren, mit einem virulenten Stamm geimpft werden, dieser bei allen Tieren angeht, daß dagegen die Differenz in der Produktion dieser Stoffe zutage tritt, wenn man immer weniger und weniger virulente Stämme anwendet.

Somit handelt es sich nach Apolant bei der Immunität fremder Tierrassen um das Fehlen notwendiger Nährstoffe, die nicht ersetzt werden können. Bei der Immunität der fremden Rasse innerhalb derselben Spezies ist die Ursache eine Nichtadaption der Rezeptoren auf die in der fremden Rasse gegebenen Nährstoffe. Durch Produktion anders gearteter Nutriceptoren aus vorhandenen potentiellen Anlagen kann diese Immunität durchbrochen werden. Bei der Immunität innerhalb derselben Rasse ist als Ursache endlich eine geringere Virulenz der Rezeptoren bzw. Zellen für die vorhandenen Nährstoffe anzunehmen. Diese kann überwunden werden, indem entweder neue Rezeptoren gebildet werden oder die schon vorhandenen Rezeptoren in ihrer Virulenz gesteigert werden können.

Allen drei Formen der angeborenen Unempfänglichkeit ist also das Prinzip der atreptischen Immunität gemeinsam.

Den Begriff der atreptischen Immunität hat Ehrlich bekanntlich auf Grund von zwei Reihen von Experimenten geschaffen. Zunächst die schon erwähnten Zickzackimpfungen von Maus—Ratte—Maus—Ratte, deren Deutung durch Bashford und Russel sowie von Murphy bestritten wird. Als die eigentliche Grundlage seiner Lehre von der atreptischen Immunität sieht Ehrlich aber das Verhalten einer zweiten Impfung bei Bestehen einer bereits gewachsenen Geschwulst an. Er ging dabei von der Beobachtung aus, daß spontane Tumoren relativ häufig makroskopische Metastasen aufwiesen, dagegen Impftumoren außerordentlich selten, obwohl sich in den Lungen der Tumortiere mikroskopisch häufig Emboli von Geschwulstzellen finden, welche aber nicht zur Entwicklung von Tumoren führen. Ehrlich hat das so erklärt, daß infolge der ungeheuren

Virulenz des transplantierten Tumors alle verfügbaren spezifischen Substanzen für sein Wachstum verbraucht werden, so daß für die Entwicklung eines zweiten Tumors keine genügenden Ernährungsbedingungen mehr vorhanden sind. Experimentell hat alsdann Ehrlich diese Verhältnisse nachgeahmt, indem er zunächst einen maximal virulenten Tumor impfte und nach seiner Ausbildung eine zweite Impfung vornahm. Die zweite Impfung blieb alsdann negativ. Apolant hebt hervor, daß die atreptische Immunität für die Verhältnisse am Menschen kaum Geltung haben kann, da wir es bei Tieren mit Tumoren zu tun haben, die eine Wachstumsenergie besitzen, die wir beim Menschen nicht kennen. Aber wie wir noch sehen werden, gibt es auch beim Menschen Beobachtungen, die bezüglich der Metastasenbildung an atreptische Immunität denken lassen. Für die Metastasenbildung bei den Tiertumoren sollte das Verhalten der Doppelimpfungen jedenfalls in den meisten Fällen die Erklärung geben.

Clunet hat Beobachtungen mitgeteilt, welche im Sinne der Ehrlichschen Anschauungen zu deuten sind. Unter 145 geimpften Mäusen eines Carcinomstammes fand sich keine einzige Metastase, während unter 11 operierten Tieren 5 Metastasen sich fanden, nachdem der primäre Tumor exstirpiert worden war. Bei einem zweiten Stamme fanden sich unter 230 geimpften Tieren nur 2, unter 24 operierten jedoch 9 mal Metastasen. Das kann nach Clunet nur durch atreptische Einflüsse im Sinne Ehrlichs erkärt werden.

Ich habe bereits des öfteren betont, daß ich selbst in meinen Experimenten auch mit sehr virulenten Tumoren keine Verhinderung der zweiten Impfung gesehen habe, ebensowenig Bashford, Borrel, Gierke u. a. Auch Friedemann meint, daß er gerade bei rapid wachsenden Tumoren ein viel besseres Angehen eines zweiten Impftumors gesehen habe. Jobling teilt mit, daß eine zweite und dritte Impfung nur dann Erfolg hat, wenn der erste Tumor wächst. Steht das Wachstum des ersten Tumors still oder geht die Geschwulst zurück, dann gelingt es auch meist, weitere Tumoren mit Erfolg zu impfen. Sugiura und Benedict haben für den Flexner-Joblingtumor zeigen können, daß für das Verhalten von Doppelimpfungen das Zeitintervall der beiden Impfungen von größter Bedeutung ist. Gleichzeitige Impfung an verschiedenen Stellen ist ohne Einfluß. Wird der 2. Tumor nach einem Tage geimpft, so wachsen beide Tumoren schlecht. Geschieht die zweite Impfung am 5. Tage, so geht der zweite Tumor überhaupt nicht an und auch der erste Tumor geht zurück. Mir erscheint nicht nur das Zeitintervall von Bedeutung, sondern auch individuelle Verschiedenheiten der Tumoren, die ja auch sonst in der experimentellen Krebsforschung eine große Rolle spielen, sind die Ursache der vielfach abweichenden Resultate der verschiedenen Untersucher. Ich habe z. B. einen spontanen Tumor transplantiert, der außerordentlich langsam wuchs und in mehreren Monaten kaum Bohnengröße erreichte. Dieser Tumor zeigte große Metastasen in Lunge und Leber. Nach der Verimpfung in die zweite Generation fand sich dasselbe Bild. Wieder langsames Wachstum, also ganz geringe Virulenz des primären Tumors, dabei aber lebhafte Metastasenbildung in die inneren Organe. In der dritten Impfgeneration stieg die Impfausbeute auf 50%, in der vierten Impfgeneration sogar auf 100%, wobei sich gleichzeitig die Bildung sarkomatöser Tumoren einstellte. Seitdem aber habe ich Metastasen nicht mehr gesehen. Sie blieben ganz aus.

Solange also der Tumor klein ist, langsam wächst, so lange seine Virulenz, die sich in der Proliferationskraft, Wachstumsgeschwindigkeit und Überimpfungsziffer äußert, sehr gering ist, kann es zur Ausbildung von Metastasen kommen. Ja, es läßt sich sogar die Frage aufwerfen, ob nicht das geringe Wachstum des primären Tumors durch die Wucherung der metastatischen Tumoren mit veranlaßt worden ist. In dem Augenblicke jedoch, wo die Virulenz des Tumors steigt, wo er schnell zu erheblicher Größe heranwächst, bleibt die Metastasenbildung aus, weil für den zweiten Tumor das spezifische Nährmaterial nicht ausreicht. Die Malignität eines Tumors setzt sich zusammen aus vier Faktoren: Angangsziffer bei der Überimpfung, Proliferationskraft, Wachstumsschnelligkeit und Metastasenbildung. Alle vier Faktoren sind voneinander unabhängig, jeder einzelne kann fehlen. Es wäre sehr wohl denkbar, daß das Zusammentreffen aller vier Faktoren der Malignität oder das Fehlen des einen oder des anderen von ihnen aus den Gesetzen der atreptischen Immunität im Sinne von Ehrlich gedeutet werden kann. Kitain fand bei Untersuchungen menschlicher Tumoren, daß zwischen Bau und Größe des Primärtumors und der Häufigkeit der Metastasen Beziehungen im Sinne der atreptischen Immunität bestehen. Je kleiner der primäre Tumor, desto größer ist die Metastasenbildung. Sie ist unbedeutend, wenn der Primärtumor von besonderer Größe und Ausdehnung ist. Auch Moutier sah bei sehr großen Magencarcinomen in 60 Fällen nur 16mal Lebermetastasen. Nur wenn das primäre Carcinom klein ist, kommt es zu Metastasenbildung. Nach Nather und Schnitzler hängt die Metastasenbildung beim Mäusekrebs allerdings lediglich von der Menge des geimpften Materials ab. Bei einmaliger Injektion großer Mengen von Zellen kommt es zur Metastasenbildung, nicht aber nach Einschwemmung weniger Zellen, auch nicht nach Wiederholung der Injektion dieser ungenügenden Zahl von Zellen in kürzeren oder längeren Intervallen. Ich glaube allerdings, daß diese Anschauung den Erfahrungen der meisten Autoren nicht entsprechen wird. Levin und M. J. Sittenfield wollen die Metastasenbildung lediglich durch spezifische Affinität zwischen Tumorzellen und manchen Organen erklären. Sie soll von den Transportwegen der Tumoremboli (Blut- oder Lymphgefäße) durchaus unabhängig sein. Wir haben auf diese Verhältnisse schon bei der Erörterung der Organdisposition hingewiesen.

Vollkommen im Widerspruch mit der Lehre von der atreptischen Immunität steht jedoch eine Reihe von anderen Experimenten. So haben Kraus, Ranzi und Ehrlich gefunden, daß die subcutane Entwicklung eines Tumors nur eine zweite subcutane Impfung verhindert, nicht aber das Wachstum eines in die inneren Organe implantierten zweiten Tumors. Nur eine intraperitoneale Tumorentwicklung verhindert das Wachstum eines zweiten Tumors überhaupt.

Uhlenhuth, Händel und Steffenhagen haben Versuche mitgeteilt, wonach bei Ratten, denen ihr ausgewachsener ca. 3 Wochen alter Tumor so vollkommen exstirpiert wird, daß ein Rezidiv ausbleibt, gegen Nachimpfungen mit demselben oder einem anderen Tumor an anderen Körperstellen eine völlige Immunität beobachtet wird. Ist aber die Operation willkürlich oder unwillkürlich nicht radikal ausgeführt worden, kommt es also zu einer Rezidivbildung, dann geht der zweite geimpfte Tumor stets an. Diese Angaben Uhlenhuths und seiner Mitarbeiter, die von Bindseil bestätigt wurden, stehen im Gegensatz zu der Lehre von der Atrepsie. Denn dann dürfte nach der radikalen Entfernung der ersten Geschwulst eine Immunität gegen folgende Impfungen nicht mehr bestehen. Und andererseits ist es mit der Atrepsie nicht vereinbar, daß trotz des lebhaften Wachstums des rezidivierenden Tumors doch ein neugeimpfter Tumor zur Entwicklung kommt.

Diesen Versuchen von Uhlenhuth, Händel und Steffenhagen gegenüber bemerkt Apolant, daß sie durchaus nicht gegen die Atrepsie sprechen. Das lebhafte Wachstum der Rezidive könnte im Sinne der atreptischen Immunität so erklärt werden, daß die zurückgebliebenen Zellen nach der Entfernung der Hauptmasse der Geschwulst relativ große Mengen spezifischer Nährstoffe zur Verfügung haben. Daher geht dann auch eine zweite Impfung an, selbst wenn noch geringe Reste des ersten Tumors vorhanden sind. Im übrigen aber bestreitet Apolant auf Grund eigener zahlreicher Experimente die Gesetzmäßigkeit der von Uhlenhuth und seinen Mitarbeitern erhobenen Befunde. Er stellte vielmehr im Gegensatz dazu fest, daß zwischen Ausfall der Operation und Angehen des sekundären Tumors gar keine Beziehungen bestehen. In fast 50% seiner rezidivfrei operierten Tiere war ein zweiter Tumor gewachsen, in einem Versuche unter 5 radikal operierten Tieren sogar viermal. Er glaubt, daß die Tiere Uhlenhuths vielleicht schon an und für sich immun wären, daß also der erste Tumor einer von jenen wäre, die auch spontan zurückgehen können. Andererseits hält er die Operation für eine schwere Schädigung des Tieres, besonders wenn die Wunde zur Verhütung des Rezidivs ausgebrannt wurde, wie in den Versuchen von Uhlenhuth. Deshalb glaubt Apolant, daß seine mit möglichster Schonung des Tieres vorgenommene radikale Operation die Tiere geradezu empfänglich macht für die Impfung, und das spricht für Atrepsie. Immun würden die Tiere nur, wenn eine Gelegenheit zur Resorption eines vom ersten Tumor zurückbleibenden Restes da ist, was namentlich dann stattfinden kann, wenn durch starke Hautspannung als Folge ausgedehnter Eingriffe zurückgebliebene Tumorreste, wie im Falle Uhlenhuths, von der Zirkulation abgeschnitten werden.

Meidner hat, um die Differenz zu erklären, seinerseits die gleichen Versuche vorgenommen. Er kommt zu einer vollkommenen Bestätigung der Angaben von Uhlenhuth, Händel und Steffenhagen. Wo Rezidive ausblieben, sah er Tumorentwicklung bei der Nachimpfung in 18,8%; wo Rezidive auftraten, dagegen in 64,3% aller operierten Tiere. Ja, wenn er nur die bleibenden Rezidive — zuweilen verschwanden sie wieder — rechnet, so bleibt sogar in 100% aller rezidivierenden Tumoren eine zweite Impfung positiv. Im ganzen erwiesen sich radikal operierte Tiere in 93,75%, Rezidivtiere in 42,9% immun gegen Nachimpfungen.

Andererseits hat, wie schon erwähnt, Silberstein unter meiner Leitung gefunden, daß traumatische Eingriffe aller Art das Geschwulstwachstum im allgemeinen begünstigen. Auch dieser Einwand Apolants findet also eine Widerlegung und die von Uhlenhuth, Händel und Steffenhagen erhobenen Befunde sind anscheinend als sichere Ergebnisse anzusehen. Somit ist die Verwertung des Verhaltens der Tumoren bei Doppelimpfungen für die Lehre von der Atrepsie durchaus zweifelhaft. Nach Simols besteht auch bei der Doppelimpfung ein deutlicher Einfluß des Zeitintervalls. Wenn sofort nach der Entfernung des ersten Tumors neu geimpft wird, so geht diese Neuimpfung in 20% an, nach einem Monat in 54%, nach 2 Monaten aber in 83%.

R. A. Lambert hat auf einem anderen Wege die Lehre von der atreptischen Immunität zu stützen gesucht. Vereinigte er Ratten und Mäuse durch Parabiose und impfte alsdann die Ratten mit Mäusecarcinom, so wuchs der Tumor hier besser als auf den einzelnen Ratten. Ebenso zeigte sich bei den mit Mäusetumor geimpften Ratten nach ihrer parabiotischen Vereinigung mit Mäusen ein regeres Wachstum des Mäusetumors. Der Säfteaustausch zwischen Ratte und Maus und der bessere Zustrom der spezifischen Wuchsstoffe von Maus auf Ratte soll diese interessanten Ergebnisse erklären.

Die angeborene atreptische Immunität scheidet aber auch Apolant streng von derjenigen Immunität, welche wir bei den Tieren nach der Vorimpfung mit avirulentem Geschwulst- oder normalem Zellmaterial beobachten. Daß eine solche erworbene Immunität hervorgerufen werden kann, gehört zu den gesicherten Tatsachen der experimentellen Geschwulstforschung und wird auch in allen Arbeiten mit den verschiedensten Tumoren immer wieder bestätigt. Ebenso wie die Vorimpfung mit normalen oder blastomatösen Zellen scheint auch die Parabiose auf die Tiere zu wirken, da sie nach Albrecht und Hecht eine hemmende Wirkung auf das Tumorwachstum zeigt. Jobling hat für das von ihm gemeinsam mit Flexner beschriebene Rattencarcinom feststellen können, daß die Immunität, welche nach der Resorption eines Tumors auftritt, nur wenige Monate anhält. Dann gelingt es wieder, das Tier positiv mit einem Tumor zu impfen.

Die schon von Jensen und Ehrlich-Apolant beschriebene Immunität nach einer Impfung mit avirulenten Tumorzellen ist in ihrer Intensität großen Schwankungen unterworfen. Es ist wohl darauf zurückzuführen, daß z. B. Nather sie ganz ablehnt. Bei diesen Verschiedenheiten spielen zweifellos eine große Reihe von Faktoren, insbesondere die Biologie der verschiedenen Tumoren, eine erhebliche Rolle. So hat z. B. Woglom an dem großen, ihm zur Verfügung stehenden Tumormaterial in demselben Laboratorium so verschiedene Ergebnisse feststellen können wie andere Forscher in verschiedenen Laboratorien gefunden haben (Caspari). Das veranlaßt Caspari, von einer absoluten Immunität zu sprechen, wenn die Abwehrkräfte des Körpers nach der ersten Impfung ausreichen, das Angehen des 2. Tumors gänzlich zu verhindern. Dagegen liegt nur eine relative Immunität vor, wenn sie dazu nicht ausreicht. Dann kann das Wachstum der Tumoren gehemmt sein oder die Tumoren bleiben klein und werden früh nekrotisch. Oder es kann wohl auch die Zahl der positiven Impfungen verringert, aber nicht völlig gleich Null sein, wie ich ergänzen möchte. In anderen Fällen wächst, wie Caspari weiter ausführt, der Tumor zunächst sehr langsam, dann aber erreicht er die gleiche Wachstumsintensität wie die Kontrolltumoren. Aber das Tier erträgt dieses Wachstum sehr viel länger als unter gewöhnlichen Umständen, und so erreicht die Geschwulst oft eine ganz enorme Größe. Ich habe diese Formen der relativen Immunität ebenfalls beobachtet und ich stimme auch der Deutung des zuletzt beschriebenen Vorgangs als einer Hypersensibilität durchaus bei. Sie tritt zuweilen ein nach Vorbehandlung mit Substanzen, die eigentlich immunisieren sollten. Bashford, Murray und Haaland haben z. B. nach Vorimpfung von artfremden Tumorzellen, die nach

Moreschi, Apolant und C. Lewin immunisieren können, im Gegenteil eine Hypersensibilität, also eine Verminderung der Tumorimmuniät gesehen. Wir wissen aber heute, daß Überempfindlichkeit auch eine Immunitätsreaktion ist, und ich habe gerade für die Tumorimmunität schon 1911 auf diese Zusammenhänge von Immunität und Überempfindlichkeit hingewiesen (Zeitschr. f. Krebsf. 9, S. 354). So haben v. Gierke und ich auch nach schnell hintereinander erfolgten mehrfachen Impfungen eine Begünstigung des Tumorwachstums gesehen und Flexner und Jobling beschrieben eine Wachstumsbegünstigung auch durch Vorimpfung von Tumorzellen, die auf 56° erhitzt waren, also ein künstlich geschwächtes Zellmaterial, das eher immunisieren, d. h. vor der 2. Impfung schützen sollte. Für die Vorimpfung von artfremden Tumormaterial ist nach Moreschi eine Immunität oder eine Begünstigung der nachfolgenden Impfung zweifellos von dem Zeitintervall beider Impfungen abhängig und so erklärt sich das abweichende Resultat von Bashford und seinen Mitarbeitern. Ich habe ebenfalls die Abhängigkeit der Impfresultate von dem Zeitintervall bei Vorimpfung von artfremden Tumoren beobachtet, wie ja überhaupt bei allen Doppelimpfungen das Zeitintervall von Bedeutung ist. Liegen nur wenige Tage zwischen Vorimpfung artfremder Tumorzellen und nachheriger Transplantation eines arteigenen Tumors (4—6 Tage), dann tritt eine Beschleunigung, bei 14—16 Tagen Zeitintervall aber eine hemmende Wirkung des artfremden Tumors ein. Es scheint, daß auch hier mancherlei Differenzen durch die verschiedene Biologie der zur Impfung verwendeten Tumoren bedingt sind.

Neben dieser Überempfindlichkeit, die sich in einem verstärkten Angehen der nachfolgenden Tumorimpfung äußert, habe ich auch wiederholt echte anaphylaktische Erscheinungen nach der Injektion des artfremden Tumorgewebes beobachtet.

Es zeigte sich nämlich dabei sehr häufig eine tödliche Wirkung der Injektion, die schon im Verlaufe von 24 Stunden zum Tode fast aller Versuchstiere führte. Die in solchem Falle überlebenden Tiere vertrugen eine nach 4—6 Tagen vorgenommene zweite Injektion mit demselben Tumor meistenteils nicht mehr und gingen dann sämtlich ein, während derselbe Tumor bei der eigenen Tierart injiziert, keine Wirkung zeigte. In sehr vielen Fällen wurde diese zweite Injektion aber auch dann nicht vertragen, wenn nicht ein artfremder, sondern ein arteigener Tumor verwendet wurde. So konnte ich besonders bei Mäusen, welche die erste Injektion des Rattentumors gut vertragen hatten, eine in 24—48 Stunden zum Tode führende Wirkung einer nach wenigen Tagen vorgenommenen Impfung mit Mäusecarcinom konstatieren, während die Impfung dieses selben Mäusecarcinoms bei den Kontrollmäusen irgendeine giftige Wirkung nicht hatte. Eine Erklärung für die Giftigkeit der ersten Injektion z. B. von Rattensarkom bei Mäusen scheinen mir Angaben von Daels zu geben. Daels fand nämlich, daß nekrotisches Gewebe von Rattensarkomen stark toxische Eigenschaften hat und zwar sowohl für refraktäre wie für empfängliche Tiere.

Wenn wir uns nun erinnern, daß nach Biedl und Kraus alle Erscheinungen der Anaphylaxie durch die einmalige Injektion von Witte-Pepton hervorgerufen werden können, so wäre eine Erklärung der schon nach einer einmaligen Injektion von Tumorgewebe erfolgten tödlichen Wirkung insofern gegeben, als man an-

nehmen kann, daß wir Substanzen injiziert haben, welche peptonähnlichen
Charakter haben. Das wäre ja bei den autolytischen Vorgängen, die im Spiele
sind, verständlich. Ist die Bildung dieses dem anaphylaktischen Gift, dem
Anaphylatoxin, ähnlichen peptonartigen Körpers in mehr oder minderem Grade
weit erfolgt, so kommt es zur anaphylaktischen Giftwirkung schon nach der
ersten oder erst nach der zweiten Injektion. Wenn die Giftwirkung auch dann
eintritt, wenn wir zur ersten Injektion einen artfremden, zur zweiten jedoch
den arteigenen Tumor verwenden, so wäre zu folgern, daß also auch hier die
Vorbehandlung mit artfremdem Tumorgewebe Immunitätsreaktionen gegen arteigene Tumoren auslösen kann. Denn auch die Anaphylaxiephänomene sind
ja Immunitätserscheinungen.

Für die Frage des Wesens der Geschwulstimmunität sind gerade diese
Beobachtungen von erheblicher Bedeutung. Man hat zunächst angenommen, daß
es sich bei der Geschwulstimmunität um streng spezifische Immunitätsvorgänge
handelt, die sich nur gegen eine besondere Art von Körperzellen, eben die Tumorzellen, richten. Zu dieser Anschauung trug insbesondere die Arbeit von v. Dungern
bei, in der er über die Herstellung eines spezifischen, gegen Flimmerzellen gerichteten Serums berichtete. Diese Arbeit von v. Dungern ist die Grundlage geworden für die Versuche, spezifische Sera gegen Krebszellen herzustellen oder
durch aktive Immunisierung die Tumorzellen im Körper zu vernichten durch
Vorbehandlung mit mehr oder weniger verändertem Tumorzellenmaterial, z. B.
autolysierten Tumoren (F. Blumenthal, Fichera, C. Lewin, Keysser,
Lunckenbein, Pflaumer, Stammler u. a.). Auch ich habe zunächst an
spezifische Immunitätsvorgänge gedacht, wenn ich nach Injektion von Ascites
oder Pleuraexsudat deutliche Heilungseffekte bei malignen Tumoren von Menschen
beschrieb. Auffällig war mir allerdings schon die Immunität nach artfremdem
Tumormaterial bei Tieren erschienen, die ich zuerst beschrieb, und ich habe in
der schon zitierten Arbeit, lange bevor wir von unspezifischer Immunität zu
sprechen gewohnt waren, gemeint: „Wir könnten uns sehr wohl vorstellen,
daß die durch Injektion von fremden Tumorzellen sich bildenden Antikörper
auch gegen arteigene Tumorzellen wirksam werden, daß also auch Isocytolysine
gegen die Zellen des arteigenen Tumors sich bilden."

Wenn nicht damals vor der Begründung der Lehre von der unspezifischen
Immunität besonders durch Weichardt unser Blick vollkommen befangen gewesen wäre in der Vorstellung lediglich spezifischer Immunitätsreaktionen, so
hätte uns eigentlich auffallen müssen, daß Ehrlich-Apolant schon in ihren
ersten Arbeiten das Bestehen unspezifischer Immunitätsvorgänge bei den
malignen Geschwülsten nachgewiesen haben. Sie nannten es eine Panimmunität,
daß sie Immunitätsbeziehungen von Carcinom, Sarkom und Chondrom, drei in
ihrem Wesen ganz verschiedene Tumoren, beobachteten. Apolant hebt ausdrücklich hervor, daß die Krebsimmunität nach Vorimpfung von Sarkom und Chondrom
und vice versa „nicht streng spezifisch" ist. Wir haben dann gesehen, daß diese
„nicht spezifische Panimmunität" noch viel weitere Grenzen hat. Es wurde
festgestellt, daß durch Injektion von Blutkörperchen (Bashford, C. Lewin)
von Embryonalzellen (Schöne, C. Lewin) von Milz (Bridré, Borrel, Lewin,
Biach-Weltmann), von Leber, von lactierendem Mammagewebe (Moreschi),
kurz mit allen normalen Geweben und Körperzellen eine Immunität gegen sämtliche

maligne Tumoren in gleicher Weise sich schaffen läßt. Itani hat neue Untersuchungen über Immunisierung durch embryonale Gewebe angestellt. Er impfte Mäuse mit Carcinom und 2—4 Wochen später injizierte er Embryonenhaut. Nach weiteren 10 Tagen erneuerte er die Tumorimpfung. Diese ging dann nicht an. Entfernte er aber den ersten Tumor, dann ließ sich bei demselben Versuch keine Immunität gegen den zweiten Tumor erzielen. Die Immunität der Embryonalzellen schützt vor allem gegen intravenöse Impfungen, weniger gegen subcutane. Die Organe der 3 verschiedenen embryonalen Keimblätter haben differente Schutzkraft gegen die Tumorimpfung. Vom Ektoderm schützt Mamma und Haut, aber nicht Linse und Gehirn. Vom Mesoderm schützten Milz, Blut, Hoden, Lymphknoten, Thymus, Niere, aber nicht Knorpel, Knochen, Muskel und Uterus. Vom Ektoderm immunisiert Leber und Lunge, aber nicht Thyreoidea. Gewaschene rote Blutkörperchen immunisieren nicht, von den weißen Blutkörperchen sind Lymphocyten wirksamer als Leukocyten. Orth hat in einer Diskussionsbemerkung zu einem Vortrage von mir in der Berl. med. Gesellschaft 1907 gemeint, daß alle Immunitätserscheinungen bei malignen Geschwülsten nichts Spezifisches an sich haben, daß vielmehr die immunisierende Fähigkeit allen Körperzellen untereinander zukommt. Daß auch durch Vorimpfung von artfremden Tumoren Immunitätsvorgänge gegen die nachfolgende Transplantation einer arteigenen Geschwulst auftreten können, habe ich bereits erwähnt. Auch Caspari hat sie beobachtet. Ich kann also Uhlenhuth-Seiffert nicht beitreten, wenn sie die Artspezifizität der vorgeimpften Tumorzellen als wesentlich für das Zustandekommen von Immunitätsreaktionen hinstellen. Daß der Grad der Immunität infolge der Artverschiedenheit der vorgeimpften Zellen geringer ist als bei artgleichen Zellen, mag wohl zutreffen, ändert aber nichts an der prinzipiellen Wertung der Vorgänge. Die geringere immunisatorische Fähigkeit artfremder Tumoren ließe sich auch dadurch erklären, daß diese artfremden Tumoren für die geimpften Tiere nicht virulent, d. h. nicht transplantabel sind. Es scheint nach Caspari nämlich die immunisierende Fähigkeit eines ergebnislos überimpften Tumors um so größer zu sein, je größer die Virulenz des Tumors für das betreffende Tier ist. Diese Anschauung wird auch von Uhlenhuth und Seiffert vertreten. Sie stützen ihre Meinung auf Versuche von Fleischer, Corson-White und Loeb, von Nather u. a., welche beobachteten, daß ein virulenter Tumor das Angehen eines nachgeimpften, schwächer virulenten Tumors verhindert, nicht aber umgekehrt. Nun sind freilich die ersten grundlegenden Versuche von Ehrlich und Apolant mit der Vorimpfung eines von Natur sehr wenig virulenten Tumormaterials angestellt worden und es ist dabei mit dem hämorrhagischen Mäusecarcinom eine fast absolute Immunität erreicht worden, die auch Bashford und v. Gierke bestätigten. Caspari, der diese Versuche von Ehrlich-Apolant wiederholte, fand aber ein sehr viel schlechteres Resultat der Immunisierung mit dem hämorrhagischen Mäusekrebs, und er schließt daraus, daß dabei die Virulenz auch des nachgeimpften Tumors von wesentlicher Bedeutung ist. Je virulenter der nachgeimpfte Tumor ist, der z. B. in den Versuchen Casparis durch 430 Tierpassagen gegangen ist, um so weniger groß wird dann offenbar der Grad der Immunisierung durch den vorgeimpften Tumor. Jedenfalls sind die Angaben von Ehrlich-Apolant nicht so absolut zu bewerten wie es zuerst erschien, so daß etwa dadurch die Beweiskraft der Angaben neuerer Untersucher angezweifelt werden könnte, die die Virulenz des vorgeimpften Tumors für den Grad der damit zu erzielenden Immunität als sehr wesentlich hinstellen. So hat sich z. B. gezeigt, daß die Immunisierung mit künstlich abgeschwächten Tumorzellen schlechtere Resultate gibt als die mit vollvirulenten malignen Zellen. Ich habe in früheren Versuchen feststellen können, daß durch Erhitzung von Tumorzellen ihre immunisatorische Kraft erlischt, und auch durch autolysierte Zellen läßt sich eine Immunität nicht erzielen, wenn die Injektion des Materials vor der Impfung mit virulenten Tumorzellen erfolgt. Dasselbe hat auch schon Haaland gefunden.

J. Levin berichtet aber, daß er auch mit autolysiertem Zellmaterial (Leber) noch immunisieren konnte. Königsfeld gibt an, daß er mit getrocknetem Tumorpulver weitgehend Immunisierung erzielte, und Caspari schließt daraus, daß zur Immunisierung also nicht notwendig lebende Zellen verwendet werden müssen. Es brauchen nur chemische Substanzen im Körper zu wirken, welche bei der Nekrose von Zellen entstehen und dadurch direkt oder indirekt Abwehrleistungen des Körpers hervorrufen. Er selbst konnte mit nekrotischem Material, das er $1—1^1/_4$ Stunde auf $56—59°$ erhitzte, noch deutliche Immunitätserscheinungen hervorrufen. Allerdings blieb die Immunität hinter der mit lebenden Zellen erzielten Schutzwirkung erheblich zurück. Kepinow hat sogar mit gekochten Tumorzellen gegen das Jensensarkom noch deutliche Immunität erzielen können. Uhlenhuth, Händel und Steffenhagen haben ebenso wie Caspari und schon früher Daels mit nekrotischem Tumormaterial immunisieren können. Aber Uhlenhuth und Seiffert schließen aus diesen wie aus Casparis Versuchen, daß das nekrotische Zellmaterial immer noch lebende Zellen enthalten haben kann und daß also die Hervorrufung einer Immunität doch nur eine Funktion lebender Zellen ist. Auch die Versuche von Königsfeld seien kein ausreichender Beweis gegen diese Anschauung. Königsfeld zerquetschte sein Tumormaterial auf einer Glasplatte und trocknete es teils bei Zimmertemperatur, teils im Vacuum einen Tag lang. Uhlenhuth und Seiffert äußern Zweifel, ob wirklich alle lebenden Zellen in diesem Pulver abgetötet gewesen sind. Die Angaben von Kepinow bewerten sie als eine einzig dastehende Beobachtung nicht sehr hoch. Rondoni z. B. betont, daß erhitztes Tumormaterial nicht mehr immunisiert. Es ist in der Tat sehr schwer, die Anwesenheit von lebenden Zellen in dem nekrotischen, erhitzten oder gekochten Tumormaterial mit Sicherheit auszuschließen. Hat doch Caspari selbst durch Erhitzung von Tumorzellen eine Viertelstunde bei $59°$ und auch nach dem Kochen von 3 Minuten Dauer die Transplantationsfähigkeit von Geschwulstzellen nicht vernichten können. Er verweist selbst auf die Tatsache, daß auch nach Erhitzen 1 Stunde lang bei $50°$ Chondromzellen nach Ehrlich noch transplantationsfähig sind und daß also der Grad der Hitzeempfindlichkeit bei den verschiedenen Tumoren außerordentlich schwanken kann. Aber andererseits heben Caspari und Schwarz hervor, daß es sehr schwer verständlich ist, daß Königsfeld niemals eine Geschwulstbildung beobachtete, wenn in seinem nekrotischen Material noch lebende Tumorzellen gewesen sind. Auch der hohe Grad und die Häufigkeit der Immunisierung spricht gegen diese Annahme.

Wenn aber auch nur wenige Zellen im nekrotischen Tumormaterial am Leben sind, so müßten sie nach dem, was ich bereits ausgeführt habe, vollkommen ausreichen, um Abwehrreaktionen im Organismus auszulösen. Es erscheint mir also in der Tat notwendig, noch weitere Versuche anzustellen, um darüber Klarheit zu schaffen, ob absolut zellfreies nekrotisches Gewebe von Tumoren Immunitätserscheinungen hervorruft. Sicher ist, daß künstliche Abschwächung der Virulenz von Tumorzellen durch Bestrahlung mit Röntgen oder Radium zwar noch deutliche Immunitätseffekte erkennen läßt, daß aber doch der Grad dieser Immunität vermindert erscheint. Solche Versuche haben Chambers, Scott und Ruß mit Röntgenbestrahlung, Wedd, Morson und Russ mit Radium angestellt. Die letzteren Autoren geben nun ausdrücklich an, daß durch zu starke Radiumbestrahlung abgetötete Zellen die Fähigkeit zu immunisieren vollkommen einbüßen. Auch Wood hat den Verlust der Immunisierungsfähigkeit von Tumorzellen durch eine vorangegangene Bestrahlung beobachtet. Dennoch aber ist die Frage damit nicht entschieden. Denn ganz zweifelsohne gibt es eine Reihe von Beobachtungen, die über Immunitätsreaktionen nach Injektion von absolut zellfreiem Material berichten. So hat Nakahara durch intraperitoneale Injektion von Olivenöl eine deutliche Immunisierung gegen Tumorimpfungen bei Mäusen erzielen können. Auch durch Ölsäure war der gleiche Effekt möglich. Wenn ein Tumor sich trotzdem entwickelt hat, so zeigte sich nach operativer Entfernung der Geschwulst gegenüber nicht behandelten Tieren eine Verminderung der Zahl der Rezidive, eine Herabsetzung der Bildung primärer Tumoren an anderen Körperstellen sowie eine Beschränkung der Metastasenbildung. Nach intraperitonealer Injektion von Ölsäuren ließen sich die Tumoren so behandelter Tiere sehr erheblich viel schlechter auf andere Körperstellen verimpfen als bei den nicht behandelten Tumortieren. Lecloux sah nach lokaler Anwendung von Fettsäureverbindungen (ölsaures Natron, Stearin - Oleinsäure, ölsaures und stearinsaures Eisen oder Kobalt) eine Verhinderung der Teerkrebsentstehung, auch wenn diese Substanzen intraperitoneal vorher injiziert wurden. Ich selbst habe Immunisierungsversuche mit verschiedenen chemischen Substanzen beschrieben, bei denen ich Caseosan, Yatren, Yatrencasein, Silacid (ein kolloidales Siliciumpräparat) und endlich nucleinsaures Natrium injizierte.

Ich ging dabei gewöhnlich so vor, daß ich in einer Versuchsserie 8—14 Tage vor der Impfung mit Injektionen von Caseosan, Yatrencasein, Yatren, Silacid und zuletzt von nucleinsaurem Natrium begann und dann den Tumor impfte. In einer 2. Versuchsreihe impfte ich den Tumor und injizierte gleichzeitig 1—2 Wochen lang eines der erwähnten Mittel.

Bei dieser Versuchsanordnung gelang es mir, einen unzweifelhaften Schutz gegen die Tumorimpfung herbeizuführen, am meisten mit nucleinsaurem Natron, dann mit Caseosan und Yatrencasein, weniger, aber immerhin noch deutlich, mit Yatren und Silacid.

Die gewöhnliche Dosis, die ich injizierte, war von Caseosan bei Mäusen 0,1—0,2, bei Ratten die doppelte Dosis, von Yatrencasein 0,2—0,4 der starken Lösung, von Yatren von 0,5—1,0 einer 10 proz. Lösung, von Silacid 0,2—0,4 ccm. Von nucleinsaurem Natron $^1/_2$—1 ccm einer 2 proz. Lösung.

Aus den zahlreichen Versuchen möchte ich nur folgende anführen:

I. Versuch. Vorbehandlung mit Caseosan. Tumor F.

Ergebnis: Nach 3 Wochen unter **20** lebenden Versuchstieren **2 Tumoren** = 10%. Unter den Kontrolltieren **17** Tumoren unter **22** Tieren = $77^1/_3$%.

II. Versuch. Nachbehandlung mit Caseosan. Tumor F.

Unter 22 lebenden Tieren des Versuchs   5 Tumoren = $22^1/_4$% —.

Nach 3 Wochen: Unter 22 lebenden Tieren des Versuchs   5 Tumoren = $22^3/_4$%.

      „   24   „   „   der Kontrolle 13   „   = 54%.

III. Versuch. Vorbehandlung mit Yatrencasein.

Nach 3 Wochen: 18 Versuchstiere mit   4 Tumoren = $23^1/_3$%.

                20 Kontrolltiere   „   12   „   = 60%.

IV. Versuch. Nachbehandlung mit Yatrencasein.

Nach 3 Wochen: 16 Versuchstiere mit   3 Tumoren = $18^3/_4$%.

                22 Kontrolltiere   „   10   „   = 45,5%.

Endlich gebe ich noch die mit nucleinsaurem Natron bei einem Rattencarcinom und einem Mäusesarkom erzielten Ergebnisse.

V. Versuch. Vorbehandlung mit Nucleinsäure (Rattencarcinom).

Nach 4 Wochen: Von 15 Versuchstieren   3 Tumoren = $33^1/_3$%.

       „   23 Kontrolltieren 19   „   = 83%.

VI. Versuch. Mäusesarkom. Nachbehandlung.

Nach 3 Wochen: Versuch 19 Tiere, davon   5 Tumoren = $26^1/_3$%.

           Kontrolle 18   „   „   10   „   = 55,5%.

Endlich möchte ich noch einen besonders bemerkenswerten Versuch hervorheben.

Es wurden 25 Mäuse mit Nucleinsäure in üblicher Weise vorbehandelt und dann geimpft.

3 Wochen nach der Impfung zeigten 21 Kontrolltiere ein außerordentlich starkes Wachstum der Tumoren. Von 21 Tieren waren nur 4 refraktär.

Bei den geimpften Tieren hatten sich gleich 8 Tage nach der Impfung weiche Stränge unter der Haut nachweisen lassen, die allmählich immer mehr zurückgingen und zuletzt sämtlich verschwanden. 4 Wochen nach der Impfung war bei 20 Tieren kein einziger Tumor mehr nachweisbar. Die weichen Stränge zeigten sich mikroskopisch zusammengesetzt aus Detritusmassen, massenhaften Lymphocyten, umgeben von einer bindegewebigen Wucherung als Kapsel. Es war also eine Immunität von 100% aller vorbehandelten Tiere erzielt worden.

Hier konnte die Einwanderung von massenhaften Lymphocyten in den mit Tumormaterial gefüllten Stichkanal der Impfung nachgewiesen werden, wodurch es zum Untergang der Tumorzellen kam, während die Tumoren der Kontrolltiere in üblicher Weise und in der bekannten Form sich entwickelten.

Damit war also der Beweis geglückt, daß es gelingt, mit unspezifischen zellfreien Substanzen eine Unterdrückung bzw. Hemmung der Tumorentwicklung herbeizuführen, in besonders hohem Grade dann, wenn die Injektion vor der Impfung erfolgte, in weniger ausgeprägter Weise aber auch im unmittelbaren Anschluß an die Impfung.

Nach diesen Beobachtungen wäre es durchaus möglich, daß durch zellfreies Material, also auch durch nekrotische Tumormassen, ein immunisatorischer Effekt erzielt werden kann. Die Zusammenhänge zwischen allen diesen so sehr differierenden Beobachtungen, von denen die einen die Anwesenheit lebender Zellen als Voraussetzung der Immunisierung betrachten, die andern aber auch nicht-belebte Substanzen ohne lebende Zellen als wirksam erkennen lassen, ergeben sich von selbst, wenn wir sehen, daß auch durch rein physikalische Einwirkungen die gleichen Immunitätsvorgänge gegen maligne Geschwülste hervorgerufen werden können.

Von Murphy und seinen Mitarbeitern Maisin, Sturm, Taylor, Morton, Hussey, Nakahara, von Chambers, Scott, Russ, dann auch von Caspari, Kok und Vorländer sind nämlich eine Reihe von Arbeiten erschienen, welche zeigen, daß Tiere, die mit kleinen Dosen von Röntgenstrahlen vorbehandelt werden, gegen eine nachfolgende Tumorimpfung weitgehend immunisiert werden können. Murphy hat alle diese Arbeiten in einer soeben erschienenen Monographie, ausführlich dargestellt.

Er und seine Mitarbeiter fanden, wenn sie eine Hautstelle mit 1 Erythem-dosis bestrahlten und hier ein Carcinom implantierten, daß der Tumor in 71% nicht anging, während an den unbestrahlten Stellen 83% erfolgreich geimpft werden konnten. Bestrahlten sie den an der nichtbestrahlten Stelle gewachsenen Tumor, nachdem er eine gewisse Größe erreicht hatte, in vivo, so gingen die Tumoren in 76% zurück. Exstirpierten sie aber den Tumor und bestrahlten ihn in vitro mit der gleichen Röntgendosis, so ließ er sich doch in 96% wieder erfolgreich implantieren und wuchs ungestört. Betrahlten sie den Tumor mit der umgebenden Haut in vivo, so gingen die Tumoren in 76% zurück. Bestrahlten sie den gleichen Tumor mit gleicher Dosis nach der Exstirpation in vitro und impften ihn dann weiter, so geht er in 96% an.

Auch bei Spontantumoren zeigte sich dasselbe Bild. Implantierten sie den exstirpierten Tumor in die Schenkelbeuge einer Seite, die vorher bestrahlt worden war, so ging er hier in 28,6% an, dagegen wuchs er, auf die nichtbestrahlte Haut des anderen Schenkels implantiert, in 83,6% ungestört. Der gleiche Versuch mit Impftumoren ergab in der vorher bestrahlten Leistenbeuge bei intracutaner Impfung 8 Tage nach der Bestrahlung nur geringes Wachstum des Tumors und eine Angangsziffer von 33—44%, während die Tumoren der unbestrahlten Seite in 90—100% angingen. Dabei ist das Zeitintervall zwischen Bestrahlung und Impfung von großer Bedeutung. Die sofort nach der Bestrahlung ausgeführte Impfung zeigt meist nur geringe Störung des Wachstums, erst 7 Tage nach der Bestrahlung macht sich eine größere Widerstandskraft des Organismus gegen die Impfung geltend. Auch nach Bestrahlung des Rückens zeigte eine Impfung in die linke Leistenbeuge eine größere Immunität, bis zu 75%, gegenüber den nichtbestrahlten Kontrolltieren (nur bis 40%). Caspari bestrahlte Mäuse in toto bei 180 Kilovolt Spannung, 2,5 Milliampere Stromstärke, 30 cm Fokalabstand und Filterung 0,5 Cu + 1,0 Alum., also mit der Dosierung, wie sie die moderne Röntgentiefentherapie mit harter Strahlung anwendet. Die Dauer dieser Be-strahlung war nur 15 Sekunden. Bei Impfung nach mehreren Wochen zeigt sich bei diesen Tieren eine ausgesprochene Immunität. In keinem einzigen Falle wurden Immunisierungserscheinungen vermißt. Murphy und Morton ex-stirpierten Spontantumoren von Mäusen und bestrahlten dann das ganze Tier mit einer Röntgenreizdosis. Von 52 bestrahlten Tieren waren 26 gegen die Reinokulation ihres Tumors immun, von 29 nichtbestrahlten Tieren aber nur ein einziges. Russ, Chambers, Scott und Mottram fanden nach wiederholter

Totalbestrahlung von 12 Sekunden Dauer mit ungefilterten Röntgenstrahlen bei Ratten eine Immunität gegen das Jensensarkom. Sie war nur gering bei Impfungen 11 Tage nach der Bestrahlung, am größten 40 Tage nach der Vorbestrahlung. Caspari setzte Mäuse in Kammern, deren Luft per Liter mit 200—500 Macheeinheiten Radiumemanation gesättigt wurde. Die Mäuse blieben täglich 1—2 Stunden in diesem Emanatorium und wurden dann mit einem virulenten Tumor geimpft. Wurden die geimpften Tiere nicht mehr weiter der Radiumwirkung ausgesetzt, so zeigten sie gegenüber den Kontrolltieren eine zwar nicht sehr ausgeprägte, aber doch durchaus deutliche relative Immunität. Wurden aber die vorbehandelten Tiere auch nach der Impfung noch in das Emanatorium gesetzt, so zeigte sich ein sehr schlechtes Wachstum der Tumoren. Tiere, die nicht vorbehandelt waren und nach der Impfung die Radiumemanation einatmeten, zeigten eher eine Wachstumsbeschleunigung der Geschwülste. Zur Erzeugung der Immunität erwies sich nach Murphy, Nakahara und Sturm auch trockene Hitze, längere Zeit hindurch vor der Impfung angewendet, von erheblicher Wirkung. Durch Anbringen elektrischer Lampen in Käfigen und Erwärmung der Luft auf 55—63° täglich 5 Minuten lang konnten sie bei Tieren, die unmittelbar nachher geimpft wurden, in 30—40% eine deutliche Immunität nachweisen, nach 7 Tagen war die Immunität 55—60%, sehr viel ausgesprochener als selbst im gleichen Zeitraum nach einer Bestrahlung, wo sie nur 10—50% betrug.

Die Immunisierung mit Röntgen, Radium oder Hitze gleicht der Immunisierung durch Zellmaterial insofern, als sie, wie Kok und Vorländer sowie Caspari in Übereinstimmung mit Murphy und seinen Mitarbeitern zeigen, nach einer gewissen Latenzzeit auftritt, dann einen Höhepunkt erreicht und schließlich wieder mehr oder minder rasch verschwindet. Kok und Vorländer legen Gewicht noch auf die allgemeine Bestrahlung, ebenso wie Caspari, während die amerikanischen Autoren lokale Röntgenapplikation im allgemeinen vorziehen, obwohl auch sie, wie wir gesehen haben, durch allgemeine Einwirkungen (Bestrahlung des Rückens und nachherige Impfung in die Leistenbeuge, Erhitzung der Atemluft usw.) Immunitätserscheinungen erzielt haben. Bei diesen immunisatorischen physikalischen Maßnahmen hat besonders Caspari gezeigt, daß die mikroskopischen Bilder fast vollkommen übereinstimmen mit den Veränderungen, die Bashford, Murray und Cramer bei der Spontanheilung von Tumoren beschrieben haben: Gewaltige Bindegewebszüge sind in die Tumoren hineingewuchert, haben die einzelnen Zellnester auseinandergesprengt, junge Fibroblasten dringen in die einzelnen Krebsnester, die Krebszellen selbst sind blaß, zeigen Karyorrhexie, Vakuolisierung, an manchen Stellen Kernpyknose, ein Bild, das wir auch als die Folgen direkter Tumorbestrahlung mit starken Röntgen- oder Radiumdosen kennen, und sie schließen daraus, daß die bei den therapeutischen Röntgenbestrahlungen beobachteten Zerstörungen des Krebsgewebes nicht durch örtliche Einwirkungen, sondern durch allgemeine Abwehrleistungen des Gesamtorganismus (Bindegewebswucherungen usw.) hervorgerufen werden. Diese Frage steht ja zur Zeit im Brennpunkt der Erörterungen über die Strahlenwirkung (namentlich M. Fränkel, Opitz, Heimann vertreten sie). Murphy hebt hervor, daß die biologische Immunisierung, insbesondere die durch arteigene Gewebe, auch in den anatomischen Veränderungen, die sie bewirkt, absolut denjenigen gleicht, die durch physikalische Methoden erzielt werden. Bei beiden ist die Immunität nach einer mehrtägigen Latenzzeit am ausgeprägtesten zwischen dem 7. und 10. Tage. Es ist also biologische und physikalische Immunisierung letzten Endes der gleiche Vorgang. Das suchen Murphy und seine Mitarbeiter durch weitere Versuche zu erweisen. Sie konnten Mäuse durch Vorimpfung mit Rattenblut gegen eine nachfolgende Impfung von Tumor + Rattenblut immunisieren. Die Geschwulst ging dann nur in 40—60% an, während bei der Impfung des Tumors allein ohne Blutzusatz 90—100% positive Impfung sich erzielen läßt. Uhlenhuth und Seiffert betonen, daß also der Organismus durch die parenterale Zufuhr zellhaltigen Materials in die Lage versetzt wird, auf die abermalige Zufuhr von Zellen gleicher Artspezifizität mit einer kräftigen Abwehrreaktion zu antworten, welche ihrerseits die gleichzeitig eingeführten Tumorzellen zerstören. Dieselben Kräfte, welche die mit Rattenblut vorbehandelte Maus gegen Rattenblutzellen aufbringt, um sie zu zerstören, sind dann auch imstande, die gleichzeitig eingeimpften Tumorzellen zu vernichten, also Immunitätsreaktionen gegen maligne Tumorzellen auszulösen. D'Agata zeigte im übrigen, daß auch durch Sporotrichoseimpfung ins Peritoneum die Tiere gegen eine nachherige Carcinomimpfung immunisiert werden können, wie ja auch schon Daels und Deleuze über ähnliche Versuche mit Spirillen berichtet haben. Sie beobachteten, daß nach der Impfung mit Spirillen die Immunität gegen eine nachfolgende Krebsimpfung dann besonders stark in die Erscheinung tritt, wenn im Blute Abwehrstoffe gegen die Spirilleninfektion kreisen, was ungefähr zwischen dem 9. und 25. Tage nach der Spirilleninfektion der Fall ist. Hier werden also durch die von Mikroorganismen hervorgerufenen Immunitätsreaktionen auch gegen Tumorzellen gerichtete Leistungen des Körpers ausgelöst. So kommen wir zum Kernpunkt des Problems der Erklärung des Wesens der Tumorimmunität.

Wir haben darauf hingewiesen, daß angeborene und erworbene Immunität von den meisten Autoren als verschiedene Vorgänge angesehen worden sind. Die Lehre von der atreptischen Immunität, welche von Ehrlich-Apolant zur Erklärung der angeborenen Immunität aufgestellt wurde, ist, wie wir schon ausgeführt haben, bisher nicht ausreichend begründet. Bashford und Russel zeigten, daß nach der Impfung eines Mäusetumors auf die Ratte, bekanntlich ein grundlegendes Experiment für die Lehre von der Atrepsie, eine nach dem Verschwinden des geimpften Tumors vorgenommene erneute Impfung überhaupt nicht angeht, obwohl doch, wie Uhlenhuth und Seiffert zutreffend bemerken, auch der 2. Tumor seine spezifischen Nährstoffe von der Maus ebensogut mitbringt wie der erste. Hier müssen also andere Immunitätsvorgänge wirksam sein. Cuénot und Mercier immunisierten Mäuse gegen ein Carcinom, impften dann mit einem virulenten Tumor und transplantierten diesen nachgeimpften Tumor am 4. Tage auf normale Mäuse. Der Tumor ging hier nicht an, war also im immunisierten Tiere in seiner Virulenz geschädigt worden. Aschoff, Hirschfeld, Lubarsch u. a. haben durch Quetschung, Massage usw. Tumoren vollkommen zum Verschwinden gebracht. Man hätte eher glauben müssen, daß durch Verkleinerung des Tumors der zurückbleibende Teil mehr spezifische Nährstoffe zur Verfügung haben mußte. Endlich ist die von Uhlenhuth, Händel und Steffenhagen nachgewiesene Operationsimmunität, die Meidner, J. Levin u. a. gegenüber Apolant bestätigt haben, ein Beweis gegen die atreptische Immunität

und für die Ausbildung eines andersgearteten Immunitätszustandes. Auch spontan
entstandene Tumoren (Teercarcinome) zeigen, wie namentlich von Mandl und
Stöhr beobachtet wurde, nach dem Anoperieren ein verstärktes Wachstum
und Tadenuma beschreibt nach Anoperieren eines Tumors verstärkte Metastasenbildung. Uhlenhuth und Seiffert vergleichen diese Verstärkung des
Tumorwachstums mit der Beobachtung von Lipschütz und Pentimalli, die
im Granulationsgewebe eine besonders günstige Entwicklung von Teergeschwülsten beschrieben haben, wobei freilich hervorgehoben werden muß, daß auch
entgegengesetzte Beobachtungen vorliegen. So findet Kubo, daß künstlich
geschaffene entzündliche Vorgänge die Entwicklung eines Hühnertumors hemmen.
Ja dort, wo der Tumor lebhaft wächst, geht sogar die Entzündung zurück.
Uhlenhuth, Steffenhagen und Händel haben alle Erscheinungen der
Geschwulstimmunität auf die Bildung von Antikörpern zurückgeführt. Es
kommt zur Bildung von Schutzstoffen, die zu einer antagonistischen Wirkung
zwischen ihnen und den Tumorzellen führen. War die Entwicklung der Abwehrstoffe besonders stark, so wird schon durch die erste Impfung die Geschwulstentwicklung unterdrückt. Ist sie schwächer, so kommt es zum Wachstum des Tumors. Aber die Abwehrstoffe können noch, während der Tumor
wächst, die Überhand gewinnen und alsdann Rückbildung und völligen Schwund
des Tumors bewirken.

Daß bei der erworbenen Immunität nach dem Rückgang des Tumors Anti-
körper im Blute sich bilden, dafür sprechen vereinzelte Beobachtungen. Ich
habe selbst nach Injektionen von Serum von Nullerratten, wie schon früher
Baeslack und Clowes, 14 Tage nach dem Verschwinden des Tumors bei
Ratten große Tumoren wieder zurückgehen sehen, und auch das Serum von
Kranken, bei denen der Tumor durch Bestrahlung entfernt worden war, zeigte
wiederholt eine eindrucksvolle therapeutische Wirksamkeit, wenn ich es bei
Tumorkranken injizierte. Sokoloff berichtet, daß das Serum von Kaninchen
nach der Injektion des Blutes radiumbehandelter Krebskranker carcinolytische
Eigenschaften gewinnt. Ransohoff injizierte Meerschweinchen das Serum von
krebskranken Menschen, die Kontrolltiere erhielten normales Serum eingespritzt.
Wenn er nun nachher beiden Serien 5 ccm Serum von Krebskranken ins Peritoneum spritzte, so zeigten die mit normalem Serum vorbehandelten Tiere eine
deutliche Anaphylaxie, nicht aber die Tiere, die mit dem Krebsserum vorbehandelt
waren. Injizierte er aber beiden Serien normales Serum, dann wurden beide
anaphylaktisch. Auch die Injektion von Krebsgeschwulstmassen macht den
gleichen Effekt. Also, so schließt Ransohoff, sind im Serum von Krebskranken
besondere, von der Krebsgeschwulst stammende spezifische Gifte. Weil berichtet,
daß Ratten nach intravenöser Injektion von Sarkomzellen multiple Lungentumoren bekommen, auch wenn sie schon subcutan erfolgreich geimpft waren.
Wenn aber der subcutane Tumor sich zurückgebildet hat, dann gelingt es nicht,
durch intravenöse Impfung Lungentumoren hervorzurufen. Alle solche Beobachtungen könnten für das Vorhandensein von Antikörpern im Serum sprechen.
Aber niemals ist es geglückt, im Serum von immunen Tieren spezifische Antikörper einwandfrei nachzuweisen. Kross fand sogar nach der parabiotischen Vereinigung von resistenten und empfänglichen Tieren keinen Übergang der Immunität auf das empfängliche Tier, was eigentlich mit aller Sicherheit gegen die

Anwesenheit von spezifischen Immunkörpern im Blute spricht, während allerdings Rous beim gleichen Versuch zu einem entgegengesetzten Resultat kommt. Jedenfalls ist die Bildung von Antikörpern bei der Tumorimmunität nie einwandfrei bewiesen, und nur sehr vereinzelte Beobachtungen lassen sich in diesem Sinne verwerten. Lumsden fand, daß im Serum von Ratten mit sehr erheblicher künstlicher Immunität gegen das Jensensarkom die Sarkomzellen in der Gewebskultur ungehindert wachsen. Hier können also keine Antikörper vorhanden sein und es spricht das auch gegen eine Säfte- oder Gewebsimmunität. Wenn er aber Ratten ins Peritoneum impfte, so trat nach Zusatz des Peritonealexsudats zum Serum dieser Tiere eine abtötende Wirkung auf die Tumorzellen der Gewebskultur ein. Der die Tumorzellenkultur schädigende Einfluß ist aber nicht auf die Exsudatzellen beschränkt, auch der Zusatz zellfreier Peritonealflüssigkeit tötet die Tumorzellen. Der wesentliche Faktor der Immunität ist ein Leukocytensekret, das von Leukocyten abgesondert wird und in der Bauchhöhlenflüssigkeit gelöst ist. Dieses Leukocytensekret tritt aber nicht in die Blutbahn über.

Alle solche einander widersprechenden Experimente über das Wesen der Tumorimmunität innerhalb einer Tierart lassen sich am besten einheitlich erklären durch gleiche unspezifische Vorgänge, welche durch die verschiedenen Immunisierungsmethoden hervorgerufen werden.

Nach unseren früheren Ausführungen halten wir ebenso wie auch Uhlenhuth und Seiffert natürliche und erworbene Immunität für wesensgleiche Vorgänge. Beide sind Folgen von Reaktionen, die sich im Blute und im reticuloendothelialen System abspielen. Daß der Milz eine große Aufgabe bei der Tumorimmunität zukommt, hat schon die Tatsache gezeigt, daß nach Borrel, Bridré, Apolant und C. Lewin gerade Milzzellen besonders stark Immunität gegen Tumoren erzeugen. Braunstein hat zuerst experimentell die Rolle der Milz bei der Tumorimmunität studiert, indem er Ratten- und Meerschweinchen die Milz exstirpierte und sie unmittelbar darauf mit Mäuse- und Menschenkrebs impfte. Während normale Ratten und Meerschweinchen am Leben bleiben, ebenso wie nachgeimpfte entmilzte Tiere, gehen splenektomierte Tiere nach der Krebsimpfung zugrunde. Daraus schloß er, daß die Milz die Bildungsstätte der gegen die Tumorzellen gerichteten Schutzstoffe des Organismus ist. Injizierte er nun Tumoren 2—3 mal intraperitoneal Tumorzellen, entfernte dann die Milz und injizierte diese bei Krebsmäusen, so fand er Rückgang großer Carcinome bei den so behandelten Tieren. C. Lewin und Meidner konnten diese Beobachtungen weitgehend bestätigen, und auch Biach und Weltmann, Pribram und Osler u. a. sind zu ähnlichen Ergebnissen gelangt. Das Serum dieser Tiere aber zeigt nach Lewin und Meidner keine Heilwirkung. Wir nahmen daher seinerzeit an, daß durch die zerfallenden Tumorzellen die Milz des Tieres zu einer Antikörperbildung angeregt wird, über deren Natur wir uns damals freilich keine klaren Vorstellungen machen konnten.

Murphy und seine Mitarbeiter beschrieben eine Zunahme der Lymphocyten des Blutes und eine Hyperplasie des lymphoiden Gewebes in der Milz und in den Lymphknoten nach der Impfung von Carcinom bei Tieren, welche sich als immun erweisen. Die natürliche Immunität junger Tiere läßt sich andererseits nach Murphy und Taylor durch Röntgenbestrahlung, die zum Untergang der weißen Blutkörperchen führt, beseitigen. Auch die künstlich herbeigeführte Immunität der Tiere läßt sich wieder durch Röntgenbehandlung, wenn sie zu Aleukie führt, aufheben. Caspari hat die Immunität der Nullertiere in zahlreichen Fällen ebenfalls durch Röntgen beseitigen können. Die Entstehung der Immunität beruht also nach diesen Arbeiten auf der Vermehrung der weißen Blutkörperchen, besonders der Lymphocyten, welche durch alle geschilderten biologischen oder physikalischen Immunisierungsmethoden hervorgerufen wird. So habe ich ja auch durch nucleinsaures Natron, das bekanntlich Hyperleukocytose macht, bei Mäusen in 100% Immunität erzeugen können. Nach Yamauchi besteht zwischen neutrophilen Leukocyten und Immunität kein Zusammenhang. Wenn er sie künstlich durch Thorium X aus dem Blute völlig ausmerzte, so blieb die Immunität doch erhalten. Caspari spricht von der enormen Hyperleukocytose und insbesondere von der Lymphocytose, welche er bei künstlich mit Röntgenstrahlen immunisierten Mäusen beobachtet hat. Allerdings behauptet andererseits Prime, daß, wenn bei Tieren mit Röntgenstrahlen eine starke Verminderung der Lymphocyten auftritt, die natürliche Immunität dieser Tiere nicht beeinträchtigt wird und Kellert weist darauf hin, daß die intraperitoneale Impfung mit Leichtigkeit bei allen Tieren gelingt, obwohl die Peritonealflüssigkeit doch besonders reich an Lymphocyten ist. Es ist daher wohl anzunehmen, daß weniger die Lymphocyten des Blutes als das gesamte reticulo-endotheliale System bei der Erzeugung der Tumorimmunität von ausschlaggebender Bedeutung ist, was neuerdings besonders von Vorländer betont wird.

Bei Caspari fanden wir die Beschreibung gewaltiger bindegewebiger Wucherungen in den Tumoren nach der Immunisierung. Auch Vorländer betont ihre Bedeutung und weist namentlich auf die zahlreichen Histiocyten hin, welchen bei der Vernichtung des Tumors eine wesentliche Aufgabe zukommt. Murphy und Nakahara beschrieben ungefähr die gleichen histologischen Vorgänge, wenn sie auch, wie Uhlenhuth und Seiffert meinen, Lymphocyten und Histiocyten nicht streng auseinanderhalten.

Im übrigen haben Bashford und Da Fano bereits früher die Stromareaktion histologisch geschildert, d. h. also die einzelnen cytologischen Vorgänge, welche beim Anwachsen oder bei der Rückbildung von Tumoren sich abspielen. Sie schlossen daraus allerdings, daß es sich hier um rein lokale Vorgänge handelt.

Apolant wendet sich gegen diese Anschauung von Bashford, der in der Tumorimmunität lediglich einen lokalen Vorgang sieht, die durch das Ausbleiben der zum Anwachsen des Tumors notwendigen Stromareaktion bedingt sei. Das ist nach Apolant eine Verlegung des Problems, nicht aber eine Lösung. Die Geschwulstimmunität beruht nach Bashford auf einer aktiv erworbenen Veränderung der chemotaktischen Eigenschaften der Zellen, die nunmehr das zur Ernährung des Tumors notwendige Stroma nicht mehr bilden, so daß die Tumorzelle den gewöhnlichen gegen Fremdkörper wirksamen Schutzvorrichtungen des Körpers erliegt. Auch Rous findet auf Grund von Beobachtungen bei der Impfung embryonaler Gewebe die Abhängigkeit der Impfung von der Stromareaktion. Da Fano hat eine celluläre Analyse dieser von Bashford angegebenen

Erscheinungen versucht. Er fand, daß zuerst die polymorphkernigen Leukocyten an der Impfstelle erscheinen, die alsdann wieder vollkommen verschwinden. Sie bereiten nur den Boden für die Tätigkeit der eigentlich wirksamen Zellen vor. Die Lymphocyten und Plasmazellen, welche bei der Spontanheilung sowie nach Impfungen mit nicht anwachsenden Carcinomen oder anderen Geweben auftreten, bleiben bei den Immuntieren oder bei den mit zerriebenen Zellmassen vorbehandelten Tieren vollkommen weg. Eine zweite Impfung ist aber nicht mehr imstande, die zur Erzielung des Wachstums notwendige Tätigkeit der lymphocytären und Plasmazellen hervorzurufen. Da Fano schließt daraus, daß die Carcinomzellen in irgendeiner Weise die Lymphocyten bzw. Plasmazellen spezifisch beeinflussen können und daß die so beeinflußten Lymphocyten und Plasmazellen die Immunität im Tierkörper verbreiten.

E. Goldmann konnte die anatomischen Befunde von Russel über das Ausbleiben der Stromareaktion bei immunisierten Tieren durchaus nicht bestätigen, fand vielmehr diese Stromareaktion sowohl bei immunisierten wie bei nichtimmunisierten Tieren vollkommen in gleicher Weise ausgebildet. Er wendet sich aber auch gegen die Deutungen Da Fanos und dessen Anschauungen von den Ansammlungen der Plasmazellen als dem cellulären Ursprung der Immunitätsreaktionen, die er bestreitet. Es kann also die Immunität bei den Tumoren nicht eine lokale sein, sondern sie kann nur eine allgemein-konstitutionelle Ursache haben. Dafür spricht schon die von Kraus, Ranzi und Ehrlich beobachtete Tatsache, daß Tiere, die nach subcutaner Impfung immun sind, diese Immunität bei Impfungen in die inneren Organe ebenfalls zeigen. Ebenso hat Woglom gefunden, daß bei den Immuntieren auch die in die inneren Organe verimpften Tumoren geringeres Wachstum zeigen als die Kontrollen.

J. Levin hat ebenfalls die Frage zu entscheiden versucht, ob zum Zustandekommen der Entwicklung einer Geschwulst lokale oder allgemein-konstitutionelle Bedingungen vorhanden sein müssen. Wenn die bösartige Geschwulst als ein lokal entstandener Prozeß aufgefaßt wird, so muß man auch in den einzelnen Organen einen hemmenden oder begünstigenden Einfluß auf die Entwicklung von Tumoren nachweisen können. In früheren Untersuchungen hat er nun gefunden, daß Impfungen in die inneren Organe jede Stromreaktion vermissen lassen, daß also die Tumoren die von Bashford behauptete spezifische Stromareaktion nicht durchaus notwendig zu entwickeln brauchen. Bei der Einimpfung von Tumoren in die verschiedensten Organe ließ sich im allgemeinen feststellen, daß die Tumoren, wie ja auch von anderen Seiten bestätigt wird, überall gut wachsen. Nun haben aber Flexner und Jobling gefunden, daß ihr Rattentumor in den Hoden implantiert nicht wächst, während bei anderen Ratten- und Mäusegeschwülsten auch der Hoden für die Impfung empfänglich ist. Das konnte auch J. Levin bestätigen. Von 40 Ratten wies nur eine einzige Tumorentwicklung im Hoden auf, während bei 32 Tieren eine subcutane Impfung erfolgreich war. Nunmehr ging er dazu über, experimentell das Hodengewebe in Beziehung auf die Tumorempfänglichkeit zu verändern. Er injizierte daher zunächst Scharlach R in den Hoden und impfte 6 Tage später den Tumor ein. Jetzt beobachtete er unter 32 Ratten 9mal ein Wachstum des Tumors im Hoden. Es zeigte sich mikroskopisch eine außerordentlich heftige Entzündung des Bindegewebes zwischen den Tubuli, zugleich bestand eine Degeneration der Parenchymzellen. Die Degeneration war bei den 9 positiv geimpften Ratten am ausgedehntesten. Noch stärker war die Impfausbeute nach der Inoculation des Tumors in den Hoden, wenn der Impfung eine Injektion von Äther voranging. Bei 20 Ratten entwickelte sich 13 mal ein Hodentumor. Die Bindegewebswucherung und die Degeneration der Parenchymzellen des Organs war hier am ausgebreitetsten. Es ist also das mangelnde Wachstum der Tumoren vom Typus Flexner-Jobling nach ihrer Impfung in den Hoden von Ratten lediglich die Folge eines lokalen Widerstandes der Parenchymzellen. Dieser Widerstand ist zu überwinden, wenn man die Zellen schädigt und experimentell also das schafft, was man das „präcanceröse Stadium" nennt. Das bei der Injektion von Scharlach R oder Äther neugebildete Bindegewebe bildet nicht allein die Ursache, wenn der Hoden nunmehr für die Impfung empfänglich wird. Der Tumor wächst nur dann, wenn gleichzeitig auch die Organzellen degenerieren und so die Widerstandsfähigkeit gegen die Tumorzellen vermindert wird. Diese ist also der wichtigste Faktor für das Zustandekommen der Impfung, während die Bindegewebswucherung nur von sekundärer Bedeutung ist.

Die Widerstandsfähigkeit von Organen gegen eingeimpfte Tumoren und ebenso ihre Herabsetzung oder Steigerung muß also die Folge der Einwirkung allgemein-konstitutioneller Bedingungen sein. J. Levin sieht daher die Immunität gegen Tumoren nicht als einen cellulären Vorgang, sondern als die Wirkung von hemmenden, im Blute kreisenden Substanzen an. v. Dungern fand in Gemeinschaft mit Coca bei Immuntieren nach der zweiten Impfung viel stärkere Gewebsreaktionen gegen den zweiten eingepflanzten Tumor mit heftigen Entzündungserscheinungen und Auftreten von Ödemen. Makrophagen treten in großer Zahl auf, verstopfen die Gefäße und vernichten die Geschwulstzellen wie Phagocyten, die Bakterien aufzehren. So kommt es zum Untergang der Tumoren.

Alle diese Vorgänge der lokalen Gewebsreaktionen aber sind nach dem, was uns die Arbeiten von Murphy, Caspari usw. gelehrt haben, nur Teilerscheinungen einer allgemeinen Mobilisierung aller Elemente des reticuloendothelialen Systems, welche durch die immunisierenden Maßnahmen bewirkt werden. Die Mannigfaltigkeit der zur Immunität führenden Eingriffe läßt es uns nicht zweifelhaft erscheinen, daß es sich in allen Fällen um nicht spezifische Vorgänge handelt. Murphy kommt auf Grund aller seiner zahlreichen Arbeiten zu dem Schluß, daß bei der Immunität gegen transplantierte wie gegen spontane Tumoren die Rolle des lymphoiden Gewebes eine ausschlaggebende ist und daß die lymphoiden Elemente das wichtigste Glied in der Kette der gegen den Krebs gerichteten Abwehrvorrichtungen des Körpers sind. Caspari vertritt die Anschauung, daß alle Immunitätsvorgänge ausgelöst werden durch das Zugrundegehen von zellhaltigem Material, welches zur Immunisierung verwendet wird. Die dabei sich bildenden „Nekrohormone" sind der Anreiz für den Organismus zu Abwehrleistungen, die den in den Körper eingedrungenen Feind, die Tumorzellen, vernichten. So erklärt sich die bunte Mannigfaltigkeit der Immunisierungsmöglichkeiten. Entweder die Nekrohormone bilden sich direkt aus den zur Hervorbringung der Immunität in den Körper gebrachten Zellen verschiedenster Art, oder die Substanzen, die zellfrei sind, regen ebenso wie die Röntgen-Radiumstrahlen oder die Hitze die Produktion von massenhaften

Lymphocyten an, durch deren Zerfall dann also die Nekrohormone gebildet werden, welche zur Immunisierung führen. Ich habe mich dieser Deutung von Caspari angeschlossen auf Grund eigener experimenteller Erfahrungen, die ich geschildert habe. So ließen sich also alle die verschiedenen zur Immunisierung führenden Prozeduren auf eine einheitliche Form bringen. Auch H. Sach steht dieser Auffassung nahe. Chambers und Scott fanden wachstumshemmende Stoffe nach Bestrahlung, Autolysieren oder Formalineinwirkung auf die Tumorzellen. Dagegen äußern Uhlenhuth und Seiffert Bedenken. obwohl sie die Möglichkeit des Zustandekommens der Immunität durch Zellzerfall (Nekrohormone) keineswegs bestreiten. Caspari stützt seine Anschauungen auch auf eine Beobachtung von Kolle und Caan, wonach ein intravenös geimpftes Sarkom der Maus niemals zum Angehen gebracht werden kann. Caspari schließt daraus, daß die Sarkomzellen zugrunde gehen und dadurch Nekrohormone entstehen, welche Immunität erzeugen. Uhlenhuth und Seiffert wenden dagegen ein, daß kein Beweis vorliegt, daß einzelne Sarkomzellen nicht doch irgendwo haften geblieben sind und örtliche Gewebsreaktionen hervorgerufen haben, denen sie erliegen. Caspari und Schwarz betonen demgegenüber, daß wenn nur vereinzelte Zellen am Leben geblieben seien, das erst recht gegen die Ansicht von Uhlenhuth und Seiffert spräche, daß die Virulenz des eingebrachten Materials für die Immunität maßgeblich ist. Es kann nicht zweifelhaft sein, daß die Immunität in erster Linie durch die große Zahl der zugrunde gegangenen nicht angegangenen Geschwulstzellen ausgelöst wird.

Wenn Uhlenhuth und Seiffert die Entstehung der Immunität lediglich von der Vitalität der lebenden Zellen abhängig machen wollen, die zur Immunisierung benutzt worden sind, so stehen dieser Anschauung alle die Beobachtungen entgegen, wo Immunitätserscheinungen erheblichen Grades nach Zellinjektionen der verschiedensten Art entstehen, von völlig avirulenten Tumoren, von artfremden Tumoren, die ja für den Organismus überhaupt nicht virulent sind, von embryonalen und normalen Organzellen, Blutkörperchen usw. Noch mehr widerspricht aber dieser Anschauung die Tatsache, daß sich auch durch chemische und physikalische Maßnahmen, bei denen Zellen überhaupt nicht in den Körper gelangen, Immunitätserscheinungen hervorrufen lassen. Caspari und Schwarz lehnen auf Grund weiterer Experimente den unmittelbaren Zusammenhang zwischen der Tumorvirulenz und der durch den Tumor hervorgerufenen Resistenzsteigerung ab. Dieser Zusammenhang ist nur ein indirekter, beruhend auf der der Proliferationsenergie des Tumors parallelgehenden Nekrotisierung des Tumorgewebes, dessen Abbauprodukte (Nekrohormone) in den Kreislauf gelangen und im Wirtsorganismus Immunitätsreaktionen hervorrufen. Uhlenhuth und Seiffert deuten völlig zutreffend den Vorgang der Immunitätserscheinungen so, daß der Apparat, der im Organismus bei der Tumorabwehr in Bewegung gesetzt wird, immer derselbe ist. Die Differenzen der Immunisierungserscheinungen aber sind, wie sie annehmen, dadurch zu erklären, daß der Organismus auf alle die zur Immunisierung injizierten Zellen in verschieden starkem Grade antwortet, daß er bei der Bewältigung der durch die Vorbehandlung ihm zugeführten Substrate also verschieden große Arbeit leisten muß. Diese Abwehrleistung wird nach Uhlenhuth und Seiffert durch parenteral eingeführtes

Zellmaterial mobilisiert und zwar um so energischer, je lebensfähiger das Zellmaterial ist. Schnell zerfallendes Gewebe, wie Leber, Hoden usw. immunisiert nur schwach, resistente Zellen, wie Blutkörperchen, schon besser, embryonale Gewebe am stärksten. Nach Uhlenhuth-Seiffert läßt sich auch bei schon bestehendem Tumor durch Zufuhr eines Materials von noch stärkerer Reizauslösung eine gegen den Tumor gerichtete Abwehrleistung hervorrufen, wie wir sie z. B. bei der Autolysattherapie oder bei anderen therapeutischen Maßnahmen (Asciteseinspritzung, C. Lewin) zuweilen beobachten. Uhlenhuth und Seiffert wollen so auch die geringe Wirksamkeit aller solcher therapeutischer Maßnahmen erklären, weil eben die durch sie angeregte Abwehrleistung nicht stark genug ist, den Tumor zu beseitigen. Sie führen aber doch die Tumorimmunität gleich Caspari und mir auf eine aktive Reaktion des Organismus zurück. Sie gleicht der Reaktion, durch welche ein Tumor, der zur Immunisierung verwandt wird, selbst zugrunde geht, ebenso der Heilung von spontanen Tumoren, die sich, wie schon geschildert, durch Anhäufung von Histiocyten bzw. durch die „Bindegewebsreaktion" vollzieht.

Ob nicht auch noch spezifische Abwehrleistungen neben den unspezifischen Immunitätsvorgängen sich abspielen, ist fraglich. Ich habe bei der experimentell durchgeführten Autolysattherapie beobachtet, daß immer das Autolysat am besten wirkt, welches aus dem gleichen Tumor hergestellt ist, welcher behandelt wird. Jedenfalls wirkt es besser als Autolysate von anderen Tumoren. Das habe ich so gedeutet, daß wohl auch eine spezifische Komponente bei den Immunitätsvorgängen in Frage kommt. Caspari hat beobachtet, daß nach der Vorbehandlung eines Kaninchens mit Mäusesarkom das Serum des Tieres für normale Mäuse und Carcinommäuse stärker giftig wird als für Sarkommäuse, und glaubt, daß im Serum des Kaninchens Abbauprodukte des Sarkoms vorhanden sind, welche den Sarkommäusen, aber nicht den Carcinommäusen Immunität verschaffen. Entsprechende Versuche mit Carcinomserum sind allerdings nicht gelungen, so daß Uhlenhuth und Seiffert diesem Versuche Casparis keine Beweiskraft zuerkennen. Ebensowenig lassen sie die Folgerung einer spezifischen Komponente aus Versuchen von Caspari und Ascoli mit dem bekannten Ehrlichschen Chondrom gelten. Die mit Carcinom und Sarkom vorbehandelten Mäuse sind gegen das Chondrom relativ, aber nicht absolut immun. Schwächten sie durch Metallsalze die Virulenz des Chondroms ab und behandelten damit Mäuse, die sie nachher mit Carcinom oder Sarkom impften, so trat keine Immunität ein, wie Uhlenhuth-Seiffert glauben, weil die Virulenz des zur Vorbehandlung verwendeten Tumors den Grad der Immunität bedingt. Sie würden eine spezifische Komponente bei der Tumorimmunität nur dann gelten lassen, wenn die für Carcinom und Sarkom empfänglichen Tiere gegen das vollvirulente Chondrom resistent gemacht werden könnten. Diesen Einwand haben Caspari und Schwarz durch neue Untersuchungen zu widerlegen gesucht. Sie kommen zu dem Schlusse, daß die Komponente der Virulenz, in der das Chondrom den beiden anderen Tumoren überlegen ist, nicht das ausschlaggebende Moment für die Immunitätsverhältnisse ist. Vielmehr ist die Wachstumsenergie maßgeblich, und diese gerade ist beim Chondrom geringer. Transplantabilität (Virulenz) und Wachstumsenergie hat schon Ehrlich unterschieden.

In allen Immunitätsvorgängen, welche wir hier geschildert haben, haben wir nach unseren bisherigen Anschauungen celluläre Reaktionen sehen müssen, Gewebsimmunisationen, welche sich gegen das Gewebe der Tumoren, also gegen die Tumorzellen richten. Alb. Fischer hat nun Versuche mitgeteilt, welche wenigstens für das Hühnersarkom den Nachweis führen, daß sich die Immunität des Körpers gegen diesen Tumor auch direkt gegen das Virus, das den Tumor hervorruft, nicht aber gegen die Tumorzellen richtet. Da durch Arbeiten, die wir eingehend geschildert haben, auch für manche Ratten- und Mäusetumoren ein ähnliches oder gleiches Virus als Ätiologie zum mindesten diskutabel erscheint, könnten die Versuche von Alb. Fischer auch für die Immunitätsvorgänge bei den Tumoren von Mäusen und Ratten zu neuen Überlegungen anregen. Rous und Murphy haben mit dem Agens ihres Hühnertumors keine Immunität erzeugen können und sie haben daraus, wie wir schon erwähnt haben, den Schluß gezogen, daß die Immunitätsvorgänge, die sich lediglich gegen Tumorzellen zu richten scheinen, durchaus nicht den Schluß zulassen, daß außer den Zellen nicht noch ein anderes ätiologisches Moment in dem Tumor wäre, für das besondere Verhältnisse bezüglich der Immunisierungsmöglichkeit gegeben sind. Llambias und Brachetto-Brian, welche ebenfalls mit dem Roussarkom gearbeitet haben, geben an, daß sich der Tumor durch Passagen auf Hühnern, die eine spezifisch anticanceröse Immunität besitzen, in seiner Virulenz so abschwächen läßt, daß selbst nach Impfung auf junge, nicht immunisierte Hühner diese Virulenzverminderung bestehen bleibt, so daß der Tumor schon in der 3. Generation eingeht und nicht mehr transplantabel ist. Carrel hat gefunden, daß junge Hühner weniger resistent sind als alte. Das Serum resistenter Hühner zerstört rascher das geschwulsterregende Prinzip als das empfänglicher Tiere. Auf 70° erhitzt, verliert das Serum seine tumorzerstörende Eigenschaft.

Auf Grund dieser Befunde entwickelt Carrel seine schon von mir geschilderte Theorie des Geschwulstbildungsprozesses. A. Fischer wirft nun die Frage auf, welchen Anteil die Tumorzellen oder das carcinogene Prinzip bei dem Angehen einer Impfung auf ein gesundes Tier haben. Diese Frage ist zurzeit nur durch Arbeiten mit dem Roustumor zu beantworten, da hier ja sicher beide Faktoren getrennt werden können. Rous, Robertson und Oliver konnten nun eine spezifische Immunität gegen das filtrierbare Agens herstellen. Injizierten sie Gänsen die Zellen des Roustumors, so gewann das Serum dieser Tiere die Fähigkeit, die Wirkung des Rousagens zu neutralisieren. Alb. Fischer arbeitete mit der Methode der Gewebszüchtung, welche allein eine Arbeitsmöglichkeit mit den isolierten Phänomenen der Tumorimmunität bietet. Es hat sich dabei ergeben, daß die Zellen des Roustumors lange Zeit hindurch unter Erhaltung ihrer Malignität im Blutplasma solcher Hühner gezüchtet werden können, die eine natürliche absolute Immunität gegen die Impfung lebender Sarkomzellen besitzen. Auch im Serum von Enten und Gänsen, bei denen der Roustumor nicht wächst, können die Sarkomzellen gezüchtet werden, ohne ihre bösartigen Eigenschaften zu verlieren; ebenso lassen sich die Zellen ohne Verlust der Malignität in Enten-, Gans- oder Kaninchenimmunserum züchten. Diese Immunsera aber besitzen die Fähigkeit, in vitro die Wirkung des tumorproduzierenden Agens des Tumors abzutöten, während normale Sera diese Fähigkeit nicht besitzen. Auch die Sera von Hühnern, welche gegen den Tumor absolut immun sind, neutralisieren in vitro das tumorproduzierende Agens. Die Zahl solcher absolut natürlich immuner Hühner beträgt nur 1%. Aber bei 40% aller untersuchten Hühner findet sich ein nur gegen das Tumorvirus gerichtetes antagonistisches Prinzip, so daß also die absolute Immunität gegen transplantiertes Sarkomgewebe nicht bloß humoral erklärt werden kann. So lange das tumorproduzierende Agens an die lebenden Zellen gebunden ist oder dort in ihrem Protoplasma sich befindet, ist es durch das antagonistische Prinzip des Serums nicht angreifbar. Wird auf ein Tier, das ein antagonistisches Prinzip gegen das Agens des Roustumors besitzt, eine Impfung von Sarkomzellen vorgenommen, so kann der neuentstandene Tumor nur durch Weiterwuchern der lebenden Tumorzellen entstehen. Ein Organismus, der absolut refraktär gegen lebende hochvirulente Sarkomzellen ist, enthält außer einem zum tumorproduzierenden Agens antagonistischen Prinzip (humorale Immunität) auch noch eine Immunität gegen Transplantation von arteigenen Geweben (solidäre Immunität). Transplantation von Tumorgewebe verhält sich wie die von normalen Gewebszellen.

Wir haben schon bemerkt, daß alle Tumorzellen im artfremden Serum wachsen können, daß also doch die Immunität gegen die Tumorzellen damit kaum in Einklang zu bringen ist. Welchen Einfluß die Untersuchungen von A. Fischer auch für die Immunitätsvorgänge bei den anderen Tiertumoren haben werden, läßt sich so lange nicht übersehen, als sie vorläufig nur für das Roussarkom und den von ihm mit Arsen erzeugten Hühnertumor Geltung haben. Aber es erscheint nicht undenkbar, daß wenn sich diese Befunde bestätigen sollten, ein besonderes von den Zellen des Tumors zu trennendes Virus also auch für andere Tumoren anzunehmen ist, daß dann alle unsere Vorstellungen von der Tumorimmunität einer Revision unterzogen werden müssen.

Vorläufig scheint uns aber für alle Immunitätserscheinungen bei den malignen Tumoren die gleiche Grundlage gegeben zu sein, daß es sich bei ihnen allen um eine durch mannigfache Eingriffe hervorzurufende unspezifische Leistungssteigerung des Organismus handelt, deren Kenntnis wir den bekannten Untersuchungen von Weichardt, Bier und R. Schmidt verdanken. So können wir die durch alle möglichen Maßnahmen hervorgerufenen Immunitätsvorgänge bei den malignen Tumoren einheitlich erklären, und auch die nach der Verwendung von innersekretorischen Substanzen, nach Ernährungsänderungen usw. beobachteten Änderungen der Resistenzerscheinungen gegen Tumorimpfungen können auf unspezifische Abwehrreaktionen im Blut und im reticulo-endothelialem System zurückgeführt werden. Das verschiedene Verhalten von einzelnen Organen gegen implantierte Tumoren, das wir geschildert haben (siehe Weils, J. Levins Experimente), würde sich ebenfalls dadurch erklären lassen, daß die örtlichen Bindegewebsreaktionen in den einzelnen Organen sich verschieden verhalten. Denn mit Recht heben Uhlenhuth und Seiffert hervor, daß sich die Differenzen der einzelnen Organe nur schwer mit einer lediglich allgemein bedingten Tumorimmunität in Einklang bringen lassen. Es ergibt sich aus der örtlich bedingten Bindegewebsreaktion ohne weiteres die erhöhte Resistenz der Milz gegen Tumoren, und die hohe Empfänglichkeit eines so empfindlichen Organes wie das Gehirn erklären Uhlenhuth-Seiffert durch die schwere örtliche Schädigung und die damit verbundene Beeinträch-

tigung der notwendigen örtlichen Abwehr. Durch die Aufklärung der Natur der
Tumorimmunität werden unsere praktischen Versuche einer Krebsheilung wesentlich beeinflußt werden. Es kommt darauf an, wie Uhlenhuth-Seiffert betonen, durch die Behandlung einen noch stärkeren Reiz auszuüben, als es der
Tumor selbst vermag. Diese Reizerzeugung läßt sich schaffen durch chemische
(Chemotherapie), physikalische (Bestrahlung) oder abwehrspezifische Maßnahmen
(Autolysattherapie). In allen diesen verschiedenen therapeutischen Eingriffen
hätten wir demnach Vorgänge mit dem gleichen Effekt zu sehen, die Abwehrleistungen des Organismus so weit zu steigern, daß er mit dem Fremdkörper,
den der Tumor für ihn bedeutet, fertig wird. Es liegt auf der Hand, wie wesentliche praktische Bedeutung also alle diese Experimente für eine wirksame Krebs-
therapie haben.

D. Das Wesen der Reizwirkung.

Durch alle von uns geschilderten Vorgänge, welche zu einer Bildung maligner
Geschwülste führen können, erscheint uns die Virchowsche Reiztheorie der
Geschwulstentstehung klinisch und experimentell mit ausreichender Sicherheit
gestützt. Wie aber die Umwandlung der normalen Zelle zur Geschwulstzelle
als Folge der Reizung vor sich geht, darüber sind wir auch heute noch nicht unter-
richtet.

Ribbert hat gemeint, es sei überhaupt unmöglich, daß irgendwelche Reize,
die auf bis dahin normale Zellen einwirken, imstande sein sollten, diese zu maligner Geschwulstentwicklung zu bringen. So hat er denn zuletzt die Anschauung
vertreten, daß es keine experimentell erzeugten malignen Tumoren geben kann,
weil jede bösartige Geschwulst schon in der Keimanlage vorhanden ist, und
daß es immer nur einer Gelegenheitsursache bedarf, sie zur Entwicklung zu
bringen. Ribberts Anschauungen sind gegründet auf die bekannte Lehre von
Weigert, daß es formative Reize überhaupt nicht gibt. Nur durch indirekte
Reize könnten Zellen des erwachsenen Organismus zur Wucherung gebracht werden,
wenn nämlich durch Defekte eine Entspannung eintritt. Ist ein Gewebe, so sagt
Weigert, aus verschiedenen Elementen zusammengesetzt, so bekommt es durch
das Blut eine bestimmte Menge von Nährstoffen in dem für jede Gewebsart
eigentümlichen Maße der Avidität. Ist ein Teil dieses Gewebes zugrunde gegangen, dann bekommen die übrigen Teile einen Überfluß an Ernährungs-
stoffen, und das ist dann die Ursache des Wachstums. Ribbert stellt daher in
Abrede, daß ein Reiz, der direkt eine Stelle trifft, zu Wachstumsvorgängen führen
kann. Entweder könnte dadurch eine funktionelle Tätigkeit der Zelle ausgelöst
oder, wenn der Reiz eine erhebliche Stärke annimmt, muß Kern und Protoplasma geschädigt werden und zugrunde gehen. Demgegenüber hat aber schon
v. Hansemann darauf hingewiesen, daß es im normalen Organismus Wachstumsvorgänge gibt, wo von indirekten Reizen nicht gesprochen werden kann.
Das ist z. B. der Fall bei der Entwicklung der Milchdrüse in der Schwangerschaft.
Hier erfolgt die Reizwirkung direkt auf die Zellen der Milchdrüse durch Hormone
der Geschlechtsorgane. Dasselbe sehen wir bei der Geweihbildung während der
Brunstzeit der Hirsche, die eine Zellproliferation von ungeheurer Ausdehnung
ist, ferner kennen wir die Neubildung ganzer Organe bei den Salmoniden an der

Unterlippe, bei Fröschen an Haut und Extremitäten, bei Salamandern an den Hautdrüsen. Alle solche Wachstumsvorgänge sind nur zu erklären durch die Absonderung von Stoffwechselprodukten, die im Körper zirkulieren und nun „an bestimmten Stellen als direkte Wachstumsreize auftreten, vielleicht deswegen, weil gerade bestimmte Stellen eine besondere Avidität für diese Stoffe besitzen" (v. Hansemann).

Daß das Wachstum von normalen Organen durch Hormone, die Produkte der Drüsen mit innerer Sekretion, wesentlich bedingt ist, ist eine gesicherte Tatsache. Die experimentellen Untersuchungen von Hertwig, J. Loeb, Delage, Lillie, Mathews, Fr. Levy, Bataillon u. a. beweisen weiter, daß chemische oder physikalische Reize unbefruchtete Eier von Würmern, ja sogar von Fröschen, zu mehr oder minder weiten Stufen der Entwicklung bis zur Bildung ausgewachsener Individuen bringen können. Vollends nach den Ergebnissen der experimentellen Geschwulstforschung der letzten Jahre wird wohl diese Anschauung Ribberts als endgültig erledigt angesehen werden müssen. Im Grunde jedenfalls ist es nunmehr entschieden, daß nicht nur physiologische, sondern auch pathologische Wachstumsvorgänge durch chemische, thermische und mechanische Irritamente im Sinne R. Virchows hervorgerufen werden können, daß also solche Reizvorgänge lebender Zellen „den Impuls zu schrankenloser geschwulstbildender Proliferation bilden können".

Die Bedeutung dieser Irritationen wird, wie Borst ausführt, zum Teil darin gesehen, daß sie direkt einen Teilungsmechanismus in der Zelle auslösen, ein Proliferationszentrum in der Zelle aktivieren, kurz formativ wirken. Die Geschwulstzelle würde sich von der normalen Zelle nur dadurch unterscheiden, daß sie sich in erhöhter, manchmal ununterbrochener und unaufhaltsamer formativer Tätigkeit befindet. Diese Art der Reiztheorie würde in Rücksicht auf das oft Unaufhaltsame des Wachstums einen fortdauernden oder immer wiederkehrenden Reiz, etwa eines Parasiten annehmen müssen, oder sie wäre gezwungen, eine irreparable Störung des Teilungsmechanismus der Zelle zu postulieren, für die auch eine einmalige Reizung genügen würde. Dann würde sie aber aufhören, eine reine Reiztheorie zu sein und würde in Beziehung treten zu den sogenannten Zelltheorien im engeren Sinne. Diese erkennen bekanntlich mancherlei in den Zellen selbst gelegenen Faktoren die größte Bedeutung für die Geschwulstbildung zu. Sternberg glaubt, daß bei den meisten Geschwülsten eine vorausgegangene Einwirkung von mechanischen oder physikalischen oder sonstigen Reizen nicht erweisbar ist, und H. Elsner betont das besonders für die Geschwülste des Magen-Darmkanals. Hier müßten also innere konstitutionelle (endokrine usw.) Bedingungen ohne Mitwirkung äußerer Reize die Geschwulstbildung hervorrufen. Es kommt primär eine fundamentale Wesensänderung normaler Zellen zustande. Borst hält es für untergeordnet, inwieweit die biologische Umwandlung der Zellen rein aus inneren Ursachen (angeboren oder erworben) erfolgt oder inwieweit extracellulären exogenen Reizen oder Schädigungen ein Einfluß zuerkannt werden muß.

B. Fischer-Wasels hebt hervor, daß die Bildung von malignen Tumoren auf dem Boden immer wiederholter Schädigungen in keiner Weise angezweifelt werden kann. Aber die Hauptpunkte, in denen die Reiztheorie versagt, sieht er in folgendem: Er meint, daß nur ein einziger „Geschwulstfokus" (Fibiger)

z. B. bei experimenteller Reizung der gesamten Haut oder Schleimhaut entsteht, und das wäre unverständlich, da ja der Reiz alle Teile des Organs in gleicher Weise trifft und man also erwarten müßte, daß dann überall Geschwülste entstehen müssen. Er findet es weiter auffallend, daß zwischen Reizwirkung und Krebsbildung ein so großer Zeitraum liegt. Für diese Latenzzeit gibt die Reiztheorie keine Erklärung. Diese Schwierigkeiten fallen nach B. Fischer fort, wenn man daran denkt, daß beide Erscheinungen sich bei den Regenerationsprozessen finden, von denen wir wissen, daß sie nur an einer einzigen Stelle sich abspielen und daß sie sich über viele Jahre hinziehen und immer wieder von neuem aufflackern können, auch ohne daß die primäre Schädigung weiter wirkt. Er sieht also die als Folge der Reizung entstehenden Regenerationsvorgänge als die unmittelbare Ursache der Geschwulstbildung an, zu der als wesentlicher Faktor noch eine durch die fortgesetzte Schädigung oder durch innere konstitutionelle Bedingungen gegebene Veränderung der Gesamtkonstitution hinzutreten muß.

Ich glaube, daß die Reiztheorie der malignen Geschwülste so zu verstehen ist, daß durch fortgesetzte und wiederholte Reize eine biologische Umwandlung einer vorher normalen Zelle erfolgt, dergestalt, daß diese Zelle schließlich die wohlbekannten Eigenschaften der malignen Tumorzelle annimmt, d. h. schrankenloses infiltratives Wachstum und Metastasenbildung bei Verschleppung durch die Körpersäfte. Die experimentelle Erzeugung von Reizgeschwülsten (Spiroptera, Teer) lehrt uns, daß nur bis zu einem gewissen Stadium der Reiz selbst dauernd in Tätigkeit bleiben muß. Dann aber vollzieht sich die weitere Entwicklung zur malignen Geschwulst, ohne daß dazu der Reiz noch notwendig ist. Allerdings vermögen wir es der Zelle morphologisch nicht anzusehen, wann der Grad der Umwandlung schon erreicht ist, der sie zur malignen Geschwulstzelle stempelt. Wir erkennen sie als maligne Zelle erst in dem Augenblicke, wo sie aus dem Stadium der „latenten Malignität" in das der „manifesten Bösartigkeit" heraustritt. Dieses Latenzstadium kann mehr oder minder lange Zeit dauern, ohne daß klinisch sich die Zeichen einer malignen Wucherung erkennen lassen. Daher werden unsere Kenntnisse der feineren Vorgänge der Reizeinwirkung auf normale Zellen so lange lückenhaft bleiben müssen, als wir keine Möglichkeit haben, den Eintritt der malignen Entartung durch die Reizung unzweifelhaft festzustellen, sei es morphologisch, sei es biologisch. Das ist wohl sicher schon in einem Zeitpunkte der Fall, dessen Erfassung und Erkennung uns nicht möglich ist, der aber schon sehr frühzeitig tatsächlich da ist. Durch die Abwehrkräfte des Organismus wird es verhindert, daß diese frühe Umwandlung der biologischen Eigenschaften der Zellen sofort als Krebsbildung in die Erscheinung tritt. Auch die mikroskopischen, nur aus wenigen Zellen bestehenden Metastasen bilden sich erst später, oft erst nach Jahren, unter besonderen Bedingungen zu Geschwülsten aus, und auch dieser Vorgang hat eine Latenzzeit. Auch wachsen ja nicht alle verschleppten malignen Zellen zu Geschwülsten aus, eine Analogie zu der Tatsache, daß nicht alle geteerten Zellen Krebszellen werden. Könnten sie aber nicht alle „potentiell" Krebszellen, also im Stadium latenter Malignität sein, und könnte dieser Prozeß nicht reversibel sein? Auf alle diese Fragen gibt es vorläufig noch keine Antwort. Hier könnte die Erforschung der chemisch-biologischen Veränderungen maligner Zellen wie sie namentlich von O. Warburg und seinen Mitarbeitern durchgeführt worden ist, eine Erweiterung unseres Wissens herbeiführen, wenn sie zeigen könnte, daß solche Veränderungen in den gereizten Zellen schon dann eintreten, wenn sie sich noch im Stadium einer latenten Malignität befinden. Es ist auch wohl möglich, daß die Reizentstehung der Geschwülste auf dem Wege regenerativer Prozesse vor sich geht. Nur vermag ich nicht einzusehen, was dann schließlich durch diese Tatsache geändert wird, da ja letzten Endes doch die Reizvorgänge die Ursache des Regenerationsprozesses sind und also als die mittelbaren Urheber des Krankheitsprozesses auch von B. Fischer angesehen werden müssen. Darin kann ihm wohl zugestimmt werden, daß die feineren Vorgänge bei der krebsigen Umwandlung der Zellen uns bisher noch unbekannt sind. Aber das gilt auch für die Umwandlung sich regenerierender Zellen in Krebszellen. Und auch hier würde eine Verlegung des Problems vorliegen, wenn B. Fischer als die zu schrankenloser Wucherungsfähigkeit gebrachten Zellen nicht die „normalen“ Zellen, sondern nur die im Stadium der Regeneration befindlichen Körperzellen betrachtet. Teutschländer hält 4—5 Faktoren für die Krebsbildung für notwendig. 1. und 2. eine allgemeine und eine lokale Disposition. Der 3. Faktor ist das „relativ spezifische“ im Verhältnis zu den wachstumsfähigen Zellen äußere „Agens“, das exogen oder endogen sein kann und stets eine je nach der Größe der vorhandenen Disposition und dem Grade der relativen Spezifizität mehr oder weniger lange Dauer, also eine gewisse Quantität der Reizwirkung oder Exposition als 4. notwendigen Faktor voraussetzt, die durch innere oder äußere Bedingungen (Beruf, Lebensweise, Konstitution) oder durch beide begünstigt werden kann. Diese 4 Faktoren sind unbedingt nötig und zwar muß jeder umso wirksamer sein, je geringer die Beteiligung eines anderen ist oder umgekehrt. Dieses Zusammenwirken führt schließlich zur Bildung des 5. „spezifischen Faktors“, der wahrscheinlich auch endogenen Ursprungs ist.

Auch diese Erklärung Teutschländers kann und will wohl auch nicht den eigentlichen Vorgang der Krebsbildung in den Körperzellen erklären.

Vielleicht vermögen die Untersuchungen von N. Waterman den Zeitpunkt des Eintritts der malignen Umwandlung von Zellen durch Reizvorgänge besser festzulegen, als wir es mit unseren bisherigen Methoden können.

N. Waterman untersuchte Tumorgewebe in einer physiologischen Elektrolytlösung (Ringers Flüssigkeit oder isotonische Kochsalzlösung), indem er es zwischen zwei platinierte Elektroden stellte und einen sinusoidalen Wechselstrom durch das Präparat fließen läßt. Man findet dann den Polarisationswert äußerst gering, fast 0, während bei normalen Geweben die Polarisationsspannung sehr beträchtlich ist. Dabei besteht ein Konnex zwischen Polarisation und absolutem (Ohmschen) Widerstand, der sich mathematisch ausdrückt als $\dfrac{P\text{(olarisation)}}{W\text{(iderstand)}}$.

Bei Tumoren ist der P-Wert stärker erniedrigt als der W-Wert, so daß P/W bei Tumoren fast dem Nullpunkt sich nähern kann. Gewöhnlich beträgt er ein Viertel von der bei normalem Gewebe festzustellenden Größe, es handelt sich also um eine biochemische Differenz zwischen Tumor und normalem Gewebe. Als Ursache der Verringerung der Polarisation des Tumorgewebes nimmt Waterman an, daß an den Zellgrenzen alle Ionen gleichzeitig eindringen können

infolge einer Erhöhung der Zellpermeabilität. Eine Wiederherstellung der
normalen, für verschiedene Ionen verschiedenen Permeabilität läßt sich nun beim
Tumorgewebe durch Zusatz von Calcium oder durch Verwendung von isotonischer
$CaCl_2$-Lösung erreichen. Beim normalen Gewebe aber macht der Kalk-
zusatz keine Erhöhung von P/W. Von besonderer Bedeutung ist, daß die Erniedrigung von P/W in gutartigen Geschwülsten in geringerem Grade gegenüber
normalen Geweben sich zeigt. Noch wichtiger aber ist es, daß die P-Erniedrigung
beim experimentellen Teerkrebs schon in einem Stadium erscheint, wo der hyper-
plastische Zustand eben überschritten und sogenanntes atypisches Epithel
aufzutreten pflegt, ohne daß schon das Carcinom da ist. Sollten sich diese Untersuchungen von Waterman bestätigen, so fänden wir in der Größe P/W einen
Maßstab für physikalisch-chemische Veränderungen, die auf eine beginnende
Malignität des Gewebes hinwiese, bevor noch die histologischen Zeichen des
Carcinoms da sind. Nach Warburg entstehen die Tumoren aus differenzierten
wachsenden Zellen nicht durch einen „Reiz“, sondern durch „Sauerstoffmangel“.
Auf diese Anschauungen werden wir noch später zurückkommen. Mir scheint
hier aber nur eine Verschiebung der Begriffe vorzuliegen. Der Sauerstoffmangel
ist doch auch ein „Reiz“. Silberstein, Freud und Révész behaupten, daß
schon im präcancerösen Stadium der Tumorbildung auch der Kohlehydratstoffwechsel verändert sei, d. h. bei geteerten Mäusen vom Ende des ersten
Monats nach Beginn der Teerung bis zum Auftreten der ersten Knötchen zeige
sich der Stoffwechsel nach Analogie des Diabetes mit langer Kohlehydratkarenz
oder nach Hunger verändert, obwohl die Tiere anscheinend gesund sind. Das
konnten sie im respiratorischen Stoffwechsel und durch das Verhalten des Blut-
zuckers nach Zuckerinjektionen nachweisen. Auf andere Stoffwechselverände-
rungen im präcancerösen Stadium haben wir schon hingewiesen (s. Allgemeinwirkung des Teers). Auch diese Untersuchungen sind von Bedeutung für die
Frage, ob nicht schon sehr frühzeitig in den Zellen Zeichen der Malignität nachzuweisen sind, die sich zuerst nur im Stoffwechsel erkennen lassen.

Die Folge der Reizung und der Effekt ihrer Wirkung ist also die Umwandlung der normalen Zelle zur Tumorzelle. Sie soll sich in morphologischen
und in biologisch-chemischen Veränderungen der malignen Zellen sinnfällig
erkennen lassen, die sich auch bei der Zellkultur in vitro zeigen.

a) Morphologische Zellveränderungen.

Als morphologische Zeichen der blastomatösen Veränderung gelten seit langer
Zeit Veränderungen des Kerns und der Kernteilungsvorgänge.

Ihren Ausdruck finden alle diese Anschauungen zunächst in der Lehre
von der Anaplasie, die v. Hansemann aufgestellt hat. Alle bösartigen Geschwülste, insbesondere die Carcinome, zeigen nach v. Hansemann Abweichungen von der normalen Kernteilung, Veränderungen, z. B. Verdickungen
der im übrigen an Zahl normalen Chromosomen oder der Polkörperchen, verspätete
Zellteilung, hypochromatische oder hyperchromatische Zellen mit weniger bzw.
mehr Chromosomen und endlich asymmetrische Mitosen, wodurch aus einer Zelle
zwei neue Zellen mit verschiedener Chromosomenzahl entstehen. Solche Zellen
mit geringer Zahl von Chromosomen sind weniger differenziert, sie werden morphologisch und physiologisch zu einer neuen Art von Zellen, die sich auch in der Ab-

weichung vom Typus der Zellen des Mutterbodens kennzeichnet, aus dem die Carcinomzellen herstammen.

Als wesentlich hat v. Hansemann hervorgehoben, daß der Chromosomenmangel nur dann zur Krebsentwicklung führen kann, wenn ganz bestimmte Erbteile und nur diese aus dem Kern ausgeschaltet werden, ohne daß dadurch das Weiterleben der Zelle, ihre Teilbarkeit und ihre besondere Art vernichtet wird, so daß die Vernichtung von mehr oder weniger von diesen Erbteilen allein nicht notwendigerweise zur malignen Entartung führen muß. Die Anaplasie soll nach v. Hansemann also ein Ausdruck der primären biologischen Umwandlung von Zellen aus dem physiologischen in den pathologischen, d. h. den malignen Zustand sein. Auch Boveri ist der Anschauung, daß Zellen, um maligne zu werden, Eigenschaften verlieren müssen, wodurch sie zu weniger differenzierten Zellen werden. Das geschieht durch eine Verminderung von Erbeinheiten durch Verlust von Chromosomen bei der durch irgendwelche äußeren oder inneren Momente bewirkten Zellteilung normaler Zellen. Es ist also die Krebszelle eine Zelle mit einem abnormen Chromosomenbestand. Dieser könnte, wie v. Hansemann bemerkt, schon bei der ersten pathologischen Zellteilung zustande kommen. Es könnten aber auch viele Tausende solcher Zellteilungen eintreten, ohne daß sich unter ihnen gerade die Art befindet, die die Eigenschaften besäße, eine Krebszelle aus sich hervorgehen zu lassen.

Was die veränderte Chromosomenzahl bedeutet, wissen wir aus einer großen Reihe von entwicklungsmechanischen Experimenten. Im Zusammenhang mit dem Geschwulstproblem hat sie F. Levy dargestellt.

Er konnte zeigen, daß die durch künstliche Eingriffe (Anstechen) von Froscheiern zur Entwicklung gebrachten Kaulquappen teils wenig lebensfähig waren, teils aber mehr oder minder Mißbildungen darstellten. Von diesen Tieren zeigten einige nur die Hälfte der normalen Zahl von Chromosomen in den Zellen, andere die normale Chromosomenzahl, andere wieder ganz abweichende Chromosomenbestände. Es geht daraus hervor, daß in den Eiern unregelmäßige Teilungen stattgefunden haben, wobei nur eine kleine Zahl der zahlreichen Chromosomenkombinationen zur Bildung von lebensfähigen Zellen führte. Das erklärt die enorme Sterblichkeit der Tiere, während anderseits Abweichungen vom normalen Typus der Tiere, also Mißbildungen, infolge des veränderten Chromosomenbestandes hervorgerufen werden. Aber auch bei normalen Tieren der verschiedensten Tierklassen fand er immer zwei- und mehrkernige Zellen neben solchen mit nierenförmigen oder polymorphen Zellkernen, die er als Verschmelzungen von Kernen auffaßt, welche bei der unterbliebenen Cytoplasmateilung in einer Zelle liegengeblieben sind. So lassen sich also Mißbildungen von Körperformen auf abnorme Gewebe zurückführen, die entstanden sind auf Grund von Störungen des Chromosomenbestandes infolge des Schadens, den die künstlich hervorgerufene parthenogenetische Teilung der Eizelle erlitten hat, die dadurch zu anormaler Furchung gebracht wurde. Unregelmäßigkeiten der Zellteilung finden sich also bei allen normalen Individuen. Je größer die Zahl der Zellteilungen ist, also je größer die Zahl der Mitosen, desto mehr wächst die Zahl von unregelmäßigen Zellteilungen. Diese Störungen von Zellteilungen werden daher natürlich dann in besonders hohem Grade auftreten, wenn durch chemische, thermische, infektiös-toxische und parasitäre Reize besonders reichlich Zellteilungen ausgelöst werden. Das sind die von Orth als präcanceröse Erkrankung bezeichneten Entzündungsvorgänge. Dieselben Reize, welche die Vermehrung der Zellteilungen veranlassen, können früher oder später die eine oder die andere Zellteilung stören. Wir nehmen nach den Forschungen von Morgan an, daß die Chromosomen die Träger der Erbfaktoren sind, welche die Gestaltung des Individuums bedingen mit allen seinen charakteristischen Eigenschaften. Entstehen auf irgendeine Weise Individuen mit neuartigen Eigenschaften, so zeigen diese Mutationen einen gegenüber der Ausgangsform abweichenden Chromosomenbestand. So sind denn auch die Tumorzellen infolge dieses veränderten Chromosomenbestandes neue Zellvarietäten geworden, sie haben nach R. Hertwig und Boveri eine Umwandlung vom Typus der organotropen normalen Zelle zum cytotropen Typus erfahren.

Auch Bloch ist der Ansicht, daß nur solche chemischen und physikalischen Reize eine maligne Wucherung hervorrufen, welche am Kern angreifen und hier Veränderungen machen. Beweis dafür sind ihm die schweren Kernveränderungen, welche sich beim experimentellen Röntgenkrebs zeigen. Diese Veränderungen brauchen sich nicht immer morphologisch zu dokumentieren, es kann sich auch um eine biologisch-funktionelle Wirkung handeln. Es sei schwer vorstellbar, daß ein einmaliger Reiz neu erworbene Eigenschaften macht, die sich immer weiter bei den neuen Zellen zeigen trotz des Fortfalls des ursprünglichen Proliferationsreizes. Viel wahrscheinlicher ist es nach Bloch, daß ein das Wachstum regulierendes Prinzip in der Zelle vernichtet wird, das nicht mehr ersetzt werden kann. Der Ausfall dieser Regulierung des Wachstums hat dann also das ungehemmte Vorhandensein der Proliferation zur Folge und das erklärt den fundamentalen Unterschied gegen normale Zellen und zugleich die Übertragbarkeit der neuen Eigenschaften auf die Tochterzellen. Diese Anschauungen von Bloch stimmen überein mit den Vorstellungen von v. Dungern und Werner, welche in dem Fortfall von normalen Wachstumshemmungen das schrankenlose Wachstum der Krebszelle erklären. Im Sinne von v. Hansemann-Boveri könnte also gefolgert werden, daß der Centrosomenanteil, welcher die Wachstumsregulierung der Zellen besorgt, verlorengegangen ist, und nur dieser Vorgang führt oder kann zu einer Krebsbildung führen. Die Geschwulstbildung wird demnach durch Reize verursacht, welche eine Affinität zu dem intranucleären Regulationsmechanismus des Zellwachstums haben (B. Bloch). Teutschländer und H. Schuster fanden freilich in ihren histologischen Untersuchungen bei der Bildung des Teerkrebses in den präcancerösen Stadien der Krebsentstehung nur in sehr wenigen Präparaten pluripolare oder asymmetrische Teilungsbilder der Mitosen und auch in den ausgebildeten Carcinomen sahen sie die von v. Hansemann beobachteten unregelmäßigen Mitosen nicht ständig und nicht in allen Tumoren. Aus ihren Beobachtungen läßt sich also keine Stütze für die Anschauungen von Boveri und v. Hansemann gewinnen.

b) Biochemische Änderungen der Zelle.

Es veranlaßt also der geschwulstbildende Reiz — welcher Art auch immer er sei — eine primäre Zellenveränderung durch Änderungen des Chromosomenbestandes, die ihrerseits nun ihren abnormen Chromosomenbestand bzw. ihre abnormen Eigenschaften auf alle weiteren Zellen überträgt (Orth). Als ein Ausdruck der biologischen Veränderung der Zellen durch Einwirkungen von Reizen auf den Chromosomenbestand werden eine Reihe von chemisch-biologischen Veränderungen der malignen Zellen beschrieben. Wir wissen durch Petry, F. Blumenthal, Neuberg und Wolff, Abderhalden u. a., daß die Biochemie der Tumorzellen gegenüber der Norm mannigfache Änderungen aufweist. Sie zeigen Abweichungen ihrer chemischen Zusammensetzung, auf die ich hier nur hinweisen will. Wichtiger sind die Änderungen der fermentativen Eigenschaften der Tumorzellen. Während bei der Autolyse, d. h. bei der aseptischen Auflösung im Brutschrank, Fermente frei werden, welche eiweiß-auflösend nur streng spezifisch auf Zellen des gleichen Organs wirken (also Fermente von Leberzellen nur auf Leberzellen, von Lungengewebe nur auf Lungengewebe usw.), entstehen bei der autolytischen Auflösung von Tumorzellen auch Fermente, welche das Eiweiß anderer Organe aufzulösen imstande sind. Die autolytischen Fermente der Tumorzellen sind also auch heterolytisch, d. h. sie können das Eiweiß aller Körperorgane zerstören. Demgegenüber behaupten Meyer und Bering, daß sich Krebszellen und normale Zellen bei der Autolyse gleich verhalten und Ed. Müller sowohl wie Kepinow fanden auch keine Heterolyse der Geschwulstzellen. Auch Hess und Saxl leugnen einen Unterschied der autolytischen Vorgänge bei normalen und malignen Zellen, und Abderhalden und Medigreceanu haben ebenfalls keine Heterolyse in malignen Zellen nachweisen können, die sich anders verhielt als die normaler Zellen. F. Blumenthal und Brahn fanden auch die katalytischen Fermente der Krebszelle gegenüber der Norm vermindert. Krebsknoten haben danach in geringerem Grade als normale Leberzellen die Fähigkeit, Wasserstoffsuperoxyd zu zersetzen. Ferner teilt Brahn mit, daß auch die oxydativen Kräfte des Tumorgewebes gegenüber normalen Zellen schwer beeinträchtigt sind. Krebszellen aus Lebermetastasen haben nämlich die Fähigkeit, Salicylaldehyd zu oxydieren, völlig verloren.

Bedeutungsvoller als diese Untersuchungen erscheinen die schon wiederholt erwähnten Arbeiten von O. Warburg und seinen Mitarbeitern Minami, Negelein, Posener und Okamoto über den Kohlehydratstoffwechsel der Carcinomzelle innerhalb und außerhalb des Organismus des Tumorträgers. Um die Art der Energiequelle festzustellen, welche das Krebswachstum unterhält, untersuchte Warburg die Atmung überlebenden Krebsgewebes im Vergleich mit der normaler epithelialer Gewebe. Dabei fand sich überraschenderweise eine gegenüber normalen Zellen stark herabgesetzte Atmung der Krebszellen. Es mußte also eine andere Kraftquelle vorhanden sein, die in malignen Zellen sehr erheblich größere Energien liefert als in normalen Epithelien. Diese Kraftquelle ist eine gegen die Norm wesentlich gesteigerte Glykolyse, also die Fähigkeit, Traubenzucker zu Milchsäure zu vergären. Die ersten Untersuchungen wurden mit dem Flexner-Joblingschen Rattencarcinom angestellt. Unter anaeroben Bedingungen, also unter Sauerstoffabschluß, in Ringerlösung, aber nach Negelein auch in Serum, also unter natürlichen Verhältnissen, entwickeln Gewebsschnitte des Tumors im Mittel etwa 0,12 mg Milchsäure per Milligramm Trockengewicht in jeder Stunde. Diese glykolytische Wirkung des Tumors ist 120 mal so groß als die des Blutes, 200 mal größer als die eines ruhenden und 8 mal größer als die eines maximal arbeitenden Froschmuskels. Die glykolytische Wirkung des Tumorgewebes bleibt tagelang in zuckerhaltiger, körperwarmer und mit Sauerstoff durchlüfteter Ringerlösung erhalten, während sie beim Abtöten der Zellen, z. B. durch Gefrieren, sofort verlorengeht. Auch unter anaeroben Bedingungen kann nach Okamoto das Krebsgewebe bei Gegenwart von Traubenzucker noch 24 Stunden sich lebend halten, also glykolytisch wirken und transplantabel bleiben. Ohne Zusatz von Traubenzucker aber stirbt das Krebsgewebe schnell ab. Mit abnehmender Sauerstoffionenkonzentration steigt die Glykolyse, ebenso bei wachsender Bicarbonatkonzentration der Ringerlösung. Auch Temperatur und Konzentration des Traubenzuckers sind von Bedeutung. Zerreibt man die Tumorzellen, tötet man sie also, so sinkt ihre glykolytische Fähigkeit. Auch Zusatz von Narkoticis hemmt die Glykolyse in gleicher Weise wie bei der Hefegärung. Auch in Carrelschen Kulturen konnte Wind am Roussarkom nachweisen, daß unter Sauerstoffabschluß die Sarkomzellen 48 Stunden lang am Leben bleiben und sich dann aerob weiter züchten lassen. Beim Übergang von anaeroben zu aeroben Bedingungen, wenn man also die Zellen atmen läßt, wird die Glykolyse nicht aufgehoben, sondern sie sinkt nur um etwa 23% beim Flexnertumor. Demnach zeigt die Tumorzelle ein ähnliches Verhalten wie die Hefe, d. h. ihr aerober Kohlehydratstoffwechsel ist eine Mischung von Oxydations- und Spaltungsvorgängen. Die gleichen Erscheinungen fanden sich auch bei allen anderen untersuchten Tiertumoren. Bei menschlichen Krebsgeschwülsten ließ sich feststellen, daß unter anaeroben Versuchsbedingungen in jeder Stunde 8,4% des Trockengewichts an Milchsäure gebildet wird, und wenn man nur den epithelialen Anteil des Tumors berücksichtigt, sogar 16,4%. Unter Sauerstoffzufuhr zeigt die Glykolyse eine Verminderung um 34%. Es ist also eine fast völlige Übereinstimmung des menschlichen Carcinoms mit dem Verhalten des Flexner-Joblingschen Rattentumors festzustellen. Ebenso fallen Versuche mit Sarkomgewebe aus.

Gutartige Geschwülste zeigen bei Sauerstoffabschluß ungefähr das gleiche Ergebnis. Dagegen ist ihre Glykolyse bei Sauerstoffzufuhr wesentlich niedriger als bei den bösartigen Gewächsen. Bei den gutartigen Tumoren ist das Verhältnis des Spaltungsstoffwechsels zum Oxydationsstoffwechsel weit zugunsten des letzteren verschoben (Lasnitzki). Untersuchte O. Warburg embryonale Gewebe von Hühnern, so trat auch hier unter anaeroben Verhältnissen reichliche Milchsäurebildung auf (0,09 mg per Milligramm Trockengewicht und Stunde). Die Glykolyse verschwindet aber gänzlich bei aeroben Bedingungen. Es ist im Gegensatz zum Tumor beim Embryo der Kohlehydratstoffwechsel unter Sauerstoffzufuhr fast völlig ein Oxydationsprozeß. Die Atmung genügt, wie A. Lasnitzki ausführt, völlig, um die gebildete Milchsäure zum Verschwinden zu bringen. Allerdings fand Negelein bei Versuchen in Ringerlösung in Rattenembryonen und besonders in der äußeren Hülle der Fruchtblase noch aerobe Glykolyse. Aber im Serum verschwindet auch diese. Durch Schädigung der Atmung (durch Blausäure oder vorangegangenen Sauerstoffmangel) kann man nach Warburg, Negelein und Posener embryonale Zellen künstlich in den Stoffwechseltypus der malignen Zellen überführen. Normales Epithel von Erwachsenen zeigt eine anaerobe Glykolyse, die 10mal geringer ist als die des Krebsgewebes; die des Bindegewebes ist kaum meßbar. Bei Sauerstoffzufuhr verschwindet die Glykolyse des normalen Epithels vollkommen. Keimepithel, Lymphdrüsen und Thymus zeigen eine anaerobe Glykolyse, die größer ist als beim normalen Epithel, aber kleiner als im embryonalen Gewebe. Bei Sauerstoffzufuhr verschwindet die Glykolyse des Thymusgewebes fast völlig, die des Lymphdrüsengewebes und der Keimepithelien ist zwar vermindert, aber noch immer deutlich. Wir haben bereits an anderer Stelle die Folgerungen O. Warburgs aus allen diesen Untersuchungen mitgeteilt. Sie haben ihn zu weitgehenden Schlüssen geführt, die sich schließlich zu einer neuen Hypothese der Krebsentstehung verdichteten. Danach ist der Krebs hervorgerufen durch Schädigungen der Atmung von normalen Zellen und einseitiger Herauszüchtung der anaeroben Komponente des Stoffwechsels der Zelle, also ein Stoffwechselproblem und nur ein solches.

Wenn wir diesen Schlüssen Warburgs folgen wollen, müssen wir zunächst sehen, inwieweit die Grundlagen seiner Hypothese, also die Ergebnisse seiner Versuche, sicher und unangreifbar sind.

Es ist bereits eine große Literatur über Warburgs Versuche entstanden, aber eindeutig sind die zahlreichen Nachprüfungen und Ergänzungen seiner grundlegenden Arbeiten nicht ausgefallen.

Waterman und Dirken, ferner Louros und auch Holmes konnten die Ergebnisse von O. Warburg und seinen Mitarbeitern in ihren wichtigsten Punkten bestätigen und Waterman konnte weiter zeigen, daß Tumorextrakte die normale Glykolyse der Organe, besonders auch des Nierengewebes, erhöhen. Wahrscheinlich geschieht dies durch einen Glykolyseaktivator, der im Krebsgewebe besonders reichlich enthalten ist, ebenso im embryonalen Gewebe. Durch erhöhte Bildung des Glykolyseaktivators können normale Zellen zu malignen werden. Lasnitzki fand auch in den bacillogenen Tumoren von F. Blumenthal dieselben anaeroben Glykolysewerte wie bei dem Flexner-Joblingtumor (Carcinom). Murphy und Hawkins wiesen ebenfalls bei einem schnell wachsenden Hühnersarkom sowie am Flexner-Joblingschen Rattencarcinom eine erhöhte Glykolyse nach, aber nicht bei einem langsam wachsenden Hühnertumor. Bei spontanen Mäusecarcinomen aber fanden sie überhaupt keine gesteigerte Glykolyse. Bauer und Nyiri bestätigten zwar die Befunde O. Warburgs an Tiertumoren, für die menschlichen Tumoren aber lehnen sie Warburgs Ergebnisse ab; sie erhielten unter aeroben Bedingungen normale Milchsäurewerte. O. Warburg führt dieses abweichende Ergebnis der Wiener Autoren auf den geringen Gehalt von Zellen in den von ihnen untersuchten Tumoren zurück. Demgegenüber bemerken Bauer und Nyiri, daß der Prozentgehalt eines Tumors an Epithelien sich überhaupt nicht bestimmen lasse. Sie glauben, Warburgs Resultate seien durch Mikroorganismen in den Tumoren bedingt. Bei einer weiteren Nachprüfung erhielten sie bei Anwendung der Warburgschen Versuchstechnik zwar etwas höhere Milchsäurewerte, aber dasselbe Ergebnis fand sich auch bei normalen Geweben. Sie halten also daran fest, daß erhöhte Glykolyse wohl bei rein zelligen Tiertumoren, aber nicht bei menschlichen Carcinomen nachweisbar ist. Rona und Deutsch erhielten ebenfalls aus menschlichen Tumoren geringere Milchsäurereste als Warburg. Haagen betont, daß solche Unterschiede sich sehr wohl durch den verschiedenen Zellgehalt der Tumoren erklären lassen. Mauriac, Bonnard und Servantie sahen keinen Unterschied in der Glykolyse von Krebsgewebe und normalen Zellen des Menschen. Dische und Laszlo untersuchten nach einer besonderen Versuchsanordnung den Stoffwechsel von Tumorgewebe und der normalen Gewebe des tumorkranken Tieres. Auch sie fanden erheblich niedrigere Werte für die Glykolyse der Tumoren als Warburg. Die Glykolyse der Tumoren wie der tumorfreien Organe zeigte untereinander keine verschiedenen Werte, aber sie war doch gegen die Glykolyse normaler Gewebe von tumorfreien Tieren erhöht. Namentlich die Leber tumortragender Tiere weist stark erhöhte Glykolyse auf, auch wenn die Tiere, um das Glykogen der Leber zu beseitigen, stark gehungert hatten. Die Glykolyse der Nieren zeigte gegenüber denen normaler Tiere keinen Unterschied. Bemerkenswert ist der Befund, daß schon kurz nach der Impfung, selbst wenn die Tumoren nur erbsengroß waren, die Leber der geimpften Tiere eine gegen die Norm gesteigerte Glykolyse zeigte. Im Gegensatz dazu konnten aber C. und G. Gori nach intraperitonealer Injektion von Traubenzucker bei Ratten und Mäusen zwar in den Tumoren, aber nicht in der Leber eine Erhöhung der Glykolyse nachweisen.

Nach Neuschloß ist die Atmungsgeschwindigkeit der meisten Gewebe von Sarkomratten gegen die Norm herabgesetzt. Auch gegenüber dem Einfluß von Giften zeigen sich dabei Differenzen zwischen Tumor und Normalgewebe.

Mahnert beobachtete bei Schnitten von Mäusecarcinom in Ringerlösung + 0,25% Glucose nach mehrstündigem Stehen im Brutschrank bei 38° ein Sauerwerden der Lösung durch Milchsäurebildung. Bei menschlichem Krebs ist die Milchsäurebildung nicht in allen Fällen gleich stark. Vorherige Bestrahlung mit Röntgen und Radium zeigt bei in vitro-Versuchen eine Steigerung der Milchsäurebildung, nach Bestrahlung in vivo aber eine Herabsetzung.

Frik und Posener sahen nach der Bestrahlung von Tumoren in den exstirpierten Geschwülsten nach vorheriger Injektion großer Glucosemengen eine um 50—70% geringere Glykolyse als in unbestrahlten Tumoren. Krontowski und Bronstein fanden auch in Kulturen von Mäusekrebszellen eine erheblich gesteigerte Glykolyse. Da nach Warburg die Tumorzellen aus stark glykolysierenden normalen Zellen hervorgehen, muß es, so schloß Negelein, also normale Zellen geben, die anaerob mindestens ebenso stark glykolysieren wie die Tumorzellen. Sie mußten in jungen wachsenden Geweben gesucht werden, da nur die Befruchtung die Glykolyse zu beschleunigen vermag. In der Tat fand Negelein eine stark gesteigerte anaerobe Glykolyse in der äußeren Hülle der Fruchtblase junger Rattenembryonen. Murphy und Hawkins beschreiben eine ebenso große Glykolyse wie in embryonalen Zellen auch in der Milz erwachsener Ratten und in der Muskulatur des schwangeren Uterus. Ja, in der Rattenplacenta war der Glykolysestoffwechsel ebenso groß wie im Tumorgewebe. Alsdann untersuchte Bakker das glykolytische Verhalten bei künstlich in der Bauchhöhle von Kaninchen hervorgerufener Exsudatleukocytose. Sowohl die Monocyten wie die polynucleären Leukocyten zeigten zwei Energiequellen, einmal die oxydative Verwendung des Nährmaterials, anderseits die Fähigkeit, durch Gärungsvorgänge ihr Leben zu erhalten. Auch bei Anwesenheit von Sauerstoff spalten diese Zellen Glucose in Milchsäure, verhalten sich also gleich den Tumorzellen, für die Warburg diese Eigenschaft allein reserviert. Der Stoffwechsel der Leukocyten gleicht demnach durchaus dem von Geschwulst-

zellen. Die Leukocyten müssen diese Eigenschaft erst erworben haben, da nach
Warburg die Knochenmarkzellen sie noch nicht besitzen. Mit diesen Feststellungen von Bakker werden manche Schlüsse hinfällig, welche eine Ähnlichkeit von Tumorzellen und embryonalen Zellen gerade in der Gleichártigkeit
der Glykolyse sehen und in diesen Vergleich auch die Monocyten hineinziehen,
wie das B. Fischer tut. Da auch die polynucleären Leukocyten, also ausgereifte Zellen, dasselbe Verhalten bezüglich der Glykolyse zeigen, ist eine solche
Analogie also doch nicht bewiesen. Überdies hat Warburg selbst für die graue
Hirnrinde eine Glykolyse festgestellt, die an $^2/_3$ des Carcinomgewebes heran-
reichte, und die Netzhaut der Ratte zeigt sogar eine 3mal größere Glykolyse
als selbst das Carcinom. Fahrig und Wacker stellen danach also fest, daß
weder die Atmung noch die anaerobe Glykolyse der Tumoren eine Ausnahme-
stellung des Carcinoms gegenüber normalen Geweben erkennen lassen. Unter
diesen Umständen war es, wie Fahrig meint, von besonderem Interesse, die
Glykolyse von normalen Geweben mit der von Carcinomgewebe unter aeroben
Bedingungen zu untersuchen, um festzustellen, welchen Einfluß bei beiden die
Atmung auf die Glykolyse hat. Die Mehrzahl der normalen Gewebe läßt anaerob
nach Warburg keine Glykolyse erkennen zum Unterschied vom Krebsgewebe,
dessen Stoffwechsel auch bei Sauerstoffatmung ein Spaltungsstoffwechsel ist,
also durch Gärung unterhalten wird. Aber auch die graue Hirnsubstanz verfügt
noch über eine Atmung, die groß genug ist, die Glykolyse zum Verschwinden
zu bringen (Fahrig). Auch die kernlosen roten Blutkörperchen des Kaninchens
mit einer Glykolyse, die anaerob 60—100mal kleiner ist als die von Tumorzellen, glykolysieren noch bei Sauerstoffatmung, weil ihre Atmung für den
Stoffwechsel nicht ausreicht. Kernhaltige rote Blutkörperchen lassen aber
durch stärkere Atmung die Glykolyse verschwinden. Dagegen zeigt Hoden-
epithel und lymphadenoides Gewebe auch bei Sauerstoffatmung noch immer
eine beträchtliche Glykolyse (s. auch die Ergebnisse von Bakker).

Bei der Untersuchung in Serum statt in Ringerlösung verschwindet zwar die
Glykolyse des Hodengewebes, aber für das lymphadenoide Gewebe gilt das nicht.
Im übrigen betont Fahrig, daß doch das Rattencarcinom und -sarkom sich
bezüglich der Glykolyse im Serum nicht anders verhalten als in Ringerlösung,
und es ist auffällig, daß das bei anderen Geweben anders ist. Aber die Netzhaut
überragt die aerobe Glykolyse des Carcinomgewebes sehr erheblich und zwar
nach Negelein trotz gesteigerter Atmung. Dieses Verhalten zeigte die Retina
von Ratten, Kaninchen, Meerschweinchen und Hühnern, während allerdings
die Froschretina die Glykolyse durch die Atmung unterdrückt.

Es ist also nach diesen Darlegungen klar, daß die aerobe Glykolyse keineswegs eine prinzipiell nur den Carcinomzellen im Gegensatz zu den normalen
Zellen zukommende Eigenschaft sein kann, und es ist überdies ein Fehlschluß,
daß nur junges sehr stark wachsendes Gewebe (embryonale Zellen) in ihrem
glykolytischen Verhalten dem der Carcinomzellen ähneln, wenn so hochdifferenzierte und ruhende Zellen wie die der Retina eine aerobe Glykolyse
zeigen, welche die der Carcinomzellen sogar übertrifft (Fahrig).

Es war nach den Mitteilungen von Warburg und seinen Mitarbeitern über
die gesteigerte Glykolyse der Tumoren anzunehmen, daß sich diese auch im
Kohlehydratstoffwechsel der Tumorträger nachweisen läßt.

Braunstein hat wohl zuerst darüber berichtet, daß nach dem Auftreten eines Carcinoms bei Diabetikern die Toleranz gegen Kohlenhydrate wächst, ja, daß bei schnellem Wachstum der Tumoren der Zucker ganz im Harn verschwindet, und er führt das auf eine gesteigerte Glykolyse des Tumors zurück. Zur Stütze dieser Ansicht brachte er Tumorstücke in Zuckerlösung und fand Abnahme des Zuckers um 30—40%. Bei Vergleichsgeweben blieb die Zuckerabnahme aus, nach Fahrig, weil die gewählten Gewebe (Muskel und Leber) ungeeignet für solche Versuche sind. Nach Gotta und Ramond, Parturier und Zizine ist aber bei Tumorkranken im Blute keine erhöhte Glykolyse zu finden, auch der Zuckergehalt des Blutes entspricht der Norm. Die Glykolyse zeigt sich in geringem Grade erst nach 24 Stunden. Tadenuma, Hotta und Homma fanden bei Hühnersarkom im Axillarvenenblut der kranken Seite den Blutzucker vermindert. Der Zuckerverbrauch erwies sich als abhängig von der Größe des Tumors und konnte durch vermehrte Zuckerzufuhr gesteigert werden. Nach Händel und Tadenuma entziehen die Tumoren dem strömenden Blute reichliche Zuckermengen, umgekehrt begünstigt Zuckerzufuhr das Wachstum der Tumoren. C. F. und G. T. Cori sehen im Tiertumor den Glucosegehalt niedriger als im normalen Gewebe. Nach intraperitonealer Injektion von Traubenzucker steigt der Zuckergehalt der Tumoren um das 4—5fache, weniger stark nach Adrenalininjektionen. Auch der Milchsäuregehalt der Tiertumoren, der an sich von dem der normalen Gewebe nicht verschieden ist, steigt nach Glucoseinjektion um etwa das 4fache. Dabei bleibt der Milchsäuregehalt der Leber unverändert. Die im Tumor gebildete Milchsäure wird also schnell an das Blut abgegeben. Wird aber mehr Milchsäure gebildet, so geht die Abgabe an das Blut langsamer vor sich. Gläßner beobachtete, daß bei carcinomatösen Menschen nach intravenöser Injektion von 50 g Zucker im Urin Milchsäure auftritt. Injizierte er Mäusen 0,2 ccm einer 25proz. Zuckerlösung intravenös, so zeigten die gesunden Tiere zuerst keine Milchsäureausscheidung. Impfte er sie aber mit Krebs oder Chondrom, so trat die Milchsäureausscheidung am 10. Tage im Urin auf, während sie bei Sarkomtieren ausblieb.

Nach den Angaben von Valentin zeigt sich bei Carcinom, insbesondere bei ausgedehnter Metastasenbildung, ein erhöhter Milchsäurewert im Blut, aber von 3 Fällen von Sarkom zeigte nur einer die Erhöhung der Blutmilchsäure. F. Blumenthal glaubte schon, daß die Milchsäureausscheidung bei Carcinomatösen mit Lebermetastasen in Verbindung stehe, da ja die Leber die Stätte der Oxydation der Milchsäure ist. H. Schumacher fand in der Tat nur bei solchen Carcinomen, die Metastasen in der Leber hatten oder deren Leber durch andere Umstände geschädigt war, eine Erhöhung der Blutmilchsäure. Bei Magencarcinomen hält Valentin eine Resorption von Milchsäure aus dem Magen für möglich, wodurch dann also bei diesen Kranken eine Erhöhung der Blutmilchsäure bedingt sein könnte. Lasnitzki macht darauf aufmerksam, daß wohl auch der Befund von Milchsäure im Mageninhalt bei Magenkrebskranken auf direkte Bildung der Milchsäure durch die Krebszellen selbst zurückzuführen sei und nicht auf die Tätigkeit von Milchsäurebacillen, wofür besonders auch die Befunde von Mendel und Engel sprechen. Wenn diese Autoren den ausgeheberten Mageninhalt bei sicheren Fällen von Magenkrebs in die flüssigen und geformten Bestandteile trennten, so fand nur in den gelösten bakterienfreien Teilen des Mageninhalts eine Bildung von Milchsäure nach Zusatz von Traubenzucker statt, während in der an langen Bacillen reichen Aufschwemmung des Bodensatzes weder eine Säurevermehrung noch eine Zuckerverminderung noch eine Milchsäurebildung nachzuweisen war. Daraus schließen Mendel und Engel, daß das Entstehen von Milchsäure im Mageninhalt auf die Wirkung eines von den Carcinomzellen gebildeten Ferments zurückzuführen ist, das Traubenzucker zu Milchsäure abbaut. Fahrig hat bei 20 bettlägerigen Carcinomkranken den Milchsäuregehalt des Blutes untersucht. Nur ein einziger Kranker zeigte einen die Norm weit übersteigenden Milchsäurewert des Blutes, alle übrigen hatten Werte, die sich auch bei normalen Menschen finden. Auch Metastasierung hat darauf keinen Einfluß. Lediglich eine Schädigung der Leber kann Milchsäurevermehrung hervorrufen, wenn diese Schädigung sehr erheblich ist. Bei einem Kranken mit Magencarcinom, der im Mageninhalt Milchsäure hatte, war der Milchzuckerspiegel im Blute durchaus normal. Er meint, wenn die Annahme von Mendel-Engel zutrifft, so müßten wir im Mageninhalt d-Milchsäure erwarten, während die Milchsäurebacillen i-Milchsäure bilden. Es müßten im übrigen schon sehr erhebliche Mengen von Milchsäure im Magen gebildet werden, um eine merkliche Erhöhung der Milchsäure im Blute herbeiführen zu können. Sehr interessant sind nun die Beobachtungen über die Beziehungen von Insulin zum Tumor. Nach Silberstein, v. Witzleben, Münzner, Rupp, Rondoni bestehen Rückwirkungen zwischen Tumorwachstum und den Gärungsvorgängen in der Geschwulst. Insulin hemmt, Glucosezufuhr steigert das Wachstum der transplantablen Geschwülste. Silberstein, Freud und Révész extrahierten aus normalen Zellen wie aus Carcinomzellen Stoffe, die den Blutzuckerspiegel regulieren. Kombinierten sie diese Stoffe mit Insulin, so verändert sich die Insulinwirkung, und zwar sowohl im Körper des Tieres, wie schon vor der Injektion. Trotz hoher Insulingaben bleibt eine Hypoglykämie aus. C. und G. Cori fanden nach Insulininjektionen nur eine geringe Abnahme der Glucose im Tumor trotz der Herabsetzung des Blutzuckergehalts. Nach Piccaluga und Cioffari ist Insulin nach Carcinomimpfung ohne Effekt. Injizierten sie 5 Tage vor der Impfung 10% Traubenzuckerlösung + 0,5 Insulin, so zeigt sich eine deutliche Entwicklungshemmung des Tumors, die noch größer ist, wenn das Insulin in die Gegend der Impfstelle gespritzt wurde. Warburg, Wind und Negelein meinen, daß die Wirkungen des Insulins auf das Wachstum der Tumoren verständlich seien, weil wegen der schlechten Versorgung mit Glucose selbst geringfügige Änderungen des Blutzuckergehaltes die Gärung des Tumors erheblich beeinflussen müssen, und zwar tritt das beim lebenden Tier viel stärker in die Erscheinung als in den Versuchen in vitro. Nach Cramer und Lockhead zeigen Tumorratten einen gesteigerten Kohlehydrat- (Glykogen-) Stoffwechsel. Das Glykogen schwindet bei ihnen schneller aus der Leber. Da keine Steigerung der Oxydation von Kohlehydraten nachweisbar ist, folgern sie daraus, daß Neubildungen Kohlehydrate zum Aufbau des Protoplasmas verbrauchen.

In weiteren Mitteilungen über den Stoffwechsel von Tumoren im Körper berichten Otto Warburg, Franz Wind und Erwin Negelein über ihre Versuche, Tumorzellen im Körper durch Energiemangel abzutöten und im Zusammenhange damit über die Frage, in welcher Weise die Tumoren im Körper mit Sauerstoff und Glucose versorgt werden. Die Tumorzellen gewinnen ihre zum Leben notwendige Energie, wie aus den Arbeiten Warburgs und seiner Mitarbeiter hervorgeht, durch Atmung und durch Gärung. In der Atmung verbrennen sie organische Stoffe zu CO_2 und H_2O, in der Gärung spalten sie Glucose zu Milchsäure. C. und G. Cori hatten bei ihren Untersuchungen über den Milchsäurebildungsprozeß im Tumortiere in der Axillarvene der gesunden Seite und in der Vene des mit Roustumor geimpften Flügels auf der anderen Seite bei Hühnern den Gehalt des Blutes an Milchsäure untersucht und gefunden, daß auf der normalen Seite 23 mg Glucose mehr und 16 mg Milchsäure weniger in 100 ccm Blut als auf der Tumorseite enthalten sind. Ein Versuch bei einem Kranken mit Unterarmsarkom ergab dementsprechend auf der Tumorseite 12 mg Glucose weniger und 9 mg Milchsäure mehr. Warburg und seine Mitarbeiter verglichen den Glucose- und Milchsäuregehalt in den Tumorvenen und in Arterien und erhielten dabei noch größere Differenzen als C. und G. Cori. Zur Abtötung von Tumorzellen in vitro brachten sie Tumorschnitte in Glucose- und sauerstoffreies Serum. Nach 4stündiger Unterbrechung von Atmung und Gärung sind die Tumorzellen in der Mehrzahl abgetötet. Auch die Tumoren von getöteten Tieren zeigten schon nach 4 Stunden eine Abtötung durch den 4stündigen Energiemangel. Wie steht es nun mit der künstlichen Beschränkung von Atmung und Gärung im lebenden Körper?

Hier ist zu berücksichtigen, daß der Tumor als Ganzes auch schon durch solche Senkungen des Glucose- und Sauerstoffgehalts des arteriellen Blutes geschädigt werden muß, welche normale Gewebe noch intakt lassen, vorausgesetzt, daß die Versorgung der Tumoren mit Glucose und O_2 durch den Blutstrom schlechter ist als der normaler Organe. Bei entsprechenden Versuchen zeigte sich in der Tat eine sehr erheblich schlechtere Versorgung des Tumors mit Glucose. Der Tumor entnimmt im Mittel aus 100 ccm Blut 70 mg Glucose, das normale Gewebe braucht nur 2—16 mg. Beim Durchströmen des Blutes durch die normalen Organe bildet sich keine Milchsäure. Dagegen zeigt sich in den aus dem Tumor herausführenden Venen mehr Milchsäure als in der zuführenden Arterie. Der Tumor gibt an 100 ccm Blut im Mittel 46 mg Milchsäure ab. Warburg, Wind und Negelein schätzen also aus ihren Versuchen, da der Tumor aus 100 ccm Blut etwa 70 mg Glucose herausnimmt und an die gleiche Menge Blut im Mittel 46 mg Milchsäure abgeben muß, daß von der insgesamt verbrauchten Glucose 66% in der Gärung, der Rest $= 34\%$ in der Atmung verbraucht wird. Entnimmt der Tumor nun aus 100 ccm Blut 70 mg Glucose und verbraucht davon zur Atmung 70—46 mg $= 24$ mg Glucose, so muß er aus dem Blut der Tumorratte den zur Verbrennung von 24 mg Glucose notwendigen Sauerstoff entnehmen, und das sind 18 ccm O_2, d. h. der gesamte Sauerstoff, der in 100 ccm Blut enthalten ist. Es gibt also das Blut beim Passieren des Tumors seinen ganzen Sauerstoff an ihn ab. „Die Versorgung des Tumors mit Glucose ist schlecht, die Versorgung mit Sauerstoff noch schlechter."

Die Gärung in den verschiedenen Teilen des Tumors ist sehr verschieden groß. Tumorzellen, die um die Eintrittsstelle einer Capillare liegen, vergären pro Stunde etwa 5% ihres Gewichts an Glucose, Tumorzellen in der Nähe des venösen Endes der Capillare aber nur 2% in der gleichen Zeit. Die Gärung im Tumor nimmt in der Richtung des capillaren Blutstroms ab und beträgt im Mittel

3,5% des Tumorgewichts pro Stunde. Da dies die Hälfte der maximal ungleichen aeroben Gärung der Tumorzellen ist, muß es gelingen, durch Erhöhung der Glucosekonzentration des arteriellen Blutes die Gärung des Tumors zu verdoppeln. Dazu ist es notwendig, daß in den Tumorvenen der Glucosegehalt 0,2% beträgt. Das wird erreicht durch Injektion von 2 ccm einer 25 proz. Glucoselösung in die Schwanzvene des Tieres. Danach steigt nach 20 Minuten der Glucosegehalt im Aortablut auf 0,342, in der Tumorvene auf 0,207%. Der Glucoseverbrauch in 100 ccm Blut ist also 135 mg = das Doppelte von dem, was der Tumor bei normaler Blutzuckerkonzentration verbraucht.

Von erheblicher Bedeutung ist nach Warburg die Wirkung des Glucose- und des Sauerstoffmangels. Wir haben gesehen, daß durch Insulin das Wachstum des Tumors gehemmt, durch Glucose beschleunigt werden kann. Wenn wir den Glucosegehalt des Blutes verringern, so muß die Gärung im Tumor noch stärker sinken als das im Versuch in vitro erscheint, weil ja die Versorgung des Tumors durch das arterielle Blut sehr schlecht ist. Aber von der Aufgabe, das Wachstum zu hemmen, ist das Problem, Tumorzellen im lebenden Körper abzutöten, sehr verschieden. Die Tumorzellen brauchen nur den zur Atmung notwendigen Sauerstoff, um auch ohne Glucose existieren zu können. Die Existenz der Tumorzellen ist demnach nicht bedroht, wenn wir selbst allen Blutzucker im lebenden Tier eliminieren. In der Tat ließ sich zeigen, daß Tumortiere stundenlang bei sehr niedrigem Blutzuckergehalt in Insulinkrämpfen gehalten werden konnten, ohne daß der Tumor eine Verminderung der Gärung und Atmung beim Versuch in vitro zeigte. Viel wirkungsvoller erscheint aber eine Herabsetzung der Atmung durch künstlichen Sauerstoffmangel. Tumorratten wurden in ein Gasgemisch gebracht, das 5 Vol.-Proz. Sauerstoff enthielt, so daß schätzungsweise nur noch die Hälfte des Tumors ausreichend mit Sauerstoff versorgt wurde.

Um die Acidose zu vermindern, wurde dem Gasgemisch etwas Ammoniak beigefügt. Nach 40stündlicher Behandlung wurden die Tiere getötet und das Verhalten der Tumoren in vitro untersucht. Der größte Teil der Zellen war abgetötet, Atmung und Gärung ließ sich nur noch in einem dünnen Rande nachweisen. Der Sauerstoffmangel hatte also nicht nur die Tumorzellen, sondern auch die Zellen der Capillaren abgetötet, so daß also auch die arterielle Tumorhälfte, nicht nur die venöse, zugrunde gehen mußte, weil die Capillaren unwegsam wurden. A. Fischer und E. B. Andersen fanden in scheinbarem Widerspruch zu diesen Annahmen von Warburg, daß bei Zellkulturversuchen unter erhöhtem Sauerstoffdruck die Zellen der Roustumoren schneller abgetötet werden als normale Bindegewebszellen. Sie meinen freilich, daß wenn Sauerstoffmangel nach Warburg eine mitwirkende Ursache des malignen Zellenwachstums ist, daß daraus keineswegs folgt, daß Sauerstoffüberschuß nicht leicht Zellen tötet, welche schon maligne geworden sind. Nach den Resultaten Warburgs und seiner Mitarbeiter mußte man aber erwarten, daß komprimierter Sauerstoff nur eine geringe Wirkung auf maligne Zellen hat, da diese ja anaerob, also ohne Sauerstoff leben können. Weitere Untersuchungen werden diese Widersprüche aufklären müssen.

Wir haben aus allen diesen so verschieden ausgefallenen Experimenten ersehen, daß das Gebäude der von Warburg aufgestellten Theorie der Carcinomentstehung auf Versuchen aufgebaut ist, die noch nicht als völlig gesicherte

Grundlagen gelten können. Unter diesen Umständen sind die Untersuchungen des großen Komplexes aller einschlägigen Fragen durch Fahrig und Wacker, ausführlich von Fahrig mitgeteilt, doppelt beachtenswert. Einzelheiten der Ergebnisse von Fahrig und ihrer Kritik der Warburgschen Anschauungen haben wir schon wiederholt erwähnt.

Fahrig betont die wichtige Rolle, welche der Sauerstoffmangel, ferner krankhafte Muskelaktionen und schwere Leberschädigungen auf die Vermehrung der Milchsäurebildung ausübt. Eine Steigerung des Milchsäuregehalts im Blute Krebskranker kann daher unabhängig von der Milchsäurebildung im Tumor schon durch den Sitz des Tumors bedingt sein, wenn dadurch Sauerstoffmangel, Krampfzustände oder Störungen der Leberfunktion bewirkt werden. Daher konnte Fahrig bei seinen Krebskranken, wie wir schon ausgeführt haben, lediglich bei einem Kranken mit schwerer Leberschädigung eine Vermehrung der Blutmilchsäure feststellen, also durch eine Behinderung oder den Wegfall der milchsäurebeseitigenden Leberfunktion bedingt. Die Prüfung des Gehaltes an Glykogen und niederen Kohlehydraten sowie an Puffersubstanzen bei einer Reihe von Tumoren (Myom, Sarkom, Carcinom) und normalen Vergleichsgeweben (Uterusmuskulatur, Fascie, Epidermis, quergestreifte Muskulatur) ergab, daß sich die untersuchten Tumoren weder durch ihren Vorrat an Gesamtkohlehydraten noch durch ihre Pufferungsbreite wesentlich von normalen Geweben unterscheiden und sich dementsprechend auch nicht durch eine bemerkenswerte postmortale Milchsäurebildung vor ihnen auszeichnen. Da aber die postmortale Milchsäurebildung nichts über die Verhältnisse im lebenden Organismus aussagen, insbesondere aber keinen Aufschluß geben kann über die glykolytischen Fähigkeiten der Tumoren unter den Bedingungen des Lebens, stellten Fahrig und Wacker fest, welchen Einfluß die Zufuhr von Pufferung bzw. die Darbietung von Zucker als Abbild der dauernden Tätigkeit des Blutes im lebenden Organismus auf das Milchsäurebildungsvermögen normaler und pathologischer Gewebe ausübt. Als Ergebnis dieser Versuche zeigt sich danach ein merklicher Anstieg der Milchsäurebildung, die nur bei der Skelettmuskulatur vermißt wird. Aber erst die vereinigte Darbietung von Zucker und Puffersubstanzen (Tyrodesche Lösung) ruft bei Tumoren und Normalgeweben eine sehr erhebliche Steigerung der Glykolyse hervor, woraus hervorgeht, daß die Tumoren im Körper nur bei dauernder Zufuhr von Zucker und Ersatz ihrer Pufferung aus dem Blute größere Milchsäuremengen bilden können. Das Myom zeigte in diesen Versuchen die gleiche Glykolyse wie der Uterusmuskel. Carcinome und Sarkome bildeten dagegen unter den gleichen Bedingungen mehr Milchsäure als das Myom und übertrafen (unter Berücksichtigung des Bindegewebegehalts im Stroma des Carcinoms) ihre normalen Vergleichsgewebe, Epidermis und Fascie, durch größere Zuckerspaltung. Einige wenige Versuche der Beeinflussung der Glykolyse durch Sauerstoffzufuhr haben bei der gewählten Versuchsanordnung für Carcinom und Sarkom keine Beeinflussung erkennen lassen.

Ganz wie normale Gewebe können die Tumoren die chemische Energie der Kohlehydrate durch Oxydation und Spaltung sich nutzbar machen. Bei Abschluß von Sauerstoff tritt die Fähigkeit Zucker zu spalten nach Warburg auch in der Warmblüternetzhaut auf. Also kann die Glykolyse nicht ohne weiteres als ein zur Lieferung von Wachstumsenergie bestimmter Prozeß betrachtet werden, da ja die Netzhaut zu den stationärsten Körpergeweben gehört. Die Unterschiede zwischen den stationären Muttergeweben und den entsprechenden Tumoren waren nicht so groß wie bei Warburg (bei der von Fahrig-Wacker angewandten Methode!).

Alle Tumoren, die von aerob nicht glykolysierenden Normalgeweben ausgehen, unterscheiden sich durch die aerobe Glykolyse von ihren Muttergeweben. Es kann aber trotzdem die aerobe Glykolyse kein spezifisches Kennzeichen der malignen Tumoren sein, da auch normale Zellen und Organe (lymphadenoides Gewebe, rote Blutkörperchen und Warmblüternetzhaut) in vitro aerob glykolysieren. Es könnten also für die Tumoren aus solchen Geweben nur Unterschiede in der Größe der aeroben Glykolyse, verglichen mit der ihrer Muttergewebe, in Frage kommen. Die Hauptquelle der bei Gesunden dauernd im Blute vorhandenen Milchsäure sind rote Blutkörperchen und Muskulatur, die auch bei ausreichender Sauerstoffversorgung Milchsäure abgeben, was also einen physiologischen Vorgang normaler Körperzellen darstellt. Demnach kann der am Lebenden nachgewiesene Spaltungsstoffwechsel der Tumoren (Cori, Warburg) keine prinzipielle Ausnahme bilden und die Tumoren unterscheiden sich nur quantitativ durch das Vorwiegen der Glykolyse über die Atmung. Angesichts der schlechten Gefäßversorgung der malignen Tumoren, deren Ausdruck die ausgedehnten Nekrosen bilden, kann die Milchsäurebildung der Tumoren auch auf mangelhafte Sauerstoffversorgung zurückgeführt werden. Wie Warburg, Wind und Negelein selbst gezeigt haben, entnimmt das Rattensarkom dem zuströmenden Blute im Gegensatz zu anderem Gewebe die Hauptmenge seines Sauerstoffs. ·Insofern verhalten sich also die Tumoren nicht anders als ein unter Sauerstoffmangel stehendes normales Gewebe, das nach Engel, Mendel und Goldscheider schon bei geringer Stauung Milchsäure an das Blut abgibt. Für die Annahme, daß die Milchsäurebildung eine engere Beziehung zur Pathogenese der Carcinome und der Malignität der Geschwülste habe und daß die Milchsäure nach Bierich das infiltrative Wachstum durch Veränderungen des Bindegewebes einleite, fehlen bisher die sicheren experimentellen Beweise. Fahrig und Wacker schließen also, daß, wenn sich die Tumoren im Organismus durch einen höheren Grad des Spaltungsstoffwechsels vor den normalen Geweben auszeichnen, daraus keine für die Tumoren spezifische Eigenschaft abgeleitet werden kann.

Bei der Bedeutung, welche die Experimente von O. Warburg unstreitig beanspruchen können, wird nach diesen experimentell-kritischen Ausführungen eine erneute Prüfung Zweifel und Irrtümer beseitigen müssen. Die weitgehenden Schlüsse, die Warburg zieht, bedürfen neuer experimenteller Beweise.

O. Warburg betont, daß gegenüber den Veränderungen des Kohlehydratstoffwechsels weder die lipolytische noch die proteolytische Wirkung als wichtig für das Wachstumsproblem des Carcinomgewebes herangezogen werden kann, da diese Reaktionen wie alle hydrolytischen Spaltungsvorgänge nur mit geringer Wärmetönung verlaufen und als energieliefernde Prozesse nicht in Betracht kommen, es sei denn, daß die dabei entstehenden Spaltungsprodukte einer weiteren Verarbeitung unter Energieabgabe unterliegen.

Immerhin erscheint es A. Lasnitzki wichtig, auch die lipolytische Wirkung des Carcinomgewebes zu untersuchen. Falk, Noyes und Sugiura haben fest-

gestellt, daß Carcinomextrakte nur eine sehr geringe hydrolytische Wirkung
gegenüber verschiedenen Estern haben. Rona und Lasnitzki benutzten Tri-
butyrin als Substrat. Der Flexner-Joblingtumor zeigte, verglichen mit Leber-
oder Nierengewebe der Ratte, eine 2—3fach herabgesetzte lipolytische Wirkung.
Bei Verwendung von Tumorextrakten statt der Tumorschnitte war die lipolytische Wirkung noch mehr verschieden von der normaler Organe. Es steht bei
einer Reihe von Geweben das lipolytische und das glykolytische Vermögen in
einem gewissen Gegensatz. Das wird nach A. Lasnitzki besonders deutlich,
wenn man einerseits Carcinom, Milz und Skelettmuskular, andererseits Leber-
und Nierengewebe gegenüberstellt.

c) Biologie der malignen Zellen bei der künstlichen Züchtung.

Als eine Folge der biologischen Umstimmung durch die zur Krebsbildung
führenden Faktoren ist auch das veränderte Verhalten der malignen Zellen bei
der Kultur in vitro angesehen worden.

Bekanntlich haben Harrison und Carrel ein Verfahren zur künstlichen
Züchtung von Gewebszellen in einem besonderen Kulturmedium (Plasma) gelehrt, das sehr bald zum Studium des Verhaltens von normalen, namentlich
embryonalen, und dann auch von malignen Zellen in der Kultur benutzt wurde.
Bei der Kultur von normalen und embryonalen Zellen hat sich sehr bald gezeigt,
daß alle Zellen im Plasma zugrundegehen, wenn der Kulturflüssigkeit nicht
spezifische Nährstoffe hinzugefügt werden, die Carrel als Trephone bezeichnet.
Im Gegensatz zu den Hormonen, welche lediglich das Wachstum anregen, werden
sie also von den Zellen zur Erhaltung ihres Lebens unbedingt gebraucht. Als
das wirksamste Substrat, welches solche Trephone liefert, hat sich in allen Versuchen Embryonalextrakt erwiesen und zwar umso mehr, je jünger das Embryonalgewebe ist, das zur Extraktherstellung gebraucht wird. Bemerkenswert ist dabei,
daß auch der Embryonalextrakt artfremder Tiere die Zellen dauernd ernähren
und zu erhalten imstande ist. Drew konnte Zellen selbst in einer kolloidalen
Calciumlösung ohne Nährplasma lediglich durch Zusatz von Embryonalextrakt
züchten. Der Embryonalextrakt muß zur dauernden Erhaltung des Lebens
in der Kultur jeden zweiten Tag frisch bereitet und hinzugefügt werden.

Carrel und Burrows haben zuerst 1910 das Roussche Hühnersarkom,
ferner Ratten- und Mäusesarkomzellen und auch zwei verschiedene Sarkome
von Menschen gezüchtet. Als Kulturflüssigkeit diente lediglich Blutplasma
ohne Zusatz, in das kleine Stücke des Tumors gebracht wurden. Ihre Technik
beschrieben sie so, daß das Blut einer Vene oder Arterie mittels eingeölter Glas-
kanüle in paraffinierte Röhrchen bei 0° entnommen wird. Die Röhrchen werden
unmittelbar darauf in eine elektrische Zentrifuge bei 0°, alsdann in einen
Eisschrank bei derselben Temperatur gebracht. Das Plasma wird mit paraffi-
nierten Pipetten herausgenommen. Auf diese Weise gelang es, Kulturen von
Gewebsstücken, insbesondere von Sarkomen, zu erhalten und ihr Wachstum
unter dem Mikroskop zu beobachten. So sind eine Reihe wichtiger Beobachtungen über die Biologie der Tumorzellen gewonnen worden.

Im einzelnen verweise ich für die Darstellung der Züchtungsmethoden auf
die entsprechenden Anweisungen bei Alb. Fischer, Rhoda Erdmann (Praktikum der Gewebepflege, Berlin: Julius Springer 1922 u. a.

Carrel und Burrows konnten feststellen, daß sich Sarkomzellen aus der Plasmakultur von neuem übertragen lassen und im neuen Medium in neuer Generation weiterwachsen können. Sarkomzellen eines Huhnes im Blutplasma kultiviert, ließen sich wieder auf Hühner übertragen und wuchsen hier zu neuen Tumoren. Weiter zeigte sich, daß die Hühnersarkomzellen im Plasma von gesunden Hühnern schlechter wuchsen als im Plasma des Sarkomträgers. Das ist ganz besonders interessant im Hinblick auf die Versuche von Freund und Kaminer.

Andere Ergebnisse dieser Arbeiten sind für die Frage der Immunität von erheblichem Interesse.

So zeigt das Plasma eines sarkomatösen Huhnes die Eigenschaft, das Wachstum der Sarkomzellen von einem anderen sarkomatösen Huhne zu verzögern. Setzt man Sarkomextrakt zu normalem Plasma hinzu, so erfolgt keine Beeinträchtigung des Wachstums von gesunden Zellen. Im Plasma von sarkomatösen Hühnern wachsen normale Milzzellen schneller als im normalen Plasma. Die Milzzellen von Sarkomtieren wuchsen im Plasma von sarkomatösen Tieren immer besser als im Plasma von normalen. Das Plasma eines Tieres mit großem alten Tumor bietet normalen Zellen bessere Wachstumsbedingungen als das Plasma von Tieren mit jungen kleinen Tumoren. Setzt man Sarkomextrakt zu normalem Plasma hinzu, so bietet es normalen oder embryonalen Milzzellen besonders gute Wachstumsbedingungen. Embryonalgewebsextrakt hat solche wachstumsbefördernde Wirkung nicht in gleichem Maße. Lambert und Hanes fanden Wachstum von Ratten- und Mäusetumorzellen im Blutplasma fast in 70—90%. Rattensarkome lassen sich auch im Plasma von Mäusen und Meerschweinchen kultivieren, allerdings schlechter als im homologen Blutplasma. Bei Erneuerung des Kulturmediums zeigten sich noch nach 13 Tagen amöboide Bewegungen der Zellen. In Kaninchen-, Hunde- und Taubenplasma war das Wachstum erheblich geringer. Gar kein Wachstum von Ratten- oder Mäusetumoren zeigte sich im Ziegenserum. Hier sind offenbar für die Tumorzellen giftige Substanzen enthalten. Reges Wachstum zeigten die tierischen Geschwulstzellen auch im menschlichen Plasma. Hier sieht man Wanderungen der Zellen, schließlich Riesenzellbildung. Somit ist der Grad der Verwandtschaft kein Maß der Eignung des Plasmas zur Kultivierung der Tumorzellen.

In diesen Arbeiten von Lambert und Hanes finden sich auch nach Rh. Erdmann die ersten genauen Angaben über das Wachstum von Sarkomzellen in der Kultur. Die auswachsenden Sarkomzellen gleichen fast den normalen Bindegewebszellen, Stromazellen und Sarkomzellen lassen sich nach erfolgter Auswanderung aus den Gewebsstückchen in das Plasma nicht mehr unterscheiden. Ähnliche Beobachtungen teilten Loose und Ebeling, Roffo, Whorter und Whipple mit (Rh. Erdmann). Die ersten Untersuchungen von Lambert und Hanes erschienen 1912. Vorher schon haben Carrel und Burrows, ebenso Volpino neben Sarkomen verschiedener Herkunft auch Carcinome im Kulturverfahren untersucht. Volpino gelang es dabei, Mäusekrebszellen im Pferdeserum bei 37° bis zu 70 Tagen lebensfähig zu erhalten, ohne daß ihre Transplantationsfähigkeit, abgesehen von einer geringen Virulenzverminderung, gelitten hätte. Es folgten Untersuchungen über Züchtung von Carcinomen von Doyen und Litschowsky 1913, Champy und Coca 1914 und 1919, Thomson

1914, Brown und Smirnoff 1919, Veratti 1919, Champy 1921 und Drew 1922. Der letztere Autor benutzte zu seinen Versuchen kein Plasma, sondern eine von ihm selbst zusammengestellte Lösung. Er fand fast nur Wachstum von embryonalen Geweben, die ja, wie wir schon erwähnt haben, wachstumsfördernde Substanzen enthalten und auch von malignen Zellen. Er gibt an, daß bei einem Kulturversuch von Mammakrebs die Stromazellen absterben und nur die Tumorzellen übrigbleiben, was nach Rh. Erdmann darauf hindeutet, daß die Tumorzellen eine größere Auswanderungsgeschwindigkeit aus den kultivierten Stückchen des Tumors haben als die Stromazellen und daß infolgedessen die Kultur sich selbsttätig reinigt. Champy und Coca fanden, daß sich weit entdifferenzierte Zellen in der Kultur nicht weiter entdifferenzieren, wohl aber die Zellen aus Tumoren von mehr adenomatösem Bau. Die Zellen des Tumors vermehren sich schnell und zeigen mehr Mitosen als der gleiche Tumor im Wirtstier. Auch behaupten sie die Umwandlung eines gutartigen menschlichen Tumors bei der Kultur in den Typus einer malignen Geschwulst beobachtet zu haben. In neuerer Zeit hat Maximow etwas ähnliches beschrieben. Er sah in der Gewebskultur von Mammagewebe von Kaninchen in Blutplasma bei Zusatz von Knochenmarkextrakt Form- und Lageveränderungen der Zellen und ersichtlich biologische Umwandlungen von bösartigem Charakter. Die Zellen wuchsen infiltrativ in das alte dichte Bindegewebe des Explanats unter Bildung typischer Krebsnester. Die krebsähnliche Umwandlung führt Maximow auf drei Ursachen zurück: 1. auf die mechanische Prozedur des Herausschneidens der Gewebsstücke; 2. auf den chemischen Reiz, den Substanzen der Knochenmarkzellen auf die Mammazellen ausüben; 3. auf besondere Eigenschaften der Mammazellen. Die Umwandlung geht gleichzeitig an verschiedenen Stellen vor_ sich, ist also multizentrisch, was beweist, daß alle Zellen zu solcher Umwandlung fähig sind. Maximow schließt daraus, daß es überflüssig wäre, besondere embryonale Zellen als Ursache der Krebsbildung anzunehmen. Er konnte auch keine Beziehungen zwischen dem interstitiellen Bindegewebe und den wuchernden Epithelzellen feststellen. Es wirken kausal also auf das Epithel nicht körperfremde (Teer, Parasiten) Elemente und Substanzen, sondern solche, die der normale Organismus selbst liefert. Die Wichtigkeit dieser Beobachtung liegt auf der Hand. Doch müssen Bestätigungen abgewartet werden, ehe wir daraus Schlüsse ziehen können.

Lambert und Hanes zeigten nach Rh. Erdmann deutlich, daß das Stroma während der Züchtung von den Carcinomzellen geschieden wird und daß dieses Resultat durch die verschiedene Auswanderungsgeschwindigkeit der Stroma- und der Carcinomzellen erreicht wird. Bei manchen Carcinomen sind diese Schnelligkeitsunterschiede sehr gering, so daß der freie Zellkranz, der sich um das Tumorstückchen bildet, sowohl Stromazellen als auch Carcinomzellen enthält. Beide sind ihrer Form nach zu differenzieren, im Gegensatz zu dem Verhalten der Sarkomkulturen. Die Mäusecarcinomzellen haben besonders die Tendenz, sich zu Flächen zusammenzuschließen, so daß sich oft nicht sagen läßt, welche Art von Zellen in ihnen enthalten sind. Rh. Erdmann gelang es aber, bei einem Basalzellencarcinom des Hundes Stroma- und Tumorzellen streng zu trennen, ebenso gelang die Trennung leicht beim Flexner-Joblingschen Tumor. Ob alle Carcinome sich züchten lassen, erscheint nicht sicher, da Albrecht und Joannovics z. T. negative Ergebnisse hatten, was freilich an der damals noch wenig entwickelten Technik liegen kann (B. Fischer).

Während nun embryonale Zellen sich durch viele Jahre hindurch unter bestimmten Bedingungen fast unbegrenzt in der Kultur weiterimpfen ließen, gelang dasselbe nicht mit Tumorzellen. Noch 1923 schreibt Rhoda Erdmann, es sei nicht möglich, Tumorgewebe ebenso wie Embryonalzellen dauernd oder auch nur längere Zeit in Kulturen am Leben zu halten. Unter diesen Umständen bedeutet es einen erheblichen Fortschritt, daß es Alb. Fischer gelungen ist, zunächst die Zellen des Rousschen Hühnertumors unbegrenzt nunmehr über viele Jahre in der Kultur zu züchten. Seine Technik habe ich im wesentlichen bereits geschildert. Sie beruht auf der Fähigkeit der malignen Zellen, infiltrativ zu wachsen. Alb. Fischer brachte die Tumorstückchen in ein Substrat von Hühnerplasma + Zusatz von etwas Embryonalsaft, dem er Muskelstückchen von erwachsenen Hühnern zufügte. Die Tumorzellen wachsen dann infiltrativ in die Muskelstücke hinein und fressen sie gewissermaßen als Nahrung, so daß bei der Übertragung von Tumor + Muskel in immer neue Nährflüssigkeit schließlich dauerndes Wachstum der Tumorzellen erreicht werden kann. Der Tumor brauchte in der Kultur sehr erheblich weniger Embryonalextrakt als andere Zellen, ja er konnte selbst ohne Embryonalzusatz gezüchtet werden. Ungefähr nach dem gleichen Verfahren ist jetzt Alb. Fischer auch die Dauerkultur von Mäusecarcinomzellen gelungen.

Wir haben schon gesehen, daß Lambert und Hanes Tumorzellen in heterologem Plasma züchten konnten. Roffo hat wie alle anderen Untersucher betont, daß sich überhaupt Tumorzellen nicht nur in homologem, sondern auch in heterologem Plasma bei Zusatz von Embryonalextrakt, verdünnt mit Ringer- oder Lockescher Lösung, züchten lassen. A. Fischer glaubt, daß die Verflüssigung des Nährbodens durch die Tumorzellen wie durch normale Zellen die zum Wachstum der Zellen notwendige feste Stütze zerstört und daß dadurch die Zellen schließlich zugrunde gehen. Er hat deshalb zuerst mit Kiaer menschliche Sarkomzellen in Hühnerplasma gezüchtet, was aber nur kurze Zeit gelang. Er betont, daß Tumorzellen sehr gut in heterologem Plasma wachsen, ja, daß sie die ausgesprochene Fähigkeit besitzen, artfremde Proteinkörper sich zu assimilieren. Ganz nach Analogie der Dauerzüchtung von Hühnersarkomen gelang ihm dann auch wenigstens eine Zeitlang die Züchtung von Mäusecarcinom in Hühnerplasma mit Zusatz von Hühnerembryonalsaft.

Nunmehr benutzte er als Züchtungsmedium Rattenplasma + Hühnerplasma + Hühnerembryonalsaft oder Proteosen nach Carrel-Baker, in das er normales Mäusegewebe, Muskel von erwachsenen Tieren oder embryonales Gewebe bringt. Die Carcinomzellen wachsen mit großer Intensität in das normale Gewebe hinein und infiltrieren es in kurzer Zeit. Statt des Mäusegewebes läßt sich auch Hühnerembryonalherz oder Hühnerfibroblastgewebe benützen.

Das Mäusecarcinom wächst typisch nach Art des Epithelwachstums, d. h. es wächst eine große einzellige Membran (Schleier) aus dem Stück heraus.

Jede Art von Zellen, die der Kultur zugesetzt wird, wird in kurzer Zeit restlos vernichtet, während normales Epithel immer von wenigen in der Kultur wachsenden Fibroblasten überwuchert wird. Nach kurzer Zeit verschwinden auch alle Stromazellen, es bleiben nur Carcinomzellen übrig. Fischer hebt hervor, daß dieses Verhalten der Carcinomzellen an sich unnatürlich ist, da die Zellen unter vollkommen pathologischen Bedingungen leben. Das Züchtungsmedium ist ihnen ganz fremd, es stammt von Tieren, auf die sich das Carcinom nicht überimpfen läßt. Selbst das zugesetzte Mäusegewebe läßt sich durch embryonales Hühnergewebe ersetzen. Die Geschwulstzellen können also unbegrenzt auf Kosten fremder Proteinstoffe ihre eigenen Zellsubstanzen aufbauen. Mit derselben Versuchstechnik gelang Laser auch die unbegrenzte Züchtung des Flexner-Joblingschen Rattencarcinoms, das aber im Gegensatz zu dem gezüchteten Mäusecarcinom das Plasma stark verflüssigt und in der Kultur von der ursprünglichen Struktur des Tumors Abweichungen zeigt. Es liegt auf der Hand, daß mit diesen Ergebnissen die Lehre von der atreptischen Immunität schwer in Einklang zu bringen ist.

Mit diesen grundlegenden Arbeiten von Alb. Fischer scheint mir das Studium des Carcinoms und namentlich seiner Biologie in ein neues Stadium getreten zu sein. Schon jetzt ist eine Reihe von Beobachtungen anderer Autoren als nicht von allgemeiner Gültigkeit erwiesen. Das gilt besonders von den Untersuchungen von Rh. Erdmann, und namentlich von ihren Versuchen, durch Impfung von Tumorzellen aus der Zellkultur auf Tiere hier Tumoren zu erzeugen, also die gezüchteten Tumorzellen zu transplantieren.

Champy und Coca haben eine Kultur von Mäusecarcinomzellen nach 4 bis 5 Tagen auf die Maus zurückimpfen können. Lambert und Hanes haben die zur Kultur verwendeten Sarkomstückchen ebenfalls wieder implantieren können. Rh. Erdmann fand aber, daß Kulturen von Mäusecarcinomzellen nur dann auf Mäuse zurückgeimpft werden können, wenn sie im Plasma eines tumorkranken Tieres gezüchtet waren. Wird die Tumorzelle in normalem Plasma gezüchtet, so verliert sie ihre Bösartigkeit. „Sie ist dann eine Zelle geworden, die nach ihrem Verhalten der späteren Rückverpflanzung sich der normalen Metazoenzelle nähert, d. h. sie geht in dem Transplantat zugrunde." Das Flexner-Joblingsche Rattencarcinom aber läßt sich nach Rh. Erdmann nur dann aus der Kultur auf die Ratte zurückimpfen, wenn Stroma + Carcinomzellen verimpft werden. Es muß also die Stromazelle bzw. andere vom reticuloendothelialen System produzierte Zellen dem Tier ein Agens liefern, das hier tumorerzeugend wirkt. Ist die Stromazelle nicht vorhanden, so wachsen die implantierten Zellen nur kurze Zeit, gehen aber dann zugrunde. Auch in Tumorplasma gezüchtete Carcinomzellen sind nicht mehr transplantabel, verlieren also ihre Bösartigkeit.

Alle weitgehenden Schlüsse, die aus diesen Versuchen von Rh. Erdmann zu ziehen waren, sind aber nunmehr gegenstandslos. Alb. Fischer konnte Reinkulturen von Mäusecarcinomzellen, Laser solche vom Flexner-Joblingtumor auf Tiere impfen und sah in 100% ein Wachstum von Tumoren. Diese Zellen waren überdies in einem Medium gewachsen, das weder aus homologem normalen Plasma noch aus Tumorplasma bestand. Also ist hier doch die Tumorzelle selbst der Träger der Bösartigkeit, während Rh. Erdmann diese Bedeutung eher den Stromazellen bzw. dem reticulo-endothelialen System zuweist. Auch Carrel hat ja schon die Monocyten bzw. die Makrophagen der Hühnertumoren als die eigentlichen malignen Zellen der Geschwulst angesehen.

Lambert und Hanes haben ferner gefunden, daß Rattensarkomzellen im Blute von Tieren, die gegen Rattenblutkörperchen immunisiert sind, nicht wachsen. Die gleiche Wachstumshemmung zeigte sich auch im Plasma von Meerschweinchen, welche mit großen Dosen von Rattensarkom vorbehandelt waren. Auch auf das Wachstum von Hautzellen von Rattenembryonen wirkt ein solches Serum toxisch. Auch das Plasma eines mit Embryonalhaut von Ratten vorbehandelten Meerschweinchens zeigt die gleiche Hemmung auf Tumorzellen und Embryonalhautzellen. Injektionen von Rattenblut immunisieren ebenfalls gegen beide Zellarten. Also werden im Plasma vorbehandelter Tiere Cytotoxine gebildet, die nicht streng spezifisch sind; es handelt sich um Antikörper gegen verschiedene Zellen desselben Organismus. Rattensarkomzellen wachsen auch im Blutplasma von Immunratten, und zwar im Serum von Nullerratten, welche gegen virulente und weniger virulente Tumoren immun sind. Sarkomzellen, die im Plasma künstlich immunisierter Ratten 3 Tage lang gezüchtet waren, wuchsen auch nach der Impfung in normales Plasma und ließen sich auf normale Ratten unzerstört transplantieren. Es können hier also spezifische Antikörper nicht gebildet worden sein. Auch Lemmel und Löwenstädt fanden weder im Normalserum noch im Serum von Tumorträgern toxische, auf die Sarkomzellen schädlich wirkende Stoffe, während Körbler im Gegensatz zu Carrel und Burrows das Auftreten tumorfeindlicher Substanzen im Serum von Tumorkranken beobachtet hat. Roffo zeigte, daß sich in vitro Kulturen von Sarkomzellen noch nach 13 Tagen auf Ratten impfen lassen, auch wenn sie 5 Tage lang auf Eis aufbewahrt wurden.

Wie wir schon ausführlich geschildert haben, hat Carrel aus allen Hühnertumoren zwei Arten von Zellen getrennt züchten können, Fibroblasten und Makrophagen, von denen letztere allein die Träger der Bösartigkeit sind. Sie bilden dauernd das tumorbildende „Principe" und übertragen es auf gesunde Makrophagen. Normale Leukocytenkulturen oder Milzzellen lassen sich durch sie in bösartige Zellen umwandeln (s. die schon oft erwähnten Experimente von Carrel, A. Fischer usw.). Diese Makrophagen vermehren sich auch im Serum von Erwachsenen. Nach Carrel und Ebeling wachsen die Fibroblasten im dichten Gewebsverbande, behalten also dauernd ihre Verbindung mit dem Muttergewebe, während die Makrophagen in einzelnen Zellen auswandern, schnell an die Oberfläche gelangen und nicht zwischen den Fibroblasten verbleiben. Als fundamentaler Unterschied beider Zellarten ergibt sich, daß Embryonalextraktzusatz als ein notwendiger Bestandteil der Nährflüssigkeit den Fibroblasten zugesetzt werden muß, während die Makrophagen gerade durch einen solchen Zusatz abgetötet werden. Nach Carrel, A. Fischer und Policard lassen sich beide Zellarten, die spindligen Fibroblasten und die amöboiden beweglichen Makrophagen, auch aus menschlichen Sarkomen züchten; Lemmel und Löwenstädt züchteten sie auch aus einem menschlichen Osteosarkom. Carrel hat dann auch aus einem Rattensarkom die beiden Zellarten getrennt in einem Kulturmedium, dem er Embryonalextrakt hinzufügte. Während die Makrophagen in dieser Flüssigkeit schon nach 14 Tagen vollständig verschwinden, wachsen die Fibroblasten ungehemmt in dem Kulturmedium, das aus Fibrin oder Hühnerembryonalsaft besteht, ohne daß sie das Blutkoagulum auflösen. Auf Ratten übertragen, machen sie Sarkombildung, verhalten sich also ganz anders wie die Fibroblasten der Hühnertumoren, die allein nicht tumorbildend sind.

Aus allen Versuchen mit dem Kulturverfahren von Tumorzellen ergeben sich nun nach Alb. Fischer wichtige Kennzeichen der malignen Zellen im Gegensatz zu den normalen Zellen:

Es ist erwiesen, daß normale Zellen, Fibroblasten, in Kulturen nicht selbständige Individuen sind, wie z. B. Bakterien, sondern daß diese Zellen in einem gegenseitigen Abhängigkeitsverhältnis stehen. Isolierte normale Fibroblasten vermehren sich nicht und geben nicht Anlaß zu neuer Kulturbildung. Eine Kultur von Fibroblasten ist nicht eine Kultur von selbständigen Zellen, sondern ein Stück partieller Organismus, ein regenerierender Gewebskomplex. Im Gegensatz dazu vermehren und teilen sich die Sarkomzellen des Roustumors unbegrenzt aus einem einzelnen isolierten Zellindividuum. Eine einzige Zelle auf ein Muskelstückchen übertragen, gibt Anlaß zur Bildung von Geschwulstgewebe. Also braucht die Tumorzelle kein Stroma, um sich zu entwickeln, was Rh. Erdmann behauptet. Wie Alb. Fischer und Laser zeigen konnten, gilt das auch für die Carcinomzellen.

Die bösartigen Zellen sind ferner imstande, Blutplasma und Protoplasma normaler Gewebszellen in Stoffe zu verwandeln, welche zum Aufbau des eigenen Protoplasmas dienen. Normale und embryonale Zellen brauchen dagegen dauernd bestimmte Nährstoffe, um leben zu können, nach Carrel-Ebeling „Trephone" aus Embryonalextrakt oder aus weißen Blutkörperchen. Als Zeichen dieser Eigenschaft bösartiger Zellen tritt im Blutplasma der Kultur eine Verflüssigung ein, die malignen Zellen schmelzen es ein. Dieses Einschmelzen des Plasmas ist so charakteristisch für die Tumorzellen, daß man darin allein schon ihre Lebensfähigkeit in der Kultur erkennen kann. Diese Eigenschaften der bösartigen Zellen sind die Ursache ihrer Bösartigkeit, die sich in schrankenlosem Wachstum unter Zugrundegehen der befallenen normalen Gewebszellen kundgibt. Setzte A. Fischer zu einem Stückchen Darm eines Huhnes nur einige wenige Sarkomzellen, so wurde das Gewebsstück von diesem vollkommen aufgefressen, und zwar vermochten die malignen Zellen das Fibrin der Zwischensubstanz aufzulösen und die dadurch ihrer Stütz- und Ernährungsgrundlage beraubten normalen Zellen fielen ihnen zum Opfer. Auch die mannigfachen Formveränderungen von kultivierten Tumorzellen erklärt A. Fischer durch Veränderungen des Nährmediums infolge dieser Auflösung des Fibrinstromas. Nach Harrison und Uhlenhuth, Carrel und Ebeling ändert sich ja die äußere Zellform mit der Natur des Nährmediums. Ruhende Zellen nehmen wieder die Form von embryonalen Zellen an; die Morphologie von Zellen ist also wesentlich bedingt durch die chemisch-physikalische Beschaffenheit der pericellulären Flüssigkeit.

Carrel vergleicht die Eigenschaften normaler und bösartig gewordener Makrophagen. Normale Makrophagen wachsen langsam, bilden kein zusammenhängendes Gewebe, verdauen nicht Fibrin. Im Gegensatz dazu treten zwischen den bösartigen Makrophagen in der Kultur tote Zellen auf, die Makrophagen ballen sich zusammen zu kleinen amorphen Inseln, es tritt Fibrinverflüssigung ein, die zunimmt, so daß dann die ganze Kultur ein durchlöchertes Aussehen hat. Die Kultur stirbt ab, wenn nicht normale Leukocyten zugesetzt

werden. Um die amorphen nekrotischen Zellmassen erscheinen dann spindlige
oder sternförmige Zellen von geringer Aktivität mit vacuolisiertem granulierten
Protoplasma und kleinem Kern. Schließlich sind alle amöboiden Zellen in Fibroblasten umgewandelt gleich denen des Roussarkoms. Der Faktor, der zu ihrer
Entstehung führt, ist an die nekrotisierten Zellen gebunden und wird in diesen
gebildet. Die Makrophagen enthalten also Trephone, welche die Zellteilung
stimulieren. Diese Substanzen werden automatisch frei durch den Tod der
Zellen und rufen automatisch Vermehrung anderer Zellen hervor.

Alle die Eigenschaften, welche die malignen Zellen in der Gewebskultur
zeigen, sind aber nicht ihnen ausschließlich gegeben. Wir haben schon Alb.
Fischers Auseinandersetzungen darüber ausführlich mitgeteilt, daß gleiche
oder ähnliche Eigenschaften wie in Tumorzellen auch bei embryonalen Zellen,
ja selbst bei normalen Gewebselementen der Erwachsenen beobachtet werden
können. Das wird auch besonders von B. Fischer-Wasels betont, der in
allen diesen Eigenschaften nur graduelle, nicht prinzipielle Unterschiede sieht.
Eine interessante Ergänzung dieser Auffassung findet sich in den Studien von
Carrel über die Fibroblasten des Rattensarkoms, die er mit dem Verhalten
von normalen Fibroblasten im Kulturverfahren verglichen hat. Im Gegensatz
zu den Fibroblasten des Hühnersarkoms fehlt ihnen die wichtigste Eigenschaft
der Tumorzellen, die nach A. Fischer für maligne Zellen charakteristisch
ist, die Verflüssigung des Fibrins. Diese Tumorfibroblasten zeigen also
durchaus die Eigenschaften normaler Fibroblasten. Carrel erklärt, daß es
unbegreiflich ist, warum sich dieser maligne Fibroblast unbegrenzt im Körper
vermehren kann. Es müssen also im Organismus noch besondere Bedingungen
vorhanden sein, die seine maligne Wucherung hier bedingen, die aber in der in
vitro-Kultur nicht existieren.

E. Schlußbetrachtungen.

Durch alle diese Untersuchungen erscheint festgestellt, daß sich in den
Zellen maligner Geschwülste Veränderungen mannigfacher Art gegenüber normalen Zellen finden, ohne daß sich bisher aber sagen läßt, daß diese Abweichungen vom Normalen ausschließlich den malignen Zellen zukommen.
Eine Gesetzmäßigkeit besteht nicht. Inwieweit die chemisch-biologischen Abweichungen von der Norm morphologisch in Kernveränderungen usw. ihren
sichtbaren Ausdruck finden, läßt sich mit Sicherheit noch nicht beweisen.
Es ist zu beachten, daß Kernveränderungen an sich nicht das Kennzeichen
maligner Wucherungen sind, sie kommen sicher auch in gutartigen Wucherungs-
prozessen vor. Der Nachweis, daß insbesondere bestimmte Chromosomen-
bestandteile fehlen, was nach v. Hansemann für die maligne Zelle kennzeich-
nend ist, wird sich morphologisch überdies nicht leicht erbringen lassen. Dafür
sprechen auch die schon erwähnten Untersuchungen von Teutschländer-
Schuster. Eher werden wir vielleicht die biologisch-chemischen Veränderungen
in den allerersten Anfängen der Krebsbildung erfassen können. Wir haben schon
auf die Arbeiten von Waterman hingewiesen. Auch nach Warburg sind
die Veränderungen des Kohlehydratstoffwechsels der Krebszelle schon in den
primären nicht zerfallenen Krebsknoten nachweisbar, während allerdings

F. Blumenthal in den bei Operation entfernten malignen Geschwülsten, also
in den jüngeren Stadien der Krebsbildung, die Heterolyse auf andere Organe
nicht hat feststellen können. Er glaubt, daß sie trotzdem vorhanden sein kann,
daß aber der Organismus im Anfangsstadium der Krankheit die abnorme
fermentative Tätigkeit der Krebszellen zu hemmen imstande sei. Diese Meinung
F. Blumenthals hat uns aber nicht erklären können, wie infiltratives Wachstum und Metastasenbildung schon bei sehr kleinen Primärgeschwülsten beobachtet werden kann. Eine solche Einwirkung auf die Nachbargewebe könnte
durch eine etwa schon in den allerersten Anfängen der Krebsbildung nachweisbare abnorme Milchsäureproduktion (Warburg) vor sich gehen. Diese soll
ja nach Waterman, Bierich, Bauer, Lasnitzki, Blumenthal sehr
wesentlich an den Effekten der Malignität, infiltratives Wachstum, Metastasen
und Krebskachexie beteiligt sein. Wesentlich mehr lehren uns für das Ver-
ständnis der Malignität die Ergebnisse der Studien mit Zellkulturen. Aber wir
müssen zugeben, daß auch hier noch vieles zu klären ist. So wissen wir auch
heute noch nicht mit Bestimmtheit, ob alle die beschriebenen morphologischen
und biochemischen Abartungen der malignen Zellen wirklich die primären Veränderungen sind, welche das Wesen der Malignität bedeuten und nicht vielmehr sekundäre Erscheinungen, die Folgen und nicht Ursachen sind. Erst
der Nachweis, daß in den ersten Stadien der Zellwucherungen als Folge von
Reizungen durch Parasiten, Teer, Röntgen usw. Abnormitäten der Zellteilungs-
vorgänge, chemische und fermentative Abartungen der Zellen auftreten, würde
uns den exakten Beweis dafür liefern können, daß wir in diesen Erscheinungen
die primären Vorgänge zu sehen haben, welche als die Ursache aller weiteren
Stadien der Geschwulstbildung anzusehen sind.

Literatur.

D'Agata: Tumori Bd. 9, H. 3. (Sporotrichose und Krebsimmunität.)

Abderhalden und Medigrecanu: Hoppe-Seylers Zeitschr. f. physiol. Chem. Bd. 66. 1910. (Biochemie der Krebszelle.)

Akamatsu: Transact. of the Japan pathol. soc., Tokyo Bd. 11, S. 163—164. (Ernährung und Krebs.)

Akamatsu und Kazawa: Gann Bd. 16, S. 14; Bd. 16, S. 51. (Lanolin- und Teerwirkung.)

Albrecht und Joannovics: Wien. klin. Wochenschr. 1913, S. 784. (Züchtung von Carcinomzellen.)

Albertini: Schweiz. med. Wochenschr. Bd. 52, Nr. 41. (Tuberkulose und Krebs.)

Almagia (1): Tumori Bd. 2, Nr. 6. (Teerkrebs.)

— (2): Boll. d. R. accad. med. di Roma Bd. 37, S. 102.

— (3): Boll. d. R. accad. med. di Roma Bd. 38, Nr. 5/8. (Innere Sekretion und Tumor.)

Apolant (1): in Kolle-Wassermanns Handb. pathog. Mikroorganismen. Jena: Fischer 1913. (Experimentelle Geschwulstforschung, Literatur.)

— (2): Zeitschr. f. Immunitätsforsch. u. exp. Therapie, Orig. Bd. 10 u. Bd. 17, S. 219. (Immunität.)

— (3): Berlin. klin. Wochenschr. 1912, Nr. 11, S. 495. (Biologie des Tierkrebses.)

— (4): Verhandl. d. dtsch. pathol. Ges., Kiel 1908. (Biologie.)

— (5): Intern. Kongreß Budapest 1911, S. 91.

— (6): Arch. f. mikrosk. Anat. Bd. 78, S. 144. 1911. (Sarkombildung nach Krebsimpfung.)

Apolant und Ehrlich: Dtsch. med. Wochenschr. 1911, S. 1145. (Biologie.)

Anders: Zentralbl. f. Pathol. Bd. 33, S. 43 u. 171. (Belogolowys Versuche.)

Arakawa: Kinki Fujinkwa Gakkai Zassi Bd. 9, S. 20. (Oberflächenspannung.)

Asada: Mitt. a. d. med. Fak. d. Kais. Univ. Kynohu, Fukuoka Bd. 8, H. 1, S. 155. (Innere Sekretion und Krebs.)

Asada und Okabe: Mitt. d. med. Fak. d. K. Univ. Kyushu, Fukuoka Bd. 10, S. 201. (Sarkombildung nach Carcinomimpfung.)

Aschner: Zeitschr. f. Krebsforsch. Bd. 13, S. 336. (Nerven und Tumorwachstum.)

Ascoli: Zeitschr. f. Krebsforsch. Bd. 19, S. 160. (Immunität.)

Askanazy (1): Verhandl. d. dtsch. pathol. Ges. 1907. (Experimentelle Tumorerzeugung durch embryonale Zellen.)

— (2): Wien. med. Wochenschr. 1909, Nr. 43/44.

— (3): Atti del I. Congr. intern. Patol., Torino 1911.

— (4): Frankf. Zeitschr. f. Pathol. Bd. 19, Nr. 3, S. 49. 1918.

— (5): in Aschoffs Lehrb. d. pathol. Anat. Jena: Fischer.

— (6): Rev. méd. de la Suisse romande 1924, Nr. 1.

— (7): Verhandl. d. dtsch. pathol. Ges. Freiburg 1926, S. 182. (Embryonalzellenkrebs.)

Auler (1): Zeitschr. f. Krebsforsch. Bd. 22. p. 210.

— (2): Zeitschr. f. Krebsforsch. Bd. 23, S. 473. (Konstitution und Krebs.)

— (3): Ibid. Bd. 25, S. 78. (Bacillogene Tumoren, Histologie.)

Babes: Zentralbl. f. Bakteriol., Parasitenk. u. Infektionskrankh., Abt. 1, Orig., Bd. 42. (Krebs und Trichinen.)

Bagg (1): Americ. naturalist Bd. 60, Nr. 668, S. 234. (Funktion der Mamma und Krebsbildung.)

— (2): Proc. of the soc. f. exp. biol. a. med. Bd. 22, S. 419.

Bakker (1): Nederlandsch tijdschr. v. geneesk. Bd. 70, II, S. 1844/52.

— (2): Klin. Wochenschr. 1927, Nr. 6, S. 252. (Kohlehydratstoffwechsel der Leukocyten.)

Bang (1): Leeuwenhoek-Vereenig. Bd. 1. Amsterdam: J. H. de Bussy 1922.
— (2): Cpt. rend. des séances de la soc. de biol. Bd. 87, Nr. 27, S. 754 u. 757. (Teerkrebs.)
— (3): Bull. de l'assoc. franç. pour l'étude du cancer Bd. 12, Nr. 3, S. 184. 1923 und Bd. 13, S. 103. 1924.
— (4): Cpt. rend. Congr. du Cancer Straßbourg 1923, S. 62.
Barinbaum: Arch. f. Dermatol. u. Syphilis Bd. 134, S. 251. (Lues und Krebs.)
Bartozek: Les Néoplasmes Bd. 5, S. 125. 1926. (Teerkrebs.)
Bashford: (1) Dtsch. med. Wochenschr. 1913, Nr. 1 u. 2. (Krebsproblem.)
— (2): III. Sc. Rep. Imp. Canc. Res. Fund, London 1908, S. 441. (Allgemeines über Krebs.)
Bauer, E.: Zeitschr. f. Krebsforsch. Bd. 20, S. 358. 1923. (Bedeutung der Oberflächenspannung.)
Bauer, E., und Lasnitzki: Klin. Wochenschr. 1925, Nr. 9, S. 395. (Oberflächenspannung.)
Bauer und Nyiri (1): Wien. klin. Wochenschr. 1925, Nr. 31/32, S. 853; Nr. 44, S. 1188; Journ. of biol. chem. 1925. (Glykolyse in Tumorzellen.)
— (2): Klin. Wochenschr. Bd. 5, Nr. 44, S. 2055. (Glykolyse.)
Bayet (1): Bull. de l'acad. de méd. de Belge 1919. (Arsen als Krebsätiologie.)
— (2): Ann. et bull. soc. de Gand 1920; ref. Pathologica Bd. 13, Nr. 20.
— (3): Le Cancer Bd. 1, Nr. 1 u. Nr. 3, S. 5 und 165. (Arsen als Ursache von Teerkrebs.)
— (4): Cpt. rend. Congr. de Straßbourg 1923, S. 15.
Bayet und Slosse (1): Bull. de l'acad. de méd. de Belge Bd. 4. 1919.
— (2): Bull. de l'acad. de méd. de Belge 1920, Nr. 2 u. 3. (Teer- und Arsenkrebs.)
— (3): Cpt. rend. des séances de la soc. de biol. Bd. 82, S. 1144. 1919.
Bayou: Lancet 1912, Nr. 2, S. 1579. (Gaswerkteer und Krebs.)
Beatson (1): Brit. gyn. journ. Bd. 13, S. 23. 1887. (Innere Sekretion und Krebs.)
— (2): Brit. med. journ. 1901, S. 1145 u. 1503.
Beatti (1): Zeitschr. f. Krebsforsch. Bd. 15, S. 452. (Tiertumoren nach Verletzungen.)
— (2): Zeitschr. f. Krebsforsch. Bd. 19, S. 325. (Parasitäre Ätiologie von Krebs.)
Beck (1): Münch. med. Wochenschr. Bd. 69, Nr. 17. (Tuberkulose und Krebs.)
— (2): Dtsch. Zeitschr. f. Chir. Bd. 186, S. 255. (Krebs und Infektion.)
Beck (1): Verhandl. d. dtsch. Ges. f. inn. Med. 1926, S. 408. (Allgemeine Wirkung des Teers.)
— (2): Zeitschr. f. Krebsforsch. Bd. 24, S. 278. (Teerkrebsdisposition.)
Begg (1): XI. Sc. Rep. Imp. Cancer Res. Fund, London 1923, S. 57. (Teerkrebs.)
— (2): Lancet Bd. 212, Nr. 18, S. 912. (Hühnersarkom.)
Belogolowy: Arch. f. Entwicklungsmech. d. Organismen Bd. 43, S. 556/693. (Amphibieneiimplantation und Tumorbildung.)
Benedict und Rahe: Proc. Americ. assoc. cancer research 1916. (Ernährung und Krebs.)
Berg: Zeitschr. f. ärztl. Fortbild. 1925, Nr. 20, S. 633. (Spinnerkrebs.)
Berger: Zeitschr. f. Krebsforsch. Bd. 20, S. 10. (Immunität bei Hühnersarkom.)
Biach und Weltmann: Wien. klin. Wochenschr. 1913, Nr. 27. (Milz und Immunität.)
Biasi: Virchows Arch. f. pathol. Anat. u. Physiol. Bd. 261, S. 885. (Metastasen in Milz.)
Bier, A.: Münch. med. Wochenschr. 1921, Nr. 42. (Krebs und unspezifische Immunität.)
Bierich (1): Zeitschr. f. Krebsforsch. Bd. 18, S. 59 u. 226. (Teerkrebs.)
— (2): Münch. med. Wochenschr. 1923, Nr. 36, S. 1145 u. 1921, S. 1361.
— (3): Virchows Arch. f. pathol. Anat. u. Physiol. Bd. 239, S. 1. 1922. (Teer-, Arsen-, Röntgenkrebsentstehung.)
— (4): Dermatol. Wochenschr. Bd. 35, S. 1081. 1922.
— (5): Klin. Wochenschr. Bd. 1, Nr. 46, S. 2272. 1922 u. Bd. 2, S. 1431.
— (6): Klin. Wochenschr. Bd. 3, Nr. 6, S. 221. (Teerkrebs.)
— (7): Klin. Wochenschr. 1924, Nr. 47, S. 2151. (Teerkrebs, Milchsäurebildung.)
— (8): Arch. f. Entwicklungsmech. Bd. 50, S. 593. 1922. (Gegen Belogolowy.)
— (9): Zeitschr. f. Krebsforsch. Bd. 18, S. 241.
— (10): Leeuwenhoek-Vereenig. Bd. 1. Amsterdam: J. H. de Bussy 1922.
— (11): Hoppe-Seylers Zeitschr. f. physiol. Chem. Bd. 155, Nr. 4/5, S. 245. (Milchsäure und Krebs.)
Bierich und Möller: Münch. med. Wochenschr. 1921, Nr. 42, S. 1361. (Teerkrebs.)
Bierich und Rosenbohm: Biochem. Zeitschr. Bd. 152, S. 193. (Milchsäure und Krebsbildung.)

Bindseil: Zeitschr. f. Immunitätsforsch. u. exp. Therapie, Orig. Bd. 17, Nr. 6. (Operationsimmunität.)

Bisceglie, V. (1): Zeitschr. f. Krebsforsch. Bd. 23, S. 340. (Einfluß von Krebsfiltraten auf Mäusekrebs.)

— (2): Zeitschr. f. Krebsforsch. Bd. 23, S. 463. (Hühnersarkom nach Mischung von Embryonalzellen mit Filtrat von Mäusekrebs.)

— (3): Pathologica Bd. 19, S. 55, Nr. 424. (Rous-Virus und Krebs.)

Bittmann: Zeitschr. f. Krebsforsch. Bd. 22, S. 278. 1925. (Teerkrebs.)

Bizzozero (1): Arch. per le science med. Bd. 47, Nr. 5, S. 302. (Teerkrebs.)

— (2): Giorn. ital. di dermatol. e sifil. Bd. 66, S. 238. 1925. (Teerkrebs.)

Bloch, Br. (1): Schweiz. med. Wochenschr. 1924, Nr. 38. (Experimenteller Röntgenkrebs.)

— (2): Versamml. südwestdtsch. Dermatol., Frankfurt a. M. 1921. (Dermatol. Zentralbl. Bd. 3, S. 133.) (Teerkrebs.)

— (3): Leeuwenhoek-Vereenig. Amsterdam: J. H. de Bussy 1922.

Bloch, Br., und Dreifuß (1): Schweiz. med. Wochenschr. 1921, Nr. 45, S. 1033. (Teerkrebs.)

— (2): Arch. f. Dermatol. u. Syphilis Bd. 140, S. 6.

Bloch und F. E. Widmer: Arch. f. Dermatol. u. Syphilis Bd. 152, S. 529. (Teerkrebs.)

Bloodgood: Zentralbl. f. allg. Pathol. u. pathol. Anat. Bd. 32, S. 430. (Tabak und Krebs.)

Blumenthal, F. (1): Zeitschr. f. Krebsforsch. Bd. 14. (Krebsproblem.)

— (2): Zeitschr. f. Krebsforsch. Bd. 16, S. 357. (Ätiologie, Stoffwechsel.)

— (3): Med. Klinik Bd. 20, Nr. 17. (Oberflächenspannung, Stoffwechsel.)

— (4): IV. Verhandl. d. Ges. f. Stoffwechselkrankh. Berlin: Karger 1924. (Parasiten als Krebsursache.)

— (5): Dtsch. med. Wochenschr. 1918, Nr. 33. (Malignitätsproblem.)

— (5a): Zeitschr. f. Krebsforsch. Bd. 5, S. 182; Münch. med. Wochenschr. 1918, S. 660. (Chem. Abartung der Krebszellen.)

— (6): Dtsch. med. Wochenschr. 1925, Nr. 32, S. 1305. (Gyes Befunde.)

— (7): Dtsch. med. Wochenschr. 1926, Nr. 10/11 u. Nr. 31, S. 1283. (Neoplastische Bakterien, Übertragung Mensch auf Tier.)

— (8): Zeitschr. f. angew. Chem. Bd. 39, Nr. 6, S. 165. (Neoplastische Bakterien.)

— (9): Zentralbl. f. Bakteriol., Parasitenk. u. Infektionskrankh., Bd. 104, S. 11. (Infektion und Krebs.)

Blumenthal, F., H. Auler und P. Meyer (1): Klin. Wochenschr. 1924, Nr. 23. (Neoplastische Bakterien.)

— (2): Zeitschr. f. Krebsforsch. Bd. 21, S. 387. (Neoplastische Bakterien.)

Blumenthal, F., und H. Auler (1): Zeitschr. f. Krebsforsch. Bd. 22, S. 297. (Neoplastische Bakterien.)

— (2) Ibid. Bd. 24, S. 285. (Tumoren durch Milzinjektion.)

Blumenthal, F., und H. Hirschfeld (1): Zeitschr. f. Krebsforsch. Bd. 18, S. 110. (Pflanzenkrebs.)

— (2): Zeitschr. f. Krebsforsch. Bd. 16, S. 51. (Pflanzenkrebs.)

Blumenthal, F., und Paula Meyer: Zeitschr. f. Krebsforsch. Bd. 21, S. 250. (Pflanzentumoren.)

Blumenthal, F., H. Auler und Marja Solecka: Zeitschr. f. Krebsforsch. Bd. 25, S. 229. (Tumorbildung durch Milzbreiimpfung.)

Blumenthal, F., Jacoby und Neuberg: Med. Klin. 1909, Nr. 42. (Autolyse in Tumoren.)

Blumenthal, L.: Zeitschr. f. Krebsforsch. Bd. 20, S. 1. (Teerkrebs.)

Bommer: Zeitschr. f. Krebsforsch. Bd. 18, S. 303. (Ausführliche Literatur über Krebsforschung.)

Bonne (1): Cpt. rend. des séances de la soc. de biol. Bd. 92, Nr. 15, S. 1190. (Parasitäre Ätiologie des Krebses.)

— (2): Cpt. rend. des séances de la soc. de biol. Bd. 93, Nr. 29, S. 907. (Teerkrebs, Kaninchenrücken.)

— (3): Zeitschr. f. Krebsforsch. Bd. 25, S. 1. (Teerkrebs, Fernwirkung.)

— (4): Nederl. tijdschr. v. geneesk. Bd. 71 1. Hälfte, Nr. 11, S. 1318. (Teerkrebs auf Kaninchenrückenhaut.)

Bonne und Stoël: Cpt. rend. des séances de la soc. de biol. Bd. 94, S. 649. 1926. (Lungentumoren bei Teerkrebs.)

Borrel (1): Bull. de l'assoc. franç. pour l'étude du cancer Bd. 2, S. 29. 1909. (Parasiten
und Krebs.)

— (2): Bull. de l'assoc. franç. pour l'étude du cancer 1910.

— (3): Ann. de l'inst. Pasteur Bd. 24. 1910.

— (4): Zeitschr. f. Krebsforsch. Bd. 7, S. 265. (Cysticercus und Tumor.)

Borrel, Boez und de Coulon: Cpt. rend. des séances de la soc. de biol. Bd. 88, S. 402. 1923.
(Teerkrebs und Parasiten.)

Borst (1): Allgemeine Pathologie der malignen Geschwülste. Leipzig: Hirzel 1924. (Ausführliche Literatur.)

— (2): Naturwissenschaften 1921, S. 819. (Allgemeines.)

— (3): Zeitschr. f. Krebsforsch. Bd. 21, S. 373 u. 343. (Teerkrebs.)

Boveri: Zur Frage der Entstehung maligner Tumoren. Jena: Fischer 1914.

Brahn, B.: Zeitschr. f. Krebsforsch. Bd. 16, S. 112.

Braunstein (1): Berlin. klin. Wochenschr. 1911, Nr. 45. (Milz und Immunität.)

— (2): Dtsch. med. Wochenschr. 1923. Nr. 27. (Zuckerstoffwechsel.)

— (3): Zeitschr. f. Krebsforsch. Bd. 24, S. 325. (Antikörper bei Krebs.)

Brancati: Boll. di reale accad. med. di Roma Bd. 51. 1924/25. (Teerwirkung am Magen.)

Brandes: Strahlentherapie Bd. 23, S. 716. (Literatur Experim. Krebsforschung.)

Breckwoldt: Zeitschr. f. Krebsforsch. Bd. 23, S. 128. (Lungenkrebs.)

Broders: Journ. of the Americ. med. assoc. Bd. 74, Nr. 10. 1920. (Alkohol und Krebs.)

Brown, Pearce und v. Allen (1): Proc. of the soc. f. exp. biol. a. med. Bd. 21, S. 317.
(Klima und Krebs.)

— (2): Journ. of exp. med. Bd. 40, S. 383 u. S. 617. (Klima und Tumor.)

Brown, Wade und Pearce: Journ. of exp. med. Bd. 37, Nr. 5/6 u. Bd. 38, Nr. 4. (Kaninchentumor nach Syphilisimpfung.)

Bürger: Zeitschr. f. Krebsforsch. Bd. 14, S. 526. (Hühnersarkom.)

Bullrich: Semana méd. Bd. 27, Nr. 1, S. 15. (Maté und Oesophaguskrebs.)

Bullock und Curtis (1): Journ. of cancer research Bd. 7, H. 3. (Cysticercussarkom.)

— (2): Proc. of the New York pathol. soc. Bd. 20, H. 6/8. S. 149.

Bullock, Curtis und Rohdenburg: Proc. of the soc. f. exp. biol. a. med. Bd. 18. 1920.
(Experimentelles Cysticercussarkom bei Ratten.)

Bullock und Rohdenburg (1): Journ. of med. research Bd. 28, Nr. 3. (Cysticercussarkom.)

— (2): Journ. of exp. med. Bd. 16, S. 527. (Cysticercussarkom.)

— (3): Journ. of cancer research Bd. 2, Nr. 1. 1916. (Cysticercussarkom.)

— (4): Journ. of cancer research Bd. 2, Nr. 4. 1917. (Immunität.)

Bullock, Rohdenburg und Gewyer: Stud. in canc. and allied subj. Columb. univers.
presse New York 1914. (Innere Sekretion und Krebs.)

Burckhardt: Münch. med. Wochenschr. 1925, Nr. 30, S. 1237. (Teerkrebs.)

Burckhardt und Müller: Bruns' Beitr. z. klin. Chir. Bd. 130, S. 364. (Teerkrebs.)

Burrows (1): Journ. of canc. res. Bd. 10, Nr. 2, S. 239. (Theorie der Krebsbildung.)

— (2): Proc. of the soc. f. exp. biol. a. med. Bd. 24, Nr. 1, S. 88/90. (Vitamine und Krebs.)

Burrows und Johnston: Arch. of intern. med. Bd. 36, S. 293. 1925. (Theorie der Geschwulstbildung durch Vitamine).

Busch: Verhandl. d. dtsch. pathol. Ges. 1914. (Hühnersarkom.)

Buschke und Langer: Zeitschr. f. Krebsforsch. Bd. 21, S. 1. (Fernwirkung des Teers.)

— (2): Klin. Wochenschr. 1923, Nr. 29, S. 1367.

— (3): Arch. f. Dermatol. u. Syphilis Bd. 145, S. 192. 1924.

Cahen: Dtsch. Zeitschr. f. Chir. Bd. 99, S. 415. (Endokrine Drüsen und Tumoren.)

v. Calcar: Entstehung des Krebses. Monographie. Leiden 1925.

Carra: Boll. d. soc. med.-chir. di Modena Bd. 23/24. (Innere Sekretion und Krebs.)

Carrel (1): Cpt. rend. des séances de la soc. de biol. Bd. 93, S. 1083, 1278 u. Nr. 19,
S. 1491—1493. (Filtrierbares Virus, Roussarkom, Exp. Arsenkrebs.)

— (2): Cpt. rend. des séances de la soc. de biol. Bd. 91, Nr. 32, S. 1067, 1969 u.
Bd. 92 S. 477, 1491. (Sarkomgenese.)

C a r r e l (3): Journ. of the Americ. med. assoc. Bd. 82, S. 255 u. Bd. 84, Nr. 3, S. 157, 710. 1925. (Ätiologie der Sarkome.)
— (4): Paris méd. 1926, Nr. 12, S. 274. (Filtrierbares Virus, Kulturversuche.)
— (5): Ann. of surg. Bd. 82, S. 1. (Hühnersarkom, Ätiologie, Mechanismus der Tumorbildung.)
— (6): Journ. of exp. med. Bd. 17, S. 14. 1923.
— (7): Cpt. rend. des séances de la soc. de biol. Bd. 92, S. 584. (Zellzüchtung von Tumoren.)
— (8): Ibid. Bd. 90, S. 380.
— (9): Ibid. Bd. 93, S. 10, 12, 85, 491, 1083 u. 1278.
— (10): Ibid. Bd. 96, Nr. 14, S. 1119. (Fibroblastenzüchtung aus Rattensarkom.)
— (11): Ibid. S. 1121. (Arsensarkom von Fischer.)
— (12): Ibid. Nr. 15, S. 1200. (Zellkultur von Rattensarkomen.)
— (13): Ibid. S. 1198. (Bedeutung der Zellzüchtung.)
— (14): Journ. of exp. med. Bd. 44, S. 647. (Roustumor-Virus.)
Carrel und Ebeling (1): Journ. of exp. med. Bd. 44, S. 261. (Fibroblastenkulturen.)
— — (2): Ibid. Bd. 34, S. 317 u. Bd. 35, S. 755.
Carrel und Burrows (1): Cpt. rend. des séances de la soc. de biol. Bd. 62.
— — (2): Journ. of the Americ. med. assoc. Bd. 55, S. 1554. 1911. (Züchtung von Tumorzellen.)
— (3): Ibid. Bd. 56, S. 32. 1911.
Caspari (1): Zeitschr. f. Krebsforsch. Bd. 19, S. 74.
— (2): Zeitschr. f. Krebsforsch. Bd. 21, S. 131. (Immunität.)
— (3): Dtsch. med. Wochenschr. 1923, Nr. 1, S. 9.
— (4): Strahlentherapie Bd. 15, Nr. 6.
Caspari und Schwarz: Zeitschr. f. Krebsforsch. Bd. 24, S. 15. (Immunität.)
Centanni: Tumori Bd. 2, Nr. 4. (Kohlenhydratfreie Kost und Tumorwachstum.)
Chambers und Scott (1): Brit. journ. of exp. pathol. Bd. 5, Nr. 1. (Wachstumsbeeinflussung durch Tumorstoffe.)
— (2) Ibid. Bd. 7 Nr. 1, S. 33. (Wachstumsfördernde Substanz im Jensensarkom.)
Chambers, Scott und Russ (1): Journ. of pathol. a. bacteriol. Bd. 23, H. 4.
— (2): Lancet Bd. 202, Nr. 5, S. 212. (Immunität durch Röntgen.)
Chambers und Somerset: Lancet Bd. 208, Nr. 4, S. 172. (Krebs und Demodex.)
Champy: Bull. des l'assoc. franc. pour l'étude du cancer Bd. 10, S. 11. Weitere Arbeiten bei Rh. Erdmann, Zeitschr. f. Krebsforsch. Bd. 20, S. 347. (Zellkulturen.)
Champy und Coca (1): Journ. de physiol. et de pathol. gén. Bd. 18, S. 550.
— — (2): Cpt. rend. des séances de la soc. de biol. Bd. 74, S. 152. (Züchtung von Tumorzellen.)
Champy und Vasiliu: Bull. de l'assoc. franç. pour l'étude du cancer Bd. 12, H. 2, S. 111. (Teerkrebs.)
Choldin: Zeitschr. f. Krebsforsch. Bd. 25, S. 235. (Teertumoren bei Hühnern.)
Child: Roux Vortr. Entwicklungsmech. H. 11, S. 124. (Wesen der Tumorzelle.)
Ciechanowski, Morozowa und Marga Wilhelmi: Polska gazeta lekarska Bd. 3, H. 25, S. 305 (Teerkrebs) u. Zentralbl. f. allg. Pathol. u. pathol. Anat. Bd. 36, S. 294. 1925.
Clunet: Med. experim. sur les tumeurs. Paris 1910. (Allgemeines.)
Courmont: Journ. State Med. Bd. 32, S. 539. 1924. (Teerkrebs.)
Coca: Zeitschr. f. Immunitätsforsch. u. exp. Therapie, Orig. Bd. 13, S. 524. (Immunität.)
Cochrane: Brit. med. journ. Nr. 3331, S. 835. (Baumwollspinnerkrebs.)
Cori, C. F., und G. T. Cori (1): Proc. of the soc. f. exp. biol. a. med. Bd. 22, S. 254.
— (2): Journ. of biol. chem. Bd. 64, S. 11 u. Bd. 65, Nr. 2, S. 397. (Kohlehydratstoffwechsel bei Carcinom.)
Cookson: Brit. med. journ. Nr. 3296, S. 368. (Kreosotarbeiterkrebs.)
De Coulon (1): Cpt. rend. des séances de la soc. de biol. Bd. 91, Nr. 23, S. 281. (Sonnenlicht und Krebs.)
— (2): Arch. de physique biol. Bd. 3, Nr. 4, S. 223. (Einfluß des Lichts.)
— (3): Cpt. rend. des séances de la soc. de biol. Bd. 93, S. 1369. (Arsen und Krebs.
— (4): Cpt. rend. des séances de la soc. de biol. Bd. 96, Nr. 9, S. 650. (Teerkrebs.)
Coulon und Boez: Bull. de l'assoc. franc. pour l'étude du cancer Bd. 13, S. 511. (Heredität.)

Mc. Coy: Journ. of med. res. Bd. 21, S. 285. (Cysticercussarkom.)

Cramer (1): Brit. journ. of exp. pathol. Bd. 6, H. 2, S. 71. (Nerveneinfluß und experimenteller Teerkrebs) u. Ibid. Bd. 7, S. 1. 1926. (Einfluß der Milz auf Teerkrebs.)

— (2): 8. Bericht des Londoner Krebsforschungsinstituts. 1923. (Vitamine und Tumoren.)

Cramer und Lockhead: Proc. of the roy. soc. of London, Ser. B. Bd. 86, Nr. B 588, S. 302. (Kohlenhydratstoffwechsel.)

Crawford: Brit. med. journ. Nr. 3332, S. 877. (Baumwollspinnerkrebs.)

Cuénot und Mercier (1): Cpt. rend. hebdom. des séances de l'acad. des sciences Bd. 115, S. 784. (Immunität und Konstitution.)

— (2): Cpt. rend. des séances de la soc. de biol. Bd. 67, S. 736. 1909. (Schwangerschaft und Tumorwachstum.)

Curschmann: Zentralbl. f. Gewerbehyg. Bd. 8, S. 145. 1920. (Anilinkrebs.)

Curtis und Bullock: Journ. of cancer research Bd. 8, H. 1, S. 1. (Cysticercussarkom.)

Daels (1): Arch. f. Hyg. Bd. 72, S. 297. 1910.

— (2): Vlaamsch geneesk. tijdschr. Bd. 6, 21/22, S. 362. (Granulationsgewebe und Tumor.)

— (3): Cpt. rend. Congr. de Straßbourg S. 54. 1923. (Teerkrebs.)

— (4): Arch. de méd. exp. et d'anat. path. Bd. 22, S. 645. (Toxine in Krebs.)

Daels und Baeten: Bull. de l'assoc. franc. pour l'étude du cancer Bd. 15, Nr. 4, S. 162. (Experim. Radiumsarkom.)

Daels und Deleuze: Arch. méd. expér. 1911. (Sporotrichose und Krebsimmunität.)

Da Fano: Zeitschr. f. Immunitätsforsch. u. exp. Therapie, Orig. 1910, S. 1. (Immunität und celluläre Reaktion.)

Danysz und Skozynski: Cpt. rend. des séances de la soc. de biol. Bd. 74, S. 1144. (Vegetabilische Diät und Tumorwachstum.)

Danschakoff: Biol. bull. of the marine biol. laborat. Bd. 38, Nr. 4. (Heterologe Tumortransplantation auf Hühnerembryonen.)

Dawidowsky: Virchows Arch. f. pathol. Anat. u. Physiol. Bd. 227, S. 230. (Atypische Epithelwucherungen.)

Deelman (1): Zeitschr. f. Krebsforsch. Bd. 18, S. 261; Bd. 19, S. 125; Bd. 21, S. 220.

— (2): Klin. Wochenschr. 1922, Nr. 29, S. 1455.

— (3): Bull. de l'assoc. franç. pour l'étude du cancer Bd. 12, Nr. 1 u. 9, S. 24. 715.

— (4): Leewenhoek-Vereenig. Bd. 1, S. 37. Amsterdam: J. H. de Bussy 1922.

— (5): Nederlandsch tijdschr. v. geneesk., 2. Hälfte Bd. 65, Nr. 20, S. 2351; Bd. 66, Nr. 4, S. 334.

— (6): Nederlandsch tijdschr. v. geneesk., 1. Hälfte Bd. 67, Nr. 14, S. 1416; 2. Hälfte Bd. 68, Nr. 4 u. Nr. 13, S. 1622.

— (7): Vlaamsch geneesk. tijdschr. Bd. 5, H. 1, S. 3. (Teerkrebs.)

Deelman und van Erp: Zeitschr. f. Krebsforsch. Bd. 24, S. 86. (Regeneration und Teerkrebs.)

Del Buono: Rinascenza med. Bd. 1, Nr. 20, S. 465. (Ist Teerkrebs durch Arsen bedingt?)

Dentici: Tumori Bd. 10, S. 139. (Teerkrebs.) Ibid. Bd. 9, S. 393.

Derom: Bull. de l'assoc. franç. pour l'étude du cancer Bd. 13, Nr. 5, S. 422. (Teerkrebs.)

Dische und Laszlo: Biochem. Zeitschr. Bd. 175, S. 412. (Glykolyse und Tumoren.)

Dobrovolskaja und Samssonow: Cpt. rend. des séances de la soc. de biol. Bd. 92, H. 15, S. 1222. (Milz und Tumorresistenz.)

Döderlein (1): Monatsschr. f. Geburtsh. u. Gynäkol. Bd. 68, S. 139. (Teerkrebs.)

— (2): Zeitschr. f. Krebsforsch. Bd. 23, S. 241.

— (3): Münch. med. Wochenschr. 1923, S. 785.

Doerr: Klin. Wochenschr. 1923, S. 909. (Bakteriophagen.)

Domagk: Med. Klinik 1925, Nr. 51/52. (Übersicht über experimentelle Krebsforschung.)

Drew (1): Brit. journ. of exp. pathol. Bd. 3, S. 20. (Kultur von Krebszellen.)

— (2): Brit. journ. of radiol. Bd. 29, S. 843.

— (3): Bericht des Londoner Krebsinstituts. Lancet Bd. 205, Nr. 25. (Ernährung und Tumor.)

Drummond: Bericht des Londoner Krebsinstituts. Lancet Bd. 205, Nr. 25, S. 1368. (Vitamine und Krebs.)

v. Dungern (1): Münch. med. Wochenschr. 1912, Nr. 5, S. 238. (Hundesarkom auf Fuchs übertragen.)
— (2): Friedberger-Pfeiffers Handb. d. Mikrobiol. Bd. II. Jena: Fischer 1919. (Allgemeines.)
v. Dungern und Coca: Zeitschr. f. Immunitätsforsch. u. exp. Therapie, Orig. Bd. 2. 1909. (Hasensarkom auf Kaninchen geimpft.)
Duschnitz: Virchows Arch. f. pathol. Anat. u. Physiol. Bd. 252, S. 665. (Elastische Fasern bei Teerkrebs.)
Ebeling: Zeitschr. f. Krebsforsch. Bd. 14, S. 151. (Virulenzvermehrung durch Gehirnimplantation.)
Eber, Klinge und Wacker: Zeitschr. f. Krebsforsch. Bd. 22, S. 359. (Cholesterin und experimenteller Teerkrebs.)
Eiken: Cpt. rend. des séances de la soc. de biol. Bd. 83, Nr. 16. 1920. (Experimentelle Tumoren durch Parasiten.)
Elsner, H. (1): Zeitschr. f. Krebsforsch. Bd. 23, S. 28. (Endokrines System und Krebs.) Dtsch. med. Wochenschr. 1924, Nr. 39/40.
— (2): Monographie Karger 1926. (Ätiologie des Krebses.)
Engel: Zeitschr. f. Krebsforsch. Bd. 19, H. 5/6, S. 339. (Endokrine Drüsen und Tumoren.)
Erdmann, Rhoda (1): Berlin. Ges. f. Mikrobiol. 1923; ref. Zentralbl. f. Bakteriol., Parasitenk. u. Infektionskrankh., Abt. 2, Bd. 76, S. 47.
— (2): Zentralbl. f. Bakteriol., Parasitenk. u. Infektionskrankh., Abt. 2, Bd. 93, S. 194.
— (3): Zeitschr. f. Krebsforsch. Bd. 20, S. 322; Bd. 22, S. 194.
— (4): Med. Klinik 1925, Nr. 16.
— (5): Strahlentherapie Bd. 15, S. 822. (Zellzüchtung mit Krebszellen.)
— (6): Dtsch. med. Wochenschr. 1926, Nr. 9, S. 352. (Impfung mit zellfreiem Filtrat von Krebs.)
— (7): Arch. f. exp. Zellforsch. Bd. 3, S. 368.
— (8): Praktikum der Gewebepflege. Berlin: Julius Springer 1922.
— (9): Zentralbl. f. Bakteriol., Parasitenk. u. Infektionskrankh., Bd. 104, S. 17. 1927. (Eigenschaften von gezüchteten Tumorzellen.)
Erdmann, Rh., Haagen und Börnstein: Dtsch. med. Wochenschr. 1927, Nr. 19, S. 796. (Spontantumoren durch Vitaminmangel.)
Fahrig: Zeitschr. f. Krebsforsch. Bd. 25, S. 146. (Kohlehydratstoffwechsel des Carcinoms.)
Fahrig und Wacker: Klin. Wochenschr. 1927, Nr. 26, S. 1227. (Kohlehydratstoffwechsel.)
Feggin und C. Funk: Cpt. rend. des séances de la soc. de biol. Bd. 94, Nr. 3, S. 199. (Bacillen in Krebs.)
Fibiger, Joh. (1): Zeitschr. f. Krebsforsch. Bd. 13, S. 217.
— (2): Zeitschr. f. Krebsforsch. Bd. 14, S. 295.
— (3): Zeitschr. f. Krebsforsch. Bd. 17, S. 1. (Spiroplera-Krebs.)
— (4): Berlin. klin. Wochenschr. 1913, S. 289.
— (5): Hospitalstidende 1913 u. 1914.
— (6): Acta chir. scandinav. Bd. 55, H. 4, S. 343.
— (7): Zentralbl. f. Pathol. Bd. 27. 1916.
— (8): Dtsch. med. Wochenschr. 1921, Nr. 48/49.
— (9): Journ. of cancer research Bd. 4. 1919.
— (10): Cpt. rend. des séances de la soc. de biol. Bd. 83, Nr. 10, 16, 21, 26. 1920.
— (11): Bull. de l'assoc. franç. pour l'étude du cancer Bd. 10, Nr. 5, S. 233. 1921.
— (12): Det Kgl. Danske Videnskab. Selskab. Biol. Meddel. Bd. 3, Nr. 4. 1918 u. 1921.
— (13): Leeuwenhoek-Vereenig. Bd. 1. Amsterdam: J. H. de Bussy 1922.
Fibiger und Bang (1): Hospitalstidende Bd. 64, Nr. 48. (Teerkrebs.)
— (2): Cpt. rend. des séances de la soc. de biol. Bd. 83, H. 26, S. 1157. 1920.
— (3): Det Kgl. Danske Videnskab. Selskab. Biol. Meddel. Bd. 3, H. 4.
— (4): Experim. production of tar cancer in white mice. Kopenhagen 1921.
Fichera: Zeitschr. f. Krebsforsch. Bd. 14. S. 46.
Findlay: Lancet Bd. 208, Nr. 14, S. 714. (Teerkrebs.)
Fischer, Albert (1): Zeitschr. f. Krebsforsch. Bd. 21, S. 261. (Biologie der Tumorzellen.)
— (2): Hospitalstidende Bd. 67, Nr. 48, S. 169.
— (3): Journ. of cancer research Bd. 9, Bd. 1, S. 62 u. 71.

Fischer, Albert (4): Cpt. rend. des séances de la soc. biol. Bd. 90, S. 1181 u. Bd. 92, Nr. 2, S. 109.
— (5): Zeitschr. f. Krebsforsch. Bd. 24, S. 580. (Immunität gegen Roustumor.)
— (6): Ibid. Bd. 25, S. 89. (Zellzüchtung.)
— (7): Klin. Wochenschr. 1927, Nr. 10, S. 433. (Embryonale und Krebszellen.)
— (8): Arch. f. exp. Zellforsch. Bd. 1, Nr. 3, S. 355, 361. (Tumorzellen in Kultur.) Ibid. Bd. 3, S. 389. (Filtrierbares Virus.)
— (9): Münch. med. Wochenschr. 1926, S. 1079. (Unbegrenzte Tumorzellenzüchtung.)
— (10): Tissue Culture, London und Kopenhagen 1925.
— (11): Journ. of exp. med. Bd. 35, S. 367; Bd. 36, S. 393; Bd. 38, S. 667. (Zellkultur.)
— (12): Cpt. rend. des séances de la soc. de biol. Bd. 94, S. 1217. (Maligne Zellen aus normalen gezüchtet.)
— (13): Ibid. Bd. 96, Nr. 15, S. 1200. (Unbegrenzte Züchtung von Krebszellen.)
Fischer, Albert, und Andersen: Zeitschr. f. Krebsforsch. Bd. 23, H. 1, S. 12. (Tumorzellen und erhöhter Sauerstoffdruck) u. Bd. 24, S. 12.
— (2) Hospitalstidende Bd. 68, Nr. 49, S. 1121.
Fischer, A., Andersen, Demuth und Laser: Zeitschr. f. Krebsforsch. Bd. 24, S. 528. (Sauerstoff und Krebszellen.)
Fischer-Wasels, B. (1): Klin. Wochenschr. 1927, Nr. 22 u. 23, S. 1025 u. 1073. (Geschwulstentstehung.)
— (2): Allgemeine Geschwulstlehre in Handbuch der Norm. und Path. Physiologie Bd. 14, 2. Berlin: Julius Springer 1927. (Ausführliche Literaturangaben.)
Fleisher und L. Loeb: Journ. of exp. med. Bd. 21, S. 155. 1915. (Variationen der Tumorempfänglichkeit.)
Flexner und Jobling: Monogr. of the Rockefeller inst. f. med. research 1910. (Filtratversuche.)
Flu (1): Zentralbl. f. Bakteriol., Parasitenk. u. Infektionskrankh., Abt. 1, Orig., Bd. 99, S. 332. (Roustumor.)
— (2): Nederlandsch tijdschr. v. geneesk., 2. Hälfte, Nr. 4, S. 366.
— (3): Cpt. rend. des séances de la soc. de biol. Bd. 94, Nr. 19, S. 1315. (Roustumor.)
Fränkel, M. (1): Strahlentherapie Bd. 12, S. 603, 850.
— (2): Dtsch. Arch. f. klin. Med. Bd. 136, H. 3/4.
— (3): Dtsch. med. Wochenschr. 1921, Nr. 9. (Endokrine Drüsen und Krebs.)
Fränkel, Bienenfeld und Fürer (1): Wien. klin. Wochenschr. 1917, S. 1131. (Ernährung und Tumor.)
— (2): Wien. klin. Wochenschr. 1916, S. 821. (Immunität.)
Fränkel und Fürer: Wien. klin. Wochenschr. 1916, S. 483. (Ernährung und Krebs.)
Fränkel, E.: Zeitschr. f. Krebsforsch. Bd. 24, S. 252 u. Bd. 25, S. 407. (Hühnersarkom.)
Frankl: Wien. klin. Wochenschr. 1913, Nr. 30. (Milz und Tumorimmunität.)
Freund, E., und Gisa Kaminer (1): Biochemische Grundlagen der Disposition für Carcinom-Monographie. Berlin: Julius Springer 1925. (Gesamte Literatur.)
— (2): Biochem. Zeitschr. Bd. 26, S. 312.
— (3): Biochem. Zeitschr. Bd. 112, S. 124.
— (4): Wien. klin. Wochenschr. 1910, Nr. 34, S. 1221; 1911, Nr. 51, S. 1759; 1912, Nr. 20 u. Nr. 43, S. 1698; Nr. 27, S. 1053; 1913, Nr. 6, S. 201 u. 1009.
— (5): Wien. klin. Wochenschr. 1913, Nr. 51, S. 2108; 1914, Nr. 13 u. Nr. 14, S. 357.
— (6): Wien. klin. Wochenschr. 1919, Nr. 46, S. 1105; 1923, Nr. 49, S. 863.
Friedemann: Virchows Arch. f. pathol. Anat. u. Physiol. Bd. 205, S. 159. (Mäusekrebs.)
Friedemann, Bendix, Hassel und Magnus: Zeitschr. f. Hyg. u. Infektionskrankh. Bd. 84, S. 249. (Pflanzenkrebs.)
Friedemann, U., und W. Magnus: Zeitschr. f. Hyg. u. Infektionskrankh. Bd. 80, S. 114. 1915. (Pflanzenkrebs.)
Frick und Posener: Verhandl. d. dtsch. Ges. f. inn. Med. 1926, S. 411. (Glykolyse und Krebs.)
Fujinami und Inamoto: Zeitschr. f. Krebsforsch. Bd. 14, S. 94. (Hühnertumoren.)
Fukuda zit. bei Yamagiwa: Gann, Tokyo, Bd. 18, S. 1. (Teerkrebs.)
Fukuda und Agama: ibid.

Fukuda und Kinoshita: Ibid. und Gann, Tokyo, Bd. 17. 1923.

Funk: Journ. of exp. med. Bd. 21, S. 571. 1915. (Mäusechondrom auf Ratten geimpft.)

Gargano: Zentralbl. f. Bakteriol., Parasitenk. u. Infektionskrankh., Abt. 1, Orig. Bd. 59. 1911. (Menschliche Tumoren auf Tiere verpflanzt.)

Gauducheau: Arch. d'électr. méd. Bd. 32, S. 498. (Ernährung und Krebs.)

Gaylord und Marsh: Publ. from the State Inst. f. the study of mal. diseas. Buffalo, 22. April 1914. (Thyreoideakrebs der Salmoniden.)

Gaylord und Simpson: zit. bei Bommer: Zeitschr. f. Krebsforsch. Bd. 18. (Filtrierbares Virus.)

Gheorgiu (1): Cpt. rend. des séances de la soc. de biol. Bd. 92, Nr. 15, S. 1232 u. Bd. 93, Nr. 28, S. 856. (Heterologe Transplantation von Krebs.)

— (2) Journ. of pathol. a. bacteriol. Bd. 29, H. 2, S. 171. (Dasselbe.)

Girard-Mangin: zit. bei Bommer: Zeitschr. f. Krebsforsch. Bd. 18, S. 361.

Glaeßner (1): Wien. klin. Wochenschr. Bd. 37, Nr. 15. (Zuckerstoffwechsel bei Krebs.)

— (2): Klin. Wochenschr. 1925, Nr. 39, S. 1868.

Glover: zit. bei Loudon und Mc Cormick. (Hier Literatur über carcinogene Bakterien.)

Göbel: Dtsch. med. Wochenschr. Bd. 48, Nr. 46, S. 1541. 1922. (Maligne Tumoren in warmen Ländern.)

Goebel und Gérard: Cpt. rend. des séances de la soc. de biol. Bd. 93, S. 1537. (Exper. Röntgenkrebs.)

Gödel: Dtsch. med. Wochenschr. 1923, Nr. 40/41, S. 1284. (Teerkrebs, Übersicht.)

Goldmann, E.: Biologie der bösartigen Neubildungen. Tübingen 1911.

Goldzieher: Verhandl. d. dtsch. pathol. Ges. 1912. (Biologie der Tumoren, Einfluß von Mineralsalzen auf diese.)

Goldzieher und Rosenthal: Zeitschr. f. Krebsforsch. Bd. 13, S. 321. 1913. (Mineralsalze und Krebs.)

Gotta: Rev. méd. latino-americ. Bd. 11, S. 2118. (Glykolyse.)

Goubeau: Bull. de la soc. franç. de dermatol. et syph. 1922, Nr. 2, S. 40. (Lues und Krebs.)

Graff (1): Zentralbl. f. allg. Pathol. u. pathol. Anat. Bd. 20, S. 783. 1909.

— (2): Wien. klin. Wochenschr. 1914, Nr. 1, S. 7. (Gravidität und Krebs.)

— (3): Zentralbl. f. allg. Pathol. u. pathol. Anat. Bd. 20, S. 17. (Endokrine Drüsen und Krebs.)

Groth: Virchows Arch. f. pathol. Anat. u. Physiol. Bd. 29. (Trichinen und Krebs.)

Gröbly: Arch. f. klin. Chir. Bd. 115, H. 1 u. 2, S. 170 und 261. (Phosphorgehalt des Blutes und Krebs.)

Gye und Barnard: Lancet Bd. 209, Nr. 5316, S. 199. (Filtrierbares Virus.)

Haaland (1): Ann. de l'inst. Pasteur Bd. 19, Nr. 3, S. 165. 1905. (Filtrierbares Virus.)

— (2): Proc. of the roy. soc. of London Bd. 82, S. 293 u. Lancet 19. III. 1910. (Immunität.)

— (3): Journ. of pathol. a. bacteriol. Bd. 14, S. 407. (Immunität.)

Haagen (1): Klin. Wochenschr. 1927, Nr. 27, S. 1272. (Zellzüchtung aus Trockenpulver, Roustumor.)

— (2): Med. Klinik 1927, Nr. 24, S. 1300. (Ätiologische Fragen.)

— (3): Medizin. Welt 1927, Nr. 10 u. Nr. 25.

— (4): Arch. f. exp. Zellforsch. Bd. 4, H. 3. 1927.

Halberstädter (1): Zeitschr. f. Krebsforsch. Bd. 19, S. 105. (Röntgenkrebs.)

— (2): Zeitschr. f. Krebsforsch. Bd. 19, S. 381. (Teerkrebs.)

— (3): Med. Klinik 1923, Nr. 1, S. 36. (Teerkrebs.)

Hamilton: Journ. of industr. hyg. Bd. 3, Nr. 1. (Anilinkrebs.)

Hampeln: Mitt. a. d. Grenzgeb. d. Med. u. Chir. 1923, Nr. 36. (Lungenkrebs.)

Händel u. Tadenuma (1): Münch. med. Wochenschr. Bd. 71, Nr. 26. (Ernährung, Insulin und Krebs.)

— (2): Zeitschr. f. Krebsforsch. Bd. 21, S. 197. (Stoffwechsel.)

v. Hansemann: Zeitschr. f. Krebsforsch. Bd. 17, S. 172. 1920. (Malignitätsproblem.)

Harbitz: Acta pathol. e. microbiol. scandinav. Bd. 1, Nr. 4, S. 438. (Sarkom aus Granulationsgewebe.)

Harde: Cpt. rend. des séances de la soc. de biol. Bd. 94, Nr. 19, S. 1346. (Nachprüfung Gye.)

Harde und Henri: Cpt. rend. des séances de la soc. de biol. Bd. 94, Nr. 4, S. 251. (Nachprüfung Gye.)

Harkins, Schramberg und Kolmer: Journ. of cancer research Bd. 10, Nr. 1, S. 66. (Nachprüfung Gye.)

Hedry: Bruns' Beitr. z. klin. Chir. Bd. 129, S. 1; Orvosi hetilap Bd. 67, H. 6, S. 63. (Aktinomykose und Krebs.)

Hegner: Münch. med. Wochenschr. Bd. 60, Nr. 49, S. 2722. (Heterol. Transpl. in die Augen.)

Henke und Schwarz: Dtsch. med. Wochenschr. 1914, Nr. 6; Verhandl. d. dtsch. pathol. Ges. 1914. (Filtrierbares Virus.)

Herly: Journ. of cancer research Bd. 10, S. 102. 1926. (Teerkrebs bei weißen Ratten.)

Herxheimer (1): Dtsch. med. Wochenschr. 1921, Nr. 13/14. (Allgemeines mit Literatur.)

— (2): Münch. med. Wochenschr. 1922.

Herxheimer und Reinke (1): in Lubarsch-Ostertag Abt. 2, Bd. 13. 1909. (Literaturübersicht.)

— (2): in Lubarsch-Ostertag Abt. 2, Bd. 16. 1912. (Literatur über Krebspathologie.)

Herzfeld und Klinger: Dtsch. med. Wochenschr. 1918, Nr. 5. (Disposition.)

Hess und Saxl (1): Beitr. z. Carcinomforsch. 1909, H. 1. (Tumor- und Embryonalzellen.)

— (2): Wien. klin. Wochenschr. 1908, Nr. 23. (Heterolyse von Tumorzellen.)

Hieronymi: Zeitschr. f. Infektionskrankh., parasitäre Krankh. u. Hyg. d. Haustiere Bd. 25, S. 194. (Kalkbeinkrebs der Hühner.)

Hilario: Journ. of med. research Bd. 22, S. 158. 1915. (Kastration und Tumor.)

Hirschfeld, H. (1): Zeitschr. f. Krebsforsch. Bd. 16, S. 95. (Cysticercussarkom der Ratte.)

— (2): Zeitschr. f. Krebsforsch. Bd. 11, S. 388.

Hoffmann, Schreus und Zurhelle: Dtsch. med. Wochenschr. Bd. 49, Nr. 20, S. 634. 1923. (Teerkrebs.)

Holmes: Bioch. journ. Bd. 20, S. 812. (Glykolyse.)

Hoshino: Mitt. med. Ges. Osaka 1922, H. 9. (Mg und Tumor.)

Howard: Zentralbl. f. allg. Pathol. u. pathol. Anat. Bd. 24, S. 682. (Giftige Substanz am Carcinom isoliert.)

Hubeny: Urol. a. cut. review Bd. 27, H. 4, S. 210. (Teerkrebs, Statistik.)

Huguenin: Bull. de l'assoc. franc. pour l'étude du cancer Bd. 14, S. 403. (Krebs nach einmaliger Teerschädigung.)

Ikematsu: Japan. pathol. Ges. Bd. 13, S. 174. (Embryonalzellen — Sarkome.)

Inamoto: Mitt. a. d. med. Fak. d. Kais. Univ. Kyushu, Fukuoka Bd. 5.— 1920. (Sarkom nach Impfung von Embryonalzellen.)

Itami: Journ. of cancer research Bd. 10, Nr. 1, S. 115 u. S. 128. (Immunität durch Embryonalgewebe.)

Itchikawa: Transact. of the Japan. pathol. soc., Tokyo Bd. 13, S. 207. (Teerkrebs.)

Itchikawa und Baum (1): Bull. de l'assoc. franç. pour l'étude du cancer Bd. 8, H. 2, S. 107; Bd. 12, Nr. 9 u. 13.

— (2): Bull. de l'assoc. franç. pour l'étude du cancer Bd. 13, S. 27, 107. 1924. (Blutstudien bei Teerkrebs.)

— (3): Bull. de l'assoc. franç. pour l'étude du cancer Bd. 13, H. 4, S. 257; H. 5, S. 374 u. 386.

— (4): Journ. of cancer research Bd. 9, Nr. 1, S. 85. (Teerkrebs bei Lanolin- und Arsenfütterung.)

Itchikawa, Baum und Uwatoko: Bull. de l'assoc. franc. pour l'étude du cancer Bd. 13, S. 626 u. Bd. 14, S. 196. (Nerveneinfluß auf experimentellen Teerkrebs.)

Itchikawa und Uwatoko: Ibid. Bd. 14, S. 18. 1925. (Dasselbe.)

Itchikawa und Kotzareff: Bull. de l'assoc. franç. pour l'étude du cancer Bd. 14, Nr. 4, S. 196. (Teerkrebs.)

Itchikawa, Nakahara und Nivatoko: Bull. de l'assoc. franç. pour l'étude du cancer Bd. 13, Nr. 5. (Hämatologische und serologische Studien bei Teerkrebs.)

Jäger: Zeitschr. f. Krebsforsch. Bd. 9, S. 233. 1910. (Theorie der Krebsursache.)

Janowitz: Zeitschr. f. Krebsforsch. Bd. 18, S. 34. 1921. (Alkohol und Krebs.)

Jensen: Kgl. Veterinaer og Landbohogskoles Aarsskrift 1918. (Pflanzenkrebs.)

Joannovics (1): Wien. klin. Wochenschr. 1913, Nr. 39. (Beeinflussung von Tumorwachstum.)
— (2): Wien. klin. Wochenschr. 1916, Nr. 12, S. 345. (Disposition, Ernährung und Krebs.)
— (3): Beitr. z. pathol. Anat. u. z. allg. Pathol. Bd. 62, S. 194. 1916. (Endokrine Drüsen
und Tumor.)
— (4): Klin. Wochenschr. 1923, Nr. 51, S. 2301. (Reizgeschwülste, Übersicht.)
— (5): Seuchenbekämpfung Bd. 2, H. 1/2. (Immunität.)
Jong, Meyer, Martineau: Bull. de l'assoc. franç. pour l'étude du cancer Bd. 13, H. 4,
S. 326. (Teerkrebs.)
Jones und Rous: Journ. of exp. med. Bd. 20, S. 404. (Metastasenbildung bei Roustumor.)
Jordan: Zeitschr. f. Krebsforsch. Bd. 19, S. 39. 1922. (Teerkrebs.)
Jorstad (1): Proc. of the soc. f. exp. biol. a. med. Bd. 21, H. 2, S. 67. (Verhalten von
Teer in Geweben.)
— (2): Journ. of cancer research Bd. 9, S. 232.
— (3): Journ. of cancer research Bd. 10, S. 229. (Vitamine und Krebs.)
— (4): Journ. of exp. med. Bd. 42, S. 221. (Teerkrebsbildung.)
Jung: Zeitschr. f. Krebsforsch. Bd. 20, S. 20. 1923. (Hühnersarkom.)
Kagan: Zeitschr. f. Krebsforsch. Bd. 21, S. 155. (Oberflächenspannung und Krebs.)
Kamekura: Zeitschr. f. Immunitätsforsch. u. exp. Therapie, Orig. 1925. (Gravidität und
Krebs.)
Kaminer, Gisa (1): Wien. klin. Wochenschr. 1916, Nr. 13, S. 377.
— (2): Monographie, 1926. Biochemie des Krebses.
Kaminer und Morgenstern (1): Wien. klin. Wochenschr. Bd. 30, Nr. 2, S. 41. 1917.
(Thymus und Krebs.)
— (2): Biochem. Zeitschr. Bd. 84, S. 281. 1918.
Kashiwagi (1): Gann, Tokyo, Bd. 18, Nr. 1. 1924. (Teerkrebs.)
— (2): Gann, Tokyo, Bd. 19, Nr. 4. 1925.
Kashiwagi, Fukuda und Owaga: Journ. of cancer research Bd. 8, S. 131. 1924. (Teer
und Lanolinfütterung.)
Kauffmann, F.: Zeitschr. f. Krebsforsch. Bd. 23, S. 502. (Bakterien im Mäusekrebs.)
Kazama (1): Japan med. world Bd. 2, Nr. 11 u. Bd. 4. (Künstliche Tumorbildung durch
mechanische und chemische Reize.)
— (2): Gann, Tokyo, Bd. 16, S. 14, Bd. 17, S. 51 u. Japan med. World Bd. 4, S. 277.
(Experimenteller Krebs der Eingeweide.)
Kelling (1): Wien. klin. Wochenschr. 1913, Nr. 1/2.
— (2): Arch. f. klin. Chir. Bd. 105, Nr. 3 u. Bd. 132, S. 95. (Artfremde Embryonalzellen
und Tumorgenese.)
Kennaway (1): Journ. of industr. hyg. Bd. 5, Nr. 12, S. 462.
— (2): Journ. of industr. hyg. Bd. 7, Nr. 2, S. 69. (Experimenteller Teer-Arsenkrebs.)
— (3): Brit. med. journ. 3366, S. 1—4.
— (4): Brit. med. journ. 3300, S. 564.
— (5): Journ. of pathol. a. bacteriol. Bd. 27, Nr. 3, S. 233. (Krebs durch Teer und andere
chemische Substanzen.)
Kepinow: Cpt. rend. des séances de la soc. de biol. Bd. 83, Nr. 18. (Immunisierung mit
gekochtem Krebsgewebe.)
Keysser, F. (1): Wien. klin. Wochenschr. 1913, Nr. 41, S. 1664. (Filtrierbares Virus,
Impfung von Krebs auf artfremde Tiere bzw. Mensch auf Tier.)
— (2): Arch. f. klin. Chir. Bd. 114, S. 730. 1920.
— (3): Arch. f. klin. Chir. Bd. 117, S. 318. (Krebsübertragung von Mensch auf Tier.)
Kiaer: Arch. f. exp. Zellforsch. Bd. 1, S. 115. (Zellzüchtung.)
Kickut: Virchows Arch. f. pathol. Anat. u. Physiol. Bd. 255, S. 107. (Lungenkrebs.)
Kimura (1): Gann, Tokyo, Bd. 18, Nr. 15. 1923. (Experimentelle Lungentumoren durch
Teer.)
— (2): Japan med. World Bd. 3, Nr. 45. 1923.
Kitain: Virchows Arch. f. pathol. Anat. u. Physiol. Bd. 238, S. 289. (Metastasenbildung
und Athrepsie.)
Kliment: Zeitschr. f. Krebsforsch. Bd. 23, S. 157. (Krebs durch Schwefelblüte.)

Klinge: Ergebn. d. inn. Med. u. Kinderheilk. Bd. 29, S. 152. (Zusammenfassung und Literatur.)

Klopsch: Virchows Arch. f. pathol. Anat. u. Physiol. 1863. (Trichinen und Krebs.)

Koch, J. (1): Zentralbl. f. Bakteriol., Parasitenk. u. Infektionskrankh., Abt. 1, Orig., Bd. 100, S. 75.

— (2): Ibid. Bd. 97, Nr. 2/3, S. 181. (Krebsparasiten.)

— (3): Ibid., Bd. 96, Nr. 5/6, S. 283.

Körbler: Arch. f. klin. Chir. Bd. 132. (Zellzüchtung von Tumoren.)

Königsfeld: Zentralbl. f. Bakteriol., Parasitenk. u. Infektionskrankh., Abt. 1, Orig. Bd. 73, S. 316. 1914. (Immunität durch Tumorpulver.)

Königsfeld und Prausnitz: Zentralbl. f. Bakteriol., Parasitenk. u. Infektionskrankh., Abt. 1, Orig. Bd. 74, S. 70. 1914. (Filtrierbares Virus.)

Kok (1): Zentralbl. f. Gynäkol. 1924. (Gravidität und Krebs.)

— (2): Strahlentherapie Bd. 18, S. 90. (Röntgen und Immunität.)

Kolle und Caan, zit. bei Caspari: Zeitschr. f. Krebsforsch. Bd. 21, S. 131. (Immunität.)

Kon, Yutaka: Gann, Tokyo 1917, S. 2. (Lanolinfütterung und Krebs.)

Kopaczewski: Cpt. rend. hebdom. des séances de l'acad. des sciences Bd. 179, Nr. 14, S. 1445. (Oberflächenspannung.)

Kopsch: Entstehung von Tumoren durch Larven von Rhabditis pellio. Monographie. Leipzig: Thieme 1919.

Korentschewsky (1): Russkij vrač 1913; ref. Zentralbl. f. allg. Pathol. u. pathol. Anat. 1914. (Innersekretorischer Einfluß auf Krebs.)

— (2): III. internat. Konf. f. Krebsforsch., Brüssel 1913, S. 447.

— (3): Cpt. rend. des séances de la soc. de biol. Bd. 83, Nr. 18, S. 779. 1920.

— (4): Cpt. rend. des séances de la soc. de biol. Bd. 83, Nr. 18, S. 781, 783. (Krebs und innere Sekretion.)

Koritschoner: Beitr. z. pathol. Anat. u. z. allg. Pathol. Bd. 66, S. 501.

Koritschoner und Morgenstern: Biochem. Zeitschr. Bd. 104, H. 4/6. (Biochemische Grundlagen der Disposition für Krebs.)

Kotzareff (1): Bull. de l'assoc. franç. pour l'étude du cancer Bd. 14, Nr. 1, S. 112. (Cytolyse des Serums bei Teerkrebs.)

— (2): Bull. de l'assoc. franç. pour l'étude du cancer Bd. 14, Nr. 2, S. 122. (Teerkrebs.)

Kotzareff und Morsier: Bull. de l'assoc. franç. pour l'étude du cancer Bd. 14, Nr. 2, S. 112. (Teerkrebsbeschleunigung durch Gleichstrom.)

Kottmann: Klin. Wochenschr. Bd. 1, S. 653. (Krebs und Vitamine.)

Kotzenberg: Bruns' Beitr. z. klin. Chir. Bd. 126, Nr. 1. (Endokrine Drüsen.)

Kraus, R. (1): Wien. med. Wochenschr. 1925, Nr. 10, 20, 25. (Übersicht über experimentelle Krebforschung.)

— (2): Med. Klinik 1926, Nr. 14 u. 15. (Invisibles Virus, Übersicht.)

Kraus und Graff: Wien. klin. Wochenschr. 1911, S. 191.

Kraus, Graff und Ranzi: Wien. klin. Wochenschr. 1911, S. 1003.

Kraus und Ishiwara: Wien. klin. Wochenschr. 1912, Nr. 16 u. Dtsch. med. Wochenschr. 1912, Nr. 7. (Embryonale und Tumorzellen.)

Kraus, Ranzi und Ehrlich: Zeitschr. f. Immunitätsforsch. u. exp. Therapie, Orig. Bd. 6. 1910. (Immunität.)

Kross, zit. bei Uhlenhuth und Seiffert: Med. Klinik 1925, Nr. 16/17.

Krotkina (1): Zeitschr. f. Krebsforsch. Bd. 21, H. 6, S. 450. (Gravidität und Teerkrebs.)

— (2): Zeitschr. f. Krebsforsch. Bd. 22, S. 125. (Teerkrebs.)

Krontowski und Bronstein: Arch. f. exp. Zellforsch. Bd. 3, S. 32. (Glykolyse in Ca.-Zellen.)

Kreyberg (1): Journ. of cancer research Bd. 9, S. 381. 1925. (Teerkrebs.)

— (2): Med. rev. 1925, Nr. 42, S. 295.

Kubo: Transact. of the Japan. pathol. soc., Tokyo, Bd. 14, S. 247. (Entzündung und Krebs.)

Kuchenbecker: Zentralbl. f. Gewerbehyg. Bd. 8, Nr. 4. 1920. (Anilinkrebs.)

Kuczynski: Virchows Arch. f. pathol. Anat. u. Physiol. Bd. 234, H. 2/3. (Pathologie der Abwehrleistungen.)

Küntzel: Dermatol. Wochenschr. 1920, Nr. 30/31. (Zusammenfassung über Paraffinkrebs.)

Kurtzahn: Klin. Wochenschr. 1926, Nr. 26, S. 1166. (Selbstimpfung mit Krebs.)

Kyrle: 88. Versamml. dtsch. Naturforsch., Innsbruck 1924. (Teerkrebs.)

Lacassagne und Monod: Ann. d'anat. pathol. méd.-chir. Bd. 1, S. 61. 1924. (Hodentumor durch Teer.)

Lacassagne und Samssonow: Cpt. rend. des séances de la soc. de biol. Bd. 92, H. 15, S. 1224. (Immunität und Röntgen.)

Lambert (1): Journ. of exp. med. Bd. 19, H. 3. (Zellzüchtung.)

— (2): Ibid. Bd. 13, S. 337. (Biologie der Tumoren, Parabiose.)

Lambert und Hanes (1): Virchows Arch. f. pathol. Anat. u. Physiol. Bd. 203, S. 12. (Zellzüchtung.)

— — (2): Journ. of exp. med. Bd. 14, S. 129. (Zellkultur von Carcinom.)

— — (3): The Col. Univers. Press II, S. 161.

— — (4): Weitere Literatur über Zellzüchtung von malignen Geschwülsten bei Rh. Erdmann: Zeitschr. f. Krebsforsch. Bd. 20, S. 348.

Lang: Brit. med. journ. Bd. 3229, S. 958. (Pflanzenkrebs.)

Lange: Journ. of exp. med. Bd. 19, Nr. 6, S. 577. (Hühnersarkom.)

Langenbeck: Dtsch. Klinik 1863, Nr. 24. (Trichinen und Krebs.)

Lapidari: Rif. med. Bd. 42, Nr. 3, S. 891. (Roustumor.)

Laser (1): Klin. Wochenschr. 1927, Nr. 15, S. 698. (Experimenteller Embryonalzellenkrebs.)

— (2): Zeitschr. f. Krebsforsch. Bd. 25, S. 297. (Zellzüchtung von Carcinom.)

Lasnitzky: Zeitschr. f. Krebsforsch. Bd. 22, S. 531. (Übersicht über Biochemie des Krebses.)

Lathrop und Loeb (1): Proc. of the soc. f. exp. biol. a. med. Bd. 11, Nr. 1. (Disposition, Erblichkeit, Gravidität und Krebs.)

— (2): Journ. of exp. med. Bd. 22, S. 646 u. 713. 1915.

— (3): Journ. of cancer research Bd. 1, Nr. 1. 1916.

— (4): Journ. of cancer research Bd. 4, Nr. 2.

Lauterborn: Zeitschr. f. Krebsforsch. Bd. 15, S. 173. (Innere Sekretion und Krebs.)

Lazarus-Barlow: Proc. of the roy. soc. of med. Bd. 15, H. 6, sect. of pathol. S. 7—12. (Experimenteller Radiumkrebs.)

Lecloux (1): Arch. méd. belg. Bd. 77, Nr. 7, S. 571. (Probleme der experimentellen Krebserzeugung, Teerkrebs.)

— (2): Arch. méd. belg. Bd. 78, Nr. 4, S. 158. (Immunität durch Fettsäuren bei Teerkrebs.)

— (3): Cpt. rend. des séances de la soc. de biol.

Lederer: Zentralbl. f. Gynäkol. Bd. 49, Nr. 27, S. 1458. (Schwangerschaft und Krebs.)

Lee: Transact. of the Japan. pathol. soc., Tokyo Bd. 11, S. 161. (Lanolinfütterung und Teerkrebs.)

Legge: Brit. med. journ. 3232, S. 1110. (Berufskrebs.)

Leitch (1): Brit. med. journ. Nr. 3232, II, S. 1101 u. 1104. 1922.

— (2): Brit. med. journ. Nr. 3262, S. 1—7. (Berufskrebs.)

— (3): Leeuwenhoek-Vereenig. 1922, S. 14. (Teerkrebs.)

— (4): Brit. med. journ. Nr. 3334, S. 943. (Schornsteinfegerkrebs.)

— (5): Brit. med. journ. Nr. 3334, S. 941. (Baumwollspinnerkrebs.)

— (6): Lancet I, S. 131. 1922.

— (7): Ibid., 9. IV. 1910. (Immunität.)

— (8): Brit. med. journ. Nr. 3324, S. 451. (Experimenteller Gallenblasenkrebs.)

Leitch und Kennaway (1): Leeuwenhoek-Vereenig. 1922, S. 50. (Experimenteller Arsenkrebs.)

— (2): Brit. med. journ. Nr. 3232, S. 1107.

Lemmel und Löwenstädt: Klin. Wochenschr. 1927, Nr. 3, S. 126. (Züchtung von Tumorzellen.)

Leroux und Simard: Bull. et mém. de la soc. anat. de Paris Bd. 95, S. 180. (Teerkrebs bei Kaninchen.)

Lett: Lancet Bd. 1, S. 227. 1905. (Innere Sekretion und Krebs.)

Leuenberger: Bruns' Beitr. z. klin. Chir. Bd. 80, S. 208. 1912. (Anilinkrebs.)

Levin, J. (1): Columbia univ. press Bd. 2, S. 57. (Krebs bei Indianern.)

— (2): Columbia univ. press Bd. 2, S. 129. (Vererbte Resistenz.)

— (3): Columbia univ. press Bd. 2, S. 11 u. 27. (Immunität.)

Levin, J. (4): Med. record Bd. 84, Nr. 22. (Immunität.)
— (5): Journ. of exp. med. Bd. 18, Nr. 4, S. 397. (Organimpfungen, Metastasenbildung.)
— (6): Journ. of exp. med. Bd. 16, S. 149 u. 155. (Organimmunität.)
— (7): Journ. of exp. med. Bd. 15, S. 163; Bd. 9, S. 266.
Levin, J., und Sittenfield (1): Columbia univ. press Bd. 2, S. 71. (Heredität.)
— (2): Columbia univ. press Bd. 2, S. 89. (Metastasenbildung, Organempfänglichkeit.)
— (3): Journ. of exp. med. Bd. 13, S. 511. (Immunität gegen Rattencarcinom.)
Levine, M.: Science Bd. 62, Nr. 1610, S. 424. 1925. (Bac. tumefaciens.)
Levy, Fr.: Berlin. klin. Wochenschr. 1921, Nr. 34, S. 989. (Centrosomen und Krebs.)
Lewin, C. (1): Monographie „Die bösartigen Geschwülste“. Leipzig: Klinkhardt 1908.
    (Literaturverzeichnis.)
— (2): Weichardts Jahresber. 1905 u. 1911, S. 139. (Übersicht.)
— (3): Ergebn. d. inn. Med. u. Kinderheilk. 1908. (Übersicht.)
— (4): Jahresk. f. ärztl. Fortbild., Oktober 1918. (Übersicht.)
— (5): Brugsch Ergebn. d. ges. Med. Bd. 4, S. 265. (Übersicht.)
— (6): Zeitschr. f. Krebsforsch. Bd. 6, S. 267; Bd. 11, S. 317, 335, 340 u. 352.
— (7): Zeitschr. f. Krebsforsch. Bd. 17, S. 556.
— (8): Zeitschr. f. Krebsforsch. Bd. 23, S. 455; Med. Klinik 1922, S. 983.
— (9): Berlin. klin. Wochenschr. 1913, Nr. 4, S. 147.
— (10): Therapie d. Gegenw. Bd. 52. 1911.
— (11): Dtsch. med. Wochenschr. 1909, S. 710.
Lewin, C., und S. Meidner: Zeitschr. f. Krebsforsch. Bd. 11, S. 364. (Milz und Immunität.)
Lewis und Andervont: (1) Bull. of the John Hopkins hosp. Bd. 40, Nr. 5, S. 265. (Rous-
    Virus.)
— — (2): Americ. journ. of hyg. 1926, 6. (Monocyten als Erreger des Roustumors.)
Linstow: Virchows Arch. f. pathol. Anat. u. Physiol. Bd. 29. (Trichinen und Krebs.)
Lipschütz (1): Zeitschr. f. Krebsforsch. Bd. 21, S. 50.
— (2): Wien. klin. Wochenschr. Bd. 36, Nr. 23, S. 409.
— (3): Wien. klin. Wochenschr. Bd. 37, Nr. 49, S. 1258; 1921, Nr. 51.
— (4): Wien. klin. Wochenschr. 1922, Nr. 27.
— (5): Wien. klin. Wochenschr. 1923, Nr. 23.
— (6): Verh. Leeuwenhoeck-Vereenig. Amsterdam: De Bussij 1922.
— (7): Verhandl. d. Ges. dtsch. Naturforsch. u. Ärzte, 88. Tag., Innsbruck 1924.
— (8): Arch. f. Dermatol. u. Syphilis Bd. 145, S. 197; Bd. 147, S. 161. 1924.
— (9): Seuchenbekämpfung Bd. 1, Nr. 1/2.
— (10): Dermatol. Wochenschr. Bd. 76, S. 749.
Little: Journ. of exp. zool. Bd. 31, Nr. 3. (Krebsimpfung bei Bastard-Mäusen, Konstitution.)
Llambias und Brachetto-Brian: Cpt. rend. des séances de la soc. de biol. Bd. 90, H. 3,
    S. 247 (Hühnersarkom), u. Bd. 93, S. 1013.
Loeb, L. (1): Americ. journ. of the med. sciences Bd. 159, Nr. 6. (Heredität.)
— (2): Zentralbl. f. allg. Pathol. u. pathol. Anat. Bd. 22, S. 993; Bd. 60, S. 174; Bd. 63,
    S. 450.
— (3): Cpt. rend. des séances de la soc. de biol. Bd. 89, Nr. 23/24; Americ. naturalist Bd. 55,
    S. 641.
— (4): Interstate med. journ. Bd. 20, S. 398; Journ. of cancer research 1921, S. 197.
Loeb, L., und Ishii: Journ. of med. research Bd. 31, S. 223.
Loeb, L., und Leopold: Zentralbl. f. Bakteriol., Parasitenk. u. Infektionskrankh., Abt. 1,
    Orig. Bd. 63. 1912.
Loeb und M. S. Fleisher: Zentralbl. f. Bakteriol., Parasitenk. u. Infektionskrankh., Abt. 1,
    Orig. Bd. 67, S. 135.
Löhlein: Arch. f. Schiffs- u. Tropenhyg. Bd. 17, S. 521. (Tumoren in Tropen.)
Löper, Turpin und Zizine: Cpt. rend. des séances de la soc. de biol. Bd. 93, Nr. 21, S. 94.
    (Mineralgehalt, Kastration und Tumorentwicklung.)
Löwenstein: Berlin. klin. Wochenschr. 1913, Nr. 16. (Krebs und Nematoden.)
Löwenthal, K.: Klin. Wochenschr. 1925, S. 1455. (Teersarkom.)
Lubarsch (1): Virchows Arch. f. pathol. Anat. u. Physiol. Bd. 235, S. 235.
— (2): Jahresk. f. ärztl. Fortbild. 1914, Nr. 34.

Lubarsch (3): Klin. Wochenschr. 1922, Nr. 22, S. 1081.
— (4): Zeitschr. f. Krebsforsch. Bd. 16, S. 315.
Loudon und Mc. Cormick: Journ. of cancer research Bd. 2, Nr. 7, S. 19. (Krebs und Infektion.)
Louros: Münch. med. Wochenschr. 1926, Nr. 2, S. 53. (Glykolyse.)
Ludwig, F.: Zeitschr. f. Krebsforsch. Bd. 23, S. 1; Schweiz. med. Wochenschr. 1924, Nr. 10. (Ernährung und Krebs.)
Luelsdorf: Zeitschr. f. Krebsforsch. Bd. 24, S. 395. (Krebs und Gallensteine.)
Luker: Lancet Bd. 203, Nr. 2, S. 71. (Gonorrhöe und Krebs.)
Lumsden (1): Lancet Bd. 209, Nr. 11, S. 539. (Antikörperimmunität bei Krebs.)
— (2): Ibid. Bd. 211, Nr. 3, S. 112 u. Bd. 212, Nr. 3, S. 116. (Immunität bei Krebs.)
Lunge: Artikel Steinkohlenteer in Encycl. Brit. ed. 11.
Lynch, Cl. (1): Journ. of exp. med. Bd. 39, S. 481 u. Bd. 42, S. 829. 1925. (Heredität.)
— (2): Ibid. Bd. 43, Nr. 3, S. 339. (Heredität von Lungentumoren.)
Mc Farland und Mc Connell: Journ. of med. research Bd. 27, S. 437. (Immunität.)
Mackenzie und Illingworth: Lancet Bd. 211, Nr. 5, S. 745. (Nachprüfung von Gye.)
Magath (1): Zeitschr. f. Krebsforsch. Bd. 24, S. 126. (Physikalische Chemie der Krebszellen.)
— (2): Ibid. Bd. 25, S. 122.
Magnus, W. (1): Sitzungsber. d. Ges. naturforsch. Freunde, Berlin 1915, Nr. 7. (Pflanzenkrebs.)
— (2): Ber. d. dtsch. botan. Ges. Bd. 36, H. 1. 1918.
Mahnert: Wien. klin. Wochenschr. Bd. 37, Nr. 43, S. 1114. (Glykolyse der Krebszellen.)
Maisin: Bull. de l'assoc. franç. pour l'étude du cancer Bd. 12, H. 6, S. 488. (Teerkrebs.)
Maisin und Masse: Cpt. rend. des séances de la soc. de biol. Bd. 93, S. 449. (Teerwirkung.)
Maisin und de Smedt (1): Cpt. rend. des séances de la soc. de biol. Bd. 91, Nr. 21, S. 134. (Teerkrebs und Gravidität.)
— (2): Ibid. Bd. 94, S. 771. (Dauer der Teerung.)
— (3): Ibid. Bd. 94, S. 769. (Kastration und Teerkrebs.)
Maisin und Picard: Cpt. rend. des séances de la soc. de biol. Bd. 91, Nr. 28, S. 799. (Teerkrebs an Rattenblase.)
Maisin und Sturm: Cpt. rend. des séances de la soc. de biol. Bd. 88, Nr. 16. (Heterologe Tumortransplantation ins Gehirn.)
Maisin und v. d. Vyver: Cpt. rend. des séances de la soc. de biol. Bd. 94, S. 772. (Teerkrebsinjektion.)
Maisin, de Smedt und Jacqmin: Cpt. rend. des séances de la soc. de biol. Bd. 94, S. 469. (Kastration und Teerkrebs.)
Maisin, Romme und Jacqmin: Ibid. Bd. 94, S. 767. (Teerkrebs.)
Mandl und Singer: Wien. klin. Wochenschr. Bd. 37, Nr. 38. 1925. (Ermüdung und Tumorbildung.)
Mandl und Stoehr: Wien. klin. Wochenschr. 1924, Nr. 49/50, S. 1269. (Ernährung und Teerkrebs.)
Mariani: Giorn. ital. de malad. ven. Bd. 65, S. 711. (Teerkrebs.)
Marie, P., Clunet und Raulot-Lapointe (1): Bull. de l'assoc. franç. pour l'étude du cancer Bd. 3, S. 404. 1910.
— (2): Bull. de l'assoc. franç. pour l'étude du cancer Bd. 5, S. 125. 1912. (Radiumsarkom bei Ratten.)
Marsh und Wülker: Zeitschr. f. Krebsforsch. Bd. 15, S. 383. (Nematoden und Milben in Mäusetumoren.)
Mauriac, Bonnard und Servantie: Cpt. rend. des séances de la soc. de biol. Bd. 88, Nr. 10. (Glykolyse und Krebs.)
Maximow: Virchows Arch. f. pathol. Anat. u. Physiol. Bd. 256, S. 813. (Carcinom aus gezüchteten Mammazellen.)
Mendelsohn und Aller G. Ellis: Journ. of trop. med. a. hyg. Bd. 27, S. 274. (Betelnußkrebs.)
Ménetrier (1): Bull. de l'assoc. franç. pour l'étude du cancer Bd. 11, Nr. 9; Bd. 13, Nr. 8, S. 563 u. 565. (Magenkrebs durch Teerinjektion.)
— (2): Paris méd. Bd. 13, H. 7. (Krebsursache.)

Ménetrier und Derville: Bull. de l'assoc. franç. pour l'étude du cancer Bd. 13, H. 7, S. 565 (Teerkrebs); H. 8, S. 616 (Magenkrebs durch Teer).

Menetrier und Surmont: Bull. de l'assoc. franç. pour l'étude du cancer Bd. 11, S. 573. (Teerkrebs.)

Ménetrier, Peyron und Surmont: Bull. de l'assoc. franç. pour l'étude du cancer Bd. 12, H. 1, S. 10. (Teerkrebs.)

Mendel und Engel: Arch. f. Verdauungskrankh. Bd. 34, S. 370. (Milchsäurebildung bei Magenkrebs.)

Mertens (1): Zeitschr. f. Krebsforsch. Bd. 20, S. 217; Bd. 21, S. 494. (Teerkrebs.)

— (2): Zeitschr. f. Krebsforsch. Bd. 23, S. 351. (Fernwirkung des Teers.)

— (3): Dtsch. med. Wochenschr. 1923, S. 805. (Teerkrebs.)

— (4): Münch. med. Wochenschr. Bd. 70, S. 758.

Mertens und Döderlein: Klin. Wochenschr. Bd. 2, S. 1338. (Teerkrebs.)

v. Meyenburg: Virchows Arch. f. pathol. Anat. u. Physiol. Bd. 254, S. 563. (Kaninchentumor nach Bauchschwangerschaft.)

Meyer, Willy: Arch. of the med. scienc. Bd. 170, Nr. 4, S. 481. (Darmparasiten und Krebs.)

Minami: Biochem. Zeitschr. Bd. 142, Nr. 3/4. (Kohlehydratstoffwechsel der Krebszelle.)

Mizutani: Mitt. d. med. Ges. Osaka 1922, H. 9. (Salze und Tumorwachstum.)

Möller, E.: Zeitschr. f. Krebsforsch. Bd. 19, S. 393. (Teerkrebs.)

Möller, P.: Acta pathol. e. microbiol. scandinav. Bd. 1, Nr. 4, S. 412. (Lungentumoren bei Teerkrebs.)

Moon: Med. journ. a. record Bd. 97, Nr. 1. (Literatur über Vererbung.)

Moreschi: Zeitschr. f. Immunitätsforsch. u. exp. Therapie, Orig. Bd. 2, S. 1035. 1909. (Immunität, Ernährung.)

Morpurgo und Donati (1): Münch. med. Wochenschr. 1913, S. 626. (Heredität bei Krebs.)

— (2): Giorn. Real. Acad. Med. Torino Bd. 76, S. 39. (Erblichkeit.)

Moraes, S.: Arch. des maladies de l'appar. dig. et de la nutrit. 1916, H. 2.

Morris (1): Proc. Americ. assoc. f. cancer research, New York 1917. (Milz und Immunität.)

— (2): Proc. of the New York pathol. soc. Bd. 16, Nr. 8, S. 186. (Filtrierbares Virus.)

— (3) Proc. of the Americ. assoc. f. cancer research, New York 1917. (Filtrierbares Virus.)

Mottram: Brit. journ. of exp. med. Bd. 6, S. 53. (Entstehung von Röntgen-, Radiumkrebs.)

Mottram und Cramer: Quart. journ. of exp. physiol. Bd. 13, H. 3/4. (Radium und Tumorresistenz.)

Mougnenau et Magimel: Cpt. rend des séances de la soc. de biol. Bd. 96, Nr. 11, S. 787. (Coccidiose und Teerkrebs.)

Mueller: Journ. of med. research 1921, Nr. 42. (Lymphogranulom und Sarkom.)

Mueller, Howard: Proc. of the soc. f. exp. biol. a. med. Bd. 23, S. 704. (Nachprüfung Gye.)

Münzner und Rupp: Dtsch. med. Wochenschr. 1925, Nr. 27, S. 1113. (Insulin und Teerkrebs.)

Murphy (1): Journ. of exp. med. Bd. 17, S. 482 und Bd. 19, S. 181 u. 513. (Tumor von Ratte auf Hühnerembryo verimpft.)

— (2): Americ. journ. of roentgenol. a. radium therapy Bd. 11, H. 6, S. 544. (Immunität.)

— (3): Proc. of the nat. acad. of sciences (U. S. A.) Bd. 6, Nr. 1. (Immunität durch physikalische Faktoren.)

— (4): Monogr. of the Rockefeller inst. f. med. research Nr. 21, S. 1—168, New York 1926. (Ausführliche Literatur über Arbeiten betr. Rolle der Lymphocyten in der Immunität, Impfung auf artfremde Tiere.)

— (5): Americ. naturalist Bd. 60, Nr. 668, S. 227. (Roustumor, Ätiologie.)

— (6): Journ. of the Americ. med. assoc. Bd. 86, Nr. 17, S. 1270. (Nachprüfung Gye.)

Murphy und Hawkins: Journ. of gen. phys. Bd. 8, Nr. 2, S. 115. (Glykolyse.)

Murphy und Landsteiner: Journ. of exp. med. Bd. 41, Nr. 6, S. 807. (Hühnersarkom durch Teer.)

Murphy und Sturm (1): Journ. of exp. med. Bd. 42, S. 693. (Lungentumoren bei Teer.)

— (2): Ibid. S. 155. (Kastration und Krebs.)

— (3): Ibid. Bd. 38, S. 183. (Heterologe Impfung ins Gehirn.)

Murphy, Maisin und Sturm (1): Journ. of exp. med. Bd. 38, Nr. 5. (Immunität.)

— (2): Bull. de l'assoc. franç. pour l'étude du cancer Bd. 13, Nr. 2. S. 120.

Murphy, Maisin und Sturm (3): Cancer Bd. 1, S. 93.
— (4): Cpt. rend. des séances de la soc. de biol. Bd. 90, S. 972.
Murphy und Maisin: Cpt. rend. des séances de la soc. de biol. Bd. 90, Nr. 13, S. 974.
Murphy und Morton: Journ. of exp. med. Bd. 22, S. 204 u. 800.
Murphy und Nakahara: Journ. of exp. med. Bd. 31, Nr. 1.
Murphy, Nakahara, Hussey und Sturm: Journ. of exp. med. Bd. 33, H. 3, S. 299.
Murphy, Nakahara und Sturm: Journ. of exp. med. Bd. 33, Nr. 4.
Murray (1): Verhandl. d. 17. internat. med. Kongr., London 1914. (Heredität.)
— (2): 8. Bericht des Londoner Krebsinstituts. S. 75. 1923. (Teerkrebs.)
— (3): Brit. med. journ. Bd. 3232, S. 1103; Lancet Bd. 205, Nr. 4, S. 159. (Teerkrebs.)
— (4): Journ. de radiol. et d'électrol. Bd. 7, H. 9, S. 417.
Murray und Woglom: 7. Bericht des Londoner Krebsinstituts 1921, S. 45. (Teerkrebs.)
Nagy: Arch. f. Gynäkol. Bd. 102, S. 611. (Lues und Tumor.)
Nakahara (1): Journ. of exp. med. Bd. 35, Nr. 4, S. 493.
— (2): Journ. of exp. med. Bd. 38, H. 3, S. 301. (Röntgen und Immunität.)
— (3): Journ. of exp. med. Bd. 41, H. 3, S. 347. (Immunität durch Ölinjektion. Rolle der Lymphocyten.)
— (4): Gann, Jap., Zeitschr. f. Krebsforsch. Bd. 20, S. 27 u. Zentralbl. f. allg. Pathol. u pathol. Anat. Bd. 39, S. 103. (Zellzüchtung aus Trockenpulver.)
Nakahara und Murphy (1): Journ. of exp. med. Bd. 33, Nr. 4. (Rolle der Lymphocyten bei der Krebsimmunität.)
— (2): Journ. of exp. med. Bd. 33, Nr. 4.
Nakamura: Japan journ. of dermatol. a. urol. Bd. 25, Nr. 7, S. 45. (Pityrolkrebs.)
Narat: Journ. of cancer research Bd. 9, Nr. 1, S. 135. (Experimenteller Tierkrebs mit Säuren und Laugen.)
Nassauer: Frankf. Zeitschr. f. Pathol. Bd. 20, S. 353. 1920. (Anilinkrebs.)
Nassetti: Tumori Bd. 3, H. 3. (Heterologe Transplantation von Mäusekrebs auf Ratten.)
Nather (1): Zeitschr. f. Krebsforsch. Bd. 19, S. 115. (Immunität.)
— (2): Schweiz. med. Wochenschr. 1923, S. 54.
— (3): Klin. Wochenschr. Bd. 2, Nr. 32, S. 1499. (Mäusekrebs auf Kaninchen implantiert.)
Nather und Orator (1): Mitt. a. d. Grenzgeb. d. Med. u. Chir. Bd. 35, S. 611. (Biochemie des Krebses.)
— (2): Klin. Wochenschr. 1923, S. 1499.
Nather und Schnitzler (1): Wien. klin. Wochenschr. Bd. 39, Nr. 48, S. 1384 (Immunität) u. Nr. 47, S. 1398. (Metastasenbildung.)
— (2): Zeitschr. f. d. ges. exp. Med. Bd. 52, S. 536. (Teerwirkung.)
Negelein: Biochem. Zeitschr. Bd. 158, S. 121 (Glykolyse) u. Bd. 165, S. 122.
Neuhäuser: Dtsch. med. Wochenschr. 1911, S. 905. (Embryonalzellentumor.)
Ness, Alstyne und Beebe: Journ. of med. research Bd. 29, H. 2, S. 217. 1913. (Ernährung und Krebs.)
Neuschloß: Klin. Wochenschr. Bd. 3, Nr. 2, S. 57. (Stoffwechsel der Krebszelle.)
Neve (1): Brit. med. journ. Nr. 3287.
— (2): Indian med. gaz. Bd. 59, Nr. 7, S. 341. (Kangrikrebs.)
v. Niessen: Zeitschr. f. Krebsforsch. Bd. 24, S. 272. (Kaninchenkrebs durch Lues.)
Novell: Zentralbl. f. Pathol. Bd. 24, Nr. 15. 1913. (Chemische Substanz aus Tumoren krebsverursachend.)
Nutt, Beattie und Pye-Smith: Lancet 1913. (Arsenkrebs.)
Nuzum (1): Surg., gynecol. a. obstetr. Bd. 33, H. 2, S. 167. 1921. (Bakterien als Krebsursache.)
— (2): Surg., gynecol. a. obstetr. Bd. 40, S. 343. 1925.
Ochsner: Surg., gynecol. a. obstetr. Bd. 40, Nr. 3, S. 336. (Carcinogene Parasiten.)
O'Donnovan (1): Brit. journ. of dermatol. Bd. 36, Nr. 11, S. 477. (Arsenkrebs.)
— (2): Brit. journ. of dermatol. Bd. 33, Nr. 8/9, S. 291. (Berufskrebs der Anthracenfabrikarbeiter.)
— (3): Ibid. Bd. 32, S. 215 und 245. (Krebs bei Teerarbeitern.)

Oguchi: Japan med. world Bd. 4, Nr. 12, S. 317. (Rattensarkom überimpft in Gehirn von Affen und Tauben.)

Okamoto: Biochem. Zeitschr. Bd. 160, S. 52. (Glykolyse.)

Okabe: Mitt. a. d. med. Fak. d. Kais. Univ. Kyushu Fukuoka Bd. 10, S. 211/39. (Zickzackimpfung.)

Opitz (1): Monatsschr. f. Geburtsh. u. Gynäkol. Bd. 61, S. 232. (Biologische Wirkung der Röntgenstrahlen.)

— (2): Strahlentherapie Bd. 15, H. 6. (Wesen der Strahlenwirkung auf die Tumoren.)

Oppenheimer: Münch. med. Wochenschr. 1920, Nr. 1. (Anilinkrebs.)

Orth (1): Zeitschr. f. Krebsforsch. Bd. 10, S. 42. 1911; Bd. 16, S. 373. (Präkanceröse Erkrankungen.)

— (2): Zeitschr. f. ärztl. Fortbild. 1920, Nr. 5/6. (Übersicht, Krebsproblem.)

Oser und Pribram: Zeitschr. f. exp. Pathol. u. Therapie Bd. 12, S. 295. 1913. (Milz und Immunität.)

Parodi (1): Pathologica Bd. 14, Nr. 329, S. 457; Bd. 15, Nr. 357/58, S. 569 u. 604. (Teerkrebs.)

— (2): Pathologica Bd. 16, Nr. 369, S. 175. (Innere Sekretion und Teerkrebs.)

Passey: Brit. med. journ. Bd. 3832, S. 1112. (Experimenteller Rußkrebs.)

Passey und Carter-Braine: Journ. of pathol. a. bacteriol. Bd. 28, H. 2, S. 133/144. (Krebs mit Erdpech erzeugt.)

Passey und Woodhouse: Journ. of pathol. a. bacteriol. Bd. 28, 2, S. 145. (Vitamine und Rußkrebs.)

Pearce und Brown (1): Journ. of exp. med. Bd. 38, Nr. 4. (Metastasenbildung bei Kaninchentumor.)

— (2): Journ. of exp. med. Bd. 45, S. 727. (Lichtwirkung und Krebs.)

Pearce und v. Allen (1): Journ. of exp. med. Bd. 42, S. 431. (Sympathicus und Krebsbildung.)

— (2): Proc. of the soc. f. exp. biol. a. med. Bd. 22, Nr. 5, S. 448. (Krebs und Sonnenlicht.)

Peller (1): Wien. klin. Wochenschr. 1922, S. 121.

— (2): Zeitschr. f. Krebsforsch. Bd. 22, S. 317. (Statistik, Rasseneinfluß.)

Pentimalli (1): Zeitschr. f. Krebsforsch. Bd. 15, S. 111. (Hühnertumoren, filtrierbares Virus.)

— (2): Zeitschr. f. Krebsforsch. Bd. 14, S. 623. Ibid. Bd. 22, S. 62 u. 74 u. Arch. di biol. norm. e pathol. 1916. (Metastasen bei Roussarkom.)

— (3): Dtsch. med. Wochenschr. 1914, Nr. 29.

Petit: Bull. de l'assoc. franç. pour l'étude du cancer Bd. 12, H. 8, S. 629. (Teerkrebs.)

Pettit, Journ. of the Americ. med. assoc. Bd. 81, Nr. 18. (Tabak und Krebs.)

Peracchia (1): Tumori Bd. 12, S. 1. (Cytolytische Eigenschaft des Serums.)

— (2): Zeitschr. f. Krebsforsch. Bd. 23, S. 453. (Dasselbe.)

Peyre und Kotzareff: Bull. de l'assoc. franç. pour l'étude du cancer Bd. 14, S. 399. (Krebs durch elektris. Teer.)

Peyron (1): Bull. de l'assoc. franç. pour l'étude du cancer Bd. 10, Nr. 8. (Hühnersarkom von Rous.)

— (2): Cpt. rend. des séances de la soc. de biol. Bd. 88, H. 3, S. 151.

— (3): Paris méd. Bd. 12, Nr. 7, S. 146. (Hühnersarkom.)

Philippson (1): Dtsch. med. Wochenschr. 1923, S. 911. (Teerkrebs, Kritisches.)

— (2): Klin. Wochenschr. 1926, S. 1514. (Krebsbildende Substanzen.)

Piccaluga: Tumori Bd. 11, S. 291. (Teerkrebs und Radiumemanationswirkung auf das Blut.)

Piccaluga und Cioffari: Cpt. rend. des séances de la soc. de biol. Bd. 93, S. 1118. (Insulin und Krebs.)

Pickhan: Zeitschr. f. Krebsforsch. Bd. 23, S. 496. (Kieselgurtumoren und Impfung von neoplastischen Bakterien.)

Piette: Berlin. klin. Wochenschr. 1921, Nr. 38, S. 1140. (Belogolowys Versuche.)

Podwyssotzki: Beitr. z. pathol. Anat. u. z. allg. Pathol. Bd. 47. (Kieselgurtumoren.)

Polettini (1): Pathologica Bd. 15, S. 349 u. Bd. 19, S. 53, Nr. 424 (Teerkrebs); Bd. 17. Nr. 387, S. 15.

Policard (1): Cpt. rend. des séances de la soc. de biol. Bd. 94. 1926.

— (2): Bull. de l'histologie appliquée Bd. 3. 1926. (Zellzüchtung.)

Poll (1): Beitr. z. pathol. Anat. u. z. allg. Pathol. Bd. 67, S. 40. (Hodentumor bei Bastardie-
rungen.)
— (2): Berl. klin. Wochenschr. 1919, S. 768.
Proger: Brit. journ. of exp. pathol. Bd. 8, Nr. 3, S. 253. (Sarkom durch Embryonal-
zellen und Rousfiltrat.)
Puhr: Zeitschr. f. Krebsforsch. Bd. 23, S. 407. (Magenveränderungen nach Teerpinselung.)
Purpura: Policlinico, sez. chir. Bd. 32, S. 74. (Cancerogene Parasiten.)
Räth, C.: Zeitschr. f. angew. Chem. Bd. 38, S. 641. 1925. (Neoplastische Bakterien.)
Ransohoff: Journ. of the Americ. med. assoc. Bd. 61, S. 8. (Immunität.)
Raposo et Cordato: Cpt. rend. des séances de la soc. de biol. Bd. 96, Nr. 12. 1926. (Teerkrebs.)
Reding: Cpt. rend. des séances de la soc. de biol. Bd. 89, H. 28, S. 817. (Teerkrebs.)
Reichert (1): Dtsch. med. Wochenschr. 1925, Nr. 32, S. 1306.
— (2): Zeitschr. f. Krebsforsch. Bd. 22, S. 446. (Neoplastische Bakterien.)
— (3): Zeitschr. f. Krebsforsch. Bd. 24, S. 255. (Immunität gegen bacillogene Tumoren.)
Reinke (1): Münch. med. Wochenschr. 1907, Nr. 49.
— (2): Zeitschr. f. Krebsforsch. Bd. 13, S. 314. 1913.
Rémond, Bernardbeig und Sendrail: Cpt. rend. des séances de la soc. de biol. Bd. 93,
S. 1063. 1925. (Teerkrebs und Nerven.)
Rémond, Sendrail und Boulicaud: Bull. de l'assoc. franç. pour l'étude du cancer Bd. 13,
S. 750. (Blutveränderungen bei Teerkrebs.)
Rémond, Sendrail und Lassalle: Cpt. rend. des séances de la soc. de biol. Bd. 93, S. 979
u. 1061. 1925. (Allgemeine Wirkung des Teers auf das Blut.)
Ribbert (1): Geschwulstlehre. Bonn 1904.
— (2): Dtsch. med. Wochenschr. 1919, Nr. 46, S. 1265. (Keimanlage der Tumoren.)
Robertson: Brit. med. journ. 3179, S. 929. (Carcinogene Bakterien.)
Robertson und Benett (1): Journ. of exp. med. 1916, S. 631.
— (2): Proc. of the soc. f. exp. biol. a. med. Bd. 10, S. 140.
Rössle (1): Zeitschr. f. angew. Anat. u. Konstitutionslehre 1919, Nr. 5. (Konstitution.)
— (2): Jahresk. f. ärztl. Fortbild. 1921. (Übersicht.)
Roffo (1): Cpt. rend. des séances de la soc. de biol. Bd. 83, Nr. 22. (Rasse und Krebs.)
— (2): Bol. del inst. de med. exp. Bd. 1, Nr. 6, S. 493. (Kali und Krebs.)
— (3): Bol. del inst. de med. exp. Bd. 2, Nr. 13, S. 559. (Cholesterin und Krebs.)
— (4): Ibid. Bd. 1, S. 5 u. S. 43. (Tumorzellenzüchtung.)
Roffo und Correa: Bol. del inst. de med. exp. Bd. 2, S. 11 u. S. 44. (Cholesterin und Krebs.)
Roffo und Laserre: Bol. del inst. de med. exp. Bd. 2, S. 221. (Kalium und Krebs.)
Rohdenburg und Bullock: Journ. of cancer research Bd. 1, Nr. 1. 1916. (Cysticercussarkom.)
Rohdenburg, Bullock und Johnson (1): Arch. of internal med. Bd. 7. 1911. (Innere
Sekretion.)
— (2): Studies Cancer (Crocker) Bd. III, S. 87. 1913.
Romme und Harde: Cpt. rend. des séances de la soc. de biol. Bd. 92, H. 16, S. 1263.
(Teerkrebs.)
Rona und Deutsch: Klin. Wochenschr. 1926, Nr. 27, S. 1216. (Glykolyse der Tumoren.)
Roncali (1): Virchows Arch. f. pathol. Anat. u. Physiol. Bd. 216. 1916. (Blastomyceten
und Tumor.)
— (2): Tumori Bd. 3, H. 1.
Rondoni (1): Zeitschr. f. Immunitätsforsch. u. exp. Therapie Bd. 49, S. 91. (Immuni-
sierung gegen Teerkrebs.)
— (2): Sperimentale Bd. 67, H. 2. (Immunität.)
— (3): Biochem. e terap. sperim. Bd. 13, S. 1. (Krebs und Kohlehydratstoffwechsel.)
Roß: Journ. of cancer research Bd. 3, Nr. 4, S. 321. 1918. (Berufskrebs.)
Roskin: Zeitschr. f. Krebsforsch. Bd. 23, S. 515 u. Bd. 24, S. 122. (Impfung auf artfremde Tiere.)
Rostoski, Saupe und Schmorl: Zeitschr. f. Krebsforsch. Bd. 23, S. 360. (Schneeberger
Lungenkrebs).
Rous (1): Journ. of exp. med. Bd. 11 und Bd. 12, Nr. 5, 1910; Bd. 13, Nr. 4. 1911.
— (2): Journ. of exp. med. Bd. 19, Nr. 6, S. 570. (Invisibles Virus.)
— (3): Zeitschr. f. Krebsforsch. Bd. 13, S. 555.
— (4): Journ. of exp. med. Bd. 20, S. 433. 1914. (Ernährung und Tumor.)

Rous (5): Journ. of exp. med. Bd. 18, Nr. 4.

Rous und Lange (1): Journ. of exp. med. Bd. 18. 1913; Bd. 19. 1914.

— (2): Bull. of the Johns Hopkins hosp. Bd. 26, Nr. 29. 1915. (Ernährung und Krebs.)

Rous und Murphy (1): Berlin. klin. Wochenschr. 1913, S. 637. (Hühnersarkom.)

— (2): Journ. of exp. med. Bd. 15, Nr. 3; Bd. 17, S. 219.

— (3): Journ. of the Americ. med. assoc. Bd. 58, S. 1938.

— (4): Journ. of exp. med. Bd. 19, Nr. 1, S. 52. 1913.

— (5): Journ. of exp. med. Bd. 20, S. 419. 1914. (Hühnersarkom, Immunität.)

Rous, Murphy und Tytler: Journ. of the Americ. med. assoc. Bd. 58, S. 1682 u. 1751. 1912; Bd. 59, S. 1793—1794.

Rous, Robertson und Oliver: Journ. of exp. med. Bd. 29, S. 283. (Immunität gegen Roustumor.)

Roussy (1): Paris méd. Bd. 14, Nr. 7, S. 151.

— (2): Rev. de méd. Bd. 41, H. 2, S. 65. (Teerkrebs.)

— (3): Bull. de l'acad. de méd. Bd. 87, S. 617. (Teerkrebs.)

Roussy und Leroux: Bull. de l'assoc. franç. pour l'étude du cancer Bd. 11, S. 296. 1922. (Teersarkom.)

Roussy, Leroux und Peyre (1): Presse méd. Bd. 30, S. 1061. (Teerkrebs.)

— (2): Bull. de l'assoc. franç. pour l'étude du cancer Bd. 13, S. 164, 580 u. 587. (Teerkrebs.)

— (3): Ibid. Bd. 11, S. 8. 1922.

— (4): Cpt. rend. des séances de la soc. de biol. Bd. 88, S. 603. (Teerkrebs.)

Russell (1): 8. Bericht des Krebsinstituts London (Teerkrebs); Journ. of pathol. a. bacteriol. Bd. 25, H. 4, S. 409 (Teersarkom).

— (2): Lancet, 19. III. 1910. (Immunität.)

— (3): Journ. of pathol. a. bacteriol. Bd. 14, S. 344. (Sarkom nach Carcinomimpfung.)

Sachs, H.: Strahlentherapie Bd. 15, H. 6. (Immunität.)

Sachs und Takenomata: Dtsch. med. Wochenschr. 1923, Nr. 41, S. 1294. (Teerkrebs und Immunität.)

Sambon: Journ. of trop. med. a. hyg. Bd. 27, S. 124. (Schaben und Krebs.)

Saiki: Dtsch. med. Wochenschr. 1927, Nr. 13, S. 517. (Spontankrebs durch Vitaminmangel.)

Sano: Mitt. med. Ges. Osaka 1922, H. 9. (Mineralsalze und Krebs.)

Sauerbruch: Dtsch. Zeitschr. f. Chir. Bd. 199, Nr. 1/2. (Trauma und Tumor.)

Sauerbruch und Lebsche: Dtsch. med. Wochenschr. 1922, Nr. 5/6. (Übersicht.)

Schiller: (1) Zeitschr. f. Krebsforsch. Bd. 23, S. 99. (Krebs und Arsen.)

— (2): Entstehung der Geschwülste. Virchows Arch. f. pathol. Anat. u. Physiol. Bd. 263, S. 279.

Schirokogoroff: Virchows Arch. f. pathol. Anat. u. Physiol. Bd. 205. 1911. (Kieselgurtumoren.)

Schleicher: Zeitschr. f. Krebsforsch. Bd. 22, S. 144. (Lues und Krebs.)

Schöne: Arch. f. klin. Chir. Bd. 39, S. 369. (Giftwirkung auf Tumorzellen.)

Schmorl: Verhandl. d. dtsch. pathol. Ges. Göttingen 1923. (Lungenkrebs.)

Schreuss: Dermatol. Zeitschr. 1923, Nr. 9. (Mastzellentumor nach Teer.)

Schumacher: Monographie. Berlin: S. Karger 1926. (Ätiologie des Krebses.)

Schumacher, H.: Klin. Wochenschr. 1926, Nr. 12, S. 497. (Milchsäurebildung bei Krebs.)

Schwarz, B.: Dissert. Breslau 1919. (Filtrierbares Virus und Mäusekrebs.)

Schwarz, E.: Zeitschr. f. Krebsforsch. Bd. 19, S. 171. (Ererbte und erworbene Disposition.); Zentralbl. f. Dermatol. Bd. 2, S. 146. (Übersichtsreferat.)

Schwarz: Dtsch. med. Wochenschr. Bd. 49, Nr. 4, S. 108. 1923. (Tumoren durch mechanische Reize.)

Schwerin: Zentralbl. f. Gewerbehyg. Bd. 8, Nr. 4. 1920. (Anilinkrebs.)

Scott, M. J.: Nortwest Medicine 1925, Nr. 4 u. 5. (Carcinogene Bakterien.)

Scott (1): 8. Bericht des Krebsinstituts London, S. 85. (Paraffinkrebs.)

— (2): Brit. med. journ. 3232, S. 1108. (Berufskrebs.)

Secher: Zeitschr. f. Krebsforsch. Bd. 17, S. 80. (Haferkrebs.)

Seedorf: Cpt. rend. des séances de la soc. de biol. Bd. 87, Nr. 25, S. 466. 1922. (Teerkrebs.)

Seel: Zeitschr. f. Krebsforsch. Bd. 22, H. 1, S. 1. (Innere Sekretion und Krebs.)

Shattock und Dudgeon: Proc. of the roy. soc. of med. Bd. 10, Nr. 3. (Krebs nach Verfütterung von Krebsgewebe.)

Shimodi: Acta dermatol. Bd. 9, H. 2, S. 179. (Teer — Carcinosarkom.)

Shirai: Japan med. world Bd. 1, Nr. 2 u. 6. (Heterologe Tumortransplantation in das Gehirn.)

Shirlaw: Liverp. med.-chir. journ. Bd. 33, S. 64. (Endokrine Drüsen und Krebs.)

Silberstein, Freud und Révész (1): Wien. klin. Wochenschr. 1925, S. 356. (Biologie des Krebses.)

— (2): Biochem. Zeitschr. Bd. 181, S. 305 u. S. 316. (Kohlehydratstoffwechsel bei Krebs.)

Simon (1): Berlin. klin. Wochenschr. Bd. 51, Nr. 3. (Sarkom nach Quarzlampenbestrahlung.)

— (2): Berl. klin. Wochenschr. 1914, S. 108. (Quarzlichtsarkom.)

Simon und Beck: Americ. journ. of hyg. Bd. 6, S. 659. (Nachprüfung von Gye.)

Sittenfield: Americ. journ. of roentgenol. a. radium therapy Bd. 16, Nr. 6, S. 525. (Nachprüfung Gye.)

Sittenfield und Johnson: Proc. of soc. f. exp. biol. a. med. Bd. 23, Nr. 7, S. 524. (Sarkom durch zellfreies Filtrat.)

Simoës, Raposo: Cpt. rend. des séances de la soc. de biol. Bd. 95, Nr. 34, S. 1297. (Immunität.)

Skubisrewski: Cpt. rend. des séances de la soc. de biol. Bd. 93, S. 1398. (Krebs aus Embryonalzellen.)

Slosse: ref. Kongreßzentralbl. Bd. 14, Nr. 5. 1920. (Arsenkrebs.)

Slosse und Bayet: Ann. et bull. de la soc. roy. des sciences méd. et natur. de Bruxelles 1920, Nr. 2/3. (Arsen in Teer Ursache der Krebsbildung.)

Slye (1): Zeitschr. f. Krebsforsch. Bd. 13.

— (2): Journ. of med. research Bd. 30. 1914; Bd. 32. 1915.

— (3): Journ. of cancer research Bd. 8, 2, S. 240.

— (4): Journ. of cancer research Bd. 1, S. 479. 1916.

— (5): Journ. of cancer research Bd. 5, S. 25—53.

— (6): Journ. of cancer research Bd. 6, Nr. 2, S. 107.

— (7): Journ. of cancer research 1922, Nr. 7.

— (8): Americ. assoc. f. cancer research, Toronto 1914.

— (9): Radiology Bd. 4, Nr. 1, S. 7. (Heredität.)

— (10): Paris méd. Bd. 16, Nr. 12, S. 257.

Slye, Holmes und Wells (1): Journ. of med. research Bd. 30. 1914.

— (2): Journ. of cancer research Bd. 2, Nr. 1. 1917; Bd. 6, Nr. 1.

— (3): Americ. assoc. f. cancer research, St. Louis 1915.

Smith, Erw. F.: (Pflanzenkrebs.) Ausführliche Literatur bei Borst: Allgemeine Pathologie der malignen Geschwülste, S. 269; Zentralbl. f. Bakteriol., Parasitenk. u. Infektionskrankh., Abt. 1, Orig. 1912; Journ. of cancer research Bd. 1, S. 231; Bd. 7, H. 1.

Smith, E. F., Nellie A. Brown, C. O. Townsend: (Pflanzenkrebs.) Crown gall of plants its cause and remedy. U. S. Departm. of agric. Bur. of plant industry Bull. 213, Washington 1911.

Sokoloff: Cpt. rend. des séances de la soc. de biol. Bd. 90, S. 43. (Immunität.)

Southam und Wilson: Brit. med. journ. 3229, S. 971. (Baumwollspinnerkrebs.)

Stahl und Warburg: Klin. Wochenschr. 1926, Nr. 27, S. 1218. (Glykolyse.)

Staehelin: Klin. Wochenschr. 1925, S. 1853. (Lungenkrebs.)

Stahr (1): Beitr. z. pathol. Anat. u. z. allg. Pathol. Bd. 61, S. 169. 1915. (Haferepitheliom.)

— (2): Zentralbl. f. allg. Pathol. u. pathol. Anat. Bd. 20 (Ernährungseinfluß) u. Bd. 21, S. 108. (Sarkom und Carcinomimpfung.)

— (3): Zentralbl. f. allg. Pathol. u. pathol. Anat. Bd. 26.

— (4): Dtsch. med. Wochenschr. 1921, Nr. 48. (Schusterdaumenkrebs, Dispositionsfragen.)

— (5): Zeitschr. f. Krebsforsch. Bd. 22, S. 379. (Krebs durch strahlende Wärme.)

Stargardt: Zeitschr. f. Augenheilk. Bd. 33. 1915. (Filtrierbares Virus.)

Sternberg: Der Stand der Lehre von den Geschwülsten. Wien: Julius Springer 1924.

Sternberg, A.: Zeitschr. f. Krebsforsch. Bd. 20, S. 420. (Teerkrebs.)

Sticker: Arch. f. klin. Chir. Bd. 90. (Experimentelle Ca-Erzeugung.)

Stieve: Beitr. z. pathol. Anat. u. z. allg. Pathol. Bd. 54, S. 415. 1912. (Kieselgurgranulomtransplantat.)

Stöhr zit. B. Fischer S. 1395. (Embryonalzellen.)

Stoltzenberg, H., und Stoltzenberg-Bergius: Zeitschr. f. Krebsforsch. Bd. 18, S. 46. 1921. (Konstitution als chemischer Begriff.)

Strauch (1): Zeitschr. f. Krebsforsch. Bd. 12, S. 597. 1912.

— (2): Berlin. klin. Wochenschr. Bd. 50, Nr. 31. (Mäusekrebstransplantation auf Kaninchen.

Strauß, O.: Übersichtsreferate über Krebs in Med. Klinik 1924, Nr. 26/27, 50/52; 1925, Nr. 15—17; 1926, Nr. 7—8; 1927, Nr. 9 u. 10, Nr. 25 u. 26. Zeitschr. f. Krebsforsch. Bd. 19, S. 185.

Sugiura, Kanematsu, Miller, Noges und Falk: Journ. of cancer research Bd. 6, Nr. 4, S. 285. 1922. (Salze und Tumorzellen.)

Sugiura und Benedict (1): Journ. of cancer research Bd. 7, H. 4. (Mineralsalze und Krebs.)

— (2): Journ. of cancer research Bd. 10, Nr. 2, S. 194. (Doppelimpfung — Immunität.)

— (3): Ibid. Nr. 3, S. 309. (Unterernährung und Krebs.)

— (4): Ibid. Bd. 9, Nr. 2, S. 204. (Krebs und Vitamine.)

— (5): Americ. journ. of roentgenol. a. radium therapy Bd. 14, Nr. 3, S. 234. (Sonnenlicht und Krebs.)

Sweet, Corson White und Saxon (1): Proc. of the soc. f. exp. biol. a. med. Bd. 10, Nr. 5, S. 175.

— (2): Journ. of biol. chem. Bd. 15, S. 181. 1913. (Ernährung und Krebs.)

— (3): Journ. of biol. chem. Bd. 21, S. 309. 1915.

Tadenuma: Zeitschr. f. Krebsforsch. Bd. 20, S. 394 u. Bd. 21, S. 168. (Anämie und Metastasen.)

Tadenuma, Hotta und Homma: Biochem. Zeitschr. Bd. 137, H. 4/6. (Zuckerstoffwechsel und Krebs.)

Tadenuma und Okonogi: Ibid. Bd. 21, S. 168. (Anämie und Metastasen.)

Teutschländer (1): Münch. med. Wochenschr. 1922. (Ref.); Zentralbl. f. allg. Pathol. u. pathol. Anat. Bd. 30, Nr. 15.

— (2): Leeuwenhoek-Vereenig., S. 39. Amsterdam: De Bussy 1922.

— (3): Zeitschr. f. Krebsforsch. Bd. 20, S. 111.

— (4): Strahlentherapie Bd. 15, H. 6. (Teerkrebs.)

— (5): Klin. Wochenschr. 1922, Nr. 8.

— (6): Dtsch. med. Wochenschr. Bd. 50, Nr. 31, S. 1051. (Uteruskrebs durch Teer.)

— (7): Zeitschr. f. Krebsforsch. Bd. 23, S. 161.

— (8): Zeitschr. f. Krebsforsch. Bd. 17, S. 285. (Vergleichende Onkologie von Mensch- und Tiertumoren.)

— (9): Zeitschr. f. Krebsforsch. Bd. 16, S. 125 u. 279; Bd. 17, S. 192. (Infektion und Tumor bei Ratten und Hühnern.)

— (10): Beitr. z. pathol. Anat. u. z. allg. Pathol. Bd. 49, S. 489; Verhandl. d. dtsch. pathol. Ges. 1921, S. 153.

— (11): Zeitschr. f. Krebsforsch. Bd. 20, S. 43 u. 79 u. Bd. 24, S. 223. (Infektion und Krebs.)

— (12): Klin. Wochenschr. 1925, Nr. 35, S. 1698; 1926, Nr. 11. (Filtrierbares Virus, Hühnersarkom, Experimente von Gye und Carrel.)

— (13): Zeitschr. f. Krebsforsch. Bd. 20, S. 70. (Zu Belogolowys Versuchen.)

— (14): Wien. klin. Wochenschr. 1923.

Teutschländer und Kronenberger: Zeitschr. f. Krebsforsch. Bd. 23, S. 177. (B. tumefaciens.)

Teutschländer und Münzner: Dtsch. med. Wochenschr. 1925, S. 320 u. 363. (Übersicht über experimentellen Krebs.)

Teutschländer und Schuster: Zeitschr. f. Krebsforsch. Bd. 23, S. 183. (Mitosen bei Teerkrebs.)

Teutschländer, Werner und Uhlenhuth: Handb. d. mikrobiol. Forschung Bd. 3, S. 2439. (Methoden der Tumorforschung.)

Theilhaber (1): Wien. klin. Wochenschr. Bd. 27, Nr. 9. (Abwehr des Körpers bei Krebs.)

— (2): Berlin. klin. Wochenschr. Bd. 51, Nr. 13; Entstehung und Behandlung der Carcinome. Berlin: Karger 1914.

Theis und Benedict: Journ. of cancer research Bd. 8, Nr. 4, S. 499. (Mineralgehalt des Krebsserums.)

Thomson, D., und J. G. Thomson: Proc. of the roy. soc. of med. Bd. 7, S. 7—20. 1914. (Tumorzellenzüchtung.)

Troisier und Wolf: Cpt. rend. des séances de la soc. de biol. Bd. 86, Nr. 12. (Mineral-
    salze und Tumorwachstum.)
Truffi: Giorn. ital. di dermatol. e sifilol. Bd. 65, S. 553 u. Bd. 66, H. 2, S. 302. (Teerkrebs.)
Tsunoda: Zeitschr. f. Krebsforsch. Bd. 8, S. 489. (Demodex und Krebs.)
Tsutsui: Japan. Zeitschr. f. Krebsforsch. (Gann) Bd. 12, 2, S. 17. 1918. (Teerkrebs bei
    weißen Mäusen.)
Tytler: Journ. of exp. med. Bd. 17, Nr. 4. 1913. (Hühnersarkom.)
Tyzzer (1): Journ. of med. research Bd. 17, Nr. 2. 1907. (Heredität.)
— (2): Journ. of med. research Bd. 2, Nr. 3, S. 1909. 1909.
— (3): Journ. of med. research Bd. 28. 1913.
— (4): Journ. of med. research Bd. 32. 1915. (Metastasenbildung, Organimmunität.)
Tyzzer und Little: Journ. of med. research 1916. (Hereditätsproblem.)
Uhlenhuth, Händel und Steffenhagen: Arb. a. d. Kais. Gesundheitsamt Bd. 36. 1911.
    (Immunität.)
Uhlenhuth und Seiffert: Med. Klinik 1925, Nr. 16 u. 17, S. 576 u. 616. (Hier Literatur
    über Tumorimmunität.)
Uhlenhuth und Weidanz: Arb. a. d. Kais. Gesundheitsamt Bd. 30, S. 434. 1909. (Immunität.)
Ullmann: 12. Kongr. d. dtsch. derm. Ges. Hamburg 1921. (Arsenikkrebs.)
Umehara: Transact. of the Japan. pathol. soc., Tokyo Bd. 11, S. 169. (Rattensarkom
    durch Scharlachöl.)
Valentin: Münch. med. Wochenschr. 1925, Nr. 3. (Milchsäurebildung bei Krebs.)
Vaughn: Brit. med. journ. 1925, II, S. 495. (Kangrikrebs.)
Veiel: Arch. f. Dermatol. u. Syphilis Bd. 148, S. 142. (Teerkrebs beim Menschen.)
Versé: Problem der Geschwulstmalignität. Jena: Fischer 1914.
v. Volkmann: Volkmanns Samml. klin. Vortr. 1875, S. 370. (Teer-, Paraffin-, Rußkrebs.)
Volpino: Pathologica Bd. 2, S. 495. (Kultur von Tumorzellen.)
Vorländer: Strahlentherapie Bd. 18, H. 3, S. 359 u. S. 564. (Immunität durch Röntgen.)
Walker und Wittingham: zit. bei Seel: Zeitschr. f. Krebsforsch. Bd. 22, S. 1. (Krebs
    und innere Sekretion.)
Warburg, O. (1): Monographie. Berlin: Julius Springer 1926. (Hier Literatur.)
— (2): Klin. Wochenschr. 1925, Nr. 14, S. 534.
— (3): Biochem. Zeitschr. Bd. 142, H. 3 u. 4, S. 317 (Glykolyse) u. Bd. 164, S. 481.
— (4): Klin. Wochenschr. 1925, S. 2396. (Polemik gegen Bauer und Nyiri.)
— (5): Wien. klin. Wochenschr. 1925, Nr. 44, S. 1188. (Polemik.)
— (6): Naturwissenschaften Bd. 15, S. 1 u. Klin. Wochenschr. 1924, Nr. 24.
Warburg, O., und Minami: Klin. Wochenschr. Bd. 2, Nr. 17. 1923.
Warburg, O., Posener und Negelein: Biochem. Zeitschr. Bd. 152, S. 309. (Glykolyse.)
Warburg, O., Wind und Negelein: Klin. Wochenschr. 1926, S. 829. (Stoffwechsel bei
    Krebskranken.)
Warthin: Arch. of internal med. Bd. 12, Nr. 5. (Erblichkeit.)
Wasielewski und Wülker: Zeitschr. f. Krebsforsch. Bd. 16, S. 250. (Parasiten.)
Waterman (1): Arch. néerland. de physiol. de l'homme et des anim. Bd. 9, H. 4, S. 573.
    (Glykolyse und Krebs.)
— (2): Biochem. Zeitschr. Bd. 131, S. 535. 1922. (Physikalisch-chemische Untersuchungen.)
— (3): Leeuwenhoek-Vereenig. Amsterdam: J. H. de Bussij 1922. (Teerkrebs.)
— (4): Klin. Wochenschr. 1925, Nr. 38, S. 1829. (Immunisierung.)
— (5): Zeitschr. f. Krebsforsch. Bd. 19, S. 101. (Biologie des Krebses.)
— (6): Zeitschr. f. Krebsforsch. Bd. 20, S. 375.
— (7): Nederlandsch tijdschr. v. geneesk. Bd. 68, Nr. 14. 1922.
— (8): Bull. de l'assoc. franç. pour l'étude du cancer Bd. 12, S. 155.
— (9): Brit. journ. of exp. pathol. Bd. 6, Nr. 6, S. 300. (Glykolyse und Tumoren.)
— (10): Le Cancer Bd. 4, Nr. 3, S. 281. (Cytolytische Substanz.)
— (11): Nederlandsch tijdschr. v. geneesk. Bd. 69, 2. Hälfte, Nr. 5, S. 577. (Immunität.)
— (12): Cpt. rend. des séanc. des sede la biol. oc. Bd 89, S. 818. (Physiologische Chemie und
    Tumorwachstum.)
Waterman und Dirken: Arch. néerland. de physiol. de l'homme et des anim. Bd. 5, S. 328.
    1921. (Glykolyse.)

Wedd, Morson und Russ: Journ. of pathol. a. bacteriol. Bd. 18, S. 566. (Immunität durch Radium.)

Weil: Journ. of med. research Bd. 28, Nr. 3, S. 497. 1913. (Intravenöse Impfung und Metastasenbildung.)

Wells: Journ. of the Americ. med. assoc. Bd. 81, Nr. 12 u. 13, S. 1017 u. 1103. 1923. (Erblichkeit.)

Wereschinsky: Virchows Arch. f. pathol. Anat. u. Physiol. Bd. 250. (Experimente zu Cohnheims Theorie.)

Werner, R. (1), in Kraus - Brugsch: Spezielle Pathologie und Therapie innerer Krankheiten. Bd. I, Kapitel „Bösartige Geschwülste.“

— (2): Münch. med. Wochenschr. 1914, Nr. 14. (Badische Krebsstatistik.)

White, Corson, Loeb und Fleischer: Zentralbl. f. Bakteriol., Parasitenk. u. Infektionskrankh., Bd. 56 u. 63. (Immunitätsproblem.)

Wind: Klin. Wochenschr. 1926, Nr. 30, S. 1395. (Glykolyse.)

v. Witzleben: Klin. Wochenschr. 1925, Nr. 44, S. 2115. (Insulin und Teerkrebs.)

Woglom (1): The study of exper. cancer. Columbia university Press Bd. 1, S. 109. New York 1912/14.

— (2): Lancet 1911, S. 92.

— (3): Zeitschr. f. Immunitätsforsch. u. exp. Therapie, Orig. Bd. 11. 1911.

— (4): Journ. of cancer research Bd. 7, H. 4 u. Bd. 9, S. 171. (Immunität.)

— (5): Journ. of exp. med. Bd. 16, S. 629. 1912. (Immunitätsfragen.)

— (6): Experim. Tar Cancer, Monographie mit ausführlicher Literatur, Chicago 1926.

Wolff, Jacob: Die Lehre von der Krebskrankheit. Jena: Fischer.

Wolf, Maurice: Cpt. rend. hebdom. des séances de l'acad. des sciences Bd. 176, Nr. 26. (Salze und Tumorwachstum.)

Wood (1): Journ. of the Americ. med. assoc. Bd. 84, Nr. 1, S. 4—8. (Immunität.)

— (2): Journ. of the Americ. med. assoc. Bd. 85, Nr. 14, S. 1039. (Immunität.)

Wood und Curtis: Proc. of the New York pathol. soc. Bd. 22, H. 6/8. (Konstitutionelle Einflüsse.)

Wood und Prigoson: Journ. of cancer research Bd. 9, Nr. 3, S. 287. (Immunität.)

Yabusoe: Biochem. Zeitschr. Bd. 168, S. 227. (Glykolyse.)

Yamagiwa und Ichikawa: (1) Mitt. a. d. med. Fak. d. Kais. Univ. Tokyo Bd. 15, H. 2, S. 295. 1915.

— (2): Mitt. a. d. med. Fak. d. Kais. Univ. Tokyo 1916, 1917, 1918 u. 1919, Bd. 22, H. 1.

— (3): Virchows Arch. f. pathol. Anat. u. Physiol. Bd. 233, S. 235; Bd. 245, S. 20. (Zusammenfassender Bericht über experimentellen Teerkrebs.)

— (4): Japan. Zeitschr. f. Krebsforsch. (Gann) Bd. 10. 1916; Bd. 11. 1917; Bd. 18, 1. 1924.

— (5): Journ. of cancer research Bd. 3, H. 1. 1918.

Yamagiwa und Murayama (1): Mitt. a. d. med. Fak. d. Kais. Univ. Tokyo Bd. 26, S. 35. 1921.

— (2): Japan med. world Bd. 2, Nr. 12.

— (3): Journ. of cancer research Bd. 8, S. 119. 1924.

Yamagiwa und Ohno: Japan. Zeitschr. f. Krebsforsch. (Gann) Bd. 22, H. 1. 1918.

Yamagiwa, Suzuki und Murayama: Mitt. a. d. med. Fak. d. Kais. Univ. Tokyo Bd. 25, S. 189. 1920.

Yamagiwa, Katsusaburo, Tamotsu, Fukuda, Yoshimoto Kaneko und Toshiro Azuma: Virchows Arch. f. pathol. Anat. u. Physiol. Bd. 261, S. 75. (Teerkrebs.)

Yamauchi: Zeitschr. f. Krebsforsch. Bd. 21, S. 230. (Immunität.)

Yamasaki: Japan med. world 1922, S. 6. (Überimpfung von Ratten-Ca ins Gehirn von anderen Tieren.)

Yokahate: Zeitschr. f. Krebsforsch. Bd. 25, S. 32. (Milzmetastasen.)

Yorstad (1): Proc. of the soc. f. exp. biol. a. med. Bd. 21, S. 2 u. 67. (Teerkrebs.)

— (2): Journ. of cancer research Bd. 9, Nr. 2, S. 232. (Teerwirkung.)

— (3): Ibid. Bd. 10, Nr. 2, S. 229. (Theorie der Krebsbildung.)

Young (1): Brit. med. journ. Nr. 3341, S. 60. 1925. (Mikroorganismen und Krebsätiologie.)

— (2): Edinburgh med. journ. Bd. 26, Nr. 6; Bd. 27, Nr. 4.

Ziegler, E.: Zeitschr. f. Krebsforsch. Bd. 24, S. 425. (Echinokokkus und Krebs.)

Zweig: Diss. Bonn 1909. (Brikettarbeiterkrebs.)

Über den Stoffwechsel der Tumoren. Arbeiten aus dem Kaiser Wilhelm-Institut für Biologie, Berlin-Dahlem. Herausgegeben von **Otto Warburg.** Mit 42 Abbildungen. IV, 264 Seiten. 1926. RM 16.50; gebunden RM 18.30

Über die katalytischen Wirkungen der lebendigen Substanz. Arbeiten aus dem Kaiser Wilhelm-Institut für Biologie, Berlin-Dahlem. Herausgegeben von **Otto Warburg.** Mit etwa 85 Textabbildungen. Etwa 530 Seiten. Erscheint Ende 1927

ⓦ **Biochemische Grundlagen der Disposition für Karzinom.** Von Professor Dr. **Ernst Freund** und Dr. **Gisa Kaminer.** 85 Seiten. 1925. RM 4.50

ⓦ **Die Biochemie des Karzinoms.** Von Dr. **Gisa Kaminer,** Adjunkt der Karzinomstation der Rudolfstiftung in Wien. („Abhandlungen aus dem Gesamtgebiet der Medizin.") VI, 52 Seiten. 1926. RM 3.60
Für Abonnenten der „Wiener klin. Wochenschrift" ermäßigt sich der Bezugspreis um 10%

Der heutige Stand der chemotherapeutischen Carcinomforschung. Von Dr. med. **N. Waterman,** Biologe am Laboratorium Antoni van Leeuwenhoekhuis (Niederländisches Institut für Krebsforschung). (Sonderabdruck aus „Ergebnisse der inneren Medizin und Kinderheilkunde", Band 30.) Mit 37 Abbildungen. II, 74 Seiten. 1926. RM 6.60

ⓦ **Der heutige Stand der Lehre von den Geschwülsten.** Von Professor Dr. **Carl Sternberg.** Z w e i t e, völlig umgearbeitete und erweiterte Auflage. („Abhandlungen aus dem Gesamtgebiet der Medizin.") Mit 21 Textabbildungen. VI, 136 Seiten. 1926. RM 7.50
Für Abonnenten der „Wiener klin. Wochenschrift" ermäßigt sich der Bezugspreis um 10%

Untersuchungen zur Entstehung der Geschwülste. Von Dr. **Walter Schiller,** Assistent an der II. Universitäts-Frauenklinik, Wien. (Sonderabdruck aus „Virchows Archiv für pathologische Anatomie und Physiologie", Band 263.) Mit 60 Abbildungen im Text. Erscheint Ende 1927

Metaplasie und Geschwulstbildung. Mit 44 zum Teil farbigen Abbildungen. VIII, 617 Seiten. 1927. RM 51.—; in Halbleder gebunden RM 56.40
(Bildet Band 14, zweiter Teil des „Handbuch der normalen und pathologischen Physiologie", herausgegeben von A. B e t h e - Frankfurt a. M., G. v. B e r g m a n n - Berlin, G. E m b d e n - Frankfurt a. M., A. E l l i n g e r † - Frankfurt a. M.)
Jeder Band ist einzeln käuflich, jedoch verpflichtet die Abnahme eines Teiles eines Bandes zum Kauf des ganzen Bandes.

Inhaltsübersicht:
Neubildungen am Pflanzenkörper. Von Professer Dr. E. K ü s t e r - Gießen. — Metaplasie und Gewebsmißbildung. Von Professor Dr. B. F i s c h e r - W a s e l s - Frankfurt a. M. — Allgemeine Geschwulstlehre. Von Professor Dr. B. F i s c h e r - W a s e l s - Frankfurt a. M.